社区行医录

饶军福⊙编著

人民卫生出版社
·北　京·

图书在版编目（CIP）数据

社区行医录 / 饶军福编著 . —北京：人民卫生出版社，2025.9

ISBN 978-7-117-34322-0

Ⅰ. ①社… Ⅱ. ①饶… Ⅲ. ①常见病 – 中西医结合疗法 Ⅳ. ① R45

中国版本图书馆 CIP 数据核字（2022）第 250906 号

人卫智网	www.ipmph.com	医学教育、学术、考试、健康，购书智慧智能综合服务平台
人卫官网	www.pmph.com	人卫官方资讯发布平台

社区行医录

Shequ Xingyilu

编　　著：饶军福
出版发行：人民卫生出版社（中继线 010-59780011）
地　　址：北京市朝阳区潘家园南里 19 号
邮　　编：100021
E - mail：pmph @ pmph.com
购书热线：010-59787592　010-59787584　010-65264830
印　　刷：河北环京美印刷有限公司
经　　销：新华书店
开　　本：710 × 1000　1/16　　印张：27
字　　数：499 千字
版　　次：2025 年 9 月第 1 版
印　　次：2025 年 11 月第 1 次印刷
标准书号：ISBN 978-7-117-34322-0
定　　价：98.00 元
打击盗版举报电话：010-59787491　E-mail：WQ @ pmph.com
质量问题联系电话：010-59787234　E-mail：zhiliang @ pmph.com
数字融合服务电话：4001118166　E-mail：zengzhi @ pmph.com

做个用心的人

我是一个中医函授中专班的乡村医师、社区医师，竟然也可以出书了！2018 年 8 月 28 日，当我收到人民卫生出版社编辑发的“选题正式立项了，书名‘社区行医录’”短信后，我非常高兴、激动！

平静下来后，回想自己，又觉得是必然的。在社区卫生服务中心（站）、卫生院（所）和个体门诊部、诊所等基层医疗机构，中西医技术比我好的医师很多很多，可是为什么基层医师极少有总结并出版自己经验的书的呢？这是因为技术好的基层医师都诊务很忙，很少有时间和精力来写作。我喜欢用心学习，用心工作，用心写，而且用心坚持了近 50 年，涓涓细流，终于汇成了河流。

用心学习。我喜欢医学，尤其喜欢中医。当我 1975 年高中毕业后回乡不久，正好遇上公社（现在为镇）招收一批新的赤脚医生，我们大队（现在为行政村）也有一个名额，我幸运地被选上了。我和其他大队选来的十几个人一起在公社卫生院培训了 2 个月，便回村里跟随大队的老赤脚医生学习、随诊。1980 年 9 月，江西中医学院（现江西中医药大学）举办了一个国家承认学历的中医函授中专班，我幸运地考上被录取了，成为临川县（现在为区）60 名学员之一。此前，江西中医学院中医专业、中国中医研究院（现中国中医科学院）中医研究生毕业的三哥把他读的中西医大学教材给我，虽然读完了，但是函授班在县里有函授站，每年都要举办由县里的名医执教的二期面授课，不懂的都可以直接向老师请教，所以 3 年的函授对我中西医系统理论的掌握和提升，起到了非常大的促进作用。

学习使人进步，更何况兴趣使然。几十年来，我基本上没有停止过学习，读书、看报、阅杂志，向老师、同行、民间老中医、草医学习，甚至向患者（久病成医）学习，向药品说明书（好药品配方必定好）学习，近几年又发展到网络上阅读。我的四维脉诊中的一项脉诊绝技就是学习《黄帝内经》有关脉诊论述后，在实践中反复验证、总结出来的。治疗流感和脑膜炎的内服药末、吹鼻急救并治疗感冒的药、隔蒜灸治疗淋巴结炎就是外公传给我父母再传给我的。老伤散是堂伯传给堂兄再传给我的，治疗慢性荨麻疹的专方取法于网友日志转李可的乌蛇荣皮汤。通过广泛而不断的学习，提升了我的中西医诊疗水平，丰富了我的医药保健知识，为今天的写作打下了基础。

用心工作。防病治病是我的工作，学习是为了提升诊疗水平、更好地防病治病，防病治病的同时又可以验证完善自己的技术。上级医院转诊到社区继续治疗的中西医处方，患者治疗后的反馈意见和建议，观察药物使用后的作用和副作用，都是工作中提升诊疗水平的好途径。就是这样，近 50 年日复一日、年复一年地学习、摸索、实践，我独创了四维脉诊技术，使我在运用中西医技术治疗常见病、多发病方面有较好的效果，在治疗很多慢性疑难病方面也有独到经验，甚至在治疗晚期癌症方面也有一些心得。每当我攻克了一个个顽疾，都会像战士攻克了一个个碉堡一样愉悦、激动、自豪。因为我内心认为这是黄帝对我用心行医的肯定和鼓励。

目睹几十年来中医发展的境况，我也非常焦急，努力寻找光大中医之路。我发现中医发展的最大问题是术语艰涩难懂，千个医师千个方、诊治随意性大，复制推广难。而西医术语通俗易懂，老百姓容易接受，诊治精准，容易复制，好学好用。所以中西医才会此消彼长，而我就一直在探索中医如何取西医之长，为我所用。2003 年 12 月，我看到一本专病专方大全，不禁眼睛一亮：西医病名准确地概括了病因、病位、病性，中、西医师甚至老百姓都知晓，用西医病名、中医专方，既通俗易懂又不失中医之本，容易复制、容易推广。不失为光大中医的一条好路子。20 余年来，我一直在为此而探索、实践，所以本书中的方剂大多是西医专病、中医专方。

用心思考、探索、感悟。视觉学习固然重要，然而内在的思考、感悟也必不可少，有时甚至更重要，正所谓深思而熟虑、宁静以致远。易寒汤的前身是防感汤，主要用于治疗小儿反复呼吸道感染，后来扩大到治疗因寒致病、因寒复发的其他疾病，包括癌症手术、放疗、化疗后的防复发调治；过敏性疾病以解表清里为总的治疗原则；这些都是得益于静思感悟，把一个个点联想成片而形成的。

很多疾病治疗方法的创新，专病专方的完善都来源于静思和感悟。有人说，悟性不高的人学不好中医，是有道理的。早睡晚起，秋冬季的清晨是静思、感悟，产生奇思妙想的最好时光。

条条道路通罗马。我一直在为每一个病种的治疗用心探索、寻找、发现和开拓一条最直、最好走的路。

用心写。这里的写包括 3 个部分：一个是摘录学习中获得的新知识、新技术、新配方。俗话说，好记性不如烂笔头。中、西医知识浩如烟海，新技术、新经验、新设备层出不穷，如果学习后全靠大脑记住，那是不可能的。以前都是分门别类地记录在笔记本上，近年来有了电脑和智能手机，就都记录在邮箱的草稿箱里，方便随时查阅。

再一个是记录治疗的病案。从医以来所有的病历，我都还完整地保存着，以便随时调阅、参考、总结或者选用。

还有一个是写心得、写典型病案文章。分享是一种美德，把自己的经验或者教训分享给同行，让同行受益，便是让更多的患者受益。近50年来，我已经写出了80多篇医药、健康方面的文章，发表在专业报刊或者网站和QQ空间上，这本书中也收录了其中的一部分。

我的很多外地患者，就是因为看到我发表的文章，前来治病。还有很多远处不方便前来就诊的患者，要求我去当地坐诊，但限于时间和精力，坐诊是不可能的。所以还是把自己的知识和经验写出来吧，让各地的医师参考应用。

用心坚持。因为喜欢，所以坚持。久病都成医，更何况我这个坚持学习、做笔记、写文章、工作和思考近50年的医师呢。近50年里，我虽然身处小城市，却没有进过舞厅、歌厅，偶尔泡脚、按摩一下，很少请吃应酬，痴心于医，以期聚沙成塔。世上无难事，只怕用心人！近50年的积累，6年多的筹备，近1年的写作，终于写成了《社区行医录》。

饶军福

2025年8月8日

于抚州市名门世家社区卫生服务站

前　言

几十年的社区行医经历，使我深深地感到中医在防治疾病、尤其是慢性病方面具有独特的优势，所以取书名为“社区行医录”。本书以中医为主，西医为辅，兼收并蓄；不仅有本人治疗各科主要疾病的理法方药，还收录了几十年来摘录的医药精华，并且附有调养内容，是我近 50 年来学习所得和临床经验的结晶。

本书立足于社区，专业和普及结合，以简单、方便、取材容易、花费小、见效迅速、安全、副作用小为出发点进行编写，绝大多数方剂都是西医病名、中医专方，同时也有西医治疗方法，每病之后还附有自我调养，尽可能使较多读者从中受益。所以，本书不仅适合社区医师、乡村医师、个体诊所的基层医师阅读，而且很多内容，医院医师、药店员工、普通百姓读后也有裨益。

中医讲究因人因时因地制宜，因为人有男女老少、体重的差异。地域有区别，北方偏寒，人壮实，外寒内热者多；长江中、下游偏湿，人多湿，脾虚湿胜者多；南方偏温，人多热，湿热者多。所以书中之方虽然多为专病专方，但是药物用量是以本人行医之地——江西抚州的区域为准，并且是个人的经验用量，所以选用时还是要灵活掌握。

经常遇到一些人看病用药 1~2 天就停药，过了几天症状重现又来了。就像灭火一样，只扑灭了火苗，火星还在，不久又重新燃烧，很多慢性病就是这样来的。疾病的发生发展有一个过程，其间对人体都有不同程度的伤害。同样，疾病治愈和身体恢复也有一个过程，用药都有疗程；一般来说，急性病 3 天以上为 1 个疗程，慢性病 7 天以上为 1 个疗程。所以书中在治疗项目中都特别写明了疗程，以便患者按疗程治疗，尽可能避免转为慢性病。

通过几十年的阅读和做笔记，我积累大量的医药精华，所以书中特设阅读摘要，与读者分享。但是大多数摘要本人并未验证过，所以仅供参考。限于篇幅和仅用于传播知识，所以大多未标明出处，敬请作者谅解。

医师不仅要治病救人，而且还有意无意地肩负着传播医药卫生健康知识的责任。我在看病的时候，就常常遇到患者或者家属问及忌、宜等调养问题，尤其是现在的人健康意识越来越浓，而中国人又注重调养。事实也确实如此，俗话说忌口强于吃药,有时候调养胜于用药,所以书中特设调养一栏。

书中有的疾病是收录本人以前写的文章,写作手法有些不同,比如胃部疾病、头痛、失眠、泌尿系统结石等章节的文章;有的病种少见,或者诊治简单,所以写得也简明扼要。特此说明。

限于学术水平和临床实践经验,本书疏漏和不足之处在所难免,敬请广大读者指正,以便修订完善。

饶军福

2025年8月8日

目　录

第一章　呼吸系统疾病

第一节　急性上呼吸道感染（感冒）

一、概述

上呼吸道感染，简称上感，俗称感冒，是基层医疗机构接诊最多的常见病、多发病，门诊患者中60%~80%是感冒患者。可见基层医生治好了感冒，就等于获得了最多的患者，可以获得最多的收益。可以这样说，一个无特别专长的基层医疗机构门诊业务好不好，关键就在于看感冒的技术好不好。因为感冒对基层医疗机构和广大居民的影响最大，所以本书特作详细介绍。

二、病因

感冒都是因风寒（西医称病毒感染）引起的，按理说治疗很简单：疏风散寒（西医抗病毒）治疗即可。可是风为百病之长，寒为万病之源，而西医至今还没有抗病毒的特效药，所以注定了治疗感冒并不简单。感冒本来就会出现很多让患者难受的症状、体征，同时还极易诱发、并发很多疾病，辨治较难。所以我经常感叹：治感冒，真不容易！

三、临床表现

上呼吸道主要有鼻、咽喉、支气管等器官，上呼吸道感染（感冒）即是上述器官的感染。治疗感冒就必须敏锐地辨别患者的症状、体征，是出现在上述哪个或者哪几个器官，并且针对性地治疗，以尽可能小的费用、最小毒副作用的药物，在最短的时间，减轻甚至消除患者的症状、体征，防止并发症和诱发病，获得患者的认可甚至称赞。

现从流鼻涕、发热、咳嗽、呕吐等4个感冒的主要症状入手，谈谈感冒的中西医辨治。

1. **鼻塞、流鼻涕**　鼻是呼吸道的第一门户，感冒了，病毒首先侵犯的就是鼻腔，所以感冒初始几天的会出现鼻塞、流鼻涕，有的还会出现打喷嚏等症状。

感冒 2~3 天后（内热体质者甚至感冒 1 天）易并发细菌感染（中医中属于热），引起鼻塞、流脓黄涕，有的还会引起前额痛，或者眉棱骨痛等。

2. **发热**　发热是感冒的第二大症状。患者对鼻塞、流鼻涕等轻微的症状可能不会太介意，但是发热了，尤其是 39℃以上的高热，患者和家属就会着急了。

感冒发热都是下午、晚上升高，早上下降。经常看到患者或者家属心急火燎地来询问："高热怎么办？""高热会不会热坏脑子？""热起肺炎来？"

小贴士

感冒发热是患者免疫力无力消灭病菌的情况下，通过添加发热这个手段来消灭病菌，就像战场上赤手空拳无力打败敌人，只有添加武器才能克敌制胜的道理一样。所以感冒发热使用退热药，就像战场上剥夺战士的武器，让战士自己缴械、赤手空拳面对敌人一样，结果可想而知。

我们经常看到，单纯感冒不用退热药的患者，虽然当时是很难受，但是第 2 天早上热就彻底退了，不会反弹。而用布洛芬等退热药的，第 2 天多会反弹。

当身体免疫力不需要运用发热这个武器就能够消灭病邪时，自然就不发热了。

感冒发热首先要查明是病毒感染还是细菌感染的病因，针对病因治疗。感冒发热症状一般都会伴随鼻腔症状、咳嗽等其他症状出现，可以一起综合分析、判断出病因，必要时还可以做血常规、C 反应蛋白等检查确定。

3. **咳嗽**　咳嗽是感冒的第三大症状。治疗以咳嗽为主要症状的，首先要定发病部位：鼻、咽喉、气管 - 支气管、肺。其次要就这几个部位分别定性是寒（病毒感染）还是热（细菌感染）。

（1）鼻腔感染引起的症状在本文的鼻塞、流鼻涕中已论述。确定鼻腔感染引起的咳嗽，还可以查看患者的鼻咽部，如果鼻咽部有分泌物积聚，必为或兼有鼻腔感染。

（2）咽喉：咽喉的寒热表现主要是辨别痛、痒，有无充血、声音嘶哑等。

咽喉感染引起的咳嗽，患者可以明确指出是从咽喉发出来的。

咽喉不痛而痒、无充血、声音嘶哑多为寒（病毒感染）。

咽喉肿痛，充血、甚至溃烂化脓，声音难出多为热（细菌感染）。

（3）气管 - 支气管和肺：应该询问患者，咳嗽是不是从胸部深深地发出来的？会不会胸痛？或者胸闷？以前有没有慢性支气管炎、支气管扩张、支气管哮喘和肺炎等病史？

成人气管-支气管和肺感染引起的咳嗽多为热（细菌感染）。

4. 呕吐　有些感冒患者的主要表现为呕吐，首先应该检查胃肠道，排除急性胃肠道感染。

感冒以呕吐为主要表现的，多为受寒所致，即所谓的腹型感冒。多为春、夏季，饮冷过多、饮食温度太低，空调房的温度太低、在空调房待得太久、衣服穿得太少等原因引起的。

伴发热的，多为细菌感染的表现，小儿多为细菌感染比较严重的表现，必须注意。

感冒还可能会出现恶寒（中医属表证）、全身酸痛、腹痛等症状，经调治上述四大主症消失了，这些症状也会随之消失，所以不赘述。

四、治疗

1. 鼻塞、流鼻涕

（1）中医

1）属于寒的：一般不需要用药。可以采取以下方法处理：

用双手搓揉头部至热。

也可以用吹风机吹眉心、前额、头顶、两颞和颈部。

姜贴或热敷、中药贴敷印堂和大椎。

小贴士

中药贴敷印堂、大椎，或者加脐部。现在市场上有很多中药贴敷产品。也可以自己配制：每穴用麻黄、白芷、干姜各1g，甘油和75%乙醇溶液各等分混合液2ml，调匀敷穴位，外盖伤湿止痛膏或者空白膏药，每天早上贴，贴8~10小时（婴儿贴4~6小时），日1次，连贴3天，效果较好。但是要注意过敏。

服用小青龙汤：麻黄、白芍、姜半夏、干姜各10g，桂枝、北五味子各15g，细辛、甘草各6g，3剂，每日1剂，水煎服。

伴有发热、咳嗽的，可以用苍耳子散合葛根汤：苍耳子、辛夷花、白芷、葛根、桂枝各15g，白芍10g，麻黄、干姜、甘草各6g，3~5剂，每天1剂，水煎服。

2）属于热的：可以用苍耳子散合葛根汤、银翘散加减。苍耳子、辛夷花、白芷、葛根、桂枝、黄芩各15g，白芍、桔梗各10g，麻黄、干姜、甘草各6g，金银花、连翘、桑白皮各30g，鱼腥草50g，每天1剂，水煎服。疗程7天以上。

（2）西医

1）属于病毒感染的：可以服复方氨酚烷片（胶囊）、复方氨酚麻敏片（胶囊)、白加黑(氨酚伪麻美芬片Ⅱ氨麻苯美片)、泰诺(酚麻美敏混悬液)等。但是,服用上述药物后不能从事高空作业、开车、精细工作等。

2) 属于细菌感染的:可以用通窍鼻炎片、藿胆丸、胆香鼻炎片等中成药,加麦迪霉素或者阿莫西林克拉维酸钾等一种抗生素。输液可以用阿莫西林克拉维酸钾或第1、第2代头孢类抗生素,加维生素C和甲硝唑治疗。疗程均为7天以上。

此时应该多喝水,不吃冰冻油腻食物,不喝酒,不洗头、少洗澡,不吹风或吹风扇。

2. 发热

(1) 中医:有人分析对比过,感冒发热时使用退热药,病程会延长2~3天,更容易出现并发症,诱发其他疾病。而且退热药对肝、肾、胃和免疫功能都有一定的损害,年龄越小损害越大。有的还会引起过敏反应。很多小孩体弱多病、多汗,大多是用多了退热药引起的。80岁以上的老年人,也慎用,以防休克。

所以我治疗感冒发热,一般不用退热药,更不屑于用激素退热。只要不是高热和特殊情况,都耐心向患者或者家属说明退热的利弊。俗话说:病来如山倒,病去如抽丝。疾病治愈、身体修复都有一个过程。脑子、肺炎不是烧起来的,而是脑炎、肺炎会引起高热。现在的人知识水平提高了,医学知识接受快,只要说的有道理,都会欣然接受。患者或者家属通过前后左右的对比,知道了确实是为患者好,会更加信赖医生,医患关系会更融洽。

当然,感冒发热,也不能一刀切不用退热药,尤其是39℃以上的高热患者,必须明确有没有慢性病、合并症、并发症或者诱发其他疾病。如果仅仅是感冒,可以不用退热药,如果有、尤其是有高热惊厥史的,就要采取相应治疗措施。

1) 发热属于寒的:应该多喝水。

针刺液门穴和耳尖放血,可以降温1~2℃。

中药穴位贴敷:大椎贴麻黄汤,双涌泉贴细辛、栀子。

中药口服用葛根汤:葛根15g、麻黄6g、桂枝15g、白芍10g、生姜8片、甘草6g,水煎服,退热效果比较好。高热的加藿香、柴胡,一般1剂即可降低1~2℃,3剂可以降至正常体温。

中成药可以用小柴胡颗粒加风寒感冒颗粒,暑天可以用暑湿感冒颗粒,或者藿香正气制剂。也可以加西药盐酸吗啉胍抗病毒,或者用复方氨酚烷胺胶囊、酚咖麻敏片等。

2) 发热属于热的:针刺合谷、大椎、少商(放血),效果比较好。

中药贴敷:天突用人工牛黄、大黄、芒硝、冰片,涌泉(双)用吴茱萸、黄连、冰片,连续贴敷3天。

口服中药用葛根汤合笔者的表热汤加减比较好:金银花、连翘、野菊花、生石膏各 30g，葛根、桂枝、黄芩各 15g，白芍 10g，麻黄、甘草各 6g，生姜 6 片，3 剂，每天 1 剂，水煎服。热退后改服银翘散。

发热伴咳嗽的用葛根汤合桑菊饮。

中成药可以选用小柴胡颗粒加清热解毒的鱼腥草、穿心莲、板蓝根类等等制剂。或者三九感冒灵、风热感冒颗粒、感冒清热颗粒、蓝芩口服液、清开灵胶囊、双黄连胶囊等。

（2）西医

1）发热属于病毒感染的：可以口服盐酸吗啉胍抗病毒治疗，控制症状可以用复方氨酚烷胺胶囊（片）等。

可以用阿糖胞苷静脉输液。

合胞病毒感染的可以口服、肌内注射或静脉输液利巴韦林，但是孕妇忌用，生育期妇女使用后 6 个月不能怀孕，应该注意。

流感病毒感染的可以用奥司他韦口服。

2）发热属于细菌感染的：可以加用青霉素类或第 1、第 2 代头孢类抗生素，过敏或者耐药者用大环内酯类或氟喹诺酮类抗生素（小儿禁用），口服或者输液。

连续多日发热甚至高热的，有条件的最好做血常规化验，淋巴细胞升高的提示病毒感染，中性粒细胞升高的提示细菌感染，根据化验结果用药更准确，效果更好。

3. 咳嗽

（1）中医

1）鼻炎引起的咳嗽多为鼻后滴综合征，治疗方法参见本文中鼻炎方。

2）源于咽喉的咳嗽，属于寒的，宜杏苏饮加减：杏仁、苏叶、茯苓、桔梗、陈皮、法半夏、厚朴、枳壳各 15g，干姜、甘草各 10g，咽喉痒的加钩藤 15g、蝉蜕 5g（研末兑服），3~5 剂即愈。

还可以用中药贴敷。天柱：麻黄、桂枝、细辛、干姜各 0.5g；天突：杏仁、北五味子、蝉蜕、甘草各 0.5g。和发热贴敷的调配方法相同，每日 1 换，连贴 3 天。

源于咽喉的咳嗽属于热的，宜桑菊饮加味：桑叶、菊花、连翘、芦根各 30g，黄芩、桔梗、杏仁各 15g，荆芥、薄荷、甘草各 10g，咳嗽严重的加枇杷叶 20g，痰多加川贝母 10g（研末兑服）。

也可以中药贴敷。天柱：麻黄、细辛、干姜、甘草各 0.5g；天突：北五味子、黄芩、连翘、桔梗各 0.5g。调配同上，每日 1 次，连贴 3~5 天。

3）源于气管 - 支气管的咳嗽，多为细菌感染（儿童除外），宜麻杏二三汤（麻杏石甘汤、二陈汤和三子养亲汤）加味：麻黄、干姜、甘草各 6g，杏仁、陈皮、法半夏、苏子、莱菔子、白芥子、黄芩各 15g，茯苓、金荞麦、生石膏各 30g，鱼腥草 50g，7~10 剂，每天 1 剂，水煎服。

中药贴敷。肺俞（双）：麻黄、杏仁、干姜、细辛、甘草；膻中：黄芩、连翘、北五味子、桔梗。

（2）西医

1）源于咽喉的咳嗽

A. 源于咽喉病毒感染的咳嗽：可以用盐酸吗啉胍 1 次 3 片，合强力枇杷露每次 15ml，均日 3 次，饭后 1 小时左右口服。咽喉痒、刺激性咳嗽的，强力枇杷露中加 1 支异丙嗪。注意：强力枇杷露服后半小时内忌饮水和进食。

干咳严重的，可以用咳三联：盐酸吗啉胍、咳特灵、复方甘草片（含服），每次各 3 片、日 3 次，连服 3 天。

也可以静脉输液，用 5% 葡萄糖氯化钠注射液 250ml+ 西咪替丁 0.6g+ 维生素 B_6 0.1g，5% 葡萄糖注射液 250ml+ 维生素 C 3g，疗程 3 天，效果也很好。

B. 源于咽喉细菌感染引起的咳嗽：自购成药可以选一种抗生素加一种化痰止咳药物。

抗生素可以选择青霉素类（如青霉素 V 钾片、阿莫西林、阿莫西林克拉维酸钾等）或者第 1、第 2 代头孢类（如头孢拉定、头孢氨苄、头孢呋辛等）。对青霉素或者头孢类过敏的可以选择氟喹诺酮类，如左氧氟沙星、加替沙星等（小孩禁用），或者大环内脂类（如阿奇霉素、罗红霉素、克拉霉素等）。

化痰止咳药物可以选择糖浆类，如氨溴索口服液、氨溴特罗口服液、强力枇杷露、急支糖浆、咳速停、牛黄蛇胆川贝液等。或颗粒剂如桑菊感冒颗粒、感冒咳嗽颗粒等。胶囊或者片剂如蛇胆川贝胶囊、消炎止咳片、川贝精片等。

源于咽喉的咳嗽还有两点值得注意：

有的病例因为剧烈咳嗽，使咽喉毛细血管扩张而充血，乍一看好像炎症很重，其实却是病毒感染（寒）。此时确定治疗的办法有两个：一个是有条件的话，做个血常规看看，淋巴细胞偏高或者升高，即为病毒感染，中性粒细胞偏高或者升高的，即是细菌感染。

还有一个是，用抗生素试治 1 天，如果当天晚上或者第 2 天早上咳更严重了、甚至还发热了，说明就是病毒感染，应改为抗病毒治疗。试药法也适合于细菌感染时鉴别适合用青霉素、头孢类药物还是大环内醋类药物。

同样，经常使用抗生素的人，因为免疫力低下，对病邪损害机体的反应不敏感。所以看似症状轻：鼻塞轻、鼻涕少、无脓涕，咽喉无充血，不咳嗽或者稍咳嗽，痰少、颜色不黄，很像是寒（病毒感染）。只有血常规化验，才能发现白细胞和中性粒细胞升高、甚至很高，是细菌感染。必须注意。

以上两点都必须详细追问病史、用药史。

2）气管 - 支气管炎引起的咳嗽：可以选择一种抗生素比如阿莫西林克拉

维酸钾或第三代头孢类，阿莫西林或者头孢类过敏、耐药者可以选择大环内酯类如阿奇霉素、罗红霉素、克拉霉素等，或者氟喹诺酮类如左氧氟沙星、加替沙星，再加一种化痰止咳的药物如复方甘草片（含服）、溴己新片，或者中成药如牛黄蛇胆川贝液、强力枇杷露、急支糖浆等等。输液与自购成药所用抗生素大致相同，化痰止咳药物相同。疗程 7 天以上。

分辨不清是支气管炎和肺炎引起的咳嗽时，最好到医院摄片检查，确诊后治疗。

4. 呕吐

（1）中医

1）因寒引起的：伤于寒，寒盛伤阳不能腐熟水谷而呕。可以选用风寒感冒颗粒、藿香正气制剂，午时茶等等药物辛温散寒，用生姜煎水兑服效果更好。

也可以用藿香正气水调干姜、吴茱萸，贴敷神阙（脐）。

还有一种虚人感冒，或者伤寒过度之人，不仅不发热，而且体温低于 36.5℃，甚至 36℃以下，常伴头昏头痛，多汗，四肢无力、冰冷、发麻，十指撮紧，有的还伴咳嗽、腹痛、面色苍白等症状、体征。我们当地称为“寒闭”。应先给患者口服氯化钾（兑水），然后口服或者肌内注射或者静脉滴注山莨菪碱（654-2）5~10mg，症状很快就会减轻、消失，效果特快特好。症状缓解后再服 3 天风寒感冒颗粒巩固。

2）属于热的：可以服用藿香正气制剂加复方黄连素。

（2）西医

1）属于病毒感染的参照上述症状病毒感染治疗方法。

2）属于细菌感染的，一般用氟喹诺酮或第三代头孢类口服或静脉输液。

感冒会并发很多疾病，还会诱发许多慢性病复发。并发、诱发其他的疾病在相关疾病中叙述。

值得特别指出的是：感冒了，初发时最好不要轻易用药，尤其是不要动不动就用抗生素治疗、用激素退热。很多人经常感冒、耐药，都是滥用抗生素、激素或退热害的。感冒时只要没有出现严重的并发症、没有比较严重的慢性病，都应该尽量运用物理的方法，或者中医药治疗。须知中医药治疗是治疗一次体质会好一层，而抗生素、激素和退热药用一次体质就会差一层。

还有一个流感问题，必须引起重视。流感引起的全身症状重，而且传变快，极易并发、诱发其他疾病，尤其是有慢性呼吸道疾病的。如果发现是流感，应该及时做血常规化验，中性粒细胞升高的立即使用抗生素治疗。现在很多人体内的细菌对青霉素类、头孢类抗生素耐药，使用 3 天发现无效的，必须改用阿奇霉素或者氟喹诺酮类抗生素治疗，疗程 3~7 天。

五、阅读摘要

1. **基础理论**　上呼吸道感染的病原体 90% 以上为病毒，其中鼻病毒、冠状病毒占 60%，此外有流感病毒、副流感病毒、呼吸道合胞病毒、腺病毒、柯萨奇病毒、埃可病毒等。有自限性、病程 3~7 天。抗菌药物既不能改变病程和转归，也不能预防细菌性并发症，因此一般不宜用抗菌药。对症治疗即可。只有并发化脓性中耳炎，鼻窦炎等细菌感染时使用抗菌药物。

2. **临床经验**

（1）神效感冒散（傅青主方）：荆芥、柴胡、黄芩、姜半夏、甘草各 50g，研末，5g/ 次，冲服。

（2）纸巾卷圈刺激两鼻取嚏，日 3 次，1~2 天即愈。

（3）5% 醋或 6% 小苏打液滴鼻，3 小时 1 次，2~3 滴 1 孔，有良效。

（4）针刺治疗感冒 10 秒见效：合谷 + 外关 + 孔最常规针刺，对于感冒引起的流鼻涕有良效，针到病除，屡试屡爽，加上曲池疗效更佳，有热的话可加大椎！

（5）感冒推揉 1 次愈：从缺盆向耳根推 5~10 分钟。

（6）西药潘生丁（双嘧达莫）25mg，日 3 次，1~3 天即愈。

（7）退热四法

1）用拇示二指捏患者耳蜗至热，一般当场（3 分钟内）退热。

2）用风油精沿风池一直涂到肩井（左右两边都涂），然后再涂神阙（如畏冷，还要从天突涂到膻中），5 分钟后，高热立退！

3）三棱针两耳尖放血 1~2 滴，10 分钟后即渐退，1 小时左右退清。

以上 3 条，都限于无细菌感染的情况。

4）用药经验：甘露醇退高热特好。

六、调养

1. 感冒期间注意防寒保暖。不能乘坐敞风的车辆，不要吹风扇，空调温度要开到 26℃以上。不要下冷水，少洗澡。

2. 注意饮食。不能吃油腻、冰冻、煎炸烧烤烘焙食物，饮食宜清淡、容易消化的食物。多喝水。

3. 房间注意通风，注意休息，适当运动（以不疲劳为原则），已婚人士少房事或者忌房事。

4. 每天早上起床前，躺在床上用两手掌分别摩两侧头面 99 次，长期坚持既有防感冒的功效，又有面部美容、防治老年斑的作用。

附:本人文章

血常规化验中的秘密——兼谈感冒的治疗

有的医生看到白细胞(WBC)计数升高,就认为有炎症,就用抗生素,其实这是很不准确的,有时候甚至是错误的。因为更重要的是要看其中的淋巴细胞数及其比例、中性粒细胞数及其比例这2项4种数字情况。

白细胞数是由多种粒细胞数组成的总数,其中最常用的是淋巴细胞和中性粒细胞的数值。淋巴细胞和/或百分比数值升高代表有病毒感染,中性粒细胞和/或百分比数值升高表示有细菌感染。

有一种情况必须特别说明:淋巴细胞升高,中性粒细胞降低,说明患者免疫功能低下。此时只能用抗病毒药物,绝对不能使用抗生素,否则,患者往往会病情加重,尤其是使用头孢曲松钠等第3代头孢类抗生素后更明显。这是因为抗生素会降低中性粒细胞,使患者的免疫力更差,淋巴细胞数更高,病毒感染更严重,所以发热会更高,甚至还会出现腹泻,有腹泻的则会更严重,有的则会出现哮喘,有哮喘的也会更严重。这就是犯了中医的"虚虚"之戒。

我亲手诊治过一些病毒感染引起的喘息性支气管炎患儿,被一些医师用抗生素越治越重,经用麻杏二三汤或者射干麻黄汤加味就治愈了。

我也亲眼看见越治发热越高的上呼吸道感染患儿,转到省儿童医院后,肌内注射几天炎琥宁就好了的病例。

我更看到过一例40几岁的男子,本来仅仅是病毒性感冒发热。因为经治医生用头孢类抗生素治疗,越治越热,又天天用退热药退热。结果患者EB病毒感染,身体极度虚弱,每半个月就发高热,治疗7~10天热退,1个月后又高热,反复数月,曾经到上海大医院诊治也无能为力,不久死了。从初发感冒到死亡不到1年,这是一例典型的误治死亡病例,可是经治医师和患者家属至今都不知道原因,实在可惜、令人难过。所以至今在我脑海中仍然印象深刻。

感冒是最常见的病,感冒又会引起或者诱发其他疾病。在基层卫生机构,主要的就是看感冒(专科除外)。

感冒初期多为病毒感染,但是有的人初发就可能合并细菌感染,有慢性感染性疾病的人尤其多见。患者咽喉部颜色深浅对鉴别感冒是否合并细菌感染有一定意义,但是也不准确,颜色浅的也有合并细菌感染的,颜色深的也有还是病毒感染的,或者病毒、细菌混合感染。虽然黄鼻涕、扁桃体化脓、咳黄痰都是细菌感染的标志,但是也还有存在病毒感染的情况,况且细菌感染中又有属于哪种细菌感染的情况。所以临床上对于心中没有把握的感冒患者,尤其是高热、用抗病毒或抗生素药物治疗无效甚至加重、有慢性病等情况的患者,最好是做血常规化验。因为化验结果清楚了，治疗感冒就简单了：只要根据上述2项4种情况针对性地选药治疗。

感冒如何选用非处方药物

医学知识的普及，许多人得感冒都会自己购买药物（即非处方药物）治疗。但是，由于引起感冒的致病因素因人因季节变化及合并症等情况不同，表现的症状、体征及其预后也不一样，感冒药的品种有很多，所以为了尽快控制感冒症状，防止感冒可能诱发、加重或合并其他病变，怎样根据自身情况合理地选用感冒药是十分重要的。

感冒如果表现为鼻塞、流鼻涕或打喷嚏、咽喉痛、稍有咳嗽、不发热或低热等上呼吸道感染症状，可选用康必得或强力维C银翘片和感冒通（速效伤风胶囊的成分与其大致相同），快克（复方氨酚烷胺胶囊）、康泰克、泰诺（酚麻美敏混悬液）、白加黑（氨酚伪麻美芬片Ⅱ氨麻苯美片）也可任选一种。咽喉症状较重的可加服板蓝根冲剂或复方鱼腥草片。有些身体虚弱，免疫力低下的人，感冒仅表现为头晕，体温不升高，甚至比正常提问略低（36.5℃以下），可选用半夏露颗粒或风寒感冒颗粒加麻黄素或654-2片（高血压患者慎用），有的人感冒表现为胃肠型（夏秋季多见）：恶心、呕吐、腹泻则宜选午时茶或藿香正气丸（水）或复方黄连素，呕吐频繁的可加服胃复安（甲氧氯普胺）或吗丁啉（腹泻者，改用阿托品或654-2），老年人感冒应该选用中草药为主的毒性低、副作用较小的感冒药，如感冒清、小柴胡冲剂、三九感冒灵等，小孩可选用小儿感冒灵、小儿速感冲剂等。

感冒2~3天后，有些人会合并细菌感染。如果出现脓性鼻涕，头痛，多为急性鼻窦炎，宜选用螺旋霉素或麦迪霉素或复方新诺明。如果扁桃体红肿伴高热，多为急性扁桃体炎，宜选用瓜子金冲剂加板蓝根冲剂或西瓜霜喷雾剂、双料喉风散，黄连上清丸、穿心莲片、牛黄解毒片也可选用。如果咽喉发热或痞塞（像有痰块阻塞），声音嘶哑，多为咽喉炎，可参照选用治疗急性扁桃体炎的药物。感冒最易并发的是急性支气管炎，表现为咳嗽较频繁，咳嗽白天较多的可选用牛黄蛇胆川贝液或强力枇杷露或急支糖浆等，晚上咳嗽较重的可选用麻杏止咳膏等。干咳的可选用急支糖浆或非那根干糖浆、蜜炼枇杷膏、神奇止咳露（冲剂也可）、咳黄色脓痰的可加些抗生素如螺旋霉素、头孢氨苄（先锋4号）、阿莫西林、复方新诺明等。

感冒是许多慢性病的诱发或加重的因素。如果患有因感冒而易诱发或加重的慢性病，在治疗感冒的同时，应使用针对性的药物防治，比如患有慢性支气管炎、支气管扩张、风湿性关节炎或风湿性心脏病、慢性肾炎的应该服用抗生素药物，有支气管哮喘的要用抗过敏药物等等。

感冒既有有害的一面,也有有利的一面,它可以增强人体免疫功能,有资料表明,易患感冒的人患恶性肿瘤的机会相对较少,有的感冒发热甚至会使癌症自然消退,使慢性肾炎发生向愈性转归。所以,如果症状、体征较轻,未合并其他病变,没有因感冒诱发或加重慢性病,最好不必服药。需要服用感冒药时还要注意以下几点:

1. 得了感冒要注意多休息、多饮开水、防寒保暖,暂时不要洗头、洗澡,不要饮酒(包括啤酒、米酒)。

2. 选用感冒药时要认真看清药品使用说明书。很多感冒药都含有解热镇痛药,所以发热者不要另外加服退热药,不要几种感冒药同时服用或擅自加大剂量,以免重复或超剂量用药,否则会发汗过多,伤害身体。

3. 有些感冒药含有扑尔敏(氯苯那敏)或非那根(盐酸异丙嗪)等镇静剂,服用后有嗜睡作用,从事精密工作或有平衡动作要求工作的人最好避免服用或服用后停止工作。很多感冒药对胃有一定的刺激,对肝、肾有一定的损害,因此,有胃、肝、肾疾病的人要选用刺激性小、毒性低的药物。有些人对含有水杨酸类感冒药、磺胺药和青霉素类药物会产生过敏反应,也要避免选用这类药物。

4. 感冒症状严重或者有并发症的应及时到医院诊治。(本文曾发表于《抚州广播电视报》2000 年 4 月 19 日 4 版)

第二节　咽喉疾病

咽喉包括咽和喉。

咽是呼吸道和消化道上端的共同通道,上起颅底、下至环状软骨下缘平面,成人全长约 12cm。

喉是发音器官,是呼吸的通道,下呼吸道的门户,上通喉咽,下连气管。上端是会厌上缘,下端是环状软骨下缘。

临床常见的主要是急、慢性扁桃体炎和急、慢性咽炎及急、慢性喉炎。

急性扁桃体炎

一、概述

急性扁桃体炎为腭扁桃体的急性非特异性炎症,常伴有不同程度的咽黏膜和淋巴组织的炎症,中医称烂乳蛾、喉蛾风。

二、病因

春秋两季气温变化时最易发病，乙型溶血性链球菌是主要致病菌，非溶血性链球菌、葡萄球菌、肺炎链球菌、流感杆菌和腺病毒、鼻病毒、单纯性疱疹病毒等也可以引起本病。细菌和病毒混合感染也不少见。近年来还发现有厌氧菌感染者，革兰氏阴性杆菌感染有上升趋势。病原体通过飞沫或直接接触传播。

受凉、潮湿、过度劳累、烟酒过度、喜食油炸烧烤类食物、有害气体刺激、上呼吸道有慢性感染灶者易发病。

三、临床表现

多发生于儿童和青年。

全身症状：多见于急性化脓性扁桃体炎，起病急，可有畏寒、高热、头痛、食欲下降、乏力、全身不适、便秘等。小儿可因高热而引起抽搐、呕吐及昏睡。

局部症状：剧烈咽喉痛为主，常放射至耳部，伴有吞咽困难。下颌下淋巴结肿大。葡萄球菌感染者，扁桃体肿大较明显，幼儿患者还可引起呼吸困难。

检查：扁桃体充血、肿大，表面有黄色脓点。

四、治疗

有传染性，患者要适当隔离。

1. **中医**

（1）治疗原则：解表使邪有出路，清里使邪去正安。我常用《验方新编》的六味汤合表热汤加味治疗：荆芥、防风、薄荷、枳壳各 10g，玄参、桔梗、黄芩、甘草各 15g，金银花、连翘、野菊花各 30g，每日 1 剂，水煎服，化脓加生石膏 30g，发热加葛根汤，一般 3~5 天可获痊愈。

（2）中药贴敷：①扶突（双）：大黄芒硝赤芍冰片；②涌泉（双）：吴茱萸黄连川牛膝冰片。

（3）中成药：口服有双黄连制剂、金银花制剂、鱼腥草制剂、蒲公英制剂、穿心莲制剂、板蓝根制剂、蒲地蓝、喉疾灵、黄连上清片、三黄片等清热解毒类中药制剂，可选服其中 1 种。

含片有草珊瑚含片、西瓜霜含片、金嗓子、华素片等，对缓解症状有一定的作用。

外用喷剂有锡类散、开喉剑、西瓜霜喷剂、复方一枝黄花喷雾剂、神洁等，均可选用。

2. **西医**　首选青霉素，根据病情轻重，决定给药途径。若治疗 2~3 天后无好转,可改用其他种类抗生素。或酌情使用糖皮质激素。

疗程 3~5 天,化脓性扁桃体炎 5~7 天。

有并发症者,急性炎症消退后可行手术切除。

五、阅读摘要

1. 临床经验

(1) 任之堂:扁桃三药。威灵仙、白英各 30g,青皮 10g,为主方治疗肿大奇效,往往 1 剂即效。

(2)《杏林薪传》方:蝎尾 3~5 条、研末,放膏布上敷两侧下颌角内侧(正好对着扁桃体),2~3 天即愈。

(3) 生大黄外敷脚心治小儿急性扁桃体炎 30 例全部有效。

[配方及用法]生大黄 20g。用炉火把泥瓦块烧热,将生大黄放瓦上焙干,研细末装瓶备用。每次取其 1/3 或 1/4,用食醋或茶水调成糊状,摊于白布或绸带上,贴敷脚心(男左女右),包扎 8 小时便可。每日 1 次,连续 3~4 次。

[疗效]共治疗 30 例,有效率 100%,治愈率 94%。

2. 用药经验　丹参对急性咽喉炎扁桃体炎有良效,关键是量要大,少则 30g 多则 60g,常配伍蒲公英、板蓝根、桔梗、甘草、生石膏,常可一剂知、二剂已,其效尤速。

六、调养

1. 注意卧床休息,防寒保暖,劳动、运动微汗、不疲劳。
2. 饮食清淡,流质,多饮水。忌食油腻、辛辣煎炸、烧烤烘焙、冰冻食物。

慢性扁桃体炎

一、概述

慢性扁桃体炎多由急性扁桃体炎反复发作或因扁桃体隐窝引流不畅,窝内细菌、病毒滋生感染而演变为慢性炎症。

二、病因

链球菌和葡萄球菌是主要致病菌,也可以继发于猩红热、白喉、流感、麻疹、鼻部感染。近年来认为与自身变态反应有关。

三、临床表现

常有咽痛,易感冒及急性扁桃体炎发作史,可有咽干、痒,异物感,刺激性咳嗽等轻微症状。扁桃体隐窝内潴留干酪样腐败物或大量厌氧菌感染，则有口臭。

小儿扁桃体过度肥大，可能出现呼吸不畅、睡时打鼾、吞咽或言语共鸣障碍。

检查：扁桃体和舌腭弓呈慢性充血，黏膜呈暗红色。常有下颌角淋巴结肿大。

四、治疗

1. 中医　治疗原则：解表清里，扶正凉血。我常用治疗急性扁桃体炎方加玉屏风散、淫羊藿、赤芍，扁桃体肿大加夏枯草、威灵仙、牡蛎、海藻、浙贝母，疗程 1 个月，以后就很少复发，肿大的扁桃体也会慢慢缩小。

2. 西医　急性发作仍然按急性扁桃体炎用药，未急性发作则不需用药。

正常情况下，扁桃体具有免疫功能，但是如果发生了不可逆性炎症且成为病源时，特别是产生了各种并发症，应及时作扁桃体摘除术。

五、阅读摘要

白蛇合剂（石家庄市中医院老中医效方）：白花蛇舌草 15~60g，白茅根 15~30g，赤芍 9~15g。

本方又称抗炎合剂，为石家庄市中医院邢须林老中医方，原方本意用于治腮腺炎。

临床使用发现，本方对西医诊断的呼吸道系统感染、泌尿系统感染或消化道的某些炎症，均有疗效，特别对腮腺炎、慢性扁桃体炎、急性淋巴结炎，有肯定疗效。

临床应用：

（1）呼吸道感染见发热，加青蒿 20~30g。

（2）若腮腺肿大坚硬者，加浙贝母 10~30g、海藻 30g、连翘 30g。

（3）食管炎及上消化道肿瘤，加山慈菇 12g、天冬 20g。

（4）支气管炎加止嗽四药（紫菀、款冬花、白前、百部）。

（5）一般性肺炎加麻杏石甘汤（麻黄 12g，杏仁 6g，甘草 6g，石膏 15g）。

（6）尿路感染尿赤、尿道疼痛，加导赤散（生地黄 10~15g，木通 3~6g，甘草 3~6g、竹叶 6g）。

（7）急性泌尿系感染，口苦咽干低热者，合小柴胡汤加青蒿 30g。

六、调养

同急性扁桃体炎。

急性咽炎

一、概述

急性咽炎是咽黏液、黏膜下组织的急性炎症，多累及咽部淋巴组织。

二、病因

1. **病毒感染**　以柯萨奇病毒、腺病毒、副流感病毒多见，鼻病毒、流感病毒次之，通过飞沫或密切接触传染。

2. **细菌感染**　以链球菌、葡萄球菌和肺炎双球菌多见，其中以A组乙型链球菌感染者最严重，引起急性脓毒性咽炎。

3. **环境因素**　干燥、粉尘、烟雾、有害气体和食物或过敏原的刺激等均可引起本病。

三、临床表现

常见于秋、冬季及冬、春之交。

一般起病较急，先有咽干、灼热、粗糙感，继有明显咽痛，吞咽时尤重，甚至会放射到耳部。

全身症状较轻，可有发热、头痛、食欲减退和四肢酸痛等。

检查：口咽部黏膜呈急性弥漫性充血、肿胀。咽后壁淋巴滤泡隆起，表面可见黄白色点状渗出物。下颌下淋巴结肿痛。

四、治疗

1. **中医**　风寒所致多为病毒感染，宜疏风散寒，用杏苏饮比较好；转为风热的多为细菌感染，宜疏风清热，用《验方新编》六味汤合表热汤比较好。

中成药：病毒感染多属于寒证，宜麻姜颗粒或风寒感冒颗粒治疗。细菌感染多属于热证，宜风热感冒颗粒，或者加金银花、鱼腥草、穿心莲、板蓝根制剂。

外用喷剂参见急性扁桃体炎。

2. **西医**　病毒感染的宜利巴韦林含片，每日1片、每日1板含服，小儿按体重递减。细菌感染的宜选用对革兰氏阳性菌抑杀效果好的抗生素，参见急性扁桃体炎的西医治疗。

五、阅读摘要

1. 基础理论

(1)《素问·太阴阳明论》："故喉主天气，咽主地气。"

（2）《伤寒论》第 263 条曰：“少阳之为病，口苦，咽干，目眩也。”

（3）痰火郁结，致语言不出。

2. 临床经验

（1）《伤寒论》第 310 条曰：“少阴病，下利咽痛，胸满心烦，猪肤汤主之。”

（2）《伤寒论》第 311 条曰：“少阴病，二三日，咽痛者，可与甘草汤。不差者，与桔梗汤。”

（3）《伤寒论》第 312 条曰：“少阴病，咽中伤，生疮，不能语言，声不出者，苦酒汤主之。”

（4）《伤寒论》第 313 条曰：“少阴病，咽中痛，半夏散及汤主之。”

（5）《伤寒论》第 320 条曰：“少阴病，得之二三日，口燥咽干者，急下之，宜大承气汤。”

（6）急慢性咽痛，喜用此方：荆芥 10g，防风 10g，僵蚕 10g，蝉蜕 6g，桔梗 10g，生甘草 10g，芦根 30g，射干 10g，山豆根 6g。此方杂合诸家用药经验，多有良效。

（7）急性咽炎及喉咙痛，症见牙龈肿痛，火热内盛。用外敷方法治疗的疗效较好。具体使用方法如下，仅供参考。配方：牛黄解毒片 2~4 片。用法：研成细末，用 75% 乙醇溶液调成糊状，敷于喉结两侧，外用胶布固定，一般晚贴晨揭，如不嫌影响外观，白天连续贴疗效更好。

3. 用药经验　防风治咽痒剧咳效佳。

六、调养

同急性扁桃体炎。

慢性咽炎

一、概述

慢性咽炎为咽部黏膜、黏膜下及淋巴组织的弥漫性炎症，常为上呼吸道慢性炎症的一部分。病程长，症状顽固，较难彻底治愈。

二、病因

1. 局部因素

（1）急性咽炎反复发作。

（2）各种鼻病及呼吸道慢性炎症，长期张口呼吸及炎性分泌物反复刺激咽部，或受慢性扁桃体炎、牙周炎的影响。

（3）烟酒过度、粉尘、辛辣食物、有害气体或过敏原刺激。

2. **全身因素**　如贫血、消化不良、咽喉反流、下呼吸道慢性炎症、心血管疾病、内分泌功能紊乱、维生素缺乏及免疫功能低下等。

三、临床表现

咽喉异物感、痒感、灼热感或微痛感。常有黏膜分泌物附着于咽后壁，使患者晨起出现频繁的刺激性咳嗽，伴恶心等。

检查：

1. **慢性单纯性咽炎**　黏膜充血、血管扩张，咽后壁有散在的淋巴滤泡，常有少量黏稠分泌物附着在黏膜表面。

2. **慢性肥厚性咽炎**　黏膜充血增厚，咽后壁淋巴滤泡显著增生，多个散在突出或融合成块，咽侧索充血肥厚。

3. **萎缩性咽炎与干燥性咽炎**　黏膜干燥，萎缩变薄，色苍白发亮，常附有黏稠分泌物或带臭味的黄褐色痂皮。

四、治疗

1. **中医**　属于热证的，我常用《验方新编》六味汤合我的表热汤加味治疗：荆芥、防风、薄荷、枳壳各10g，玄参、桔梗、黄芩各10~15g，赤芍20g，金银花、连翘、野菊花各30g，甘草6~15g。现在防风价格太高，我常用苏叶代替，野菊花也可以用鱼腥草、蒲公英、夏枯草、紫花地丁等代替。每天1剂，水煎服。疗程1个月以上。以后只要注意饮食、防寒保暖，很少复发。

属于寒证的，我常用杏苏饮加减治疗：杏仁、苏叶、桔梗、陈皮、法半夏、厚朴、枳壳各10g，茯苓15g，干姜8g，炙甘草6g。体虚加黄芪，卫气虚加淫羊藿。每日1剂，水煎服。疗程1个月以上。

2. **西医**　主要用含片含服，外用喷剂、涂剂等。

五、阅读摘要

1. **基础理论**　《伤寒论》第83条曰："咽喉干燥者，不可发汗。"

2. **临床经验**

（1）《金匮要略·肺痿肺痈咳嗽上气病脉证治》："大逆上气，咽喉不利，止逆下气者，麦门冬汤主之。"麦门冬汤治慢性咽炎，我喜欢加玄参和石斛，疼就加桔梗，其中玄参是治疗咽炎的专药，石斛是治疗咽炎的良药。

（2）贵州名医石恩骏慢性咽炎专方：半夏15g，厚朴15g，紫苏9g，生姜3g，沙参30g，麦冬12g，僵蚕9g，蝉蜕9g，蒲公英9g。

（3）吴南京经验：宜健脾补肾，加局部消除症状的药物。香砂六君子汤加补骨脂、皂角刺、石菖蒲、僵蚕、桔梗、金银花、丹参。

（4）增生性咽炎与肥厚性咽炎专利方：威灵仙、昆布各 20g，半夏、贝母、海藻、僵蚕、地龙各 10g，厚朴、桔梗、郁金、牡蛎各 12g，甘草 3g，蒲公英 30g。病程长，反复发作，加穿山甲、水蛭、皂角刺各 10g；咽部胀、有逆气者，加青皮、陈皮各 10g，枳壳 8g；咽痛者，加射干、北豆根各 10g；咽干者，加麦冬 10g，玄参、金银花各 15g。水煎服。

（5）内蒙古医科大学教授朱宗元治疗慢性咽炎专方：玄参、生地黄、麦冬、诃子、僵蚕各 4g，桔梗、马勃、千张纸、蝉蜕各 3g，山豆根、石韦、车前草各 5g，甘草 2g。

（6）心神不安，睡眠障碍，胸闷。那双焦虑不安的眼睛，那两手滑利的脉象，让我不假思索地用上了八味除烦汤：姜半夏 12g，厚朴 12g，茯苓 12g，苏梗 12g，枳壳 12g，栀子 12g，黄芩 6g，连翘 20g。水煎服，每日 1 剂，服 3 天、停 3 天，连续服用 1 个月。1 个半月后复诊，咽部的异物感已经消失，上腭部异物感的范围也明显缩小，胸也不闷了。（来自：王氏中医）

（7）泡水方：金银花、薄荷各 3g，胖大海 1 枚，乌梅 2 枚。极好。

（8）慢性咽喉炎、声带小结：会厌逐瘀汤。柴胡、玄参各 3g，赤芍、枳壳、当归各 6g，生地黄 12g，桔梗、甘草各 12g，桃仁、红花各 15g。

（9）金钗石斛 10g、玉蝴蝶 3 片，煎水代茶饮。该方对慢性咽炎，咽喉不利，声嘶音哑，干痒疼痛效果非常好。1 周左右，疗效可靠！

（10）专治梅核气的梅核气穴，手掌劳宫穴稍下，掌面示指、中指缝后 1 寸。疏肝理气、利咽、镇静安神，为梅核气经验穴，多数患者针后一次即愈，取穴宜男左女右。

3. 用药经验

（1）国医大师周仲瑛：一枝黄花治疗咽喉肿痛好。

（2）全蝉蜕、大青叶合用利咽止痛效果很好。

（3）金荞麦 30g 入方治疗咽喉炎好。

（4）降咽食管胃气上逆：枇杷叶、赭石、竹茹、枳实。

（5）面目咽喉之火，加川牛膝引火下行。

（6）咽痒必用僵蚕、荆芥、凤凰衣（利咽开音，每次用 5 个以上开音好）。

（7）木蝴蝶是治疗咽喉肿痛、声音嘶哑、外感咳嗽的要药，喉痒极好，用 15g。

（8）治咽炎，钩藤、薄荷可加半枝莲、白花蛇舌草，其效更著。

六、调养

1. 注意饮食。饮食清淡，补充维生素。忌煎炸烧烤烘焙、过于辛辣及冰冻食物，戒烟、酒等不良嗜好。

2. 纠正发音习惯，避免过度用声（争吵、怒吼、酒后高歌），特别是女性月经周期，更应节制用声。

3. 保持周围环境空气清新。

4. 积极治疗邻近器官疾病及全身性疾病。

急、慢性喉炎

一、概述

急性喉炎是喉黏膜的急性卡他性炎症。慢性喉炎是指喉部慢性非特异性炎症，临床上将其分为慢性单纯性喉炎、肥厚性喉炎和萎缩性喉炎。

二、病因

急性喉炎常发生于感冒之后，先病毒入侵，继发细菌感染。常见病毒：流感病毒、副流感病毒、鼻病毒、腺病毒等。常见致病菌：溶血性链球菌、肺炎链球菌、流感嗜血杆菌等。

用声过度、过敏反应，喉异物、颈部和咽喉部外伤，烟酒刺激、受凉、疲劳致机体抵抗力下降，吸入有害气体、粉尘等也易诱发本病。

慢性喉炎病因不太明了，可能与下列因素有关：用声过度、长期吸入有害气体或粉尘、鼻咽部和下呼吸道慢性炎症、急性喉炎反复发作或迁延不愈等。

三、临床表现

急性喉炎：好发于冬、春季节，初为感冒症状，后出现声音嘶哑、咳嗽、喉痛等症状。喉镜检查可见声带充血、肿胀。

慢性喉炎：主要是声音嘶哑，喉部不适和分泌物增加等。

四、治疗

控制用声，尽量少讲话。

1. **中医**　参照急、慢性咽炎的治疗。

2. **西医**

（1）急性喉炎：雾化吸入较好。其他参见急性咽炎的治疗。

（2）慢性喉炎去除病因，积极治疗原发病。布地奈德混悬液雾化吸入。

五、阅读摘要

1. **基础理论**　《灵枢·忧恚无言》："人卒然无音者，寒气客于厌，则厌不能发，发不能下，至其开阖不致，故无音。"

2. 临床经验

(1)《灵枢·九针论》:“形苦志苦,病生于咽嗌,治之以甘药。”

(2) 本方是著名晋剧老艺人所遗方,经验证疗效敏捷,可靠,故献给大家。

处方:玄参 9g,麦冬 6g,连翘 6g,诃子肉 4.5g,菖蒲 6g,桔梗 9g,山豆根 3g,川贝母 6g,竹茹 4.5g,蝉蜕 4.5g,胖大海 4.5g,藏青果 6g,路路通 6g,甘草 4.5g。水煎内服,一日 2 次。音哑者服之,有覆杯之效。

(3) 声嘶效方:桑叶、黄芩、牛蒡子、浙贝母、桔梗、蝉蜕、甘草。

(4) 一位江苏人,祖上有秘方传世,专治咽喉病,其先辈开喉科已有 100 多年的历史。方圆百里,名气很大,救人无数。黄砂珍珠散配方:牛黄 2g,朱砂 9g,珍珠 4 个,硼砂 18g,冰片 5g,西瓜霜 2.5g。共研为极细的面,分装成 50~100 小瓶备用。用法:用小吸管挑少许药粉,吹入咽喉,每日 3 次。

100 多年来,治疗咽喉肿痛,喉部糜烂,咽下困难,单双乳蛾,口疮,口腔溃疡患者不下万人,无一不效。

(5) 任之堂老王经验:斑蝥末敷天突,对顽固性咽喉肿痛,效果好,但是易起疱留瘢痕。

(6) 喉痹不能言,取足阳明;能言,取手阳明。

(7) 针少商、商阳,大椎灸或周围 9 个点放血及天突或人迎针之,效果好。

(8) 久咳失音:清燥救肺汤加木蝴蝶,均愈。

3. 用药经验

(1) 射干是喉科主药,也是引经药。

(2) 威灵仙 15g 入方治咽喉有脔物效果好,15~20g 入方治喉痒剧咳好。

六、调养

参照急性扁桃体炎、慢性咽炎调养。

第三节　气管 - 支气管疾病

气管 - 支气管疾病也属于肺部疾病,但是因为气管 - 支气管疾病比较多,限于篇幅,便于读者阅读,觉得还是单独列出来叙述为好。

气管 - 支气管炎

一、概述

气管 - 支气管炎包括急性气管 - 支气管炎和慢性支气管炎,分别论述如下。

二、病因

1. **急性气管 - 支气管炎**　由微生物、理化刺激或过敏等因素引起的急性气管 - 支气管黏膜炎症。

（1）微生物：病原体与上呼吸道感染类似。病毒常为腺病毒、流感病毒、冠状病毒、鼻病毒、单纯疱疹病毒、呼吸道合胞病毒和副流感病毒。细菌常为流感嗜血杆菌、肺炎链球菌、卡他莫拉菌等。近年来衣原体和支原体感染明显增加，病毒感染基础上继发细菌感染也较多。

（2）理化因素：冷空气、粉尘、刺激性气体或烟雾吸入，可刺激气管 - 支气管黏膜引起急性损伤和炎症反应。

（3）过敏反应：吸入过敏原如花粉、有机粉尘、真菌孢子、动物毛皮及排泄物等过敏，或对细菌蛋白质过敏。钩虫、蛔虫的幼虫在肺内移行也可以引起气管 - 支气管炎症反应。

2. **慢性支气管炎**　简称慢支，是气管、支气管黏膜及其周围组织的慢性非特异性炎。是多种环境因素与机体自身因素长期相互作用的结果。主要因素有吸烟、职业粉尘和化学物质、空气污染、感染因素及免疫功能紊乱、气道高反应性、自主神经功能失调、年龄大等。

我们经常看到一些慢性支气管炎患者，常常用药 1~2 天，症状减轻一点就停药，根本不听医嘱按疗程治疗。究其原因，有的是家里经济困难，为了省钱。有的是工作忙，没有时间或者忘了连续用药。还有的是急性子，无法坚持完成治疗的疗程。所以急性支气管炎或者有向慢性支气管炎发展趋势的患者，一定要遵医嘱，完成疗程，彻底治愈急性支气管炎，不要让它发展成慢性支气管炎。须知慢性支气管炎，特别是伴有肺气肿、肺心病的患者，严重影响生活质量，对自己、对家人的工作、生活、经济影响都很大。

三、临床表现

1. **急性气管 - 支气管炎**　起病较急，全身症状较轻，可有发热。初为干咳或少量黏液痰，随后痰量增多，咳嗽加剧，偶伴痰中带血。延续 2~3 周，如迁延不愈，可演变成慢性支气管炎。

2. **慢性支气管炎**　缓慢起病，病程长，反复发作而使病程加重。以咳嗽、咳痰为主要症状，或伴喘息。每年发病 3 个月以上，持续 2 年或者 2 年以上。常因感染而反复发作、加重。咳嗽多见于早晨，泡沫样白痰或黄痰。听诊两肺底可闻及湿啰音。

四、治疗

急性气管 - 支气管炎的治疗见上呼吸道感染。

慢性支气管炎治疗主要以控制感染和化痰为主。中医、中成药和西医药治疗均见感冒中支气管炎条。

1. **中医**　慢性支气管炎的化痰效果较好的口服药有牛黄蛇胆川贝液、橘红颗粒、氨溴索片、乙酰半胱氨酸颗粒等。

临床缓解期治疗，我 2019 年开始用本人的"易寒汤"加金荞麦、鱼腥草，并随证加减制成膏方，在农历六月至八月，连续服用 3 个月，以后每年三伏天服药 1 个月，连续 3 年，治疗过几例（包括有轻度慢性阻塞性肺疾病的），均未再复发。

根据《黄帝内经》"形寒饮冷则伤肺"之旨，本病病因就一个"寒"字。我祖母就是慢性支气管炎合并慢性阻塞性肺疾病、肺心病于 1979 年冬逝世的，可惜那个时候刚学医不久，无力回天。

我自己以前也受寒即发支气管炎，平时早上也常常有点痰咳出，似乎有向慢性支气管炎发展的趋势。我甚至于不敢进空调了，2015 年三伏天因为太热，在空调房住了 3 个晚上，诱发急性支气管炎，用药 1 周才好。从此以后，我也坚持每天早餐时吃陈醋浸泡 7 天后的生姜 3 片（这是一名国医大师的经验），不知不觉中早上咳痰就没有了，去年三伏天和现在开空调，也没有发过支气管炎。这个方法应该是防治慢性支气管炎和支气管哮喘最简单有效的，我会告诉更多的慢性支气管炎和支气管哮喘患者试用验证。

还有元宝灸、三伏贴，坚持 3 年在三伏天治疗，也有很好的祛寒、温阳、增强体质、减少复发的效果。

2. **西医**　只有对症治疗，急性发作期用抗生素控制感染，痰多难咳者用氨溴索化痰，喘息者用茶碱类舒张支气管平滑肌，呼吸困难者予以输氧。目前还没有根治办法。

五、阅读摘要

1. 基础理论

（1）《素问·调经论》："气有余则喘咳上气，不足则息不利少气。"

（2）《灵枢·邪气脏腑病形》："形寒寒饮则伤肺。以其两寒相感，中外皆伤，故气逆而上行。"

（3）《灵枢·九针论》："肺主咳。"

（4）《灵枢·论疾诊尺》："秋伤于湿，冬生咳嗽。"

（5）《素问·咳论》："五脏六腑皆令人咳，非独肺也。"

（6）《素问·咳论》："肺咳之状，咳而喘，息有音，甚则唾血。"

"肺咳不已，则大肠受之；大肠咳状，咳而遗矢。"

"久咳不已，则三焦受之，三焦咳状，咳而腹满，不欲饮食。此皆聚于胃，关于肺，使人多涕唾而面浮肿气逆也。"

（7）《金匮要略》："久咳数岁，其脉弱者可治。实大数者死。"

2. 临床经验

（1）《金匮要略》："咳逆倚息，不得卧，小青龙汤主之。"

（2）咳而遗尿者，五苓散加人参主之。

（3）北京周平安：寒痰用三拗汤+止嗽散+小青龙汤，热痰用麻杏石甘汤+温胆汤+泻白散。

（4）慢性支气管炎效方：当归、云苓、杏仁、桑螵蛸、五倍子、川贝母、甘草、半夏、陈皮各10g。3剂，当天早中晚各服1剂，次日早上再将3剂药渣合起再熬一次服下即可，每次均以红糖为引。忌烟酒葱蒜

（5）许多老年慢性支气管炎咳嗽痰多都是腑气不通所致。三子养亲汤加车前子、葶苈子好。

（6）立效方：地龙10g，紫河车20g，海螵蛸30g，研末，10g/次，日3次，效如桴鼓。

（7）天王补心丹治疗顽固性咳嗽的服药方法：每次服1丸（9g），早晚各服1次，用温开水送服。3天为1个疗程。一般服药1~2个疗程后，病症即可好转或痊愈。本方适用于阴虚火旺型咳嗽。而阴寒内盛型咳嗽者应禁用。

（8）附子理中丸治疗咳嗽，特别是既有寒又有热的咳嗽、弄得医生都束手无策的咳嗽，效果非常好，虽然说明书并没写治疗咳嗽，但并不影响它的疗效。按说明书服用即可，小儿减半。

（9）用蜈蚣散治疗慢性支气管炎115例，总有效率达92%。蜈蚣1条，用瓦片焙干为末，把鸡蛋打开一小孔，将蛋清倒出少许，再将蜈蚣末置入鸡蛋内，封口蒸熟，每天早晨以温开水送服。服5天，间隔2天为1个疗程，连服5个疗程。15岁以下，50岁以上每日服1个；16~49岁每日服2个。

3. 用药经验

（1）肺欲收，急食酸以收之，用酸补之，辛泻之。

（2）肺苦气上逆，急食苦以泄之。

（3）钩藤配薄荷主治久咳不愈，是名老中医祝谌予发掘的民间验方。

（4）"百合"妙斸"老年慢性支气管炎"。

（5）久咳用桃仁、威灵仙入方好。

（6）鹿角胶9~12g入方治疗咳嗽好。

（7）黄芩：用于治疗发热黄痰咳血者，常用至30~60g，尤其适宜肺部肿瘤

见咳血者。

（8）桔梗：用于止咳常用量为 30g，如患者出现恶心等胃部不适症状，宜改为饭后服药。

（9）葶苈子：常用量 30~60g，心衰急性发作者，常用至 60g。

（10）枳壳为止咳要药。

4. 调养

（1）肺病者，宜食黄黍、鸡肉、桃、葱。

（2）肺色白，宜食苦。麦、羊肉、杏、薤，皆苦。

六、调养

1. 防寒保暖　避风，包括乘车避风，夏天少吹风扇，如吹风扇则调低档、摇头、距离远一些。但是，要注意室内通风，不要去通风不佳或者空气不好的场所。开空调温度调到 26℃以上、室内放一盆水以防空气过于干燥，并且 2~3 小时换气 1 次。不要下冷水，少洗澡，洗头要及时吹干，天气变化及时更换衣被等，以减少受寒感冒诱发本病。

2. 注意饮食　急性发作期和迁延期忌食油腻，煎炸烧烤烘焙，黏腻滞气食物（如红薯、芋头、糯米、粳米制品）和冰冻食品。宜清淡、容易消化食物，多喝水（有肺心病心衰水肿者宜控制饮水）。戒烟、酒。临床缓解期应该适当加强进食高蛋白类食物如蛋、奶、肉、豆类营养，以利于恢复体质、增强抗病能力。养成每天早餐时嚼食 3 片醋姜散寒的习惯。

3. 注意休息、适当运动　急性发作期和迁延期，应该多休息，保证充足的睡眠，少运动，不要参加体力劳动。禁止性生活。临床缓解期可以根据身体状况适当进行有氧运动，参加强度不大的体力劳动，节制性生活，以利于增强体质，减少复发。

4. 积极治疗　急性发作期和迁延期，应该遵医嘱完成 7~10 天的疗程，以利于控制感染，恢复体质。不要中途随便停药，以免像灭火一样，虽然火苗熄了，可是火星还在，星星之火，重新燎原。这样既容易造成细菌耐药性，又容易把身体拖垮，使身体每况愈下，病情不断发展。

支气管扩张

一、概述

支气管扩张，主要是急、慢性呼吸道感染和支气管阻塞后，反复发生支气管化脓性炎症，致使支气管壁结构破坏，管壁增厚。引起支气管异常和持久性扩张的一类异质性疾病的总称。

二、病因

本病分先天性和继发性，先天性的少见。遗传、免疫或解剖缺陷，以及反复下呼吸道感染、异物刺激、结缔组织疾病、溃疡性结肠炎等因素是本病发病的主要原因。患者往往有麻疹、百日咳、肺炎等病史。

三、临床表现

典型症状是慢性咳嗽，咳大量脓痰和/或反复咯血。咳痰以早晨、傍晚和睡前最多。痰色黄绿脓样，伴厌氧菌感染时有臭味。痰液呈三层：上层泡沫，中层黄绿色脓痰分泌物，下层为坏死组织沉淀物。气管内有较多分泌物时，可闻及干、湿啰音。慢性缺氧、肺心病和右心衰的患者有杵状指（趾）。

四、治疗

1. 中医 中医看来主要是一个“热”字，治疗也是围绕“热”字进行，清肺热，泻肝火（木火刑金），凉血（热则迫血妄行），养阴（热盛伤阴），补气（壮火食气）。

我常用百合固金汤加味治疗：生地黄、玄参、麦冬、百合、白芍、黄芩各 15g，金荞麦、鱼腥草各 30g，当归、川贝母（研末兑服）、桔梗各 10g，甘草 6g。每日 1 剂，水煎服。木火刑金（左关脉滑甚于右寸）的，咳血多的，用龙胆泻肝汤加味治疗：龙胆、黄芩、栀子、车前草、生地黄、麦冬、黄精、白芍各 15g，炒艾叶 10g，甘草 8g，柴胡、白及（研末兑服）各 6g，仙鹤草、白茅根各 30g，每日 1 剂，水煎服。疗程均 7 天以上。

2. 西医 主要是抗感染治疗。抗生素选择参见感冒、支气管炎治疗。咯血较多的须加止血药，口服或者肌内注射肾上腺色腙（安络血）或者维生素 K_1，也可以静脉滴注 5% 葡萄糖注射液 250ml+ 氨甲苯酸（止血芳酸）0.3g+ 酚磺乙胺（止血敏）2g，日 1 次，疗程 3~7 天。咯血量大的应该及时转院治疗。

反复感染不能控制者，可以考虑手术治疗。

缓解期仍予笔者的“易寒汤”去黄芪，加黄精、金荞麦、鱼腥草各 30g，并随症加减，连服 3 个月，以后每年秋初服 1 个月，连续 2 年。只要注意调养，一般较少复发。

支气管扩张急性发作期忌用支气管扩张剂和血管扩张剂以及活血化瘀类中西药如茶碱类、酚妥拉明、丹参制剂、血塞通等。

五、阅读摘要

（1）元气不足，阴火内生，气火关系失衡是病机，热毒贯穿始终。早期宜清热利肺排痰，成脓者托毒排脓，急性咯血宜清热凉血止血，兼喘时祛风解痉平喘；缓解期补益元气，健脾补肺化痰，气阴同治，阴阳并补。[王冰，樊茂蓉，崔云，等．王书臣治疗支气管扩张症经验．中医杂志，2017，58（8）：647-650．]

（2）治支气管扩张症方：百合 30g，百部 15g，海蛤壳 30g，白及 30g。

（3）支气管扩张咯血配方及用法：虎杖 250g，金荞麦 100g，猪肺 1 具，加水炖后去药渣，服汤和肺脏。每日 2~3 次，每剂服 3 天。一般服 2~3 剂可止血。为巩固疗效，可将虎杖 200g、金荞麦 900g，水煎服 2~4 周；也可按配量比例压片服，1 次 2g，每日 3 次，连服 1~2 个月。疗效：治疗患者 85 例，治愈（临床症状消失，未见痰血，X 线检查肺纹理正常）82 例，显效（咳嗽消失，痰血明显减少）3 例，有效率 100%。

（4）鲜芦荟（去刺）、冰糖、白醋各 500g，醋糖熬开，混合，密封 7 天，早晚服，轻者 7~10 天愈，重者半月以上愈。对支气管扩张、慢性支气管炎、哮喘均佳。

六、调养

1. 防寒保暖、注意休息和运动，同慢性支气管炎，但是平时也不要做剧烈的运动和重体力劳动。节制性生活。洗澡水不能太热，不要在烈日下曝晒。

2. 注意饮食。主要是忌辛辣热性的刺激性食物和药物、煎炸烧烤烘焙食品、烟酒等。冷饮也不能吃，以免受寒引起感冒诱发本病。

支气管哮喘

一、概述

支气管哮喘，简称哮喘，是一种以慢性气道炎症和气道高反应性为特征的异质性疾病。

二、病因

本病是一种复杂的、具有多基因遗传倾向的疾病。发病是遗传因素与环境因素共同作用的结果。环境因素主要有室内变应原（尘螨、宠物、蟑螂）、室外变应原（草粉、花粉）、职业变应原（油漆、染料）、食物（鱼虾、蛋类、牛奶）、药物（阿司匹林、抗生素）和非变应原因素如大气污染、吸烟、运动、肥胖等。

三、临床表现

反复发作的喘息、气急、胸闷、咳嗽等。常在夜间及凌晨发作或加重。严重的张口抬肩,需要端坐呼吸。双肺可闻及广泛的哮鸣音,呼气音延长。严重的则表现为沉默肺。

四、治疗

1. **中医**　哮喘在中医看来,仍然是一个"寒"字,只不过比慢性支气管炎更甚而已,所以治疗仍然是围绕"寒"字进行。

急性发作期,我常以射干麻黄汤加黄芩、金荞麦、鱼腥草治疗:射干、紫菀、款冬花、北五味子(研)、法半夏各15g,麻黄6g(冬季或喘甚者用10g),细辛、甘草6g,淫羊藿、干姜各10g。一般1剂减轻,3剂可以控制,5剂痊愈。

中成药:轻症可以用蛤蚧定喘丸、喘息定等药物。

缓解期的治疗,我仍然是用本人的"易寒汤"加减治疗:黄芪30g,苍术、桔梗、桂枝、防风、白芍、黄芩、陈皮、淫羊藿、干姜各10g,百合、牡蛎、北五味子、路路通各15g,细辛、甘草各6g,并随症加减。第1年在农历五月至七月治疗,连续服药3个月,以后每年三伏天服药1个月,连续2~3年。2014年就治疗了一例60多岁的男性患者,至今未再复发。

增强体质,防复发的中成药可以连续服用玉屏风散合人参蛤蚧散1~3个月。

长期坚持早餐时吃醋泡姜片,应该有根治之效。元宝灸、三伏贴对本病也有较好的去寒、温阳、增强体质、减少复发的效果。

2. **西医**　口服药可以选择一种抗生素(参见感冒节中治疗支气管炎相关内容),加平喘药物如氯喘片、茶碱缓释片。也可以输液:5%葡萄糖注射液100ml+氨茶碱0.25g,或者二羟丙茶碱。

小贴士

使用茶碱类药物应该注意几点:①输液速度不能太快,以50滴/min为宜;②氟喹诺酮类如左氧氟沙星,大环内酯类药物如阿奇霉素和西咪替丁等,会影响氨茶碱在体内的排泄,同时使用这些药物时,最好先输氨茶碱并且减量使用;③不要同时使用氢化可的松;④发热、心房颤动、心房扑动者慎用或禁用。

哮喘严重的可以加雾化吸入:0.9%氯化钠注射液2ml+特布他林0.5mg(或者异丙托溴铵0.5mg)1支。也可以加一组雾化:0.9%氯化钠注射液2ml+布地奈德 1mg（1 支）。急性期疗程为 5 天以上。

五、阅读摘要

1. 临床经验

（1）《金匮要略·肺痿肺痈咳嗽上气病脉证治》："咳而上气，喉中水鸡声，射干麻黄汤主之。"

"咳逆上气，时时吐浊，但坐不得眠，皂荚丸主之。"

"咳而脉浮者，厚朴麻黄汤主之。"

"脉沉者，泽漆汤主之。"

（2）良效哮喘胶囊的配比：紫河车粉 500g，川贝母 80g，蜈蚣 50g，蛤蚧 160g，桔梗 150g，陈皮 120g。

（3）哮喘：白矾 3~5g 兑水 50ml，徐饮，立止。

（4）定喘神效丹：人参、麦冬各二两（60g），北五味子二钱（6g），熟地二两（60g），山茱萸四钱（12g），牛膝五钱（15g）。水煎服，极好。

（5）张志远咳喘一扫汤：麻黄 6g，桂枝 10g，茯苓 30g，细辛 6g，葶苈子 15g，枳壳 10g，五味子 15g，姜半夏 10g。

（6）祖传秘方：麻黄粉、白果粉各 4 份，朱茯神 2 份。3 药低温干燥，研粉备用。服法：成人 1 次服用 1.5g，开水送下（儿童酌减），3~5 分钟见效，必要时 2~3 小时加服 1 次，日服 3 次，连服 3~5 天。

（7）定喘神丹，屡用屡效。组成：蛤蚧 1 对，高丽参、干姜、百合、炒杏仁、桑白皮、沙参、橘红、紫菀、半夏、川贝母、炙甘草各五钱（15g）。用法：共为细末，炼蜜为丸，每服 3~5 钱，空心白水送下，每日 3 次。方源：本方是抗日战争时期在克兰山地区所得。

2. 用药经验

（1）任之堂：虚喘，脉搏动不够劲，用人参、附子、龙牡好。

桑白皮对轻微足肿咳喘很好。

胡颓叶研末，每次 1 汤匙，治喘有良效。

（2）巴豆霜治疗小儿哮喘 3 天即愈。

（3）代赭石可治咳喘。

（4）路路通可治疗过敏性哮喘。

六、调养

与慢性支气管炎大体相同，不同的是避免接触致敏物如花粉、尘螨、鱼类海鲜、化纤、甲醛等。

第四节　肺部疾病

肺　炎

一、概述

肺炎指终末气道、肺泡和肺间质的炎症。

二、病因

可由病原微生物(病毒性、细菌性、支原体或衣原体、真菌性)、理化因素、免疫损伤、过敏及药物所致。细菌性肺炎是最常见的肺炎,病原体和宿主因素是引起肺炎的两个决定因素。

三、临床表现

肺炎可按解剖、病因或患病环境分类。

按解剖分类有大叶性肺炎、小叶性 - 支气管肺炎、间质性肺炎。

按病因分类有细菌性肺炎、非典型病原体所致肺炎、病毒性肺炎、肺真菌病、其他病原体所致肺炎、理化因素所致肺炎等。

按患病环境分类有院内肺炎、院外肺炎。

葡萄球菌肺炎常发生于有基础疾病如糖尿病、血液病、艾滋病、肝病、营养不良、酒精中毒、静脉吸毒、原有支气管肺部疾病、流感后、病毒性肺炎后、麻疹后等,须在医院检查才能确诊。

肺炎支原体、衣原体引起的肺炎和病毒性肺炎在上呼吸道感染一节中已述。

肺炎链球菌占肺炎总数的半数,所以本文只谈肺炎链球菌肺炎。

冬春多见,常与呼吸道病毒感染伴行。吸烟、痴呆、慢性支气管炎、支气管扩张、充血性心力衰竭、慢性患者以及免疫抑制者为易感人群。

起病急骤,高热、寒战、全身酸痛,体温在数小时内升至 39~40℃。患侧胸痛,放射到肩部或腹部,咳嗽或呼吸时加重。痰少,可带血或呈铁锈色痰,胃纳锐减,偶有恶心呕吐、腹痛或腹泻。

听诊患处可听到湿啰音,化验血常规白细胞、中性粒细胞升高。因为现在的肺炎症状已经不如以前典型,所以必须 X 摄片才能可以确诊。

四、治疗

1. **中医**　因为肺炎属于比较严重的疾病，患者又必须到医院做X线或CT检查才能确诊，患者一般都会选择在医院检查后治疗，或者携带医院处方（有的会带药物）来社区治疗，很少有选择中药治疗的。网上报道，经方家黄煌用大柴胡汤加减治之效果很好。

2. **西医**　西药抗生素选择有：一般用阿莫西林克拉维酸钾、氨苄西林舒巴坦钠、头孢唑肟、头孢匹胺等等。青霉素或头孢类过敏的可以选择大环内酯类的阿奇霉素，或者氟喹诺酮类如左氧氟沙星、培氟沙星等。大环内酯类药物细菌耐药率已经高达60%。

咳嗽痰多的加氨溴索、溴己新、羧甲斯坦、乙酰半胱氨酸等祛痰药。发热一般不用退热药。疗程7~14天。

五、阅读摘要

1. 临床经验

（1）老人肺炎，用大柴胡汤加生石膏、鱼腥草治愈。

（2）特病专方——治疗肺炎有效方：柴胡30g，黄芩30g，鱼腥草30g，金荞麦30g，生石膏50g，半夏12g，党参30g，桔梗10g，生姜10g，甘草15g，大枣3枚。

（3）理中汤加味敷脐治疗重症肺炎，取得好效果。

2. **用药经验**　王幸福治肺炎三把斧：黄芩、金荞麦各30g，鱼腥草60g，效果好。

六、调养

同支气管炎。

肺　结　核

一、概述

肺结核是由结核杆菌在肺部感染引起的传染病。是严重危害人类健康的主要传染病。

二、病因

人肺结核的致病菌90%以上为结核分枝杆菌。

遗传、生活贫困、居住拥挤、营养不良、婴幼儿细胞免疫系统不完善、老年人、人类免疫缺陷病毒（HIV）感染者、免疫抑制剂使用者、慢性病患者等免疫力低下，是结核病的易感人群。

三、临床表现

结核患者是主要传染源，飞沫是最重要的传播途径，通过咳嗽、喷嚏、大笑、大声谈话等方式把含有结核分枝杆菌的微滴排到空气中传播。

症状：咳嗽、咳痰2周以上或痰中带血是肺结核的常见可疑症状。咳嗽较轻，干咳或少量黏液痰。有空洞形成时，痰量增多，若合并其他细菌感染时痰可呈脓性。合并支气管结核的表现为刺激性咳嗽。约1/3的患者有咯血，少数患者为少量咯血或大咯血。累及胸膜时可表现胸痛，并随呼吸运动和咳嗽加重。呼吸困难多见于干酪样肺炎和大量胸腔积液。

全身症状：长期午后潮热，部分患者有倦怠乏力、盗汗、食欲减退和体重减轻等。育龄女性患者可有月经不调。

胸部X线检查是诊断肺结核的常规首选方法。

四、治疗

1. 中医　肺结核属于国家免费治疗的病种，所以西药统一由各级疾控中心发给。我治疗本病，都是中西医结合治疗，既服疾控中心给的西药，同时也服用中药。这样治疗既增强了患者体质，又减轻了西药的毒、副作用，可以大大缩短疗程。

中医认为，本病为“痨虫”感染所致，所以把本病称为“痨病”。“痨虫”感染，耗人气阴，致人阴虚内热。中医治疗本病有一句名言：一则补其虚以复其真元，一则杀其虫以绝其根本。补虚即补气阴，杀虫即是由疾控中心免费提供的西药三联、四联。中医治疗本病最著名也确实效果好的方剂是“月华丸”，本方重在滋水养阴，兼培土生金、清肺化痰杀虫、补血止血，与“肺痨”病机十分吻合。

我把“月华丸”改汤加减作为治疗本病的专方，临床上只要随症加减，都可以获得满意的疗效。月华丸方：生地黄、熟地黄、天冬、麦冬、南沙参、北沙参、百合、百部、怀山药、茯苓各15g，三七6g（研末兑服），川贝母10g（研末兑服），阿胶12g（烊化兑服），獭兔肝（现在缺货、不用）。气虚加黄精15~30g，潮热加地骨皮30g、银柴胡10g，盗汗加北五味子15g（研碎）、牡蛎30g，转氨酶高加北五味子15g、垂盆草30g，胆红素升高加茵陈蒿汤，停用西药时抗痨药加十大功劳10~15g、胡黄连6~10g。水煎服。这样中西医结合治疗，一般3个月左右就可以痊愈，而且本病痊愈后常见的阴虚后遗症也没有。

2. 西医　现在国家予以免费治疗，所以不赘述。

五、阅读摘要

1. 临床经验

（1）祖传秘方：威灵仙 20g，地骨皮 15g，车前草 15g，茅根 15g，芦根 15g，灯心草 5g，枸杞子 15g。用甜酒水（酒糟水）500~1 000ml 煎熬成 300ml，分 2 天口服 1 剂。连续服 15~20 剂，痊愈。忌食猪头肉、鹅肉、羊肉、狗肉 100 天。

（2）治疗结核病良效药：附子 20g，僵蚕 20g，百部 20g，穿山甲 20g，秋石 10g。制作方法：附子、穿山甲炮制膨松，僵蚕炒断丝，百部高温消毒，不可过干，共研细末过 60 目筛。装容器中，密闭保存，勿使泄气。每日早晚各服 1 次，0.5~0.8g/ 次（早饭后和晚上睡前）。小儿用量：按每千克体重 20mg/d。骨结核、胸壁结核、淋巴结核、肠结核等均用葡萄酒或黄酒冲服。肾结核、肺结核在早期、中期用知母煎汤冲服，后期（寒性脓肿形成后）用五味子煎汤冲服。

（3）白及、百合、薏苡仁、甜杏仁各 150g，川贝母 50g。上药共同研为细末，装瓶备用。每次口服 10g，每日 3 次，温开水（不可过热）冲服，连用 3~4 剂为 1 个疗程。

（4）百部 500g，地骨皮 90g，百合、沙参各 60g，白及、银柴胡各 50g，生地黄、麦冬、熟地黄、阿胶各 40g，天冬、川贝母、黄连各 30g，蜂蜜 500g。蜜丸，口服。

（5）天医散：白及 400g，紫河车 100g，海螵蛸 25g，川贝母 100g，共研末调匀，早晚各服 15g。本方主治一切肺结核。

2. 用药经验

（1）全蝎入方不仅效果好，而且食欲增加、恢复更快。可用全蝎、蜈蚣、地骨皮入方。

（2）肺结核空洞：三七、白及，百分之百有效，3 个月。

（3）抗痨四药（经验方）：丹参 12~30g，黄芩 9~15g，百部 9~12g，功劳叶 9~12g。主治肺结核。临床应用：①咳血，加白及 10g、仙鹤草 30g；②胸膜粘连，加紫菀 30g、桔梗 6g，或胸膜粘连三药（桃仁、杏仁、紫菀）；③纳少，加炒谷麦芽各 30g；④肠结核，加夏枯草、猫爪草；⑤淋巴结核、骨结核，取蜈蚣 1 条（研粉），红皮鸡蛋 1 个，小头处打 1 个小口，倒出一些蛋清，把蜈蚣粉放进蛋内蒸熟后食用（蜈蚣有抗结核的作用）。

（4）地骨皮 50g 以上治疗肺痨及阴虚内热好。

六、调养

1. 因为本病以阴虚火旺为主，所以调养也与支气管扩张大致相同。但是本病属于传染病，主要通过呼吸飞沫、消化道饮食、皮肤损伤和胎盘传染，所以患者还须注意与他人隔离，比如戴口罩、不要随地吐痰、分餐制、少接触等，以防传染。

2. 因为西药对肝有一定的损害，肝细胞再生和修复主要靠充足的蛋白质和维生素，所以治疗期间要特别注意加强营养，尤其是高蛋白、富含维生素的食物。最好1~2天吃1次炖的高蛋白食物。

3. 治疗期间必须每月检查1次肝功能，出现身体不适情况应该及时去医院检查。

慢性阻塞性肺疾病

一、概述

慢性阻塞性肺疾病，简称慢阻肺，是常见的、可预防和治疗的疾病。特征是持续存在的呼吸系统症状和气流受限，通常与显著暴露于有害颗粒或气体引起的气道损伤和肺泡异常有关。

二、病因

与慢性支气管炎相似，可能与多种环境因素与机体自身因素长期相互作用的结果。下呼吸道感染如支气管扩张、慢性支气管炎、支气管哮喘的反复发作是本病加重的主要因素。

三、临床表现

主要症状：慢性咳嗽、咳痰、气短或呼吸困难、喘息和胸闷，晚期患者有体重下降、食欲减退等。

体征：桶状胸、呼吸浅而快。

四、治疗

1. **中医** 本病分急性发作期、稳定期2期。

急性发作期以抗感染、化痰、平喘为主，支气管扩张引起的与治疗支气管扩张方法相同，慢性支气管炎引起的治疗与慢性支气管炎方法相同，支气管哮喘引起的治疗与支气管哮喘方法相同，不再赘述。

稳定期以培土生金、补肾为主，仍然以我的“易寒汤”加味治疗，支气管扩张引起的参照支气管扩张缓解期的治疗，慢性支气管炎引起的参照慢性支气管炎缓解期的治疗，哮喘引起的参照支气管哮喘缓解期的治疗，疗程均相同，病因消除了，慢阻肺也就不再加重了。

2. **西医** 无特效治疗方法，主要是对症治疗。感染者予以抗感染治疗，使用支气管扩张剂和糖皮质激素，呼吸困难、缺氧严重的予以输氧。

有研究表明，大环内酯类药物使用1年，可以减少急性加重频率，但有可能导致细菌耐药及听力受损。

五、阅读摘要

1. 临床经验

（1）《杏林薪传》验肺气肿法：拇指指腹松弛、按之凹陷若瘪即是。

（2）咳而上气，此为肺胀，其人喘，目如脱状，脉浮大者，越婢加半夏汤主之。

（3）肺胀咳而上气，烦躁而喘，脉浮者，心下有水，小青龙汤加石膏主之。

（4）治肺气肿验方：苏子、白芥子、莱菔子各10g，生山药60g，玄参30g。水煎服，每日1剂。一般服药1~3剂后即可见效，10剂左右有明显疗效。

（5）肺气肿（良效）：贝母20g，枯矾（白矾火烧炮制）10g，白蜡30g，桔梗25g，麻黄10g，款冬花30g。蜂蜜500g。共研细面。调蜂蜜兑开水服，日服3次，每次10g，连服10剂可根治。歌括：一切吼咳时常发，贝母枯矾加白蜡。桔梗麻黄冬花配，蜂蜜调服永不发。

（6）慢性支气管炎、肺气肿、哮喘等：紫河车、蛤蚧、胡桃肉、红参、川贝母、白果、猪肺（瓦上焙干研末），共为末，兑服。

2. 用药经验

重用怀山药治疗慢阻肺好。

六、调养

本病主要根据病因进行调养，即支气管扩张引起的参照支气管扩张的调养，慢性支气管炎引起的参照慢性支气管炎的调养，支气管哮喘引起的参照支气管哮喘的调养。

肺　脓　肿

本病已经很少见了，即使得见，也须转医院检查治疗。所以仅列出阅读摘要，供读者参考。

（1）肺痈喘不得卧，葶苈大枣泻肺汤主之。

（2）咳而胸满，振寒，脉数，咽干不渴，时出浊唾腥臭，久久吐脓血如米粥者，为肺痈，桔梗汤主之。

（3）《千金》苇茎汤：治咳而微热，烦满，胸中甲错，是为肺痈。

（4）朱良春发掘民间方：金荞麦对痰热壅肺、右手肺脉亢盛降不下来好，是治疗肺脓肿的良效药，并治慢性支气管炎、支气管扩张、肠炎、痢疾。

（5）肺痈胸膈胀满：葶苈子6g，大枣10枚。用量不宜过大，不可久服，否

则肺气大伤。(口诀:肺痈胸胀枣葶苈)

结节病

一、概述

结节病,是一种病因不明的多系统累及的肉芽肿性疾病,但是主要侵犯肺和淋巴系统。其次是眼部和皮肤。

二、病因

可能与遗传和环境因素、免疫机制有关。

三、临床表现

一般无症状,主要是通过 X 摄片,或者 CT 检查发现。

四、治疗

1. **中医**　根据本病与免疫功能有关的疾病的治疗原则,我从解表清里着手,治疗了 1 例,疗程 1 个月,服完 CT 复查,结节消失。

2. **西医**　结节病的自然缓解率,1 期是 55%~90%,2 期是 40%~70%,3 期是 10%~20%,一般无须治疗,但是需定期复查。出现明显肺内、肺外症状的,则需要治疗。

五、阅读摘要

泽漆 15g 入方治肺结节好。

六、调养

参照过敏性疾病。

第二章　消化系统疾病

第一节　食管疾病

胃食管反流病

一、概述

胃食管反流病是一种由胃、十二指肠内容物反流入食管引起不适症状和/或并发症的疾病。根据是否导致食管黏膜糜烂、溃疡分为反流性食管炎和非糜烂性反流病。

二、病因

本病是食管下括约肌功能障碍为主的胃食管动力障碍性疾病，直接损伤因素为胃酸、胃蛋白酶、非结合胆盐、胰酶等反流物。

1. **抗反流屏障结构与功能异常**　贲门失弛缓症术后、食管裂孔疝、腹内压增高（如妊娠、肥胖、腹腔积液、便秘、呕吐、负重劳动等）、长期胃内压增高（如胃排空延迟、胃扩张等），以及某些激素（如缩胆囊素、胰高血糖素、血管活性肠肽等）、食物（如高脂肪、巧克力等）、药物（如钙通道阻滞剂、地西泮）等，均可引起食管下括约肌功能障碍或一过性松弛延长，导致本病。

2. **食管清除作用降低**　常见疾病有干燥综合征、食管裂孔疝等。

3. **食管黏膜屏障功能降低**　如长期饮酒、吸烟、刺激性食物或药物等。

三、临床表现

1. 食管症状

（1）典型症状：反流和烧心，常发生于餐后1小时，卧位、弯腰或腹内压增高时可加重，部分患者发生于夜间睡眠时。

（2）非典型症状：胸痛由反流物刺激食管引起，严重时为剧烈刺痛，可放射到心前区、后背、肩部、颈部、耳后，酷似心绞痛必须注意鉴别。

2. 本病还可引起咽喉、气道等食管邻近组织的损害，出现食管外症状，如咽喉炎、慢性咳嗽、哮喘和牙蚀症等。

3. **并发症**　上消化道出血、食管狭窄，甚至恶变倾向。

纤维内镜和食管钡餐检查可以确诊。

四、治疗

1. **中医**　在病性方面，我主要从寒热错杂入手，属于食管、胃甚至胆等多脏腑器官为病，脉常见右寸关滑或者紧滑，所以常选半夏厚朴汤合半夏泻心汤治疗。兼见口苦、胁痛、左关脉滑者为兼肝气郁结、胆汁疏泄不利，常加四逆散、茵陈蒿汤治疗。大便秘结或者不畅者，去黄连加蒲公英 15~30g。疗程 1 个月以上，都可以获得满意的疗效。

2. **西医**　目的：控制症状、治愈食管炎、减少复发和防治并发症。

抑酸药首选质子泵抑制剂如奥美拉唑、兰索拉唑、雷贝拉唑等，疗程 4~8 周。重度食管炎、食管狭窄等患者，应予低剂量维持长期用药。

也可以选用 H_2 受体拮抗剂如雷尼替丁、西咪替丁等，疗程 8~12 周。

促胃肠动力药如莫沙必利、西沙必利等，可改善食管蠕动功能、促进胃排空，适用于轻症患者，或辅助用药。

抗酸药仅用于症状轻、间歇发作的患者临时缓解症状。

严重的应该到医院检查治疗，甚至手术治疗。

五、阅读摘要

（1）陶春祥：青黛、藕粉、三七、白及，共为末，混合做糊食之，极好。

（2）天津袁红霞：反流性食管炎治疗用旋覆代赭汤，生晒参代党参，代赭石仅用 5g，量小则入中焦脾胃以降逆和胃，量大则直抵下焦潜镇肝阳。并随证加味效果好。或者用四逆散合旋覆代赭汤加苏子、苏梗、瓜蒌，效果好。

（3）三七拌蜂蜜慢慢咽下，2~3 天见效，数日痊愈。

（4）甘松、陈皮各 15g，煎服。3~6 剂痊愈。

（5）威灵仙 15g、土牛膝 10g，水煎服。立效。

（6）郁（金）香（附）四逆散效果好。

（7）桔梗、杏仁、枳壳、薤白，水煎服，极好。

（8）痢特灵（呋喃唑酮）0.1~0.15g，研末，入 10ml 甘油中，饭前含 5ml 徐徐咽下，饭后再咽 5ml，日 4 次（早中晚睡前）。反流性食管炎加胃复安（甲氧氯普胺），3~15 天均效。

六、调养

1. **去除病因，重在注意饮食**　禁食寒凉之品，包括性质过于苦寒和温度太低的食物。禁喂粗、硬、干、粉和辛辣酸烫等刺激性食物以及煎炸烧烤烘焙食物。禁酒戒烟。

2. **减少反流**　由于反流易发生在夜间、患者处于水平位及头低脚高位时，所以应将床头抬高使床头至床尾有一个斜形坡度，这样即使反流也能较快消除。嘱患者睡前 2 小时内不再进食，晚餐与入睡的间隔应拉长，大于 3 小时。每餐后让患者处于直立位或餐后散步，借助重力促进食物排空。另外避免剧烈运动。

3. **改善食管下段括约肌的功能**　餐前 15~30 分钟服用胃复安或莫沙必利等，可增加食管下段括约肌的压力，加速胃的排空，减少反流。

第二节　胃部疾病

一、概述

“十人九胃病”，可见胃病之多！胃病主要有胃食管反流病、胃炎、胃溃疡、十二指肠溃疡等。其中，胃炎有急、慢性胃炎之分，慢性胃炎又有慢性非萎缩性胃炎、慢性萎缩性胃炎之分，而且根据慢性胃炎组织学变化还分为炎症、萎缩、肠上皮化生和异型增生等。

二、病因

1. **幽门螺杆菌感染**　幽门螺杆菌是主要的致病菌，而且会传染。

2. **十二指肠、胃反流**　胃肠动力异常、肝胆疾病及远端消化道梗阻引起反流导致。

3. **饮食所伤**　现在的食物伤害简直是防不胜防。陈米甚至霉米加工的米粉、年糕，药物掺入饲料养殖动物的肉、蛋、奶，农药未过安全期就上市的水果蔬菜，超标、滥用防腐、防霉、着色、调味的加工食品等等。加上很多人重口感、口味，喜欢进食煎炸烧烤、烘焙、温度过高、冰冻食品，使胃不堪重负、遍体鳞伤。

阿司匹林、地塞米松等药物，二次吸烟也是引起胃病的重要因素。

4. **其他**　应激反应、遗传易感性、自身免疫和老年人胃黏膜退行性改变也容易引起胃病。

三、临床表现和治疗

在此发布我以前写的几篇有关胃病的文章：

（一）辨证治胃效果好

冬春季节是胃病（主要是指胃、十二指肠炎或溃疡病）的多发时期。中医治疗胃病具有较好的疗效，尤其是病程时间较长、体质虚弱者的效果更好。中医治疗胃病主要采用辨证分型论治方法。常见证型有以下几种：

1. **气滞型**　多见于西医中的慢性浅表性胃炎。

主要症状：胃痛（常向肋间、腰背部或上下窜痛）、恶心、呃逆、嘈杂、吐酸水、食后作饱等。

治疗：以四逆散或逍遥散为主。柴胡 10g，当归 10g，白术 10g，白芍 15g，茯苓 15g，甘草 10g，薄荷 6g，枳壳 10g，蒲公英 30g，黄连 8g。随症加减。疗程 1 个月以上。

2. **火郁型**　多见于西医中的慢性糜烂性胃炎。

主要症状：胃痛以早上、午前为重，胃内烧灼感，嘈杂、吐酸，食后即消，总觉得吃不饱。

治疗：以化肝煎为主。牡丹皮 10g，栀子 10g，青皮 10g，陈皮 8g，白芍 15g，泽泻 10g，浙贝母 10g，蒲公英 30g，黄连 10g，甘草 10g。随症加减。疗程 1 个月以上。

3. **胃寒型**　多见于西医中的胃、十二指肠溃疡，病程较长者。

主要症状：吐酸水或清水，夜间疼痛较多，进食生冷食物或受寒加剧，或隐隐疼痛按压觉得减轻，饮食不消化或肠鸣腹泻。

治疗：黄芪建中汤为主。黄芪 15g，白芍 15g，桂枝 10g，姜半夏 10g，砂仁 6g，木香 10g，茯苓 15g，甘草 8g。随症加减。疗程 1 个月以上。

4. **胃阴虚**　多见于西医中的慢性萎缩性胃炎。

主要症状：食欲减退、饮食量少，食后即饱胀、痞闷难消或隐痛，手足心热，对寒热都敏感。

治疗：以一贯煎为主。沙参 15g，麦冬 15g，生地黄 10g，石斛 10g，乌梅 15g，山楂 15g，谷芽 20g，麦芽 20g，枸杞子 10g，川楝子 8g，旋覆花 20g。随症加减。疗程 3 个月以上。

注：1）慢性浅表性胃炎的病机主要是寒热夹杂，所以我主要以半夏泻心汤加乌贼骨治之，便秘者加蒲公英 15~30g，水煎服，每日 1 剂。疗程 1 个月以上。

2）胃、十二指肠溃疡的病机主要是郁热瘀滞，所以我常以香砂六君子汤合黄连汤加乌贼骨、蒲黄、滑石治之。疗程 1 个月以上。

3）慢性萎缩性胃炎的病机主要是虚：脾胃虚寒、阴虚和虚热兼瘀滞。我怀疑本病与久服制酸药物如雷尼替丁、奥美拉唑等有很大关系。现在我已经摸索总结出了慢性萎缩性胃炎的专病专方：黄芪、白花蛇舌草、半枝莲各30g，党参、枸杞子、百合、麦芽各15g，桂枝、白芍、白术、佛手、莪术各10g，吴茱萸3g，干姜、炙甘草各6g，每日1剂，水煎服。疗程3个月，绝大多数可以转变为慢性浅表性胃炎，肠上皮化生可以逆转为正常。

上述证型虽然比较常见，但是临床往往存在兼症，所以还必须因人因时因症加减药物，才能效果更好。（本文曾发表在《医药经济报》2000年11月8日第2版）

（二）凭脉辨治胃病及其合病

十多年前我曾写了胃病防治的系列文章，均发于我的空间日志里。但是尚缺少凭脉辨治胃病一文，今以典型病例讨论的形式补上，供同道参考。

胃主受纳、腐熟水谷，为人体的后天之本。一日三餐，饥饱无常、煎炸烧烤、烘焙辛辣、苦寒冷饮、酸碱不当、形状粗大、病菌毒素污染、偏食甚至情志因素等等，都会伤胃。饥饿致虚，过饱致实，煎炸烧烤辛辣致热，苦寒致寒、久病伤络致瘀致虚。

胃处中焦，承上启下，斡旋左右。所以其他脏腑功能异常必然会影响到胃，但是临床上更常见的是胃病影响其他脏腑的情况。比如胃气上逆影响咽喉、食管、肺、心、脑，引起咽喉炎、食管炎、支气管炎、哮喘、冠心病、脑血管疾病。横侮肝胆引起脂肪肝、肝胆结石、胆囊炎。下害肠道引起阑尾炎、结肠炎、甚至结肠癌。

胃病有寒热虚实等多种病变，还能导致多脏、脏腑同病。胃病又和这些疾病的症状常常相同或者相似，难以分辨。脉诊对胃病和其他脏腑同病的鉴别诊断既简单又准确，我采用自己摸索总结的四维脉诊技术中的越位脉（又称溢脉、连脉）理论，都能快速准确地辨识是单脏腑为病，还是多脏腑合病。下面挑选几个典型病例介绍如下：

例1. 单纯胃病案 谢某，男，24岁，2013年9月21日就诊。食物稍不正常即腹泻已10余年。小学三年级时就发现过胃病，经常中西医治疗均未根治。舌质偏红、苔薄白，边稍有齿痕。脉右寸、尺偏滑，右关滑大。滑多寒热并存，大则为虚，说明胃病是寒热错杂，久病气虚了。右寸、尺偏滑，说明咽喉、肠道也有轻度损伤。所以当治胃为主，兼顾咽、肠。予黄芪建中汤加味：黄芪、炒地榆、骨碎补各30g，炒白芍、乌贼骨、北沙参、白头翁各15g，苍术、防风、桂枝、陈皮、桔梗、黄芩、儿茶各10g，干姜、炙甘草各8g。每日1剂，水煎服，7剂。

10月3日二诊：症状减轻，大次次数减少。舌、脉基本如前。原方去骨碎补加狗脊30g，续服7剂。

10月16日三诊：症状消失，大便日1次。舌质偏红、苔薄白。脉两关偏滑细。

为巩固治疗，原方续服 7 剂。

例 2. 咽、胃同病案　胡某，女，44 岁，2014 年 10 月 16 日就诊。上腹部饱胀感已数年，经常少寐甚至失眠，二便正常。近日胃镜检查提示胃窦慢性萎缩性胃炎（中度）、小弯 2 个点状糜烂，Hp（-）。舌质淡红、苔偏厚白，边有齿痕。脉左关滑小紧，右寸关紧滑、右尺紧。此咽胃同病，予半夏厚朴汤合黄芪建中汤加味治之：法半夏、厚朴、苏叶、桂枝、黄芩、栀子、白术、莪术各 10g，茯苓、白芍、枸杞、党参、百合各 15g，黄芪 30g，干姜 6g，吴茱萸 4g，鸡内金、白及各 3g（均研末兑服），炙甘草 3g。每日 1 剂，水煎服。10 剂。

10 月 26 日二诊：胃部舒服，睡眠好转。舌质淡红、苔薄白，边有齿痕。脉左关偏紧滑、左尺紧，右关滑紧缓。予黄芪建中汤合四逆散加味：黄芪 30g，白芍、麦冬、枸杞、党参、麦芽、白花蛇舌草、半枝莲各 15g，桂枝、白术、莪术、苏叶、甘松、法半夏、枳壳各 10g，柴胡、干姜各 6g，鸡内金、白及各 3g（均研末兑服），炙甘草 3g。本方加减共服 2 个月，12 月 26 日胃镜复查提示慢性萎缩性胃炎（胃窦）、无糜烂。

例 3. 咽、胃、肠同病案　邹某，男，63 岁，2014 年 11 月 19 日就诊。经常拉不消化大便已八九年。有时腹泻，泻 2~3 次即自止。舌质暗红，苔厚白腻，边有齿痕。脉左尺偏紧滑，右三部均滑、寸关兼偏紧。此咽、胃、肠同病，下焦寒湿、肾气虚，寒热错杂之证。予半夏厚朴汤合半夏泻心汤加减：半夏、厚朴、苏叶、黄芩、桂枝、炒苍术、石榴皮各 10g，茯苓、乌贼骨、炒白芍、泽泻、炒怀山药各 15g，黄芪、狗脊各 30g，干姜 8g，黄连 3g，砂仁 2g（研末兑服），甘草 6g。每日 1 剂，水煎服，10 剂。

12 月 1 日二诊：症状减轻，服药期间仅发生 1 次突然腹泻。舌脉如前。原方去厚朴、苏叶、怀山药，改为泽泻、茯苓各 20g，加郁金 15g，制大黄 8g，10 剂。

12 月 14 日三诊：大便日 1 次、质溏，腹部稍有不舒感。舌质暗红，苔少。脉右关偏紧滑、两尺滑。予玉屏风散加味：黄芪、炒地榆、骨碎补各 30g，茯苓 20g，白芍、乌贼骨、葛根、百合各 15g，苍术、防风、桂枝、陈皮、淫羊藿、石榴皮、黄芩、桔梗、法半夏、干姜各 10g，制附子、甘草各 6g，10 剂。服后大便日 1 次，腹部无不适，至今均好。

例 4. 咽、胃、胆同病案　涂某，女，56 岁。2013 年 9 月 12 日就诊。饭后即胸闷已 20 余天，夜口干舌苦，大便 1~2 日 1 次。舌质红、苔少，边有齿痕。脉左三部细滑，右寸关细滑。从舌脉可以看出，此为咽、胃、胆同病，阴阳两虚、内热之证。予半夏厚朴汤、半夏泻心汤合四逆散治之：法半夏、厚朴、苏叶、茯苓、干姜、枳实、黄芩各 10g，葛根、麦冬、狗脊、白芍、乌贼骨各 15g，黄精 30g，柴胡 8g，羌活、炙甘草各 6g。每日 1 剂，水煎服，7 剂。

9 月 17 日二诊：服后胸闷即失，昨天饮冷乳品又胀闷。舌质红、苔薄白，边有齿痕。脉左关缓滑、左尺偏缓滑，右寸滑紧、右关偏滑细。原方适当调整：法半夏、茯苓、苏叶、麦冬、乌贼骨、狗脊、葛根各15g，厚朴、柴胡、枳实、黄芩、栀子、干姜各10g，白芍20g，黄精30g，甘草6g。7剂。

9月26日三诊：胸闷消失，饭后有时胃内不舒感。舌质红、苔薄白。脉左关尺缓滑细，右寸偏滑。为巩固治疗，原方续服7剂。

体会：胃病及其引起的其他脏腑疾病，实质上是饮食引起的疾病，也就是我常常提及的伤食病，伤食通过胃影响其他脏腑产生疾病。伤食为因，胃只是受纳者，胃及其影响的脏腑都是受害者。所以治疗胃病及其引起的其他脏腑疾病，首先要治疗伤食，伤食没有了，其病自愈。

伤食为病，病因复杂，包括物理性、化学性、生物性和代谢成分异常等因素。本文谈的是除了代谢综合征的其他病因引起的胃病及其合病。

现在来找中医治疗胃病的，一般都是病程比较长，西医或中成药治疗效果不理想的情况，很少是单独胃病的，常常多脏腑合病，所以必须凭脉辨治，发现几个脏腑合病就同治几个，才能获得更好更快的效果。

（三）胃病患者如何选服非处方药物

俗话说："十人九胃（病）。"可见我国胃病患者之多。胃病是指胃（包括十二指肠）发生疾病的总称。人们常说的胃病，主要是指常见的胃、十二指肠发生炎症或溃疡病变。所以本文也主要谈这些胃病患者如何选服非处方药物。

胃炎有急、慢性胃炎之分，慢性胃炎又分慢性浅表性胃炎和慢性萎缩性胃炎（胃镜或钡餐透视可确诊）。急性胃炎可选服胃苏冲剂或神怡唯克冲剂或三九胃泰、加瑞贝克，均按说明服用（下同），10天为1个疗程。慢性浅表性胃炎可选服上述成药，胃酸多的可加服减少胃酸分泌的奥美拉唑或者雷尼替丁、西咪替丁，胃内有饱胀感的可加服吗丁啉，1个月为1个疗程。慢性萎缩性胃炎多数胃酸不足，除选服治疗急性胃炎的药物外（忌用抑酸药），最好加服稀醋酸、多酶片和吗丁啉，3个月为1个疗程。胃、十二指肠溃疡多数有胃酸过多的表现，应选服雷尼替丁（法莫替丁、西咪替丁也可），或选服制酸药如硫糖铝或胃舒平（复方氢氧化铝），同时加服胃黏膜保护药和抗生素，1个月为1个疗程。

胃病患者选服非处方药物还必须掌握以下几点：

1. 统计资料标明，80%以上的胃、十二指肠炎或溃疡均伴有幽门螺杆菌感染。所以除非检查无此菌感染，否则都必须加服抗生素如瑞贝克、甲硝唑、阿莫西林（过敏者禁用）、痢特灵（呋喃唑酮）、克拉霉素、左氧氟沙星、黄连素（小檗碱）等（其中2种）。

2. 不管是炎症还是溃疡，胃黏膜都会不同程度地受到损害，所以要选服胃黏膜保护剂，如胃必治（复方铝酸铋）、复方胃友、丽珠得乐（枸橼酸铋钾胶囊）、果胶铋（胶体果胶铋胶囊）、胃膜素、康复新液等。

3. 雷尼替丁、法莫替丁、西咪替丁等对胃酸过多的胃病效果较好，但是停药后容易复发，而且慢性萎缩性胃炎和肝功能不全者应禁用或慎用。

4. 经验表明，任何 1 种成药要彻底治愈胃病都比较困难，所以专家推荐慢性浅表性胃炎宜用胃黏膜保护剂和加抗生素比如胃必治 + 甲硝唑 + 阿莫西林(或瑞贝克)、四环素，胃、十二指肠溃疡宜加奥美拉唑或者雷尼替丁等抑酸药。

5. 胃病要按疗程服药，不要间断服药、“见好就收”。

6. 胃病患者在服药的同时，还必须注意合理安排饮食、工作、休息等。

7. 胃出血，尤其是大出血，胃穿孔的需到医院诊治。

8. 40 岁以上的胃病患者应定期到医院做胃镜检查。(原载于《抚州电视报》1999 年 4 月 14 日)

(四)胃病为什么难根治?

谁都不愿得胃病，可是偏偏十人九胃病；谁得了胃病都想根治，可是偏偏很多人的胃病没有根治，常治常发。这是什么原因呢? 我们不妨从药物配伍、服药方法、用药疗程和饮食调养等四方面分析后再作结论。

1. **药物配伍**　现代医学对胃病的病变认识已经比较清楚，即主要是黏膜受损、饮食不当包括胃酸刺激(或腐蚀)和幽门螺杆菌(Hp)感染等因素综合作用的结果，所以治疗也应实行“多兵种作战”方能获得较好的近、远期疗效。现在治疗胃病主张用保护胃黏膜、制酸和抑菌药物联合应用。许多患者仅服用某一种或某一类胃药，虽然不排除也有获愈的可能性，但是“单兵种作战”毕竟多数还是难以获愈的。

2. **服药方法**　服药方法不当也是治疗失败的一个重要方面。服药一定要按时、按量坚持。不要记得时就服，忘记了就算了；在家时就服，外出时就算了；发作时就服，症状消失了就算了。同时还要注意：杀菌药应饭前服用，保护胃黏膜药最好嚼服，制酸药宜饭后即服。服药后最好卧床半小时，并上、下、左、右翻动身体，使药物与病变部位充分接触。

3. **用药疗程**　即使是体表的炎症或溃疡，也要服药 3~7 天以上才能痊愈，更何况胃内的病变，无法像体表那样可以不受外界伤害地调养、治疗，而是仍然要抱病受盛、消化食物，所以胃病的根治所需的疗程更长。一般来说，急性胃炎以 7 天为 1 个疗程，慢性胃、十二指肠炎以 15 天为 1 个疗程，胃十二指肠溃疡以 1 个月为 1 个疗程，慢性萎缩性胃炎以 3 个月为 1 个疗程。临床治愈标准应是以症状消失后仍能巩固一段时间。胃镜检查确认愈合后是最为可靠的判断方法。很多患者服药，症状消失就停药，或怕麻烦，不愿按疗程坚持服药，显然是治时好，停药不久遇诱因又复发，不仅无法根治，还为以后的根治增加了难度。

4. **饮食调养不当**　进食对胃有刺激，尤其是进食不洁(如细菌、毒素污染)、刺激性大(如寒冷、温度太高、辛辣、煎炸烘烤)的食物。进食时间不定,更会诱发或加重胃病。所以平时应该注意饮食调养,否则,即使治愈的创面也很容易受损致使胃病复发。(原载于《医药经济报》2000 年 11 月 8 日第 2 版)

(五)急、慢性胃炎和胃、十二指肠溃疡的西医治疗

急、慢性胃炎以呕吐为主,或者兼胃痛者,可以用奥美拉唑 20mg/ 次、日 2 次,复方黄连素 4 片 / 次、日 3 次,阿莫西林 0.25g × 4 片 / 次、日 3 次,口服。疗程:急性胃炎 7 天,慢性胃炎 14 天以上。阿莫西林过敏者可选用诺氟沙星或左氧氟沙星、呋喃唑酮等药物。

伴急性肠炎的多兼腹泻,即急性胃肠炎。呕吐、腹泻次数不多的,可以选服氟哌酸(诺氟沙星)加止泻颗粒,疗程 5 天。呕吐、腹泻多的常伴有脱水,可以静脉输液:5% 葡萄糖注射液 250ml+ 左氧氟沙星 0.4g,5% 葡萄糖氯化钠注射液 250ml+ 西咪替丁 0.6g+ 维生素 B_6 0.1g(腹痛则改用山莨菪碱 10mg)。脱水严重的加:5% 葡萄糖注射液 500ml+10% 氯化钠注射液 16ml+10% 氯化钾注射液 10ml(无尿不用)+5% 碳酸氢钠注射液 20ml。前 2 组输液 3~5 天,严重的 7 天。补液组看脱水情况输 1~3 天。

慢性糜烂性胃炎和胃、十二指肠溃疡多伴幽门螺杆菌(Hp)感染(最好做呼气试验或者抽血化验确诊),现在最好的根治方案是抑酸剂、2 种抑杀 Hp 剂、胃黏膜保护剂四联。我常用奥美拉唑(20mg)1 片 / 次、阿莫西林(0.25g)4 片 / 次、呋喃唑酮(痢特灵,0.1g)2 片 / 次、丽珠得乐颗粒 2 包 / 次,均早晚各 1 次。阿莫西林或呋喃唑酮过敏者,改用复方黄连素 4 片 / 次、日 3 次,或左氧氟沙星(0.1g)2 片 / 次、日 2 次,均连续服用 10 天。服完后再每天早上服奥美拉唑(20mg)1 片 / 次,配合中成药参芪养胃颗粒或中药小建中汤加味,连续服用 2 个月巩固。Hp 根治率、溃疡愈合率均可以达到 90% 以上。

注意事项:

1. 所有药物均应饭前半小时服用为佳,服药后平躺并且滚动身体更有利于药物充分分布到糜烂或溃疡面上抑杀 Hp 和修复糜烂或者溃疡面。

2. 服药期间尿色变黄,系复方黄连素和呋喃唑酮的颜色影响所致。

3. 其中抑酸剂也可以选用雷贝拉唑、泮托拉唑等其他质子泵抑制剂,痢特灵过敏者可以选用阿莫西林或左氧氟沙星等氟奎诺酮类药物,胃黏膜保护剂也可以选用果胶铋或者胃必治、康复新液等药物。

(六)胃、十二指肠炎和溃疡病的治疗误区

胃、十二指肠和溃疡病是消化系统最常见的疾病之一。由于此病的致病原因尚不完全明了,病情复杂,所以用药物治疗还难以获得满意的根治效果。尤其是病程长的往往虚实同在、寒热夹杂,更容易导致医者陷入治疗的误区。现就治疗中常见的误区,简述如下。

1. **痞满即理气**　很多胃、十二指肠炎及溃疡病都有心下痞满的症状，尤其是慢性胃窦炎和慢性萎缩性胃炎者此症更多。痞满多气滞，气滞的治疗理当理气为先，气畅则痞消。然而气虚也易致痞，即气虚无力运化水谷而痞满，气虚痞满则非单纯理气可以奏效的，否则便会犯虚虚之戒，越理越痞。笔者就曾见一例慢性萎缩性胃炎患者，心下痞满，医者以枳壳、厚朴等理气之品为其治疗，导致痞满未减反重，尔后到我处诊治，患者神疲懒言、四肢无力、口干渴喜饮，心下痞满，但是按之则舒，舌质红、舌苔少，证属气阴亏虚显然。胃为阳腑，乃“水谷之海”，气虚则运化无力，阴虚则无水行舟、腐熟水谷。所以予益气养阴消导之品调治数剂，痞满渐减，再服散剂调治 4 个月方愈。

2. **胃痛即用解痉剂**　胃痛主要是胃、肠平滑肌因受胃内容物（包括胃酸）刺激胃肠黏膜、导致胃肠肌肉痉挛所致。解痉剂如阿托品、654-2 等药物既可以抑制胃酸分泌、从而减轻胃酸对胃肠黏膜的刺激，又可以直接解除胃肠平滑肌痉挛而止痛。所以胃痛，尤其是剧烈疼痛者，用解痉剂治疗见效快、效果好，但是，解痉剂并不适用于所有的胃痛患者，且不说青光眼和心动过速者应慎用，就是胃酸缺乏和胃动力不足也要慎重使用。否则很容易出现胃酸更少、胃蠕动更为乏力的食欲差、消化功能差、心下痞满等症状。所以，如果遇到胃酸缺乏和胃动力不足的胃病，应该注意防寒保暖，饮食调养，使用促进胃动力的药物如吗丁啉、胃复安、西沙必利之类的药物，胃酸多的可用中和胃酸或抑制胃酸分泌的药物如小苏打、西咪替丁、奥美拉唑等治疗。

3. **苦寒类药物杀灭幽门螺杆菌**　统计资料表明，胃、十二指肠炎及溃疡病 80% 左右和幽门螺杆菌（Hp）感染有关，所以抑制 Hp 感染是治愈本病、防止复发的关键之一。中药中许多清热类药物有抑制或杀灭 Hp 的作用，其中清热燥湿类中药如黄连、黄柏、黄芩的作用更强，所以中医临床上喜欢使用黄连类中药清除 Hp。然而，黄连类清热燥湿的中药性味苦寒刚燥，易于劫阴败胃，对于年龄较大、病程较长、病情复杂、胃阴不足的患者应该不用或少量应用（配合柔润的药物）为宜。否则，极易出现劫阴燥结的副作用。笔者就曾见一例 30 岁慢性萎缩性胃炎患者服用黄连 10g 入剂，3 剂后大小便闭结不通；一例 50 余岁慢性浅表性胃炎患者服黄连 8g 入剂，10 剂后牙龈、鼻黏膜均出血。这都是黄连的刚燥所为。所以对年龄较大、病程较长、胃阴不足，尤其是慢性萎缩性胃炎的患者最好选用药性平和、性味淡薄的抗 Hp 中药为宜，即使要选用黄连一类的中药也应从小剂量开始。

4. **不能用辛温之品**　辛温之品如烟、酒、辣椒、葱、蒜等对胃黏膜有刺激作用，误食会诱发或加重病情。急性胃炎应当禁忌、慢性胃炎也应慎用。所以一些医生在治疗时，不能选用辛温之品。但是，胃为阳腑，病久则易伤阴但也耗阳，所以临床所见慢性者虚寒型较多，这也是大多数胃病冬天加重，夏天减轻甚至消失的原因之一。医圣张仲景著名的黄芪建中汤和大、小建中汤，都可以运用于治疗胃病，其中就用桂、椒、姜等辛温之品。今人夏锦堂治疗胃肠疾病，喜用吴茱萸[夏锦堂．吴茱萸用于胃肠疾病．中医杂志，1995，36(2)：70.]；马群更是认为慢性胃病十有八九属寒之说，治疗慢性萎缩性胃炎必用辛温之品[马群．吴茱萸是治疗萎缩性胃炎必用之品．中医杂志，1995，36(2)：70.]。因此，治疗此病，但见虚寒之症，即可放胆选用辛温之味，以利于祛寒回阳、恢复胃肠功能、加速病情向愈。

中医治病的精髓是辨证论治，治疗胃、十二指肠炎和溃疡病同样如此，只有辨证准确、组方合理、选药精当，才能减少失误，获得理想疗效。

（《2000年全国中药研究暨中药房管理学术研讨会论文汇编》106~107页）

四、阅读摘要

1. 基础理论

(1)《难经·十五难》："胃者，水谷之海也，主禀，四时皆以胃气为本，是谓四时之变病，死生之要会也。"

(2)《素问·痹论》："饮食自倍，肠胃乃伤。"

(3)《灵枢·百病始生》："醉以入房，汗出当风伤脾。"

(4)《素问·调经论》："胃气热，热气熏胸中，故内热。"

(5)《灵枢·大惑论》："精气并于脾，热气留于胃，胃热则消谷，谷消故善饥。胃气逆上，则胃脘寒，故不嗜食也。"

(6)《灵枢·五味论》："苦入于胃，五谷之气，皆不能胜苦。苦入下脘，三焦之道皆闭而不通，故变呕。"

(7)《灵枢·口问》："寒气客于胃，厥逆从下上散，复出于胃，故为噫。"

(8)《灵枢·百病始生》："虚邪在肠胃之时，贲响腹胀。多寒则肠鸣飧泄，食不化；多热则溏出糜。"

(9)《素问·评热病论》："腹中鸣者，病本于胃也。"

2. 临床经验

(1) 趺阳脉候胃气，二指应诊，强则胃实，弱则胃虚，应黄芪建中汤。

(2) 呕而胸满者，吴茱萸汤主之。

(3) 呕而肠鸣，心下痞者，半夏泻心汤主之。

(4) 干呕而利者，黄芩加半夏生姜汤主之。

(5) 胃反呕吐者，大半夏汤主之。

半夏泻心汤治疗十二指肠球部溃疡、胃溃疡、糜烂性胃炎效著，但对于浅表性胃炎伴胆汁反流效差。

(6) 焦树德治胃四合汤：百合乌药饮、丹参饮、良附丸、失笑散。

（7）胃病秘方：天仙子1g，乌贼骨25g，延胡索8g，白及5g，乌药3g，共研末，每次6g，痢特灵、维生素B_6各1片，均日3次，6周1个疗程，1~2个疗程可根治。

（8）黄芪建中汤合附子理中丸加蒲公英效果好。

（9）掌捂胃脘半小时治胃痛好。胃痛、痛经验穴：内关、足三里。

（10）胃痛（胃痉挛）取穴：劳宫指法，以右手拇指尖对准该穴，猛力点压，形成强烈刺激，患者感觉一股暖流流向胃部，疼痛立止。适应证：胃痉挛，胃脘部突然剧烈疼痛，面色苍白，或出冷汗。

3. 用药经验

（1）三七这个药，我发现治疗胃病效果非常好，不管是胃炎还是溃疡，既可以单用，也可以加入复方应用。我曾经让胃炎和溃疡患者单服三七粉6g，早晚2次分服，效果特佳。三七活血化瘀，不仅可以促进炎症和溃疡面的愈合，而且还可以抑制胃酸，降胃气治嗳气。

（2）芙蓉叶对各种糜烂性胃炎、肠炎效果好。

（3）全瓜蒌60~120g入方治疗反流性食管炎、胃炎效果好。

（4）败酱草30g入方治疗胃病泛酸烧心效果好。

（5）制乳没研末，每次3g，兑服，对胃痛效果好。

（6）麻黄可以止胃痛。

（7）防风治胃痛效佳。

（8）三棱可消食化滞治疗食滞胃脘、胸膈满闷、嘈杂呕恶、嗳腐吞酸等症时，常常配入本品，取效甚捷。

（9）薤白治腹部胀痛。薤白，辛苦而温，归心、肺、胃、大肠经，功专通阳散结，下气导滞，为治疗胸痹之要药，亦可用于气滞下利、小儿痰湿咳喘。

4. 调养　脾病者，宜食粳米饭、牛肉、枣、葵。

脾病禁酸。

脾色黄，宜食咸，大豆、豕肉、栗、藿，皆咸。

五、胃病的调养探要

胃病是指胃（包括十二指肠）发生疾病的总称。它主要包括有急性胃炎、慢性胃炎、胃溃疡、十二指肠溃疡、胃黏膜脱垂症、胃癌、胃下垂、胃神经症、胃轻瘫和胃石等。但是，人们通常说的胃病主要是指临床部上多见的急性胃炎、慢性胃炎（包括十二指肠炎）和胃溃疡、十二指肠溃疡。所以笔者也主要谈这两大类胃病的自我调养。

饮食失常、神经系统功能失调、寒冷刺激或身体其他部位疾病的影响等是导致胃病的主要原因。因此，胃病的自我调养也主要从这些方面入手。

像感冒通过空气传染侵犯呼吸道一样，饮食进入胃肠消化也是导致胃病的首要因素。因此，饮食调养是胃病自我调养的最主要的内容。胃病患者的胃、十二指肠黏膜受损（溃疡严重的可达到肌层、甚至穿孔），如果饮食失常，便会直接使胃病雪上加霜。具有毒性或腐蚀性的物品（如酸、碱、酒精浓度过高）会腐蚀胃肠黏膜（胃酸偏多的要少吃酸性食物、胃酸缺乏的要少吃偏碱性食物）；受病菌（如肉毒杆菌、沙门氏菌）等污染的食物，病菌的内、外毒素会毒害胃、十二指肠黏膜；煎炸食品（如油炸花生、油饼等）既不易消化，又因其结合水丢失，进入胃肠后必须重新吸收结合水，从而使胃肠黏膜损害（火上加油）。吸烟时烟雾入肺的同时也会被吞咽入胃而伤害胃肠黏膜；产酸、产气，不易消化的食物（如红薯、芋头、米粉、年糕、糯米制品等）会刺激胃酸分泌增加或影响胃肠蠕动，从而诱发或加重胃病；温度太高的食物（如烫口的稀饭、茶水、汤饮等）会灼伤胃肠黏膜；冷饮进入胃肠，使胃肠毛细血管剧烈收缩，并刺激胃肠蠕动增强、胃肠肌肉痉挛从而使胃病加重；某些药物（如阿司匹林、泼尼松等）会刺激胃肠黏膜或促进胃酸分泌增加，胃病患者也要少服或禁服。狼吞虎咽、暴饮暴食、饥饱不定、进食时不定、使胃肠超负荷运转或做无米之炊，会打破胃肠的正常蠕动规律，也是诱发或加重胃病的重要原因之一。进餐后 1 小时内平卧，由于地球引力作用，使胃排空减慢，食物停留在胃内时延长，从而诱发或加重胃病。

神经系统功能失调（尤其是自主神经功能失调）也是诱发或加重胃病的重要原因，紧张、焦虑、发怒、忧郁、悲观等都可以使神经系统功能失调，身体抵抗力下降，导致胃病发作或加重。气温下降，刺激胃肠蠕动加快，消化能力增加，是很多胃病在冬春季节气温变化较大时发作或加重的原因。全身性疾病，如心功能不全、肝硬化使胃肠血流不畅，抵抗力下降，易受攻击因子的侵袭。而甲状腺功能亢进则因机体消耗加大，胃肠消化功能加强而使胃病诱发或加重。

中医学认为，“欲伏其主，必先其所因”。要使胃病减少发作甚至痊愈，就必须针对病因进行调养。首先，饮食必须吃新鲜、清淡、容易消化、营养全面的食物，尽量吃软食，要戒烟戒酒（啤酒也不能喝）。少吃辛辣食物，不吃产酸产气、不易消化、霉烂变质、有毒物质或细菌污染、煎炸和温度过高或寒冷的食物，少量多餐（每餐吃八分饱），定时进食，细嚼慢咽。进食后，1 小时之内不要平躺。如果患者其他疾病，需要服药时，要向医生说明，不要服用为胃有害的药物，要保持心情舒畅以维持神经系统的正常功能。冬春季节气温变化大，尤其是冷空气来临时要及时添加衣物防寒保暖，如果患有会加重胃病的全身性疾病，要尽快治愈。胃病严重时，应该同时服药，发现胃出血或胃穿孔时必须及时到医院诊治。（本文收载于《中国现代中医药研究》，白山出版社 1999 年出版，杨连生、高文勇主编）

自我按摩护胃：早晨起床前仰面躺在床上，以脐上 3 寸为中心，手掌心围绕此中心，按顺、逆时针方向按摩胃部各36圈。长期坚持，有暖胃、理气、活血、消食的明显效果。

第三节　肠道疾病

急性胃肠炎

一、概述

急性胃肠炎是胃肠黏膜的急性炎症。在基层门诊中，仍然是常见病、多发病。

二、病因

多由饮食不洁、污浊有毒、冰冷食物和暴饮暴食引起，因细菌感染和毒素伤害及理化因素影响而发病。

1. 细菌感染和毒素伤害　常以沙门菌属和嗜盐菌（副溶血弧菌）感染最常见，毒素以金黄色葡萄球菌常见，病毒亦可见到。常有集体发病或家庭多发的情况。如吃了被污染的家禽、家畜的肉、鱼，或吃了嗜盐菌生长的蟹、螺等海产品及吃了被金黄色葡萄球菌污染了的剩菜、剩饭等而诱发本病。

2. 物理化学因素　进食生冷食物或某些药物如水杨酸盐类、磺胺、某些抗生素等；或误服强酸、强碱及农药等均可引起本病。

三、临床表现

以恶心、呕吐、腹痛、腹泻、腹胀为主要症状，其中以急性胃炎为主的，症状以恶心、呕吐、上腹痛、心下痞满为主；以急性肠炎为主的，症状以脐周或脐下腹痛、腹泻、下腹胀为主。呕吐、腹泻严重会产生脱水症状如口干、尿少等，炎症严重的还会引起发热。

本病夏秋季多见，尤其是端午节、中秋节前后为多。记得20世纪六七十年代的食物短缺，端午、中秋节有猪肉供应，久旱逢甘霖，过完节便有大批人发生急性肠胃炎前来治疗。现在的生活条件好了，人们的健康意识也增强了，虽然急性胃肠炎的发生仍然有季节性，但是患者已经少多了。

四、治疗

1. 中医　由于患者起病急，而且有恶心、呕吐症状，口服药物比较困难，所以中医治疗以外治的穴位贴敷、针灸为主较好。

穴位贴敷：①神阙：藿香、白芷、砂仁、干姜、石榴皮；②中脘：吴茱萸、木香、黄连。

针刺内关、足三里，灸中脘、神阙。严重的加服药：复方黄连素片或肠炎宁加止泻颗粒，效果很好。脱水的加口服补液盐兑水服。

经常听患者介绍，鸡矢藤水煎服，治疗本病效果好，但是我没有验证过。

2. **西医**　西医治疗本病有优势，因为本病大多数是沙门氏菌和嗜盐菌感染所致，这些病菌对氟喹诺酮类药敏感。所以我治疗轻症的用诺氟沙星加止泻颗粒，腹痛无发热的加山莨菪碱，效果很好。严重的常用5%葡萄糖氯化钠注射液250ml+西咪替丁0.6g+维生素B_6 0.1g（无发热而腹痛者改用山莨菪碱），5%葡萄糖注射液250ml+左氧氟沙星0.4g输液，效果很好。

少数是由金黄色葡萄球菌引起的，可以口服阿莫西林，或静脉滴注阿莫西林克拉维酸钾，加西咪替丁一组。

还有部分是受寒的病毒感染引起的，临床上必须特别注意，所以用药前最好化验一下血常规，淋巴细胞上升或者偏高的即是病毒感染，可以口服藿香正气制剂加西咪替丁，腹泻严重的加服止泻颗粒，腹痛无发热的加服山莨菪碱。

以上治疗中，脱水者须加口服补液盐，严重脱水的须静脉补液。

五、阅读摘要

（1）邓铁涛：夏天泄泻，番石榴叶10g（鲜30~50g）煎水服，立效。

（2）杨梅酒治腹泻有良效：白酒浸没杨梅，再一斤（500ml）酒加一两（50g）白糖。1年后用，日3次，一次一调羹。3天就好。

（3）蕨菜嫩心咀服，治疗泄泻速效。

（4）良效腹泻穴：第4、5趾掌骨间，足临泣前，按压1分钟或针刺，1~4次均愈。

六、调养

1. **注意饮食**　腹泻期间饮食宜清淡、易消化食物，如米汤、稀饭、面条，喝口服补液盐兑的温水。忌油腻、冰冻冷食、煎炸烧烤烘焙、辛辣和不易消化及产酸产气的食物。

2. **注意休息**　呕吐、腹泻不仅使人体的营养物质吸收失去来源，而且还会丢失体内的营养物质，对人体的消耗很大。所以患者不要做体力劳动，要尽量多休息，甚至是卧床休息，以利于身体减少消耗、恢复体力，抗御病邪。

3. **注意防寒保暖**　由于患者呕吐、腹泻消耗较大，抗病能力下降，所以要注意防寒保暖：夏天少吹风扇，不坐敞风车，空调温度开到26℃以上。冬天不下冷水。

溃疡性结肠炎

一、概述

溃疡性结肠炎，是一种慢性、反复性、广泛性、多病因引起的结肠炎症水肿、溃疡、出血的结肠病变。多见于20~40岁的成年人，也可见于儿童或老年人。

二、病因

不明，与环境、遗传和肠道微生态等多因素相互作用，导致肠道异常免疫失衡有关。

三、临床表现

病变主要限于大肠黏膜与黏膜下层，呈连续性弥漫分布。病变多从直肠开始，向近端发展。

主要症状：反复发作的腹泻，黏液脓血便及腹痛。饮食异常和受寒易于诱发，缠绵难愈。

四、治疗

1. 中医　首为湿。脉多右尺滑，寒重、便秘为主者脉多紧滑，轻者则稍滑或正常，湿重、以便溏或腹泻为主者脉濡，病久气虚重者脉滑大。

中医治疗九法——渗、升、清、疏、甘、酸、燥、温、涩，对治疗本病有指导意义。

按排便情况辨治：食已即泻、完谷不化乃气虚不摄，宜益气健脾、和胃消食，方选人参健脾丸合保和丸。泻后痛减乃食积，宜健脾消食，方选枳术丸合保和丸。水泻不痛乃湿，宜健脾渗湿，宜参苓白术散加车前草。大便秘结为主的，多脾虚失运、肝疏泄不力，宜逍遥丸加细辛6g，白术、白芍各30g以上。

按疼痛部位辨治：脐左右压痛为胆虚湿盛，左少腹压痛便溏为脾虚夹湿，均宜参苓白术散加车前草。右少腹压痛为热结，宜葛根芩连汤或者白头翁汤。脐下压痛为乙状结肠病，宜白头翁汤灌肠。五更泻多为肾虚，宜四神丸加味，但厥阴肝当值、木郁也可致之。痛而泻者痛泻要方，不痛而泻者四神丸。

我的治疗方法：腹泻为主的用羌活胜湿汤加仙鹤草、炒地榆、骨碎补各30g，乌贼骨、石榴皮、血余炭各10~15g。受寒即发的用易寒汤也加以上6味药。便秘为主的用逍遥散加细辛、莱菔子、槟榔。疗程均为1个月以上。

中成药：腹泻为主的可以用复方黄连素或者肠炎宁，便秘为主用麻仁丸。

微生物制剂如益生菌、肠复康等可以调整肠道菌群，有一定效果。

乙状结肠或者直肠炎用万通消糜栓塞肛内，每晚排便后使用，效果很好。

2. **西医** 主要是用氨基水杨酸制剂如柳氮磺吡啶，糖皮质激素如泼尼松，免疫抑制剂如甲氨蝶呤等。

五、阅读摘要

1. 临床经验

（1）参苓白术散加味效果显著。

（2）乌梅丸加味治疗的效果好。

（3）溃肠汤：党参、黄芪各25g，败酱草、夏枯草、白花蛇舌草各20g，肉豆蔻、陈皮、木香、延胡索、制黑附片、炙甘草各10g。水煎服。

（4）茵陈白芷汤：茵陈、白芷、藿香各30g，秦皮、黄柏、茯苓皮各10g。水煎服。

（5）大黄15g、吴茱萸6g，浓煎灌肠，10天均愈。

（6）五更泻宜葛根芩连汤合痛泻要方、四逆散加荆芥。鹿角霜10g/d、研末兑服，善治之。

（7）五苓散合四神丸治慢性腹泻好。或四神丸十附子理中丸加金樱子、诃子、茯苓皮。

2. 用药经验

（1）单味中药：藿香30g或血余炭、儿茶1g（兑服）入方好，蝉蜕20g入方好，阿胶15~20g入方好，槟榔入方好，骨碎补治肾虚久泻好。海参10g治脾肾阳虚泄泻好，刘寄奴末6~次日3次入方治泻、痢均好，茜草炭、前胡末6g/次（日3次）、乌贼骨或禹余粮入方均好。核桃肉20g/d，嚼服，2个月愈慢性泄泻。老鹳草30g煎服均愈肠炎、痢疾。青黛、枯矾入方好。归芎各30g入方更好。鸡矢藤50~100g入方治胃肠病有良效。

（2）西咪替丁0.4g入0.9%氯化钠注射液100ml灌肠，15~30天愈。

（3）利福平0.6g/d，早晚空腹服，7天愈急性痢疾，14天愈胆道感染，21天愈慢性肠炎。但是，肝功能异常者慎用。

（4）心痛定、甲硝唑入方效果好。

肠易激综合征：谷维素60mg、日3次，连服3个月。

六、调养

参见急性胃肠炎。便秘为主的要适当多喝水，多吃瓜果蔬菜。每天早上起床前仰面躺在床上，以脐为中心用手掌分别从顺、反时针两个方向各按摩腹部各36次。长期坚持有腹泻则止泻、便秘则通便的效果。

葛根芩连汤加味治疗慢性溃疡性结肠炎

葛根芩连汤，出自《伤寒论》，由葛根、黄芩、黄连、甘草4味药组成，主治身热下利，是一首解表清里的名方。笔者常用本方加味治疗慢性溃疡性结肠炎，多获满意疗效。兹录近期治疗的病例2则如下。

1. 临床资料

例1：陈某，男，32岁。2001年7月20日就诊。大便溏薄，日2~4次已年余。面色萎黄，形瘦神疲，舌质红、舌苔薄白、舌尖无苔，脉濡。经结肠镜检查确诊为"慢性溃疡性结肠炎"。予方：葛根15g，黄连3g，黄芩10g，炒山楂15g，凤尾草15g，马齿苋15g，白术10g，茯苓15g，黄芪15g，麦冬10g，枸杞10g，陈皮8g，甘草10g。5剂，每日1剂，水煎服。5天后复诊身体轻松些，精神好转，大便减为日1~2次，舌质红，舌苔薄白，舌尖仍少苔。原方加北沙参10g，续服5剂。7月30日三诊时大便日1次，成形。原方续服至9月7日。诸症消失，至今未再复发。

例2：黄某，男，30岁。2001年9月14日就诊。大便溏薄、日2~5次已数年，结肠镜检查为盲肠、直肠、乙状结肠等多处溃疡。经多家医院治疗未愈前来就诊。现每日大便2~3次，便前腹痛，里急后重感，形瘦神差。舌质暗红、舌苔白厚，脉濡。予方：葛根15g，黄连5g，黄芩5g，木香10g，陈皮8g，吴茱萸6g，黄芪15g，怀山药30g，北沙参15g，白芍10g，甘草6g。每日1剂，水煎服。其后以本方为主随症增减服至11月20日，大便日1次、成形。12月3日结肠镜检查，诸段结肠均未见异常。

2. 体会　慢性溃疡性结肠炎属于中医"泄泻"范畴。患者常因外感风寒暑湿或饮食生冷、油腻、不洁和不易消化食物，或精神紧张、劳倦等因素诱发。症状多为大便次数增多，粪便稀薄、甚至血样大便，常反复发作，缠绵难愈。患者尤其怕受寒（外感风寒或饮食生冷），所以常厚衣被以防寒。又怕吃营养丰富的食物以引发腹泻，导致营养少，而且饮食精微又不能充分吸收，所以患者现面色萎黄，形瘦神疲，畏寒肢冷，舌苔白腻或黄苔等一派湿热，阴阳气虚的虚实夹杂征象。葛根芩连汤以葛根解表安里、升举脾胃阳气，黄芩、黄连清热燥湿，甘草甘缓和中、补气调味，与该病机甚为合拍。所以笔者常以本方并从香砂六君子汤中选择数味以理气健脾，酌加温阳养阴、利湿涩肠的桂枝、益智仁、北沙参、车前车、凤尾草等药物，加强扶正化湿之力，收效多佳。（原载于《中国乡村医药》2003年4月第10卷第4期）

细菌性痢疾（附：阿米巴痢疾）

一、概述

细菌性痢疾，简称“菌痢”，是由志贺菌引起的肠道传染病，主要通过消化道传播。全年均可发病，但以夏秋两季的发病率为高。

二、临床表现

主要病理变化为直肠、乙状结肠的炎症与溃疡。

主要表现为腹痛、腹泻、排黏液脓血便及里急后重等，可伴有恶寒，发热及全身毒血症状。严重的还会引起感染性休克和中毒性脑病。

病后免疫力差，故可反复感染。少数迁延成慢性痢疾。

三、治疗

1. 中医　中医治疗本病方法很多，效果也很好。我以前在农村当乡村医师的时候，用过鲜人苋（又名“铁苋”）约100g，水煎服，一般1剂即可热退痢止，3~5剂痊愈。

我大伯是草药郎中，常教我说：本地草药朝天罐煎水服，效果非常好，可惜后来很少遇到这样的病例，没有验证过。

中药治疗：恶寒发热重的用葛根芩连汤比较好，里急后重较重的用白头翁汤比较好。慢性痢疾以真人养脏汤治疗比较好。

口服成药：中成药复方黄连素片、香连丸等黄连制剂，复方穿心莲片等穿心莲制剂。西药的泻痢停、诺氟沙星、呋喃唑酮等，治疗本病都有较好疗效。

2. 西医　一般口服上述药物都可以取得满意的疗效，严重的可以输液，以氟喹诺酮类药物如洛美沙星、左氧氟沙星、培氟沙星等效果较好。

四、阅读摘要

（1）凤尾草50g，水煎服，赤痢加蜂蜜，白痢加红糖。特好。

（2）白头翁汤合葛根芩连汤治之佳。

（3）头孢噻肟钠5~100mg/（kg·d）、每日2次，静脉滴注，效果好。

（4）薤白15~30g治疗后重效果好。

五、调养

参照急性胃肠炎。

附:阿米巴痢疾

本病是由阿米巴原虫寄生于肠道引起阿米巴痢疾或者阿米巴结肠炎的传染病。90% 左右的阿米巴肠病患者为无症状感染者,适当条件下侵袭组织而发病。侵袭部位主要在盲肠,少数在乙状结肠和直肠,所以腹痛、压痛部位多在右下腹,排便时很少有里急后重感,是和细菌性痢疾的鉴别点之一(鉴别点之二是大便果酱色而不是脓血便)。

治疗:中医以白头翁汤治疗效果比较好,西医首选甲硝唑口服或者输液治疗。

急、慢性阑尾炎

一、概述

阑尾炎,是外科最常见的急腹症。在基层医疗机构,像万金油一样,哪分什么外科(也不具备手术资质)、内科,只要是常见病,可以接诊的都要诊治。所以本书没有外科,我把阑尾炎归入肠道疾病。

二、病因

阑尾是人体的免疫器官,所以免疫力降低容易引发阑尾炎,最常见的引起免疫力下降的因素是受寒(包括饮食冰冻食品)、熬夜、劳动或运动过度等。

西医认为,本病与阑尾管腔阻塞、细菌入侵(多为大肠杆菌和厌氧菌)和阑尾先天畸形等有关。

慢性阑尾炎多由急性阑尾炎转变而来。

三、临床表现

临床上急性阑尾炎可分为急性单纯性阑尾炎、急性化脓性阑尾炎、坏疽性及穿孔性阑尾炎和阑尾周围脓肿 4 型。

临床表现:初为上腹痛,几小时后逐渐转为右下腹痛,疼痛呈持续伴阵发性加剧(尿结石多阵发性疼痛),阑尾点(麦氏点)压痛、反跳痛。有的伴有恶心、呕吐,腹泻,发热。血常规化验白细胞和中性粒细胞计数升高。

慢性阑尾炎常有急性阑尾炎发作病史,剧烈活动或饮食不节、受寒而诱发。经常有右下腹疼痛,或隐痛、不适,麦氏点压痛。

四、治疗

1. **中医**　在中医看来,本病主要是因寒所致,所以治疗以经方薏苡附子败酱散最为合适，临床上可以适当加减，疗效很好。

我老家高坪镇有一名中医，有治疗本病的专方，也是上方加味而成：金银花、败酱、薏苡仁、白花蛇舌草、红藤各 30g，桃仁、延胡索、制黑附片、大黄各 10g。一般 1 剂即痛大减、热退，2 剂痛止，3 剂症状基本消失，再巩固服药 2 天。

民间验方白花蛇舌草防治本病疗效确切，急性期用 120g/d，水煎服，也有较好的效果。急、慢性阑尾炎治愈后防复发，用 100g/d，水煎服，均连续 1 个月。只要注意饮食，不疲劳，不熬夜，一般很少复发的。

2. **西医** 根据病因选择对大肠杆菌和厌氧菌敏感的药物组合，一般用甲硝唑 + 第三代头孢类抗生素，对头孢类过敏者改用氟喹诺酮类，口服或者输液，疗程 5 天以上。疗程完成后再服白花蛇舌草 1 个月巩固治疗，以防复发。

必须注意的是：如果患者出现满腹的板状腹、麦氏点手不能近的情况，为防化脓、甚至穿孔引起腹膜炎，应该尽快去医院检查、治疗。

五、阅读摘要

（1）手足发寒，脉细欲绝，当归四逆汤加吴茱萸生姜服下去，很快就好了，所以是厥阴病。

（2）《金匮要略·疮痈肠痈浸淫病脉证并治》：肠痈之为病，其身甲错，腹皮急，按之濡，如肿状，腹无积聚，身无热，脉数，此为腹内有痈脓，薏苡附子败酱散主之。

肠痈者，少腹肿痞，按之即痛如淋，小便自调，时时发热，自汗出，复恶寒。其脉迟紧者，脓未成，可下之，当有血。脉洪数者，脓已成，不可下也。大黄牡丹汤主之。

（3）败酱 50g，制附片、薏苡仁各 30g，合大黄牡丹皮汤水煎服，几剂即愈。

（4）金银花或藤、生地黄、紫花地丁各 100g，水煎服，3 剂可愈。加红藤、败酱更好。

（5）地榆 30g、当归 10g、黄芩 15g、金银花 30g、生薏苡仁 30g、玄参 15g、麦冬 15g，水煎服，急性患者 1 剂即愈，慢性患者多数在 4~6 剂痊愈

（6）祖传方：专治疗阑尾炎。红藤 30g、白花蛇舌草 30g（白花蛇舌草最好是鲜草 50g），煎汤加点盐服用，每天 1 剂，可以熬 2 次。这方子很多人用过，价钱低廉、见效快。

（7）四逆散加木香、黄连、川楝子，3~5 剂即愈。

（8）阑尾周围脓肿、腹膜炎，肿块均消散：川牛膝 30~60g，金银花、败酱、赤芍、薏苡仁各 30g，连翘、蒲公英各 15g，牡丹皮 12g，附子 5g，甘草 10g，水煎服。

（9）仙方活命饮治之均愈。

六、调养

1. **注意饮食**　急性期,应该以流质、半流质的如米汤、稀饭、细面条等饮食。忌油腻、冷食、不易消化、煎炸烧烤烘焙食物。平时也不能吃冰冻食物。

2. **防寒保暖**　急性期间避风寒,忌下冷水,衣被适当。平时也要注意防寒保暖。

3. **注意休息**　急性期应多休息,不运动或者劳动,已婚人士忌房事,不熬夜。巩固治疗期间也要注意适当休息,劳动、运动以不疲劳为原则。

第四节　肝胆疾病

病毒性肝炎

一、概述

病毒性肝炎是由多种肝炎病毒引起的,以肝损害为主的一组全身性传染病。

二、病因

肝炎病毒可分为甲型、乙型、丙型、丁型、戊型5型。其中,甲型和戊型经粪-口传播,多为急性感染;乙型、丙型、丁型主要经血液、体液等胃肠外途径传播,多呈慢性感染,少数病例可发展为肝硬化或肝细胞癌。

三、临床表现

1. **急性肝炎**　包括急性黄疸性肝炎和急性无黄疸性肝炎。甲型、戊型不转为慢性,成年急性乙型肝炎约 10% 转为慢性,丙型超过 50%、丁型约 70% 转为慢性。

(1) 急性黄疸性肝炎:可分 3 期。

1) 黄疸前期:甲型、戊型肝炎起病较急,约 80% 的患者有发热、伴畏寒。乙型、丙型、丁型肝炎起病相对较缓,仅少数有发热。主要症状有全身乏力、食欲减退、恶心、呕吐、厌油、腹胀、肝区痛、尿色加深等。谷丙转氨酶(ALT)、谷草转氨酶(AST)升高,持续 5~7 天。

2) 黄疸期:尿黄加深,巩膜和皮肤出现黄疸,1~3 周内黄疸达高峰。部分患者有一过性粪色变浅、皮肤瘙痒、心动过缓等梗阻性黄疸表现。肝大,质软、边缘锐利,有压痛及叩痛。

3）恢复期：症状、体征逐渐消失，身体逐渐恢复，持续 1~2 个月。总病程 2~4 个月。

（2）急性无黄疸性肝炎：除无黄疸外，其他临床表现与黄疸性肝炎相似，有的病例无症状。无黄疸性肝炎发病率远高于黄疸性肝炎。病程多在 3 个月内。

2. **慢性肝炎**　急性肝炎病程超过半年，或原有乙型、丙型、丁型肝炎急性发作再次出现肝炎症状、体征及肝功能异常者，为慢性肝炎。分轻、中、重 3 度。

（1）轻度：病情较轻，可反复出现乏力、头晕、食欲不振、厌油、尿黄、肝区不适、睡眠欠佳、肝稍大或有触痛，可有轻度脾大。部分病例肝功能指标仅 1~2 项轻度异常。

（2）中度：症状、体征、检查居于轻、重度之间。

（3）重度：有明显或持续的肝炎症状，如乏力、食欲缺乏、腹胀、尿黄、便溏等。伴肝病面容、肝掌、蜘蛛痣、脾大，AST、ALT 反复或持续升高，白蛋白降低，免疫球蛋白明显升高。AST、ALT 大幅升高，血清总胆红素超出正常值，提示重症倾向，可迅速向肝衰竭发展。

3. **重型肝炎**（肝衰竭）　病因及诱因复杂，包括重叠感染、机体免疫状况、妊娠、乙型肝炎病毒（HBV）前 C 区突变、过度疲劳、精神刺激、饮酒、应用肝损害药物、合并细菌感染、有其他合并症等。

表现一系列肝衰竭综合征：极度乏力、严重消化道症状，精神、神经症状，有明显出血倾向，黄疸进行性加深，胆红素水平上升大于正常值 10 倍。可出现中毒性鼓肠、肝臭、肝肾综合征等。

4. **淤胆型肝炎**　又称毛细胆管性肝炎，以肝内淤胆为主要表现，急性期类似于急性黄疸性肝炎，大多数患者可恢复。慢性者表现为：皮肤瘙痒，粪便颜色变浅，肝大，血清胆红素升高，ALT、AST 升高不明显，黄疸深，消化道症状较轻。

5. **肝炎肝硬化**　分活动性和静止性 2 型。

活动性肝硬化：乏力及消化道症状明显，黄疸，ALT 升高，白蛋白下降，伴有腹壁、食管静脉曲张，腹水，肝缩小质地变硬，脾大，门静脉、脾静脉增宽等。

静止性肝硬化：无肝脏炎症活动表现，症状轻或无特异性。

四、治疗

急性肝炎一般为自限性，多可完全康复，以一般治疗和对症治疗，注意隔离。

慢性肝炎应综合治疗，包括合理休息和营养，心理平衡，改善和恢复肝功能，调节机体免疫，抗病毒，抗纤维化等。

1. **中医**

（1）急性肝炎：主要是解表清热利湿、健脾护肝，茵陈五苓散比较适宜。我20世纪80年代在农村乡村医师时，曾经用该方加田基黄治疗过几例，疗程2周，均症状消失。现在已经很多年没有见这个病了。

中成药：鸡骨草丸、田基黄糖浆、水飞蓟素片、护肝片，都可以选用，转氨酶升高的加甘利欣胶囊或者联苯双酯、水飞蓟胶囊、垂盆草颗粒等，黄疸指数升高的用茵栀黄胶囊。

（2）慢性肝炎：本文主要谈乙肝的治疗。

本病的发病，虽然乙肝病毒是主要致病因素，但是更重要的是身体的免疫功能异常导致的，正所谓内外两感相得而病，所以有人把本病归入免疫性疾病（即过敏性疾病）。

治疗免疫性疾病，我写的《解表清里法治疗过敏性疾病验案举例》一文中，就指出：解表清里法是治疗该类疾病的普遍性原则。解表即开门驱寇、透邪外出，使邪有出路。清里即打扫房间、清理垃圾，使邪无立足之地。

在治疗乙肝方面，同样适用。我曾经看到有人治疗乙肝时加少量桂枝取效更捷、效果更佳的报道。最近又看到有一老中医治疗肝硬化加桂枝效果更好的文章，都是取桂枝解表、透邪外出之义。治疗乙肝的清里，主要是清肝热，药如田基黄、半边莲、半枝莲、白花蛇舌草、败酱草、蒲公英、绣花针、菊花、野菊花、栀子、桑叶、大青叶、板蓝根、青黛、牛黄、人工牛黄等等，选择其中2~4味入方。

转氨酶高的加鸡骨草、垂盆草、北五味子、白矾等，选择1~2味入方。

黄疸指数升高的加黄疸草、溪黄草、茵陈、大黄等，选择1~2味入方。

2019年初，我用麻黄连翘赤小豆汤合四逆散、茵陈蒿汤加青黛、白矾治疗了1例乙肝患者，患者服药20天，AST由125U/L降为76U/L，ALT由78U/L降为36U/L，HBV-DNA由2.2+3降为3.8+2，效果很好，还在继续治疗中。

我曾经用解表清里法治疗1例痤疮患者1个月，方剂就是我治疗痤疮的专方。结果痤疮好了，不久后每年的乙肝复查时发现：长期的肝功能异常转为均正常、大三阳也转为小三阳，而且以后几年复查肝功能均正常，两对半仍为小三阳。患者很是高兴。

值得一提的是，慢性乙肝常常伴有胆囊炎症存在，所以临床治疗中要注意疏肝利胆。

中成药：乙肝急性期和慢性活动期与甲肝治疗基本上相同。

2. **西医**

（1）急性肝炎：主要是护肝、对症治疗，如口服肌苷片、谷胱甘肽、维生素C等，转氨酶升高的加用甘利欣胶囊或者注射液、联苯双酯等，黄疸指数升高的加用茵栀黄胶囊或者注射液。疗程2周以上，休息1~3个月。

发现黄疸等症状较重的，应该及时转医院专科检查、治疗。

(2) 慢性肝炎：也只谈乙肝的治疗。

传染后抵抗力强的人（约90%）为隐性感染而自愈（乙肝两对半化验为"HBsAb、HBeAb、HBcAb"或者"HBsAb、HBeAb"阳性）。

西医治疗乙肝的专业性较强，所以最好是在医院专科医师指导下治疗为好。因此，只作简单介绍。

西医治疗乙肝主要包括乙肝抗病毒治疗、免疫治疗、护肝和对症治疗（后3项只能作为辅助治疗）。目前，抑制乙肝病毒药物主要有干扰素和核苷类似药物如拉米夫定、恩替卡韦等。干扰素副作用较大，而且需要肌内注射比较麻烦，所以现在较少选用。拉米夫定抑制病毒复制，但是容易产生耐药，所以选用的人也少了。目前，常用的是恩替卡韦，价格高一些，但是很少耐药，效果好，有人服药1年即达到停药标准（当然必须由医师决定停药时间并定期复查）。我的一个患者服药5年，已经停药3年，各项指标均正常。

免疫治疗：主要用胸腺肽或者转移因子。

护肝治疗：促肝细胞生长因子、还原型谷胱甘肽、肌苷等。

对症治疗：主要是食欲差用多酶片、维生素类，转氨酶升高的用甘利欣胶囊或者口服液，黄疸指数升高的用茵栀黄胶囊或者注射液。

五、阅读摘要

1. 基础理论

(1) 急性肝炎：脾虚占85%~90%，胆囊异常占72.9%，40%有瘙痒。慢性肝炎：乏力81.3%，胁痛68.6%，腹胀59.3%，纳差52.7%，黄疸2.7%。

(2) 风淫于内，治以辛凉，佐以苦甘，以甘缓之，以辛散之。

(3) 风淫所胜，平以辛凉，佐以苦甘，以甘缓之，以酸泄之。

(4) 肝苦急，急食甘以缓之。

肝色青，宜食甘，粳米、牛肉、枣、葵，皆甘。

肝欲散，急食辛以散之，用辛补之，酸泻之。

(5) 病在肝，愈于夏；夏不愈，甚于秋；秋不死，持之冬；起于春，禁当风。肝病者，愈在丙丁；丙丁不愈，加于庚辛；庚辛不死，持于壬癸，起于甲乙。肝病者，平旦慧，下晡甚，夜半静。

(6)《金匮要略·脏腑经络先后病脉证》：夫肝之病，补用酸，助用焦苦，益用甘味之药调之。酸入肝，焦苦入心，甘入脾，脾能伤肾，肾气微弱，则水不行，水不行，则心火气盛，则伤肺，肺被伤，则金气不行，金气不行，则肝气盛，则肝自愈，此治肝补脾之要妙也。

（7）《金匮要略·黄疸病脉证并治》：然黄家所得，从湿得之。一身尽发热而黄，肚热，热在里，当下之。

黄疸之病，当以十八日为期，治之十日以上瘥，反剧为难治。

2. 临床经验

（1）诸病黄家，但利其小便，假令脉浮，当以汗解之，宜桂枝加黄芪汤主之。

（2）黄疸病，茵陈五苓散主之。

（3）治疗乙肝病毒的单方：鸡骨草 10g，夏枯草 10g，深绿卷柏（石上柏）20~30g，每天 1 剂，水煮 1~2 次，煮 1 次可加 1 升水，煮 2 次，每次加 700ml 左右水。当凉茶喝，随时都可以，有条件还是喝热的好，这样不伤脾胃。1 个月后再做 HBV-DNA 检查，就知道效果。

（4）焦树德方：柴胡、黄芩、泽泻、车前子、黄柏、秦艽、焦三仙、白鲜皮，随症加减，深黄、急黄均好。

（5）《浙江中医杂志》1993 年第 4 期，《归脾汤加减治十例乙肝病毒感染》，作者夏瑢。应用指征：肝功能正常；澳抗阳性；抗 -HBC、HBeAg 也可为阳性。处方：党参 12g，当归 12g，黄芪 12g，茯苓 12g，炒白术 9g，酸枣仁 9g，广木香 6g，制远志 6g，炙甘草 3g，桑椹子 30g，五灵脂 10g。夏瑢用上方治疗乙型肝炎病毒感染 10 例，病程最短 3 个月，最长 10 年，乙型肝炎病毒携带者 4 例，并发肝炎者 6 例，治疗期间不用其他药物。治疗结果：6 例痊愈（4 例大三阳转阴，2 例仅澳抗转阴）；2 例好转（HBeAg 转阴）；2 例无效。以 20 天 1 个疗程，最短疗程 2 个，最长 5 个疗程。用此方治疗乙肝，澳抗转阴率达到了 60%！

（6）鸡骨草 120g、炖猪瘦肉 120g，服 2 个月好。又，满天星煮猪瘦肉服数两，并治肝腹水。

（7）芦根煎水治急慢性肝炎鲜芦根 60~150g，水煎服，每日 1 剂。芦根煎液可清热利尿、退黄护肝，对急慢性肝炎引起的转氨酶升高和肝功能异常均有较好的疗效。

（8）阴黄用茵陈五苓散四逆汤是有效的。此方让 1 例濒临死亡的晚期胰癌患者又多活了半年。

（9）胸腺肽 160mg/d 静脉滴注，1 个月后改为 80mg/d，滴 2 个月，同时配合其他药物治疗，乙肝 e 抗原、乙肝表面抗原均可转阴。

（10）黛矾胶囊：青黛 5g、黄连 4g、白矾 3g，共研末，0.5g/ 次、日 3 次，治疗高胆红素血症，1 个月均愈。

3. 用药经验

（1）胡黄连抑制乙肝病毒，第 10 天最佳，乙肝表面抗原阳性抑制率 83%，乙肝 e 抗原抑制率 75.7%。

（2）连翘温和发汗、活血化湿、清热解毒、润肠消肿散结、疏肝保肝解表、清乙肝血分之毒。

（3）青黛、紫草治急慢性肝炎均好。

（4）穿破石能治疗肝炎。

（5）平地木有显著降低转氨酶和强壮作用。

（6）虎杖杀灭或抑制多种病毒、保护肝细胞。

（7）重度肝炎，茵陈、赤芍常用 100g 左右。

（8）板蓝根治肝病优于茵陈。

（9）三七末 1g，日 3 次，1 个月，降 ALT 好，并且减少肝纤维化。

（10）白矾 5g 入方，治疗转氨酶顽固不降，效果好且不反弹；治疗黄疸也好。

六、调养

乙肝患者的自我调养

经常治疗乙型病毒型肝炎（简称乙肝），几乎每位患者家属都会提出诸如忌口、防寒劳作等调养问题。是的，患者的自我调养对乙肝的痊愈或控制病情不再向坏的方向转化（乙肝→肝硬化→肝癌）是至关重要的。如果调养得好，无症状的乙肝病毒携带者的机体可能自我清除乙肝病毒或不再发病；急性乙肝者痊愈后乙肝表面抗原可能转阴；慢性乙肝者可以痊愈或不再恶化。因此，有必要向他（她）们介绍自我调养方法。

乙肝患者，包括乙肝病毒慢性携带者（其中 90% 左右的人肝组织存在着不同程度的病变，60%~70% 可能发病，32% 左右可以诊断为慢性迁延性肝炎，7% 可以诊断为慢性活动型肝炎，还有一部分为肝脏非特异性炎症）的自我调养，主要包括合理的饮食、防寒保暖、防止过劳、情感调节和体育锻炼等方面。

乙肝患者的饮食调养包括戒烟、绝对戒酒（啤酒也不能喝）、不吃辛辣、煎炒、油炸、霉烂变质、病畜病禽和有毒的食物。

饮食宜高蛋白、高纤维素、低脂肪。高蛋白可以提供人体必需的营养，提高人体免疫功能。应该多吃豆制品（如豆浆、豆腐和腐竹），瘦猪肉，动物内脏，鸭，鱼，蛋类等等。很多地方有肝病患者不吃鸡、牛肉、鲢鱼的习俗，还是少吃为好；高纤维素类食物可以增强人体胃肠运动功能，吸附胃肠中的有毒物质，提供人体必需的维生素和矿物质。应该适当的多吃新鲜水果、蔬菜、马铃薯、红薯等；低脂肪可以减轻肝脏负担，最好食用精炼植物油，尽量少吃或不吃猪油等动物油。

要按时进食，少吃多餐，每餐吃八分饱，不要饱一餐饿一餐，更不要暴饮暴食。进食营养要全面，不要偏食，并且每天要适当地吃，不要有一天没一天。若有消化不良症状（如腹泻），应吃易消化食物，而甘凉性食物如西瓜、雪梨，以在夏至与处暑之间吃比较佳，其他时间期要少吃，芒种前最好不吃，以免寒凉伤及胃肠。

如要进食市售营养补品，应该在医生的指导下进行。每周炖食 2 次猪肝（每周 2~3 两即可），每天吃些大枣、蜂蜜，经常食用些蘑菇（如香菇、平菇、金针菇和黑木耳等）对肝脏的恢复是很有益的。

如果患有其他疾病，应该到医院诊治，并申明自己有乙肝，切不可乱吃药，以免吃到伤肝药，加重肝损害。

乙肝患者的抵抗力相对降低，病情越重抵抗力越低，对环境气候变化适应力也越差，稍微受寒即易感冒或并发其他疾病。因此，要注意防寒保暖。冬春季节，气候变化大，尤其是冷空气到来前后，先日暖身热，汗孔开，人体抵抗力降低，冷空气来时，若受其风雨侵袭，轻者感冒，重者则生大病。所以此时应避免风雨侵袭，注意保暖。

乙肝患者大多胃肠功能较差，夏秋季节，昼热夜凉，空气湿度大，病菌繁殖快，最易患胃肠疾病。尤其是端午，中秋节前后，昼夜温差大，更要注意睡眠腹部的保暖。炎夏时吹风扇要以不受凉为好。乙肝患者要用温水洗澡，洗完后及时穿衣防寒。夏秋季节的洗澡水的温度要适宜，不要洗冷水澡。

卧则血归于肝。肝喜静而恶动。乙肝患者要尽量多休息，尤其要多平躺休息。急性乙肝患者至少要卧床休息 1~2 个月，慢性活动性肝炎在发作期间也要卧床休息一段时间。

慢性迁延性肝炎患者可做轻微的体力劳动，但也要多休息，乙肝病毒携带者的体力劳动要以不疲劳为原则。已婚的乙肝患者要适当节制房事，储精蓄锐以抗病邪。晚上要早休息，最好晚上 8 点半左右上床，最迟不超过晚上 11 点，绝对不要熬夜至天亮。早上宜早起（冬天宜晚起）。

乙肝转为慢性者多，迁延难愈，反复发作，而且属于传染病，需要较长时间的隔离、治疗和恢复，容易加重患者的精神负担。中医关于情志方面有七情之说。其中怒属肝，乙肝患者最容易生怒，久病生郁、生虑。然而，肝喜条达，怒则伤肝，郁、虑易气结，所以乙肝患者要戒怒、戒郁、戒虑。

每天早上可以大笑几声或者吟唱（也可听）几首歌曲，平时多看些笑话、幽默一类的书报、杂志，电视，电影，听些轻松的音乐。要以我一定能战胜病魔的信心和勇气快乐地生活，始终保持舒畅乐观的心情。治疗调养放在心里，但不背思想包袱。

患者的亲属和朋友在必要的隔离的前提下，要积极关心、开导患者，对患者可能变得暴躁、易怒的言行应予以谅解和劝慰。

乙肝患者要适当减少甚至停止体力劳动，但是并不意味着不要适当的体育运动。比如练气功、太极拳，自我按摩或散步等活动，不仅有利于促进食欲、增强体质和抵抗力，而且有利于减轻精神负担。当然，练气功、打太极拳等都应根据自身情况选择适宜的活动并在有经验的老师指导下进行，还应以不疲劳为原则。

中医学对肝病的调养，早有明言：慎起居、节饮食、远房帏、调情志、轻劳作。只要患者能积极调养，乙肝病魔是可以战胜的。[《中华医药报》1996 年 8 月第 61 期（该报现已停刊）]

肝　硬　化

一、概述

肝硬化是各种慢性肝病进展至以肝脏慢性炎症、弥漫性纤维化、假小叶、再生结节增生和肝内外血管增殖为特征的病理阶段。

二、病因

导致肝硬化的病因有 10 余种，但是以乙肝为主，其他有脂肪肝、免疫性肝炎、寄生虫、药物或化学毒物等。

三、临床表现

（1）代偿期：大部分患者无症状或症状较轻，可有腹部不适、乏力、食欲减退、消化不良和腹泻等症状，常于劳累、精神紧张或其他疾病出现。

（2）失代偿期：症状较明显，主要以肝功能减退和门静脉高压两类临床表现。

肝功能减退：消化吸收不良、营养不良、黄疸、出血和贫血、内分泌失调等。

门静脉高压：多属肝内型，常导致食管胃底静脉曲张出血、腹水、脾大、脾功能亢进、肝肾综合征、肝肺综合征等，是肝硬化的主要死因之一。

四、治疗

不管中医还是西医，首先都必须辨明病因，是病毒感染等炎症还是酒精、血吸虫引起的，以便针对病因采取相应治疗措施。酒精引起的主要是戒酒、注意休息和营养，血吸虫引起的必须到专业医院检查治疗。社区医师治疗的主要是病毒感染等炎症引起的肝硬化，而且绝大多数都是在医院检查治疗好转后回家康复治疗的患者。中西医结合治疗见效更快、效果更好。

肝硬化晚期常死于上消化道出血和肝性脑病，所以医师必须慎重接诊，诊治中必须严密观察，并且叮嘱禁忌事项。

1. **中医**　中医治疗主要是疏肝健脾、清热解毒、活血散结，有腹水的加利湿之品，常用疏凿饮子或者五苓散合五皮饮加减，疗程 1~3 个月。

2. **西医**　西医治疗主要是针对病因的抗病毒，护肝，营养支持，对症治疗，有腹水的加利尿剂，或者抽腹水、腹水回输等。抗病毒主要是用恩替卡韦。护肝用促肝细胞生长因子、谷胱甘肽、肌苷等。

营养支持用白蛋白改善低蛋白血症、水溶性维生素防治维生素缺乏，并且注意电解质平衡。

对症治疗：转氨酶升高的用甘利欣，黄疸指数升高的用茵栀黄，腹水的加利尿剂（注意保钾），腹水严重的抽水或者去医院进行腹水回输。

五、阅读摘要

1. **基础理论**　50% 原发性胆汁性肝硬化早期即瘙痒，肝癌肝硬化 45% 见青紫舌，低血钙占 68、4%。

2. **临床经验**

（1）补下启中汤合二金汤加味：熟地黄 120g，枸杞子 30g，山茱萸 20g，炮附子 20g，肉桂 10g，仙茅 12g，龟甲 20g，厚朴 30g，海金沙 30g，鸡内金 12g，土鳖虫 10g，蝼蛄 10g，红参 10g，猪苓 10g，生白术 40g，鳖甲 20g。水煎，每日 1 剂。

（2）二甲土鳖散：醋山甲、醋鳖甲、土鳖虫、炒山药、山楂、莱菔子各 60g，研末，6g/次、日 2 次、兑蜜服。气虚加黄芪，血虚加桑椹，气滞加香附，块坚加棱莪，湿盛加茯苓，热加牡丹皮，1 个月 1 个疗程，坚持 3~12 个月。

（3）臌胀缓急汤：柴胡、当归、郁金、槟榔、枳实各 15g，赤白芍各 25g，茵陈、云苓各 20g，鳖甲、丹参各 30g，桃仁、红花、木香、陈皮、大黄炭、甘草各 10g。水煎服。（孙朝宗方）

（4）难治性腹水：猪茯苓、泽泻、滑石、丹参、黄精、鸡血藤、鳖甲、龟甲各 30g，阿胶 15g，水煎服，并对症治疗，1~3 天消退，8 天均愈。

（5）冬瓜和去内脏的鲤鱼，炖 2~3 小时，吃肉、汤，消腹水好。

（6）消除各类腹水。一斤（500g）红小豆，一斤（500g）以上红鲤鱼 1 条，不见铜铁，不加油盐及调料加水炖熟。喝汤吃鱼，专治各种腹水，包括癌症引发的妇科腹水，第 1 天喝，当天就可以见效。

（7）甘露消毒饮治疗肝腹水好。

（8）肝硬化、腹水效方：猪胆 4 个取汁，混 500g 熟绿豆粉，做丸，绿豆大，每次 6 丸，日 3 次。2 天即见效。

（9）排腹水良效法（严重腹水）：取生大黄 50~100g，煎水后浓缩到 200g 水左右，一次性服下，大便一天 2~3 次内，如有泄泻超过 3 次的要注意了，马上让患者吃稀粥即可停止。

（10）外用，甘遂打成粉，用葱白打碎调匀成饼状贴肚脐上，一般 4 小时内即可排大便。

3. 用药经验

（1）周仲瑛：老鹳草治疗肝硬化好，可回缩软化肿大的肝脏。

（2）祝谌予：治疗肝脾肿大药对合欢皮与白蒺藜。

（3）张志远：黄芪、白术各 50~200g 入方治肝硬化好。家父之门生河北赵文凯治肝硬化腹水，只要脾大，均投入大剂黄芪 50~200g、白术 50~150g，无论酒精性、病毒性，皆有疗效，在老朽学兄中，其经验当推巨擘。根据实际情况，也给予茯苓、猪苓、大腹皮、车前子，绝对不投破利、峻泻药。否则，即加速死亡。

（4）治疗肝腹水的良好药物为黑矾，黄豆大，早晚各 1 次。

（5）芒硝敷于神阙治疗腹水。

（6）桃仁、鳖甲为必用药。鳖甲入方可逆转肝纤维化。

（7）白术 60~120g 消腹水好（15~30g 治慢性肝炎，30~60g 治肝硬化，60~100g 治肝癌）。

（8）蝼蛄必须去头足方有利水之效，牵牛子须醋炒。

（9）只加肉桂，就治好了肝硬化。

（10）卡托普利与呋塞米（速尿）合用有协同效果：卡托普利 25g，日 3 次，1~3 周。

六、调养

肝硬化的调养大体上可以参照乙肝的自我调养，但是也有几点必须注意：

1. 注意饮食　因为肝硬化患者有食管静脉曲张，胃肠功能也不好，所以饮食要细嚼慢吞，吃容易消化的食物，粗糙、坚硬、高纤维素食物最好少吃或者不吃。

肝硬化容易引起低蛋白血症，饮食应该适当增加含高蛋白的食物（肝昏迷者则应该限制）。腹水患者应该减少或者禁止食盐摄入，服利尿剂的注意补钾。

2. 注意休息　早期肝硬化和肝硬化腹水治疗腹水消失者，可以做轻的体力劳动或者运动，但是以不疲劳为原则，晚期肝硬化伴腹水的必须卧床休息。

肝内胆管结石（附：肝外胆管结石）

一、概述

肝内胆管结石又称肝胆管结石，是常见而难治的胆道疾病。

二、病因

主要与胆道感染、胆道寄生虫、胆汁淤滞、胆管解剖变异、营养不良等有关。绝大多数为含有细菌的棕色胆色素结石。

三、临床表现

可多年无症状或仅有上腹部和胸背部胀痛不适，多数为体检查出。并发感染引起胆管炎的会出现寒战发热，引起一侧胆管阻塞、胆汁排泄障碍的会出现黄疸，检查右上腹肋下有压痛。B 超检查可以确诊。

四、治疗

1. **中医**　我曾以为结石乃寒凝所致，所以治疗本病从祛寒散结、利胆着手。

在 2004 年用暖肝煎加吴茱萸、金钱草治疗了 1 例，患者服药 1 个月后复查，结石反而增多了。说明本病不属于寒，或者不仅仅是寒。

后来通过学习和自己摸索、验证，才认识到本病属于瘀热为患，治疗当清热凉血、利胆化瘀，予茵陈蒿汤合血府逐瘀汤加味，比较合拍，疗程 1 个月以上。

并发胆管炎症状较轻的予龙胆泻肝汤加减，疗效 5 天以上，严重的应该及时转医院检查诊治。

中成药：排石、化石可以选择茵栀黄胶囊合血府逐瘀胶囊或者口服液，并发胆管炎的可以口服茵栀黄胶囊加龙胆泻肝丸，疗程与汤药相同。

2. **西医**　无症状的胆管结石可不治疗，仅定期观察、随访即可。症状反复出现的应手术清除结石。

引起感染的，多为大肠杆菌和厌氧菌混合感染。在肝胆内分布浓度较高的是头孢哌酮钠，其次是头孢曲松钠，所以我治疗胆管炎（包括急、慢性胆囊炎）主要是用 0.9% 氯化钠注射液 250ml+ 头孢哌酮钠 4g，或者是头孢曲松钠 4g 合甲硝唑 1g 或者替硝唑 0.8g，疼痛剧烈的加山莨菪碱片或者注射剂，疗程 5 天以上，控制感染效果很好。

头孢类过敏的改用洛美沙星 0.4g 合甲硝唑或者替硝唑（剂量同上）。

五、阅读摘要

（1）威灵仙使胆汁分泌增加，括约肌松弛，对肝管泥沙样结石更好，60g 煎服，治愈率 88%。

（2）肝素可溶石，与胆盐合用更好。

六、调养

1. 注意饮食。禁煎炸烧烤烘焙、油腻、辛辣刺激、冰冻食品，戒酒。并发胆管炎时应该进食清淡、容易消化的食物。

2. 注意防寒保暖，以免抵抗力下降诱发胆管炎。

3. 注意休息，劳逸结合，不要熬夜。

4. 保持好心情，平衡心态，平稳情绪。

附：肝外胆管结石

肝外胆管结石分原发性和继发性两种，原发性结石多为棕色胆色素类结石。形成原因有：胆道感染、胆道梗阻、胆管节段性扩张、胆道异物如蛔虫残体等。继发性结石主要是胆囊结石排进、停留于胆管内，多为胆固醇结石或黑色素结石。

结石停留在胆管内会导致急、慢性胆管炎、全身感染、肝损害、胆源性胰腺炎等。引起胆管炎出现典型的三联征：腹痛、寒战高热和黄疸。

手术治疗为主。

胆囊结石

一、概述

胆囊结石主要为胆固醇结石或以胆固醇为主的混合性结石和黑色素结石。主要见于成年人，女性多于男性，40 岁以上随着年龄增长而增多。

二、病因

任何影响胆固醇与胆汁酸磷脂浓度比例和造成胆汁淤积的因素都能导致结石形成。

三、临床表现

多数无症状，典型症状为胆绞痛或上腹部隐痛、胆囊积液等。部分患者有厌油腻，上腹部饱胀感，右肩背酸胀或隐痛、黄疸等症状、体征。

四、治疗

1. **中医**　中医中有鸡内金能化石之说，我曾经让我的一个胆囊结石亲戚，每天口服鸡内金末 10g，持续 1 个月，后去医院 B 超复查，结果显示结石依然如故，说明鸡内金对胆囊结石是无效的。

其实，胆固醇在中医中属于伤食范畴，所以胆固醇结石当属于气滞食积为患，治疗当以行气消食为主，方选四逆散、茵陈蒿汤加山楂、神曲、莱菔子。1个月为1个疗程，服完1个疗程去医院做B超复查一下，有效果继续服用1个疗程，直至结石消失为止。没有效果则停服，改用其他疗法。

据患者介绍，本市有一个乡村医师用泻下法排出结石，先吃3个炒荷包蛋，再服大柴胡汤加芒硝等泻下，边输液补充液体边剧烈腹泻，对小于胆总管直径的胆囊结石排出效果好。

胆囊结石引起胆囊炎的，治疗仍然可以选用龙胆泻肝汤。

中成药：有人介绍说服熊去氧胆酸片3个月，对胆囊结石有化石效果，但是我也有些口服该药的病例，可惜要不就是疗程不够，要不就是没有回音，所以还没有一例完整验证的病例。

胆囊结石引起胆囊炎症状轻的可以口服消炎利胆片，胆通片等，症状较重的可以口服龙胆泻肝丸，严重的必须去医院检查治疗。

2. **西医**　西医治疗胆囊结石除了手术以外，没有其他办法。并发胆囊炎时，用药同胆管炎。

五、阅读文摘

1. 临床经验

（1）《中医杂志》2011年第13期1156页载：威灵仙60g，先浸4小时，再煎2次分服，第2天即排结石。

（2）木香、枳壳、延胡索、大黄、虎杖各150g，金钱草、溪黄草各300g，栀子120g，藏红花30g。蜜丸，6g/次，日3次，3~15个月均愈。

（3）让胆囊炎、胆结石都消失的五味子：五味子10g，蜂蜜、醋各150ml。（这是一次量）五味子炒黄研末。蜜，醋分别煎沸。［五味子先炒黄（多买点，10g是一次的）再研末，之后，蜂蜜和醋都是单独熬开，放一会儿，快凉了，再混合在一起］冲服五味子末。每日2次（病情轻者每日1次），连服10~20天为1个疗程（急性患者10天，慢性患者20天）。一般服1~2个疗程。炎症、结石都可消失。

（4）排结石法：排石汤+大承气汤，头煎服用时吃1个油煎鸡蛋，1小时后服二煎排石汤，又1小时后肌内注射阿托品，10分钟后服33%硫酸镁溶液40ml即可。

（5）芒硝60g、白矾30g，研末，1~3g/次，日2次，3个月1个疗程，可排石。芒硝10g入方好。

（6）阿托品、利多卡因混合，太冲穴注或胆囊穴注，多迅速止痛。

（7）维生素K肌内注射止痛也好。

2. 用药经验

(1) 郁金 40~70g 入方,安石解痉。

(2) 生大黄 10g 煎服,胆结石绞痛 1 小时后即止。80~100g 入方,溶石排石利胆。

(3) 玉米须治胆结石好。

(4) 芦根可化结石。

(5) 硼砂 3g、火硝 3g,入方好。

(6) 威灵仙、桑枝(桑寄生也可)各 30~60g 治胆结石有良效,加郁金、三七、青皮、芒硝、火硝更好。

(7) 乌药 30g 入方,解痉排石。

(8) 葶苈子 1~6g 研末,入方好。

(9) 牛胆汁治胆囊炎、结石均好。莱菔子阻止结石形成。

(10) 生姜是防结石良药。

六、调养

同肝内胆管结石。

胆道感染(附:胆囊息肉)

一、概述

胆道感染主要是胆囊炎和不同部位的胆管炎,分为急性、亚急性和慢性。

二、病因

胆道感染主要因胆道梗阻、胆汁淤滞造成,胆道结石是导致梗阻的最主要原因,而反复感染可促进结石形成并进一步加重胆道梗阻。

1. 急性胆囊炎 急性胆囊炎包括急性结石性胆囊炎和急性非结石性胆囊炎。

急性结石性胆囊炎主要是结石引起的。

急性非结石性胆囊炎少见,病因仍不清楚,约 70% 的患者伴有动脉粥样硬化。

2. 急性梗阻性化脓性胆囊炎 最常见的病因是肝内胆管结石,其次是胆道寄生虫和胆管狭窄。

3. 慢性胆囊炎 90% 以上的患者有胆囊结石。

三、临床表现

1. **急性胆囊炎**　急性结石性胆囊炎，女性多见。主要症状：上腹痛，多夜间发作，常因饱餐、进食肥腻食物和受寒而诱发。疼痛放射到右肩、肩胛区和背部，常伴恶心、呕吐、厌食、便秘等症状。常有轻、中度发热。体征：10%~20%的患者可出现轻度黄疸。右上腹胆囊区可有压痛。化验有的有白细胞升高，血清丙氨酸转移酶、碱性磷酸酶、血清胆红素等升高。

急性非结石性胆囊炎，多见于老年男性，症状与急性结石性胆囊炎类似，容易误诊。

2. **急性梗阻性化脓性胆囊炎**　青壮年多见，多数患者有反复胆道感染病史和/或胆道手术史。除有急性胆管炎的上腹痛、寒战高热和黄疸三联征外，还有休克、中枢神经系统受抑制表现。发病急骤，病情进展迅速、凶险。

3. **慢性胆囊炎**　多数患者有胆绞痛病史，常在饱餐、进食油腻食物后出现右上腹疼痛，腹胀，厌油腻，恶心、呕吐。有的出现黄疸，墨菲征阳性。

四、治疗

1. **中医**　本病主要是肝郁气滞、湿热为患，所以我常选四逆散合茵陈蒿汤加味治疗。柴胡 6g，枳实、白芍各 10g，栀子、郁金、生地黄各 15g，茵陈 30g，制大黄 6~10g（根据症情确定用量）。急性胆囊炎疗程 5~7 天，慢性胆囊炎上方再加黄芪 30g、枸杞 15g，疗程 30 天，疗效很好。很多慢性胆囊炎患者只要注意忌口和防寒保暖，都很少复发。

急性胆囊炎如果疼痛剧烈、脸色苍白、出冷汗，以及急性梗阻性化脓性胆囊炎，都应及时转医院检查治疗。

2. **西医**　急性结石性胆囊炎和急性非结石性胆囊炎应择期手术。

慢性胆囊炎应行胆囊切除术，不能耐受手术者可选择非手术治疗，包括抗感染治疗，用药同肝内胆管结石。

五、阅读摘要

1. **基础理论**　急性结石性胆囊炎包括胆囊管梗阻和细菌感染：主要为革兰氏阴性杆菌（占 2/3），前 3 位依次为大肠埃希菌、铜绿假单胞菌、肺炎克雷伯菌。14%~75.5% 的患者合并厌氧菌感染，以脆弱拟杆菌为主。

2. **临床经验**

（1）任之堂：胆囊炎原因有三，不按时吃饭，常吃大寒大热食品，熬夜。胆囊炎少吃鸡蛋，胆者中正，冷热均非宜，故当用黄连温胆汤（加龙牡）、小柴胡汤。

（2）简裕光老中医治慢性胆囊炎专方——柴胆牡蛎汤：柴胡、胆草各 10g，牡蛎 30g。加味治疗。

（3）慢性胆囊炎、胰腺炎：金银花 25g，柴胡 15g，水煎服，2 周痊愈 90%。

（4）胆囊炎、背痛胁痛的拍阳陵泉，引肝胆气下行。针之效果好。

3. 用药经验

（1）龙胆能把上腾的胆火降下来。

（2）威灵仙善治疗慢性胆囊炎，其法为每日取威灵仙 30g，水煎，分 2 次服。10 日为 1 个疗程。经随访，多数患者于治疗后半年内未见复发。

（3）蒲公英 30~80g 入方好，麦芽疏肝利胆。

（4）胆囊炎久发不愈，阳虚者加少量附片效果好。

（5）剧痛者，柴胡（急性者宜 18g）、枳实宜 20g 以上。白芍 30g 入方更好。

（6）大肠埃希菌和肺炎克雷伯菌对第 3、第 4 代头孢的耐药率分别为 56.6% 和 31.1%，对氟喹诺酮类的耐药率分别为 64.6% 和 29.2%，铜绿假单胞菌对亚胺培南、头孢哌酮钠舒巴坦钠的耐药率分别为 28.7% 和 19.8%。推荐使用含 β 内酰胺酶抑制剂的复合制剂，如头孢哌酮钠舒巴坦钠、哌拉西林钠舒巴坦钠。疗程 3~5 天。

（7）头孢曲松钠 40% 随胆汁排泄，头孢哌酮钠 70% 随胆汁排泄。

（8）止痛：阿托品、山莨菪碱、硝酸甘油、氯丙嗪或异丙嗪，25~50mg，肌内注射或静脉滴注。维生素 K 120mg/ 次，肌内注射或静脉滴注。维生素 K 38mg/ 次，日 2 次，肌内注射。

（9）胆痉挛痛忌用吗丁啉。

六、调养

同肝内胆管结石。

胆绞痛的挑治方法

临川县高坪公社饶山医疗站饶军福报道，其方法是令患者仰卧，坦露上，中腹正中线及其左右处，寻找丘疹样突起（小如针尖或大如直别头针的，灰白或暗红或青紫或淡红色的挑治点，少的有三四个，多的可达 10 余个，分散在上、中腹而其他急腹症则没有）。挑治应先从腹中线开始，并选择较大的，然后挑两边的。挑治时，以烧酒消毒挑治点，术者以左拇指、示指夹起挑治点周围的肌肉令其露出指外，右手持 4~5 号缝衣针从挑治点根部横刺并透出针尖 1 分许，略挑起，轻轻向上抖动针三四次以加强刺激，抖毕，放开右手，持消毒过的剪子或小刀正对疹点中间割开见针，乃出针，棉蘸烧酒涂搽，即挑完 1 个。然后以同法由大到小逐个挑治，直至全部挑完。随着挑治的继续，疼痛便会渐渐缓解。

注意事项：①应与痣、毛囊炎、血管痣等相鉴别；②针刺应从挑治点根部进针，切勿刺得太深，要因人因痛施行刺激强度（即痛剧重抖针，痛轻轻抖针），以免引起不必要的痛苦或晕厥，并注意消毒；③挑治后1周内禁食生冷、辛辣、肥腻等发物，注意保暖；④孕妇慎用。（原载于《江西中医药》杂志）

附：胆囊息肉

胆囊息肉又称胆囊黏膜隆起性病变，有良性、恶性之分，但是良性居多，只有胆囊腺瘤性息肉属于癌前病变，与胆囊癌变有关。本病病因与慢性胆囊炎、胆囊结石和胆固醇代谢紊乱有关。多在B超检查时发现。

阅读摘要：

（1）薏苡仁120g、柴胡、川椒、木香、炙甘草各10g，青皮、陈皮、枳实、延胡索、郁金各15g，丹参、炙鳖甲各20g，黄连6g。水煎服，1个月1个疗程，治各种息肉，治愈率90.8%。

（2）仙方活命饮合四逆散，治之均愈。加威灵仙、乌梅更好。

（3）各种息肉：乌梅1 500g（醋浸焙干）、僵蚕500g、炮山甲30g，蜜丸，9g/（丸·次），日3次，均愈。

胆道蛔虫病

一、概述

由于饥饿、胃酸降低或驱虫不当等因素，蛔虫可钻入胆道引起一系列临床症状，称胆道蛔虫病。我们这里俗称虫钻胆。随着饮食习惯和卫生设施的改善，肠道蛔虫病的减少，使本病的发病率明显下降。

现在因为市售蔬菜很少有人施用人粪，所以城市里连蛔虫都难得一见，更不用说胆道蛔虫症了。但是在农村，一些农民种菜还是会施用人粪的，所以就难免感染蛔虫，当然也难免有胆道蛔虫症患者。

阅读摘要

（1）小柴胡汤加大黄6g，水煎服。

（2）乌梅丸加大黄，水煎服。

（3）大黄100g，水煎服，1小时内止痛，3剂愈。

为给农村的基层医师备用，特将20世纪90年代写的一篇文章录于此，供参考。

二、“胆蛔合剂”治疗胆道蛔虫症60例疗效观察

胆道蛔虫症（简称“胆蛔”）是一种常见病，也是容易复发的多发病。笔者

经常目睹患者受其剧烈疼痛的煎熬，遂刻求古训，根据虫遇辛则伏、遇苦则安、遇酸则退之意，自拟“胆蛔合剂”治疗该病，取得了较为满意的疗效。自1982年起至今治疗的60例病例报告如下：

1. **临床资料**　本组60例，其中男29例，女31例(其中妊娠超过30周龄者4例)。年龄最大者52岁，最小者2岁。病程最长者2天，最短者1小时。合并感染者(伴恶寒发热等感染症状体征)6例，复发者6例。

2. **治疗方法**　“胆蛔合剂”仿“乌梅丸”意，由驱蛔剂、酸味剂、辛味剂、苦味剂的西药片剂(含左旋咪唑、维生素C、654-2等)组成。给药方法为就诊时即服1次，呕吐者如果呕吐出药物应及时补服，第2天仍未愈者重复给服1次。同时配合对症治疗：痛剧者予以解痉剂，呕吐剧烈者予止吐剂，合并感染者予抗生素，脱水严重者予补液，黄疸者予利尿剂、泻下剂。

3. **疗效标准**　①痊愈：服药1~2次后，疼痛停止，其他症状也随之消失，B超检查显示胆道无蛔虫或死亡的虫体；②无效：服药1~2次后，疼痛未减轻，或症状减轻，B超检查显示胆道或胆囊内仍有蛔虫(或死亡的虫体)。

4. **治疗结果**　60例中，服“胆蛔合剂”1次，半小时后即疼痛逐渐减轻，并且从此病愈者49例，服药2天痊愈者有10例，无效1例(服2次后虽然疼痛减轻，但因B超检查显示虫体死亡在胆囊内引起感染，而改用其他方法治愈)。治愈率达98.33%。

5. **讨论**　“胆蛔合剂”是笔者于1980年创制的治疗胆道蛔虫症的方剂。复发者重复给药同样有效。可以说只要患者能够服下，不吐掉药物，绝大多数患者服用1~2次后即可痛止而愈。对妊娠龄期大于30周的患者使用也是安全的(小于30周龄的未试用过)。同时，该方适当加些泻下剂对治疗蛔虫肠梗阻也有较好的效果。本方成本低廉，取材配制服用方便，可为患者节省较多费用，效果又快又好，深受患者的欢迎。所以我把它作为治疗“胆蛔”和“肠蛔”的专方，20多年来一直用于临床。

本病发病后，最好每年应该驱虫1次。并且少吃油腻、冰冻食物。

本文曾经发表在医学杂志上，现供参考。

第五节　胰腺炎

急性胰腺炎

一、概述

急性胰腺炎是多种病因导致胰腺组织自身消化所致的胰腺水肿、出血及坏死等炎症性损伤。

二、病因

胆道感染和胆石症是主要病因，其次有饮酒、胰管阻塞、十二指肠降段疾病、手术与创伤、过度进食、代谢障碍、药物、感染及全身炎症反应等。

三、临床表现

以急性上腹痛及血清淀粉酶和脂肪酶水平升高为特点。

急性腹痛是绝大多数患者的首发症状，多位于中左上腹甚至全腹，有的向背部放射。初期可伴有恶心，呕吐、轻度发热。

体征：中上腹压痛，肠鸣音减少，轻度脱水貌。

多数患者病情轻、预后好，少数可伴发多器官功能障碍及胰腺局部并发症，死亡率高。

四、治疗

本病病情较凶险，基层医疗机构既无此检查设备，也不可能有此治疗药物，所以一般都是转到医院检查治疗，因此只有在阅读摘要中介绍一下，供读者参考。

五、阅读摘要

1. 临床经验

（1）柴胡、大黄、生甘草各10~15g，红藤、白芍各30~50g，水煎服，3~5天均愈。

（2）大黄、芒硝各9g，枳实12g，山楂15g，红藤、败酱各30g，水煎服，极效。

（3）大柴胡汤加徐长卿15g，水煎服，效果好。

（4）中坚汤12剂治愈胰腺炎：白芍30g，甘草10g，半夏12g，茯苓15g，生姜3g，大枣3枚。上药水煎服，早、晚各服1次。（引自“偏方治大病”）

（5）清热解郁汤治急性胰腺炎13例全部治愈：川楝子、胡黄连、生大黄（后下）、白芍、栀子各10g，柴胡15g，玄明粉、木香各6g。每天1剂，水煎服。（引自：陕西中药“单方偏方精选”）

（6）大黄30~45g，水煎服，并对症治疗，急性者1~2天止痛，3~5天治愈。

（7）番泻叶5g/次，泡服，均愈，并治胆囊炎。

2. 用药经验

（1）栀子治之有良效。

（2）5-氟尿嘧啶（5-FU）入5%葡萄糖注射液500ml、静脉滴注、日1次，西咪替丁 0.6g 入 5% 葡萄糖注射液 250ml、静脉滴注，46 小时内止痛，3~7 天均愈。

（3）心痛定（硝苯地平）20mg、日 3 次，并输液、抗感染，3~5 天均止痛。

（4）消炎痛（吲哚美辛）25mg、日 3 次，并输液 2 000~3 000ml/d、禁食，效果好。

（5）水肿型以山莨菪碱 1~3mg/kg、总剂量 180~190mg，并治坏死型，效果好。

六、调养

1. 注意饮食。忌酒，忌油腻，忌暴饮暴食，忌冰冻食品。
2. 防寒保暖、劳逸结合，均参见相关章节。
3. 积极治疗原发病，消除诱发因素。

慢性胰腺炎

一、概述

慢性胰腺炎是由于各种原因导致的胰腺局部或弥漫性的慢性进展性炎症，伴随胰腺内外分泌功能的不可逆损害。

二、病因

通常需要一个急性胰腺炎的前哨事件启动炎症过程。

危险因素首为酒精，其他有各种胆胰管疾病、B 组柯萨奇病毒、高钙血症、营养因素，以及遗传和自身免疫性因素等。

三、临床表现

炎症可局部于胰腺小叶，也可累及整个胰腺。表现为反复发作性或持续性腹痛、腹泻或脂肪泻，消瘦、黄疸、腹部包块和糖尿病。

四、治疗

本病应在医院检查、治疗，所以不赘述。

五、阅读摘要

无。

六、调养

参照急性胰腺炎的调养。

第六节　肛门疾病

痔

一、概述

俗话说:十人九痔。可见痔疮之多。痔是直肠下端的肛垫出现了病理性肥大。内痔是由肛垫的支持结构、静脉丛及动静脉吻合支发生病理性改变,导致肛垫充血增生肥大移位而形成的。外痔是齿状线远侧皮下静脉丛的病理扩张或结缔组织增生形成的。混合痔是内痔通过丰富的静脉丛吻合支和相应部位的相互融合成的。

二、病因

久坐、久立,嗜食辛辣刺激性食物、肛周感染、便秘以及妊娠等因素有关。目前主要有肛垫下移学说和静脉曲张学说。

三、临床表现

内痔主要为出血和脱出,一般分3度。外痔主要是肛门不适、潮湿不洁,有时瘙痒。混合痔为内、外痔的症状同时存在。

肛门视诊和指诊可诊断。

四、治疗

应遵循3个原则:①无症状的无须治疗;②有症状的重在减轻或消除症状,而非根治;③以非手术治疗为主。

1. 中医　脱出、下坠皆属于气虚,血管扩张、血栓形成则属于血瘀,所以我治疗痔疮常从气虚血瘀论治,选用补中益气汤合下瘀血汤或者血府逐瘀汤加减治疗,并且嘱咐患者注意饮食,控制症状效果很好。

我还曾经用自配的百灵丸塞鼻,治疗鼻窦炎却意外地迅速控制了痔疮的瘙痒、胀痛症状。

针灸百会,或者长强穴位注射维生素 B_1,也有较好效果。

中成药:我常用补中益丸合丹七片或者血府逐瘀胶囊,三七化痔丸、痔康片也可以选用。

外用万通消糜栓塞肛内，有较好的效果。外痔可以涂马应龙痔疮膏。

2. 西医　我常用5%葡萄糖注射液250ml+参麦注射液30ml和丹参注射液250ml，痔疮充血、水肿合并感染者加一组抗生素，静脉滴注，疗程3~5天，效果不错。

五、阅读摘要

1. 临床经验

（1）王幸福：补中益气汤合乙字汤，出血加卷柏，胀痛加薤白，7~10剂愈。

（2）处方：柴胡12g，当归15g，升麻6g，生甘草6g，酒大黄4g，生槐花15g，生地榆15g，黄芩9g。磨成颗粒剂冲服。一般服四五袋基本治愈。

（3）蒲公英50~100g，金钱草50g，水煎服，1~3剂即消。

（4）硫黄94g，加热熔化，大枣12枚入内成炭，研末，分12份，晨饭前服1份，病程1~2年的服完即可愈，3~5年的服2料，6年以上的服3~4料。

（5）简易方：生大黄100g，川黄连100g，穿山甲100g，上等血竭30g。将上述中药打粉装胶囊。每次5粒，每日3次。专治各种轻中度内外痔疮，1个月1个疗程。疗效可靠。

（6）痔疮效方：清凉油2小盒，云南白药胶囊1粒，调匀涂于患处，一日2次。维生素K_3 2片，环丙沙星2片，每日3次，当天止痛止血。（效验良方）

（7）治痔疮我有个偏方效果很好：干生姜片磨成粉，把里面的丝除去（否则扎人），用香油调成糊状，抹在痔疮处，最好用卫生巾或保鲜膜之类的兜住，否则干了后往下掉。一天可以两三次，效果非常快，不用1周基本好了。

（8）艾绒30g，全蝎1~2条，入艾绒中，点燃，放入痰盂中，熏痔疮，日1次，3次1个疗程，1~3个疗程痔核枯死。

（9）针灸

1）龈交挑刺，腰部、委中区寻瘀刺络拔罐。治疗完之后，立马感觉全身轻松，疼痛全消。外痔服用补中益气丸1周，以巩固疗效。

2）针孔最，症状立减。

3）针承山，效果好。

（10）早晚提肛运动99次，长期坚持。

2. 用药经验

（1）地龙末，每次服3g，日2次，效果好。加地龙白糖液外涂更好。

（2）无花果食之有良效。

（3）槐角确为痔疮外用好药。

六、调养

1. 注意饮食。多吃蔬菜、水果，多喝水，少吃或不吃辛辣刺激性食物，戒酒。

2. 不久坐、不久站。

3. 养成定时大便的习惯。

4. 每天早、晚睡觉时俯卧，各做提肛运动 99 次，对肛肠疾病都有无病可防、有病可愈的防治效果。

直肠肛管周围脓肿

一、概述

直肠肛管周围脓肿是指直肠周围软组织或其周围间隙发生的急性化脓感染，并形成脓肿。脓肿破溃或切开引流后常形成肛瘘。

二、病因

绝大部分由肛腺感染引起，也可以继发于肛周皮肤感染、损伤、肛裂、内痔、药物注射、骶尾骨骨髓炎等。

三、临床表现

主要有肛周脓肿、坐骨肛管间隙脓肿、骨盆直肠间隙脓肿、肛管括约肌间脓肿等类型。

患处有肿块、疼痛甚至剧烈疼痛，压痛，发热甚至高热。肛门口有脓液流出。

指诊可触摸到肿块。

B 超检查基本上可以确诊，高位的可以做 CT 检查确诊。

四、治疗

初发、低位的可以先药物治疗 5~7 天，如果治疗不愈甚至病情加重的就必须手术了。

1. **中医**　按疖痈论治，宜清热解毒、活血散结，方选葛根芩连汤合薏苡附子败酱散加味治疗：葛根、黄芩、枳壳各 15g，制黑附片 10g（先煎 1 小时），黄连 8g，玄参、败酱、蒲公英、薏苡仁、红藤、黄芪各 30g。每日 1 剂，水煎服，疗程 5~7 天。也可以配合中药贴敷患处。

中药贴敷：蚤休、五倍子、大黄、芒硝、冰片，每日一换，连续贴敷 5~7 天。

2. **西医**　选择一种对革兰氏阴性杆菌有效的抗生素加抗厌氧菌药物口服或者输液，如第三代头孢类加甲硝唑或者替硝唑、奥硝唑。

还可以用温水坐浴，局部理疗，口服缓泻剂以减轻排便时疼痛。

药物治疗效果不好的，则须手术治疗。

五、阅读摘要

（1）地榆四两（120g），生甘草、金银花各一两（30g），白芷三钱（9g），皂角刺二钱半（7.5g），水煎服。或加穿山甲。

（2）黄连上清片 + 补中益气丸，并治便秘、痔疮，效果好。

六、调养

由于本病患者都有肠道菌群失调和免疫力下降的倾向，所以患者在用抗生素治疗其他疾病之后要注意补充有益菌群，免疫力下降的要加强体育锻炼。其余参见痔疮的调养。

肛　　裂

一、概述

肛裂是齿状线下肛管皮肤层裂伤后形成的小溃疡。多见于青中年人。肛裂有急性、慢性之分。

二、病因

长期便秘、粪便干结引起排便时机械性创伤是多数肛裂的直接原因，腹泻也是重要原因之一。

三、临床表现

主要是疼痛、便秘和出血。

四、治疗

发病时排便后用云南白药末抹患处，有迅速止血、止痛、止裂作用。马应龙痔疮膏涂抹也有较好的效果。

慢性的反复发作、出血多、瘢痕多的宜手术治疗。

五、阅读摘要

（1）云南白药调凡士林或猪油，涂之即愈。

（2）白及 200g，蜂蜜 50g，调涂，日 2 次。

（3）金霉素眼膏涂抹效果好。

（4）红霉素软膏，可卡因粉 0.5g，混涂，日 3 次，便前后各 1 次，1 周 1 个疗程，均愈。

六、调养

参照痔疮的调养。不要过度用力排便。

直肠脱垂

一、概述

直肠脱垂，俗称脱肛，是直肠壁部分或全层向下移位。多见于儿童和老年人，所以列入内科。

二、病因

与解剖因素如营养不良、年老体弱等，腹压增加如慢性咳嗽、长期便秘、腹泻、排尿困难、前列腺疾病等，以及痔疮等因素有关。

三、临床表现

直肠黏膜自肛门脱出。

四、治疗

1. **中医**　本病系阳气虚弱，不能收摄所致。在积极去除病因后，治疗宜益阳升气，方选补中益气汤合桂附地黄汤加减。

中成药：可以购买补中益气丸和桂附地黄丸服用，疗程 1 个月以上。儿童患者属于自限性疾病，5 岁以前多自愈，故以非手术治疗为主。

2. **西医**　老年患者如果服药无效，可以选择手术治疗。

五、阅读摘要

（1）补中益气汤加益智仁、补骨脂好。或者加桔梗、葛根、赤石脂、北五味、鹿角胶、巴戟天各 10g，均愈。

（2）黄芪 120g、防风 3g，水煎服，奇效。黄芪从气分固脱，山茱萸从阴分固脱，但用量宜大，30~50g 均可。

（3）菝葜 90~120g，金樱子根 60~90g，水煎分 3 次服，1~5 天均愈。

（4）黑木耳水煎服，有良效。

（5）蚤休醋调敷，日 3 次，均愈。

（6）清凉油合马应龙痔疮膏，涂之尤效。

（7）五倍子、煅龙骨末，扑肛门上。或五倍子 30~60g，煎水先熏后洗浸，蘸末塞之，1~7 次均愈，无复发。

（8）乌梅肉 5 个焙干研末，配冰片、香油调涂，均愈。

（9）蝉蜕末，香油调涂，4 次即愈。

（10）长强穴位注射维生素 B_1 2ml（向尾骨方位呈 30° 角刺入，上、下午各 1 次，5~10 天均愈。

六、调养

参照痔疮的调养，同时积极治疗原发病。

第三章 血液循环系统疾病

第一节 心脏病

冠心病

一、概述

冠心病，也称缺血性心脏病，是冠状动脉粥样硬化性心脏病的简称；是冠状动脉（冠脉）发生粥样硬化引起管腔狭窄或闭塞，导致心肌缺血缺氧或坏死而引起的心脏病。本病是成人因心脏病死亡的主要原因。

二、病因

我国近 30 年来冠心病发病率呈明显上升趋势，发病年龄也越来越年轻化。高血压、高血脂、糖尿病，吸烟、过量饮酒，缺乏运动，年龄，以及幽门螺杆菌、巨细胞病毒、肺炎支原体感染等等，是本病致病的危险因素。

三、临床表现

主要病变是冠状动脉内膜脂质沉着、局部结缔组织增生、纤维化或钙化，形成粥样硬化斑块。

管腔狭窄轻者可不出现症状，病变严重者冠状动脉血流量可减低到仅能满足静息时心肌需要的氧量。当体力劳动、情绪激动等情况下，心肌需氧量增加就可引起或加重心肌血氧供给不足，出现心绞痛等症状。

冠状动脉发生长时间痉挛或急性阻塞，血管腔内形成血栓，使部分心肌发生严重、持久的缺血，可以造成局部心肌梗死。急性心肌梗死可引起严重心律失常、心源性休克、心力衰竭或心室壁破裂。

心肌长期缺血缺氧，引起心肌广泛变性和纤维化，导致心脏扩张。表现为以心功能不全的综合征，称缺血性心肌病，预后较差。

由于病理解剖和病理生理变化的不同，冠心病有 5 个类型：①隐匿型或无症状性冠心病；②心绞痛；③心肌梗死；④缺血性心肌病；⑤猝死。

根据发病特点和治疗原则不同又分为 2 类：

1. **慢性冠脉疾病**　也称慢性心肌缺血综合征，包括稳定型心绞痛、缺血性心肌病和隐匿型冠心病等。

2. **急性冠状动脉综合征**　包括不稳定型心绞痛、非 ST 段抬高型心肌梗死和 ST 段抬高型心肌梗死。

主要症状：胸痛，往往因体力活动或者情绪激动而诱发，突发性心前区绞痛，或者压榨痛、憋闷感，有的放射到左肩、臂、手指，甚至放散到颈部，下颌，牙齿，腹部。还有的仅表现为心悸、心前区不适，乏力，甚至恶心、呕吐、腹痛、腹泻等消化道症状。老年人和糖尿病患者可能没有疼痛。安静状态下或晚上发作的，多为冠状动脉痉挛所致。约有 1/3 的首次发作患者为猝死，必须重视。

体检：患者听诊可有心音减弱，心包摩擦音。心电图诊断简便、准确。冠状动脉造影为诊断金标准。

四、治疗

1. 中医

（1）中医为什么能治疗高血压、高血脂、糖尿病、痛风、冠心病等代谢综合征？

人们的生活水平提高了，患高血压、高血脂、糖尿病、痛风、冠心病的人越来越多了。这些病在西医里面叫代谢综合征，中医里面我把这些病叫伤食病。

临床上，这些病的患者常常会半信半疑地问：中医治疗这些病的原理是什么？能不能根治？相信很多网友也有这种疑问。回答这些疑问，我常常用水土流失、河道淤塞来形容，而中医治疗这些病就是采用植树造林、清理河道的方法。绿化搞好了，泥沙清除了，河道畅通了，这些病便根治了。当然，根据荒漠、河道淤塞的程度不同，绿化、清理的时间也长短不一。

而西医治疗这些病也有清理河道的方法，比如他汀类降胆固醇，贝特类降甘油三酯，别嘌醇促进尿酸排泄，二甲双胍降血糖等等。但是更多的是加高河堤的方法，尤其是在治疗高血压方面。试想，不搞绿化，不清理河道，加高河堤，总有加不上去或者决堤的时候。所以西医说这些患者要终生服药。

这就是这些病中医治本，西医治标的形象说法。（2014 年 10 月 13 日于深圳）

（2）参附瓜蒌汤为主治疗冠心病引起的窦性心动过缓的体会

冠心病引起的窦性心动过缓，临床上属于常见病，也是慢性疑难病。我常用参附瓜蒌汤为主治疗，均取得满意效果。现将治疗体会报告如下，供同道参考。

窦性心动过缓是指每分钟慢于60次的窦性心率。一般来讲,此种心动过缓分为功能性和器质性(病理性)两种。一些健康老年人在休息和睡眠时可出现,通常无临床症状,称之为功能性的。器质性窦性心动过缓,常见的病因是冠心病。冠心病引起的窦性心动过缓,心率在50~60次/min时患者多无症状,在50次/min以下时心排血量锐减,所以患者可出现精神不安、头晕、血压下降等症状。西医认为,冠心病患者出现窦性心动过缓必须进行特殊治疗,主要是针对冠心病本身进行治疗,通常服用硝酸盐类药物及钙通道阻滞剂、血管紧张素转换酶抑制剂(ACEI,如卡托普利等)、调节血脂和抗血小板聚集药物等。

中医治疗这种病,是比较有效的。我从气阴两虚、痰瘀论治,常用参附瓜蒌汤为主治疗,均取得了满意的效果。参附瓜蒌汤由参麦饮、丹参饮、四逆汤和瓜蒌薤白桂枝汤四方组成。并加补肾的枸杞子益元阳以鼓心阳,黄芪补元气以助心气,枳实行气消痞,甘松醒脾化浊加快心率,牡蛎镇静以除心悸。

兹举1例:

江某,女,82岁。2015年3月23日就诊。胸闷、心悸5天。头昏、两下肢水肿已半个月。有轻度唇绀,两踝关节可以看见明显水肿,按压有凹陷。心率54次/min,有期前收缩,血压140/90mmHg。舌质暗红、苔薄白、边有齿痕,脉硬、结、大。有冠心病引起的窦性心动过缓反复发作病史。每次发作均在医院住院,用参麦,血塞通等药物输液治疗1周以上,间隔2~3个月后又复发。患者经介绍决定选择中药治疗。处方:全瓜蒌、丹参、黄芪、茯苓各30g,麦冬、北五味、薤白、桂枝、甘松、白芍、枸杞子、牡蛎各15g,枳实10g,红参、制黑附片、干姜、炙甘草各6g。10剂,水煎服。

4月2日二诊:患者胸闷、心悸、头昏症状均大减,两下肢水肿也消退很多。其后原方随症适当调整部分药物,共服50剂。各种症状均消失,至今未复发。

本方去甘松、桂枝、干姜,加苦参10g或黄连6g,也治疗冠心病引起的心动过速。

中成药:发作时舌下含服速效救心丸或丹参滴丸10丸,以及麝香保心丸等都有缓解作用。

本病出现心衰时,用5%葡萄糖注射液250ml+参麦注射液30ml,5%葡萄糖注射液250ml+血塞通0.4g或者丹参注射液250ml,输液5~7天,可以较快地纠正心衰、缓解神疲乏力症状。但是要注意药物过敏。

不输液的,也可以用保心宁或者精芪双参胶囊合血塞通滴丸或者丹参片口服,类似药物还有复方血栓通胶囊、通心络、地奥心血康等。

2. **西医**　发作时舌下含服硝酸甘油,平时口服硝酸异山梨酯防治心绞痛,抗心绞痛并且纠正心律失常的美托洛尔(倍他乐克)、比索洛尔等,抗血栓的肠溶阿司匹林或者氯吡格雷等,调脂药物如阿托伐他汀、瑞舒伐他汀。

药物治疗效果不好的，须到医院诊治。

五、阅读摘要

1. 基础理论

（1）《灵枢·邪气脏腑病形》：愁忧恐惧则伤心。

（2）《灵枢·百病始生》：忧思伤心。

（3）《金匮要略·胸痹心痛短气病脉证治》：夫脉当取太过不及，阳微阴弦，即胸痹而痛。所以然者，责其极虚也。今阳虚，知在上焦，所以胸痹、心痛者，以其阴弦故也。

（4）冠状动脉病变支数越多，舌底脉络越长、颜色越深、迂曲程度越重，反之则越轻。[谢晓柳，安冬青，汪建萍．冠心病患者舌底脉络征象与冠状动脉粥样硬化的相关性．中医杂志，2016，57（3）：241-244.]

（5）《难经·十四难》：损其心者，调其营卫。

（6）阮士怡国医大师从“脉中积”理论治疗冠心病冠状动脉粥样硬化，病程分痰浊积聚、瘀阻脉络、热毒蕴结 3 个阶段，治疗分别以化痰散结、逐瘀散结、清热散结之法。

（7）西安保济堂支康旗教授：心脑血管病的病机是正虚痰瘀，疼痛为主的为痰瘀之实，宜活血化瘀祛痰行气为主，兼益气补肾。短气为主的为正虚，宜益气补肾为主，兼活血化瘀祛痰行气。

2. 临床经验

（1）胸痹之为病，喘息咳唾，胸背痛，短气，寸口脉沉而迟，关上小紧数，栝蒌薤白白酒汤主之。

（2）胸痹不得卧，心痛彻背者，栝蒌薤白半夏汤主之。

（3）胸痹心中痞气，气结在胸，胸满，胁下逆抢心，枳实薤白桂枝汤主之；人参汤也主之。

（4）胸痹，胸中气塞、短气，茯苓杏仁甘草汤主之；桔枳姜汤亦主之。

（5）胸痹缓急者，薏苡附子散主之。

（6）心中痞，诸逆心悬痛，桂枝生姜枳实汤主之。

（7）心痛彻背，背痛彻心，乌头赤石脂丸主之。

（8）《千金翼》炙甘草汤（一云复脉汤）：治虚劳不足，汗出而闷，脉结悸，行动如常，不出百日，危急者十一日死。（煎药要放黄酒，生地黄 60g 以上，效果好）

（9）翁维良：我治疗心血管病喜用养心安神药，因为心主血、藏神，临床应用在益气活血、养阴活血、开窍活血等诸法中加用安神养心药，无论是对于冠心病、心律失常还是对于心力衰竭、高血压的治疗，都明显增强了疗效。我经常选用养心安神的药物如酸枣仁、五味子、柏子仁、首乌藤、珍珠母等。

（10）对症治疗

1）双和散治疗冠心病心绞痛（蒲辅周经验方）。

2）心绞痛针刺鸠尾立止。

3）王幸福治期前收缩专病效方——平抑方：黄芪 150g，生地黄 120g，桂枝、甘草各 12g，甘松 15g。水煎服。

4）归脾汤治疗心悸好。

5）心动过速，其效甚著：地锦草 6~10g，仙鹤草 10~15g。

3. 用药经验

（1）心苦缓，急食酸以收之。

（2）心欲耎，急食咸以耎之，用咸补之，甘泻之。

（3）善治各种冠心病：阿胶、仙鹤草合人参、五味子。

（4）苦参治心律不齐。

（5）张瑞用黄连 20~25g 治疗室上性心动过速效果好。

（6）小檗碱（黄连素）有较强的正性肌力作用，增加冠脉流量，保护心肌缺血，缩小心肌梗死面积，降低心肌耗氧量，又可抗心律失常和降压，治疗心血管病有良效，特别能止心悸。

（7）红景天味甘涩、色红气香，活血又补心脾肾、通心窍，一味可抵丹参、石菖蒲、灵芝 3 味药。无器质性病变重丹参，有器质性病变重三七。

（8）冠心病心绞痛，以胸闷憋气为主症：佛手、香橼，屡用应验。

（9）美国最新研究表明：火麻仁对心脏细胞有修复作用。通肠更润通心血管。

4. 调养 谷味苦，先走心。

心病者，宜食麦、羊肉、杏、薤。

心病禁咸。

心色赤，宜食酸，犬肉、麻、李、韭，皆酸。

六、调养

1. 注意饮食 适当多喝水，多吃蔬菜、水果。根据血压、血糖、血脂、血黏度情况注意饮食。控制血糖，调脂，防血小板聚集。低盐低脂，少吃煎炸、烧烤、烘焙、油腻、冷品，戒烟限酒。控制体重。

2. 劳逸结合 轻度劳动或者运动，不过量、不疲劳。注意休息，保证充足的睡眠。

3. 防寒保暖 受寒容易降低人的抵抗力、使血压升高和血管痉挛，从而诱发冠心病心绞痛，所以患者要注意防寒保暖。

4. 情绪稳定 情绪激动是诱发心绞痛的重要因素，因此切忌大悲大喜。

心　肌　炎

一、概述

心肌炎是心肌的炎症性疾病。

二、病因

最常见病因为病毒感染，柯萨奇B组病毒（占30%~50%）、细小病毒B19、人疱疹病毒6型、孤儿病毒、脊髓灰质炎病毒等为常见病毒。此外，人类腺病毒、流感、风疹、单纯疱疹、脑炎、肝炎（A、B、C型）病毒以及EB病毒、巨细胞病毒和人类免疫缺陷病毒等都能引起心肌炎。

细菌、真菌、螺旋体、立克次体、原虫、蠕虫等感染者少见。非感染性病因包括药物、毒物、放射、结缔组织病、血管炎、巨细胞心肌炎、结节病等。

三、临床表现

起病急缓不定，少数呈暴发性导致急性泵衰竭或猝死。病程多有自限性，但也可进展为扩张型心肌病。本文重点谈病毒性心肌炎。

临床表现视病变广泛程度和部位而不同，轻者无症状，严重的可见心力衰竭、心源性休克和猝死。多数患者发病前1~3周，有病毒感染前驱症状，如发热、全身倦怠、肌肉酸痛，或恶心、呕吐等。随后出现心悸、胸痛、呼吸困难、水肿，甚至晕厥、猝死。但绝大部分是以心律失常为主诉或首见症状。

体征：心律失常，以房性与室性期前收缩及房室传导阻滞最为多见，心率可增快且与体温不相称。可听到第三、第四心音或奔马律，部分患者心尖部可闻及收缩期吹风样杂音。

四、治疗

1. **中医**　我以易寒汤为主治疗，上呼吸道感染引起的加表热汤；肠道感染引起的加葛根芩连汤，黄芪30g以上；心悸加龙骨、牡蛎各15~30g，丹参30g；心动过速加黄连6g。疗程2个月以上。患者服用后，体质增强了，很少或者不感冒了，就不会复发了。

中成药：呼吸道感染引起的用玉屏风散合银翘散口服，肠道病毒感染引起的用玉屏风散合炎可宁片。

2. **西医**　无特异性治疗。

轻者，可输液：5%葡萄糖注射液250ml+黄芪注射液20ml（或参麦注射液30ml），丹参注射液250ml，5%葡萄糖注射液250ml+清开灵20ml，肠道病毒感染引起的去清开灵组，加 5% 葡萄糖注射液 400ml+ 炎琥宁 400mg，疗程 10 天以上。对急性期效果较好。

严重的须转医院检查治疗。

五、阅读文摘

（1）任之堂：小儿单纯性心肌炎，黄芪 500g，分 3 天煎服，即汗出而愈。

（2）任之堂：大剂量黄芪入方好。引民间专方：枇杷叶 50g，石菖蒲、槟榔、丹参各 15g。并且治皮肤病好。

六、调养

参照感冒的调养。出现器质性损伤的，应该避免剧烈运动或者重体力劳动。心功能不全的，应该限盐、限水摄入。

心力衰竭

一、概述

心力衰竭，简称心衰，是各种心脏结构或功能性疾病导致心室充盈和 / 或射血功能受损，心排出血量不能满足机体组织代谢需要，以肺循环和 / 或体循环淤血，器官、组织血液灌注不足为临床表现的一组综合征。

心力衰竭包括左心衰竭、右心衰竭和全心衰竭。根据心衰发生的时间、速度、严重程度可分为慢性心衰和急性心衰。

二、病因

1. 基本病因

（1）心肌损害：包括原发性心肌损害如冠状动脉疾病导致缺血性心肌损害的心肌梗死、慢性心肌缺血，炎症和免疫性心肌损害的心肌炎、扩张性心肌病及遗传性心肌病等。

继发性心肌损害如内分泌代谢性疾病的糖尿病、甲状腺疾病，系统性浸润性疾病的心肌淀粉样变性、结缔组织病、心脏毒性药物等并发的心肌损害。

（2）心脏负荷过重：包括压力负荷（前负荷）过重，如高血压、主动脉瓣狭窄、肺动脉高压、肺动脉瓣狭窄等左右心室收缩射血阻力增加的疾病。

容量负荷（后负荷）过重，见于心脏瓣膜关闭不全及左、右心或动、静脉分流性先天性心血管病，伴有全身循环血量增多的疾病如慢性贫血、甲亢等。

（3）心室前负荷不足：如二尖瓣狭窄、缩窄性心包炎等，引起体、肺循环淤血。

2. **诱因**

(1) 感染:呼吸道感染最常见,感染性心内膜炎也不少见。

(2) 心律失常:心房颤动最常见。

(3) 血容量增加:如钠摄入过多,静脉输液过多、过快等。

(4) 过度体力消耗或情绪激动:如妊娠后期及分娩过程、暴怒等。

(5) 治疗不当:如不恰当地停用利尿药或降血压药等。

(6) 原有心脏病加重或并发其他疾病:如冠心病并发心肌梗死等。

三、临床表现

1. **急性心衰**　突发严重呼吸困难,呼吸频率常达 30~50 次 /min,强迫坐位,面色灰白、发绀、大汗、烦躁,同时频繁咳嗽,咳粉红色泡沫痰。极重者因脑缺氧而神志模糊,心源性休克。

听诊两肺满布湿性啰音和哮鸣音,心尖部第一心音减弱,率快等。

2. **慢性心衰**　左心衰竭最常见,尤其是左心衰竭后继发性右心衰竭而致的全心衰竭。

(1) 左心衰竭:以肺循环淤血及心排血量降低为主要表现:不同程度的呼吸困难,咳嗽、咳痰、咯血,常夜间发生,坐、立位减轻。

乏力、疲倦、运动耐量降低、头晕、心慌等器官、组织灌注不足及代偿性心率加快所致。

少尿、尿素氮、肌酐升高并可有肾功能不全的相应症状。

体征:听诊肺部湿性啰音,心脏扩大并有杂音。

(2) 右心衰竭:以体循环淤血为主要表现。

胃肠肝淤血引起的腹胀、食欲缺乏、恶心、呕吐等,劳力性呼吸困难。

体征:水肿、颈静脉怒张、肝大、心脏扩大和听诊有杂音。

(3) 全心衰竭:主要表现为左心衰竭的症状、体征。

四、治疗

病因治疗:包括对所有可能导致心脏功能受损的常见疾病如高血压、冠心病、糖尿病、代谢综合征等进行有效治疗。对常见的诱因如感染、特别是呼吸道感染,应积极地抗感染治疗。

1. **中医**　治疗肺心病,我常以易寒汤合葶苈大枣泻肺汤加金荞麦、鱼腥草、桃仁,并随人随病随症加减治疗。疗程:第 1 年阴历六月、七月、八月,连续服用 3 个月。以后每年三伏天服 1 个月,再连服 2 年。配合三伏灸和醋姜食疗,疗效更好。

对冠心病引起的心衰治疗,见冠心病的治疗。

2. 西医　转医院检查、治疗。

五、阅读摘要

1. 临床经验　吴雄志解读真武汤：治疗收缩期心衰加葶苈大枣泻肺汤（加入玉竹 30g）好，舒张期心衰宜用鸡鸣散。桂枝增加心率，附子加强心肌收缩力，腰痛为附子指征，加红参补心气。

2. 用药经验

（1）复心阳则需加大桂枝用量，从 10g 开始递增至 24~30g。

（2）五加皮入方，治心衰好。

（3）强心的中草药：附子、人参、黄芪、三七、川芎、桂枝、山楂、陈皮、炙甘草、麦冬、生姜、灵芝、吴茱萸、骨碎补、制首乌、补骨脂、葛根、酸枣仁、白蒺藜、女贞子、玉竹、山茱萸、柴胡、桑寄生、益智仁、紫草、牛黄、泽兰、南沙参、北沙参、细辛、枳实、茯苓、麻黄、诃子、连翘、马齿苋、大黄、木瓜、木通、铃兰、蟾酥、夹竹桃、福寿草、万年青、罗布麻根、刺五加、北五加皮、白头翁、苦参、络石藤、葶苈子、麝香、鹿茸、五味子、灵芝、仙茅、生地黄、熟地黄、玄参、苏木、莲子心、仙鹤草、夏枯草、浮萍、鹿衔草、枳实、青皮、乌药。

加速心率的中草药：麻黄、麝香、人造麝香、鹿茸、附子、洋金花、茶叶。

减慢心率的中草药：北豆根、红花、制首乌、沙苑子、菟丝子、蒲黄、丹参、益母草、全蝎、山楂、淫羊藿、罗布麻、黄连、苦参、升麻、香附、蝉蜕、苍耳子、大青叶、徐长卿、丁香、梧桐叶、柏子仁、制附子、当归、灵芝、玉竹、罗布麻根、石斛、卤碱、竹凌霄、瞿麦。

六、调养

参照冠心病和感冒的调养。戒烟。水肿的，须低钠饮食。

第二节　原发性高血压　低血压

原发性高血压

一、概述

高血压是以体循环动脉血压升高为主要临床表现的心血管综合征，可分为原发性和继发性两种。原发性高血压又称高血压病，是心脑血管疾病最重要的危险因素，可损伤心、脑、肾等重要脏器的结构和功能，最终导致其功能衰竭。

高血压是一种世界性的常见疾病，全世界人群高血压的患病率高达10%~20%。我国的患病率约为12%，知晓率30.2%，治疗率24.7%，控制率仅6.1%。

高血压判定标准 《中国高血压防治指南（2024年修订版）》根据诊室血压、家庭血压和动态血压以及患者服药情况，对高血压的定义如下：在未使用降压药的情况下，非同日3次规范化测量诊室血压≥140/90mmHg；或连续5~7天规范化测量家庭血压≥135/85mmHg；或24小时动态血压≥130/80mmHg，白天血压≥135/85mmHg，夜间血压≥120/70mmHg。

根据诊室血压升高水平，将高血压分为1级、2级和3级（表3-1）。

表3-1 基于诊室血压的血压分类和高血压分级 单位：mmHg

分类	收缩压		舒张压
正常血压	<120	和	<80
正常高值	120~139	和/或	80~89
高血压	≥140	和/或	≥90
1级高血压（轻度）	140~159	和/或	90~99
2级高血压（中度）	160~179	和/或	100~109
3级高血压（重度）	≥180	和/或	≥110
单纯收缩期高血压	≥140	和	<90
单纯舒张期高血压	<140	和	≥90

注：当收缩压和舒张压分属于不同级别时，以较高的分级为准。

二、病因

高血压是遗传和环境因素交互作用的结果。

发病机制有神经递质浓度与活性异常、肾脏机制、激素机制、大小动脉血管结构和功能变化、胰岛素抵抗等有关。

三、临床表现

高血压只有少数患者有头疼、头晕、乏力、记忆力减退、视力模糊、心跳加快、夜尿增多等表现。多数患者无特殊症状，主要是损害血管分布集中且多呈直角分支的心、脑、肾三大器官。

对心脏的损害主要是长期增加心脏的负荷，使心肌耗氧增加，导致心肌细胞代偿性肥大渐至左心室舒张功能下降，甚至急性左心衰竭，促进冠心病、心肌梗死、心律失常等心脏病的发生。

在脑血管方面的并发症主要是脑血栓形成和脑出血(缺血性和出血性中风)。

在肾脏方面的并发症是导致肾小球功能受损,致内分泌系统失衡形成恶性循环,重者致急慢性肾功能不全,甚至尿毒症。

四、治疗

1. **防控** 高血压防控的目的既是降低血压,更是由此减少心脑肾血管的发病率和死亡率。防控方面主要有:

(1) 控制体重:成人的标准体重(千克)=(身高 −100)×0.9;儿童的标准体重(千克)= 年龄 ×2+8,超出标准 20% 的即为肥胖。肥胖与高血压的发病率呈正相关。控制体重的措施是限制过量饮食和增加运动量。

(2) 限盐:盐摄入和高血压的患病率也呈正相关。世界卫生组织建议每日适宜的盐摄入量为 3~5g(其实人每日需盐量仅为 0.5g)。在限盐的同时增加钾的摄入量效果更好。

(3) 限酒:长期大量饮酒可使血压升高,每日饮入酒精大于 78g 的人高血压患病率明显增多。正常人每日饮入酒精不超过 30g,高血压患者不超过 20g 为宜。

(4) 保持合理的脂肪结构:即总热量宜控制在 25% 以下,饱和脂肪酸(主要是动物脂肪)供热比应控制在 7% 以下,胆固醇应该控制在 300mg/d 以下。

(5) 补充对血压有保护的营养品:指增加钾的摄入量,如多食含钾较多的油菜、菠菜、香菜、木耳、香菇等,每日钾的摄入量以 3~4g 为宜。钙和血压呈负相关,所以应多食含钙丰富的食物为绿色蔬菜、豆制品、奶类。镁和血压也呈负相关,含镁丰富的食物也是绿叶蔬菜类,每日摄入镁的量以 0.3g 为宜。动物蛋白和血压也呈负相关,应多吃鱼蛋白、豆类,羊肉等食物。提倡每日喝牛奶 250g,每周食鸡蛋应少于 4 个,尤其是少吃蛋黄,最好不饮酒或每日饮酒量少于 20g,不吸烟。

(6) 运动控制:高血压属于慢性病,有的患者需要终生服药,目前所有的降压药均有副作用,所以非药物治疗,尤其是运动控制具有自然易行和费用少的优点,更受患者的欢迎,目前已成为治疗轻型高血压的首选疗法之一。

轻型高血压可选用快步行走、慢速跑步和骑自行车等。中度高血压应用中等运动量的降压操、太极拳、慢跑等。重度高血压可以做气功锻炼和肢体按摩活动等。运动的方式可视情选用散步、慢跑、气功、爬山等。

散步运动几乎对所有的高血压患者都适用,即使是伴有心、肾、脑并发症的人也能收到很好的治疗效果。慢跑运动对高血压 1 期、2 期的患者及正常高值高血压的人，尤其是中青年患者有肯定的效果，对于有心、脑、肾并发症及年龄过大的高血压患者则不宜。

慢跑的方式可根据病情的轻重、血压的高低、体格的好坏、耐力的大小而采用快慢不同的速度，也可以慢跑和散布交替进行。以不喘粗气、不觉难受、不感头昏、能够耐受来掌握运动速度和距离。

气功有镇静、放松、降低血压等效果，爬山后可以使舒张压下降10~20mmHg，应从登楼梯开始，逐渐增大运动量，但是速度要慢，并且以先散步后爬山为宜。此外，太极拳、医疗体操、严密监控下的游泳也有一定的降低血压的效果。

小贴士

运动量一般按心率计算，最大心率计算为 170– 年龄，运动后的心率应不超过最大心率，或以活动后 3~5 分钟恢复到正常心率，运动后的疲劳在 1~2 小时内消除为宜。运动可每周 3 次，每次 1 小时，长期坚持。

运动中要注意记得避免长时间静止站立、过度低头用力、不要闭气或做强度太大快速剧烈的运动。运动要循序渐进，如果运动后有头晕、胸闷、气短、不想吃东西、睡眠不好、疲乏等现象，可能是运动过量，要注意减轻强度。严重的应及时到医院诊查，以免发生意外。

2. **药物治疗**　通过饮食和运动防治，高血压仍然无法降至正常，就应该借助于药物治疗。药物治疗包括中药治疗和西药治疗。

（1）中医：我认为高血压的病机为肾气虚弱，外寒内热，兼食积或痰浊、瘀滞所为，所以常用桂附地黄汤合葛根汤、三草汤加减治之。黄芪、夏枯草、益母草、茯苓、丹参、生杜仲、莱菔子各 30g，葛根、桂枝、熟地黄、泽泻、龙胆、牡丹皮各 15g，白芍 10g，麻黄、制黑附片、干姜各 6g，并随症加减，每日 1 剂，水煎服。疗程：第 1 年 3 个月，以后每年服 1 个月，连续 2 年巩固。

中成药：复方罗布麻片、珍菊降压片对一级高血压有一定的效果。

另外，介绍一些较好的简便验方，供参考：

食醋 500ml 浸花生仁 500g，20 天后晾干，每晚睡前嚼服 3~4 粒，半个月血压正常后，每晚服 2 粒。对动脉硬化、降醇、降脂也有效果。

每日用槐花 20g，煎服，30 天为 1 个疗程，有效率达 94.4%。

每日用香蕉果皮 30~60g 水煎后代茶饮。

鲜桑树根，每日 200g，煎水代茶饮，可使血管软化，50 天左右多数可以见效，有效率达 97.5%，治愈率达 75%。

（2）西医：西药治疗见效快、使用方便，但往往都有不同程度的副作用，因此，西药治疗应该作为最后的选择。治疗高血压的西药有利尿剂，α、β受体阻滞剂，钙通道阻滞剂和血管紧张转换酶抑制剂或拮抗剂等五大类。但是临床上主要选择利尿剂（如氢氯噻嗪）、钙通道阻滞剂（主要用长效的，如氨氯地平）和血管紧张素转换酶抑制剂（如卡托普利）或拮抗剂（如沙坦类）。年龄大的老年人、收缩高、心率偏慢的，选氨氯地平为好。青壮年、舒张压高为主、心率偏快的，选血管紧张素转换酶抑制剂或拮抗剂和β受体阻滞剂美托洛尔为好。2~3级高血压者加氢氯噻嗪和小剂量阿司匹林疗效更好。

需要提醒的是：高血压患者应该每周测量1~3次血压。（原载于2001年11月14日、2001年11月28日、2001年12月5日《抚州广播电视报》，编入本书后稍作修改）

五、阅读摘要

1. 理论基础

（1）“高压高”的原因在于动脉血管被“挤压”，低压高在于静脉血管的“瘀堵”。

（2）任之堂：收缩压高属阳，为心火上炎、肝阳上亢为主。舒张压高属阴，为血管内积浊太多、食积痰饮瘀血寒滞脉络所致。

（3）高血压早期多兼有滑脉、紧脉，中期及重度高血压患者可兼细涩脉，沉脉多见于较肥胖的高血压患者。当然，这些脉象不是固定不变的，它可因个体差异及病情演变而发生变化，也可能还兼有一些其他的脉象。

（4）高血压的脉，多数又见脉形洪大，但如果是由于脉管硬化的，必然兼见很显著的弦脉。故脉象又洪大又弦。

（5）血瘀是高血压的突出病因与病理基础，贯穿于疾病始终。清肝平肝养肝与活血化瘀是重要的治疗方法。

（6）作用机制：阻断肾素 - 血管紧张素 - 醛固酮（RAAS）系统（如桂皮酚和玫瑰提取物），抑制交感神经活动（如钩藤），改善血管内皮功能，改善心血管重构、预防靶器官损害（如黄芪），改善胰岛素抵抗（如人参）等。钩藤、杜仲、天麻、人参都有多种作用。[刘金涛，张腾．中医药防治高血压病作用机制及优势述评．中医杂志，2015，56（1）：77-82.]

（7）曹惕寅：治高血压唯求一通！肥人痰多在于湿，瘦人痰多在于火！治疗高血压，不仅要留意气火，还顾及痰浊！在辨证论治时务在求通，通指通调气机！此论乃大法也。

（8）老年高血压以活血滋养肝肾、平肝潜阳、益气为主，中青年以平肝潜阳、清热泻火、活血、化痰降浊为主。

2. **临床经验**

（1）刘文峰在临证治疗中，创立了治疗高血压的基本方——芩菊降压汤。方中黄芩、野菊花、夏枯草清泻肝火，钩藤清热平肝，石决明、龙骨、牡蛎平肝滋阴潜阳，白蒺藜平抑肝阳，川芎、益母草、地龙活血化瘀、通达气血，杜仲、益母草补肝肾之阴以潜阳。全方针对高血压的病机选方组药，体现了清泻肝火、平肝潜阳、活血化瘀的治疗原则，在临床中取得了很好的疗效。

（2）颜德馨用理气活血法治疗顽固性高血压，以血府逐瘀汤为基础：当归9g，生地黄12g，川芎9g，赤芍9g，红花9g，桃仁9g，柴胡6g，枳壳4.5g，桔梗4.5g，牛膝9g，清炙甘草3g。兼肝阳勃动者，加羚羊角、石决明、钩藤、山栀平肝潜阳；肾精不足者，加杞菊地黄丸或紫河车、龟甲、鳖甲、龙骨、牡蛎等填补髓海；痰浊内蕴者，加天麻、半夏、白术、陈皮等化痰祛浊。经用上法，顽固性病例不但能有效控制血压在正常范围内，而且疗效稳定，持续时间长，对一些兼并症同时收到良好效果，如冠心病、肾动脉硬化、眼底动脉硬化等。

（3）翁维良：老年人高血压的治疗，天麻钩藤饮是一个比较好的方子。尤其是老年人，低压低，症状很多，血压降下来很难受，用天麻钩藤饮滋肾阴可有调节血压的作用。用中药可以把低压升起来，如人参、太子参、北沙参、黄芪，对于气虚的老年人，疗效非常好。

（4）张志远：桂枝合益母草入方通阳利尿降原方性高血压好。张志远方：山楂40g，桂枝15g，益母草20g，水煎服好。

（5）刘绍武降压汤：黄芪50g，苏子30g，茺蔚子30g，夏枯草30g，黄芩15g，红花15g，槐花15g，车前子30g，牡蛎30g，川椒5g。

（6）胡希恕常用大柴胡汤（或三黄泻心汤）合桂枝茯苓丸加生石膏治疗，可速降血压。

（7）寒凝汤：麻黄附子细辛汤合止痉散化裁。麻黄10g，炮附子10~15g（先煎1小时以上），全蝎10g，蜈蚣5~8条，细辛6g。［林燕，张明泉，张琳琳，等．李士懋辨治寒凝证高血压病经验．中医杂志，2017，58（8）：644-646.］

（8）火盛类：靶方如大黄黄连泻心汤、大柴胡汤，靶药如夏枯草30~120g，钩藤、黄芩各15~30g。水盛类：靶方如当归芍药散、五苓散、真武汤，靶药如茯苓60~240g、泽泻15~30g、茺蔚子15~45g（脉压差小之靶药）。寒凝类：靶方如葛根汤，靶药如葛根30~120g，独活、天麻各15~30g。肝肾亏虚：靶方如独活寄生汤、天麻钩藤饮，靶药如牛膝30~120g（脉压差大之靶药），炒杜仲、天麻各15~30g。［杨映映，李青伟，魏秀秀，等．“四型分类”辨治高血压病．中医杂志，2019，60（7）：562-567.］

（9）三草降压汤治疗顽固性高血压：龙胆草20g，益母草30g，夏枯草35g，银杏叶20g，罗布麻15g。水煎服，一日分2次服用。曾治疗一血压

230/110mmHg 患者，几乎用遍了西药降压药无效。结果用本方 3 剂后，血压降至 160/90mmHg，继续服用后血压正常。

（10）天津石学敏认为，针刺人迎可以升压，也可以降压，配合太冲、足三里、合谷、曲池，效果显著。

3. 用药经验

（1）桑寄生、杜仲有利尿作用，五味子有钙拮抗作用，淫羊藿有 β 受体阻滞剂作用。肾阴不足证高血压，用六味地黄丸加天麻 15g、钩藤 30g，效果好。肾阳虚，用右归丸治疗好。［王阶，段练．补肾法治疗高血压病伴糖脂代谢异常探讨．中医杂志，2016，57（24）：2097-2100.］

（2）焦氏治疗高血压，对顽固的头痛、偏头痛，常在辨证论治的应证方剂内，加用一些荆芥或芥穗（病情较轻者用荆芥，重者用芥穗），往往取得良效。

（3）肝郁内结、肺气失宣，故史大卓常加柴胡、桑叶、菊花、羌活、防风，陈亦人常用葛根、防风、桑叶、薄荷、紫菀、杏仁、旋覆花，李士懋更喜欢用桑叶、菊花、全蝎、蜈蚣。

（4）增液汤降低压最好，生石膏清热平肝息风降高压好。

（5）蜈蚣的主要成分为动物蛋白，高温煎煮会破坏有效成分，有扩张血管、解除血管痉挛、降低血黏度、改善微循环的作用，对原发性高血压有效。（《中医杂志》2016 年第 1 期 177 页）

（6）刺蒺藜降血压、利尿、降血脂、抗动脉硬化，改善心肌梗死后心脏功能。（《中医杂志》2016 年第 11 期 957 页）

（7）桑寄生 30g 利尿最好，又强心补肝肾。

（8）重用玄参 60g，快速有效地治疗阴虚型高血压。

（9）钩藤 50~100g 入方降血压好。茺蔚子活血利水入方也好（瞳孔散大忌服，妊娠慎用）。

低　血　压

一、概述

收缩压 / 舒张压低于 90/60mmHg 的即为低血压。

二、病因

按病因分类有生理性低血压和病理性低血压，按起病形式分类有急性低血压和慢性低血压。

病理性低血压包括原发性低血压（体质性低血压）和继发性低血压，继发性低血压为继发于其他疾病之后发生的低血压，原发病治愈后，血压自然就上升了。

原发性低血压（亦称体质性低血压）多见于情绪不稳，体质瘦弱的老年人、女性，因心肌缺血、心肌张力减弱，血管壁弹性降低所致，有头晕、心跳、乏力的感觉。

继发性低血压常继发于急性失血如胃出血、休克、心脏病发作、慢性贫血、脑动脉硬化、中风等病症中。慢性消耗性疾病及营养不良也可引起继发性低血压，如结核病，慢性肝病，肾病，重症糖尿病等。

体位性低血压（亦称直立性低血压）常见于体弱之人，自主神经调节功能差以及使用某些药物（如降压药、冬眠灵等）引起的。

内分泌功能失调所致的低血压常由于低钠、血容量减少、心搏减少等引起。

排尿性低血压多因夜间膀胱胀满后突然排空，使腹腔压力骤减，静脉随之扩张。

三、临床表现

因为血压低，影响远端血液供氧。

病情轻的，症状可有头晕、头痛、食欲不振、疲劳、脸色苍白、消化不良、晕车船等；严重症状包括直立性眩晕、四肢冷、心悸、呼吸困难、共济失调、发音含糊、甚至昏厥、需长期卧床。

四、治疗

1. **中医**　多气虚血少，或者阳虚，治宜益气养血、回阳，方用补中益气汤合桂附地黄汤加减比较好：黄芪、党参（红参更好）、桂枝、熟地黄、山茱萸、茯苓、炙甘草各 15g，当归、阿胶（烊化兑服）、白术各 10g，陈皮、制黑附片各 6g，升麻、柴胡各 3g。每日 1 剂，水煎服，疗程 1 个月以上，效果很好。

中成药：宜补中益气丸合桂附地黄丸、阿胶补血口服液，连服 1 个月以上。

2. **西医**　主要通过饮食和运动调治。

五、阅读摘要

1. **理论基础**　轻者气虚，重者血虚、阳虚。

2. **临床经验**

（1）《杏林薪传》：黄芪 30g，当归 15g，枳实 60g，附子 15g，干姜 15g，甘草 10g，五味子 10g。水煎服，可迅速升压。

（2）经验方：党参、黄精各 30g，炙甘草 10g。水煎服，3~5 剂即愈。

（3）生脉散加味或桂枝汤加肉桂，4 剂即升压。

（4）黄芪、北五味、甘草各12g，水煎服。

（5）桂枝、肉桂各10g，甘草、北五味各6g，水煎服，极好。

（6）西洋参5g，桂枝15g、制附片12g，甘草10g。水煎服，20~30天可愈，不易复发。

（7）甘草、北五味子各6~12g，茯苓15g。水煎服，3~10剂可愈。

（8）刺五加片、脑灵素服15天，即好，不易复发。

（9）双侧内关各注射当归注射液1ml，日1次，20天以后均愈。

（10）中指2~3节靠小指侧为低血压区。

六、调养

1. 注意饮食　适当多喝水，菜中稍加点用盐量，少吃苦寒、利水、降压的食物如苦瓜、冬瓜、海带等。

2. 活动有度　适当加强运动，少下蹲，不上高架、高空作业。

3. 防寒保暖。

第三节　外周血管疾病

血栓性疾病

一、概述

血栓形成是指在一定条件下，血液有形成分在血管内多数为小血管）形成栓子，造成血管部分或完全堵塞、相应部位血供或血液回流障碍的病理过程。按血栓组成成分可分为血小板血栓、红细胞血栓、纤维蛋白血栓、混合血栓等。按血管类型可分为动脉血栓、静脉血栓和微血管血栓。

血栓栓塞是血栓由形成部位脱落，在随血流移动的过程中部分或全部堵塞某些血管，引起相应组织、器官缺血、缺氧、坏死（动脉血栓）及淤血、水肿（静脉血栓）的病理过程。

以上两种病理过程所引起的疾病，称血栓性疾病。

二、病因

分遗传性因素和获得性因素，血管壁损伤、血液成分的改变和血液流变学异常三要素是近年来对血栓形成机制研究的新认识。

三、临床表现

易栓性，多与遗传性或恶性肿瘤、肾病综合征等因素有关。

不同类型的血栓形成特点

1. **静脉血栓**　最多见，常见于深静脉如腘静脉、股静脉等。表现为局部肿胀、疼痛，远端水肿、胀痛、皮肤颜色改变，甚至引起相关脏器功能障碍，如肺栓塞。

2. **动脉血栓**　多见于冠状动脉、脑动脉、肠系膜动脉及肢体动脉等。表现为突然发病，可有局部剧烈疼痛，如心绞痛、腹痛、肢体剧烈疼痛等。相关部位缺血、缺氧所致的器官、组织结构及功能异常，如心肌梗死、心力衰竭、心源性休克、心律失常、意识障碍及偏瘫等。血栓脱落引起的脑栓塞、肾栓塞、肺栓塞等相关症状和体征。供血组织缺血性坏死引发的临床表现，如发热等。

3. **微血管血栓**　缺乏特异性。

四、治疗

首先应去除血栓形成诱因，治疗基础疾病，如防治动脉粥样硬化，控制糖尿病、感染，治疗肿瘤等。

严重的，须到医院检查治疗。

1. **中医**　主要是活血化瘀，方用血府逐瘀汤，疗程 1 个月以上。

中成药：可选用血府逐瘀胶囊或口服液、丹七片、活血止痛胶囊，疗程同上。

2. **西医**　静脉血栓抗凝首选肝素。动脉血栓需持续抗血小板治疗，用阿司匹林、氯吡格雷等。

可以使用活血化瘀的中药注射液，如血塞通、丹参、川芎、红花等静脉输液，疗程 7 天以上。

五、阅读摘要

（1）岳美中老中医之法，变换计量。取生山药与生水蛭 1∶1 比例，打粉灌胶囊，每次服 4g，每日 3 次；治疗卵巢囊肿、下肢静脉曲张、血栓性静脉炎，取水蛭和地龙，按 4∶1 比例灌胶囊，每次服 3g，每日 2 次；对于严重的血栓性静脉炎，有感染迹象，常配合活络效灵丹合五味消毒饮加减，效佳。

（2）血栓静脉炎：方中加含雄激素药如鹿角胶效果好，其他伤口修复也一样。

六、调养

1. 适当加强运动，促进血液循环。

2. 适当多喝水，少吃寒性、冰冻食物，防寒保暖。

下肢慢性静脉功能不全

一、概述

下肢慢性静脉功能不全是一组由静脉逆流引起的病症。主要包括原发性下肢静脉曲张和原发性下肢深静脉瓣膜功能不全，后者须到医院检查才能确诊，所以本文只谈原发性下肢静脉曲张。

二、病因

静脉壁软弱、静脉瓣膜缺陷及浅静脉内压升高，是引起浅静脉曲张的主要原因。静脉壁薄弱和静脉瓣膜缺陷，与遗传因素有关。长期站立、重体力劳动、妊娠、慢性咳嗽、习惯性便秘等因素，使瓣膜承受过度压力，逐渐松弛，不能紧密关闭。

由于离心越远的静脉承受的静脉压越高，因此曲张的静脉在小腿远比大腿明显。

三、临床表现

原发性下肢静脉曲张以左下肢大隐静脉曲张多见，但双侧下肢可先后发病。

表现为下肢浅静脉扩张、迂曲、下肢沉重、乏力感。可出现踝部轻度肿胀和皮肤色素沉着、皮炎、湿疹、皮下脂质硬化和溃疡形成。

四、治疗

1. **中医**　我主要从气虚血瘀论治，宜补中益气汤合补阳还五汤加减治疗，疗程 1 个月以上。

中成药：用补中益气丸合丹七片或者活血止痛胶囊，疗程 1 个月以上。

2. **西医**　主要为手术治疗。

五、阅读摘要

（1）下肢深静脉瓣膜功能不全：刘建设从阳虚寒凝、湿热、浊毒、瘀血着手，用阳和汤合四妙勇安汤为主方治疗好。（《中医杂志》2016 年第 11 期 916 页）

（2）红花、生麻黄、白花蛇舌草、艾叶、透骨草各等份，水煎泡脚半小时以上，每天 1 次，冬天可以 2 天换 1 剂药。

（3）大黄泡脚效果好。

六、调养

1. 避免久立、久坐、久蹲、久卧，肥胖者和妇女妊娠期尤其要注意，坐位时抬高下肢。穿弹力袜子。

2. 注意保护患肢，避免受伤引起感染。

第四节　血液系统疾病

缺铁性贫血

一、概述

当机体对铁的需求与供给失衡，导致体内贮存铁耗尽，继之红细胞内铁缺乏，最终引起缺铁性贫血。

二、病因

铁是红细胞生成的重要物质，铁摄入不足如婴幼儿辅食添加不足、青少年偏食等，需要量增加如孕妇，吸收不良如胃肠道疾病，转运障碍如无转铁蛋白血症、肝病、慢性炎症，丢失过多如妇女月经量增多、痔疮出血等各种失血，利用障碍如铁粒幼细胞贫血、铅中毒、慢性病性贫血等。

三、临床表现

1. **缺铁原发病表现**　如消化性溃疡、肿瘤、痔疮导致的黑便、血便、腹部不适；肠道寄生虫感染导致的腹痛或大便性状改变；妇女月经过多；肿瘤性疾病的消瘦；血管内溶血的血红蛋白尿等。

2. **贫血表现**　乏力、易倦、头晕、头痛、眼花、耳鸣、心悸、气短、食欲缺乏等；有的有面色苍白、心率增快。

3. **组织缺铁表现**　精神行为异常，如烦躁、易怒、注意力不集中、异食癖；体力、耐力下降；易感染；儿童生长发育迟缓、智力低下；口腔炎、舌炎、口角皲裂、吞咽困难；毛发干枯、脱落；皮肤干燥、皱缩；指（趾）甲缺乏光泽等。

四、治疗

1. **中医**　脾胃为生化之源，所以积极治疗原发病的同时，宜健脾胃为主，可选归脾丸、益血生、驴胶补血颗粒等口服，疗程 6~9 个月。

2. **西医**　针对病因治疗：尽可能去除导致缺铁的病因。

补铁治疗。有有机铁和无机铁两类，有机铁有右旋糖酐铁、葡萄糖酸亚铁、山梨醇铁、富马酸亚铁等；无机铁以硫酸亚铁为代表。无机铁的不良反应较有机铁明显。

首选口服铁剂，服用后一般2个月左右恢复正常，铁剂治疗应在血红蛋白恢复正常后至少持续4~6个月，以补足贮存铁。

五、阅读摘要

（1）治疗贫血的有良效的偏方

配方：仙鹤草50g，大枣10粒。

用法：将3碗水煲至1碗水，每日服1次，连服7日，便可治愈。

（2）贫血：紫河车瓦片上焙干研末，3g/次，日3次，有良效。

六、调养

1. 积极治疗原发病，去除铁吸收或者丢失的病因。

2. 食疗。用铁锅炒菜。适当多吃含铁食物，如动物血、动物肝脏、蛋黄类、黑木耳、菠菜、大枣等。

再生障碍性贫血

一、概述

再生障碍性贫血，简称再障，是一种可能由多种病因和机制引起的脊髓造血功能衰竭症。

二、病因

可能与病毒感染、化学因素、长期接触X射线和镭及放射线核素等因素有关，引起造血干细胞缺陷、造血微环境异常、免疫异常，诱发本病。

三、临床表现

重型：起病急，进展快，病情重。少数可由非重型进展而来。主要表现为进行性加重的贫血；感染：以呼吸道感染常见，感染菌以革兰氏阴性杆菌、金黄色葡萄球菌和真菌为主，常合并败血症；均有不同程度的皮肤、黏膜及内脏出血。

非重型：慢性贫血、较易控制的感染、出血倾向较轻。

四、治疗

1. **中医**　主要是解表清里凉血、健脾益肾补血。急性发热期方用葛根汤合表热汤、四君子汤加鹿角胶、阿胶、龟甲胶，并随症加减治疗，疗程 7 天以上。慢性期上述方药去葛根汤、用桂枝汤，疗程 3 个月以上。

2. **西医**　转上级医院检查治疗。

五、阅读摘要

1. 基础理论

（1）治脾对本病治疗具有决定作用，不仅在于脾具有统全身血液和化生气血之功能，还在于补肾亦往往有赖于脾健运才能生效。

（2）详辨脉舌：再生障碍性贫血的患者，其脉象和舌象对判断预后、了解病势进退有较大意义。作者通过长期临床摸索，观察到：病情缓解时，以芤脉最为常见，表明血虚气少，不能充盈血脉。但当病情恶化，症状严重时，则可转呈为洪脉、滑脉、或按之硬如弓弦。一般而言，病情变化，往往先现于脉，且似有一定规律性，虚脉演变为实症之脉，多示预后不佳，一旦症情缓解，脉象即呈沉、细或涩。血液病危急脉候，以牢脉、躁动脉多见。

舌象：舌质由淡转红，表明病势好转，红细胞计数上升，舌质紫，多示出血。舌质红绛无苔，预后较差，舌胖淡边有齿痕，治疗易于见效。应注意的是，再生障碍性贫血患者刚伸舌时，舌质色泽常为红色，时间一长，则渐变白色，故诊察时，须令其伸舌在外，稍作停留，以免误断。另外，当厚腻苔出现于再生障碍性贫血或其他血液病患者时，单用六曲、谷芽、藿香之类导滞燥湿药不易奏效，应加配苍术与四君子汤等健脾运胃之药。

（3）急性期止血抗感染，缓解期健脾温肾。

（4）再生障碍性贫血主要采用补血、退热、止血三法。本病以贫血为本，感染出血为标，而临床治疗中，后者常可成为主要矛盾。一般来说，治疗须分清主次、标本、缓急，稳定期以治本（贫血）为主，活动期以治标（感染、出血）为主。

（5）贫血虽属血虚，亦宜参合活血化瘀之品，因“瘀血不去，新血不生”，活血通瘀，以促新血滋生。临床上，一般可在上药中酌加活血化瘀药物，或以上方法治之罔效时改用活血化瘀法，常能收到奇功。如用桃红四物汤加丹参、虎杖、升麻等治疗多例再生障碍性贫血，均取得满意疗效。

2. 临床经验

（1）野菊花根、马兰根、枸骨根、茅根各 30g，大枣 3 枚，猪瘦肉 30g，煎煮汁，服肉、汤。2~3 个月均愈。忌食蒜、鹅、羊肉。

（2）鸡血藤 30g，生黄芪 30g，黄精 15g，黄芩 15g，仙鹤草 30g，淫羊藿 15g，仙茅 30g。主治：各种类型贫血，如再生障碍性贫血、缺铁性贫血、溶血性贫血。各种因脾肾亏虚导致的出血，石韦升血象、防伤肾。（王氏中医）

（3）恢复过程：血红蛋白→白细胞→血小板。

3. 用药经验

（1）再生障碍性贫血的治疗中，阳虚易治，阴虚难疗，临床上也观察到壮阳药较之滋阴药刺激骨髓效果明显，如用新鲜胎盘加大枣蒸服，或于复方中加肉桂粉（每次用0.3~1.5g），能促使血红蛋白上升，前则单纯服用滋阴药物，有时反可使血象下降。鉴于此，在临床治疗中常采取将阴虚先造成阳虚，再予温补之剂。具体措施：先让阴虚患者早服大剂寒凉之品，候其阳虚证候出现后，再投以紫河车、肉桂粉、牛骨髓粉等大队热药，常可获效，对热象明显者更宜如此。

再生障碍性贫血病情复杂，病程较长，尤其贫血症状，更是贯穿始终，故处方用药切忌随便改动，一旦症状缓解，应改丸药长期服用，不可骤然停服，以防复发。

（2）吴雄志治法：仿西医蛋白质同化，用雄激素治疗，为中医之阴阳易，用淫羊藿最好（补骨脂主要是雌激素作用不宜用），补血熟地黄宜量大，免疫抑制则牡丹皮、山茱萸效果好，改善土壤微循环西医用山莨菪碱，中医可用活血化瘀、扩血管药物。

（3）有人曾服人参、胎盘等多种补益药物及输血治疗等，疗效不显，血象不升，后在处方中加苍术、白术以促脾胃健运，果获良效。

（4）统血重用参，生血重用芪。

（5）蚕沙促骨髓恢复，磁石、代赭石补铁，何首乌含卵磷脂促造血。

（6）丙酸睾丸素可提高红细胞、血红蛋白。

（7）士的宁（番木鳖碱）2mg 肌内注射或者兑服 0.3~0.8g，20 天有效率72%。

（8）环孢霉素 A 250mg，口服，日 2 次后，渐减量，3 周显效。1~5 年血象稳定正常。

（9）碳酸锂刺激造血，200~300mg，日 3 次，1~8 周，有效率 90%。

（10）山莨菪碱治疗效果 86%。

六、调养

1. 注意饮食。急性发热期间，忌油腻，宜清淡、易消化食物。慢性期宜高蛋白、营养丰富的食物。

2. 防寒保暖。

3. 注意运动和休息。急性发热期间，应该多卧床休息。慢性期可以做轻体力活动。

过敏性紫癜

一、概述

过敏性紫癜是一种常见的血管变态反应性疾病,因机体对某些致敏物质产生变态反应,导致毛细血管脆性及通透性增加,血液外渗,产生紫癜、黏膜及某些器官出血。可同时伴发血管神经性水肿、荨麻疹等其他过敏表现。

二、病因

密切相关的因素:

1. **感染**　细菌(主要是β溶血性链球菌)、病毒(多见于发疹性病毒感染,如麻疹、水痘、风疹等)、寄生虫(主要是蛔虫)。

2. **食物**　主要是动物异体蛋白,如鱼虾类、蛋、奶等。

3. **药物**　抗生素如青霉素及头孢类,解热镇痛药如水杨酸类、保泰松、吲哚美辛、奎宁类等,磺胺类、阿托品、异烟肼及噻嗪类利尿药。

4. **其他**　如花粉、尘埃、疫苗接种、虫咬及寒冷刺激等。

三、临床表现

本病多见于青少年,男性多于女性,春秋季发病较多。

主要表现:多在发病前1~3周有全身不适、低热、乏力及上呼吸道感染等前驱症状,随之出现典型临床表现。

1. **单纯型过敏性紫癜**(紫癜型)　最常见,多见于下肢及臀部的皮肤紫癜,常成批反复出现,对称分布,可同时伴发皮肤水肿、荨麻疹。初呈深红色,按之不褪色,可融合成片,数日内渐变成紫色、黄褐色、浅黄色,经7~14天逐渐消退。

2. **腹型过敏性紫癜**　除皮肤紫癜外,还会出现腹痛、呕吐、腹泻及便血等症状。其中腹痛最常见,常为阵发性绞痛,多位于脐周、下腹或全腹,可并发肠套叠、肠梗阻、肠穿孔及出血性小肠炎。

3. **关节型过敏性紫癜**　除皮肤紫癜外,还会出现关节肿胀、疼痛、压痛及功能障碍等表现。多发生于膝、踝、肘、腕等大关节,呈游走性、反复发作,数日而愈。

4. **肾型过敏性紫癜**　皮肤紫癜同时,出现血尿、蛋白尿及管型尿,偶见水肿、高血压、肾衰竭等。肾损害多在紫癜出现后2~4周或更长时间发生,少数因反复发作而演变成慢性肾炎和肾功能不全。

5. **混合型**　上述2种以上临床表现。

四、治疗

1. **中医** 根据治疗过敏性疾病解表清里的原则和脾统血的理论，当解表清里、健脾凉血，方选表热汤合四君子汤加荆芥、防风、生地黄、赤芍、紫草、路路通等，并因人随症加减，疗程1个月以上。

2. **西医** 消除致病因素：防治感染，消除局部病灶，驱虫，避免可能致敏的食物和药物。

抗组胺药物如西咪替丁、钙剂等，腹痛用山莨菪碱解痉止痛。

最好转医院检查治疗。

五、阅读摘要

1. **基础理论** 内伤伏邪如伤食、湿热、胎毒，外感伏邪如冬感春发、夏感秋发，外感内伤相互影响，治疗当从四时和病邪两方面考虑。[任献青，张凯，张博，等．基于伏邪理论探讨小儿过敏性紫癜的发病特点．中医杂志，2019，60(8)：660-663.]

2. **临床经验**

(1) 顾丕荣二果汤：大枣60g，生、焦山楂各30g，并随证加味，效果好。

(2) 治疗过敏性紫癜，皮疹以下肢为多见，表现的瘀点早期是紫红的，后期就变成暗红，属于离经之血，我常用桃核承气汤来治疗。桃核承气汤其实用于膀胱蓄血证，它能化瘀生新。专病专药我一般加紫草、益母草来活血利水。如果这个过敏性紫癜腹痛比较明显，我首选当归芍药散加紫草、益母草。

(3) 过敏性紫癜分为"血热"和"脾虚"两大类，治疗基础方从赵炳南的五根汤变化而来。方为：生地黄15g，白芍30~50g，牡丹皮15g，板蓝根15g，天花粉15g，茜草根10g，白茅根30g，地榆15g，乌梅15g，白僵蚕15g，钩藤15g(后下，煎5分钟即可)，甘草5~15g(有肿胀者暂不用)。

(4) 小柴胡汤合升降散加荆芥、防风，5剂即愈。

(5) 王冰等：多因外感，清热解毒贯穿始终，重养阴清热凉血兼补脾气、活血，出血时加炭类药。甘草30g入方好。(《中医杂志》2016年第18期1608页)

(6) 归脾丸治之好。

连翘18g水煎服，治疗效果好。2~7天即疹消。

(7) 用20年以上的棕树毛(棕床上的毛也可以)，每天10g，用冷水洗净，加适量自来水煎30分钟，然后去掉棕毛，兑入米酒水50g(如湖北孝感米酒取其纯液体部分，其他米酒都可以)，再煎10分钟，加入黑糖适量口服，每日1剂，水煎分2次服用，一般服用两三天就有明显效果，直至痊愈为止。(献方人：河南省信阳市第二中医院秦大国医师)

3. 用药经验

(1) 仙鹤草、连翘、何首乌,此 3 味为谢海洲老中医治疗血小板减少性紫癜的一组"角药"。

(2) 凡是经方里要求人参的,我都是用红参,从不用党参代替。

(3) 生地黄:常用量 30~90g,对于血小板减少、过敏性紫癜等血热之证明显时常大量使用。

(4) 水牛角:常用量 30~120g,对于血小板减少等,属热入营血时常大剂量使用。

(5) 乌梅炭对紫癜好。

六、调养

1. 饮食方面 宜富含营养、易消化食物。忌煎炸、烧烤、烘焙、辛辣、冰冻食物,发热时忌油腻食物。

2. 防寒保暖。

3. 活动有度 多休息,不要做剧烈运动。

第四章　泌尿和生殖系统疾病

第一节　肾脏疾病

急、慢性肾小球肾炎

一、概述

急性肾小球肾炎，简称急性肾炎，是以急性肾炎综合征为主要临床表现的一组疾病。

慢性肾小球肾炎简称慢性肾炎，病情迁延并呈缓慢进展，可有不同程度的肾功能损害，部分患者最终将发展至终末期肾衰竭。

二、病因

急性肾炎多见于β溶血性链球菌感染后，其他细菌、病毒及寄生虫也可引起。本文主要谈链球菌感染后急性肾炎。

绝大多数慢性肾炎由不同病因的原发性肾小球疾病发展而来。起始因素多为免疫介导炎症，高血压、大量蛋白尿、高血脂等非免疫非炎症因素也起到重要作用。

三、临床表现

急性肾炎多见于儿童，男性略多。

常于感染后2周发病，起病急，80%的患者可有晨起眼睑及下肢浮肿，约30%为肉眼血尿，可伴有轻、中度，蛋白尿，可有一过性高血压。常在8周内逐渐恢复正常。也有极少数严重的，须转医院检查治疗。

慢性肾炎可发生于任何年龄，但以中青年男性多见。多数起病缓慢、隐匿。早期患者可有乏力、疲倦、腰痛和食欲减退。水肿可有可无，一般不严重。尿化验可有蛋白尿、管型尿等。

慢性肾炎临床表现多样，个体差异大，所以要特别注意因某一表现突出而易造成误诊。

四、治疗

1. **中医**　按免疫性疾病解表清里的治疗原则，急性肾炎用麻黄连翘赤小豆汤加白茅根等治疗，有肯定效果，疗程7天以上。

慢性肾炎仍用麻黄连翘赤小豆汤为基础方，加黄芪、白茅根、板蓝根、野菊花各30g，菟丝子、黄芩、乌梅、赤芍、生地黄、路路通各15g，蝉蜕（研末兑服）5g，麻黄用3~5g，连翘用30g，并因人随症加减，疗程3个月以上。

2. **西医**　急性肾炎以支持及对症治疗为主。急性期卧床休息，静待肉眼血尿消失、水肿消退及血压恢复正常。有感染的应该积极治疗感染，适当予以利尿剂。忌用肾上腺皮质激素和细胞毒药物。

高血压和尿蛋白是慢性肾炎加速肾小球硬化和肾功能恶化的两大重要因素，因此，控制高血压和减少尿蛋白是治疗慢性肾炎的两个重要环节。力争血压控制在<130/80mmHg，蛋白尿减少至<1g/d。可以选择氯噻嗪和卡托普利治疗。用氯噻嗪须注意监测钾，并且每周用3天、停4天为好。用卡托普利如果出现干咳，可以改用血管紧张素转换酶拮抗剂沙坦类。严重的可以试用肾上腺皮质激素。

五、阅读摘要

1. 基础理论

（1）诸有水气者，微肿先见于目下也。

（2）肾肝并沉，为石水；并浮，为风水。

（3）《金匮要略·水气病脉证并治》：病有风水，有皮水，有正水，有石水，有黄汗。风水其脉浮，外症骨节疼痛恶风；皮水其脉亦浮，外症胕肿，按之没指，不恶风，其腹如鼓，不渴，当发其汗；正水，其脉沉迟，外症自喘；石水，其脉自沉，外症腹满不喘。

寸口脉沉滑者，中有水气，面目肿大，有热，名曰风水；视人之目窠上微拥，如蚕新卧起状，其颈脉动，时时咳，按其手足上，陷而不起者，风水。

太阳病，脉浮而紧，法当骨节疼痛，反不疼，身体反重而酸，其人不渴，汗出即愈，此为风水。恶寒者，此为极虚，发汗得之。渴而不恶寒者，此为皮水。

诸有水者，腰以下肿，当利小便；腰以上肿，当发汗乃愈。

（4）肾欲坚，急食苦以坚之，用苦补之，咸泻之。

（5）肾苦燥，急食辛以润之。

2. 临床经验

（1）《金匮要略》：风水，脉浮身重，汗出恶风者，防己芪汤主之，腹痛者加芍药。

风水恶风，一身悉肿，脉浮不渴，续自汗出，无大热，越婢汤主之。

皮水为病，四肢肿，水气在皮肤中，四肢聂聂动，防己茯苓汤主之。

里水，越婢加术汤主之；甘草麻黄汤亦主之。

水之为病，其脉沉小，属少阴；浮者为风，无水虚胀者，为气。水，发其汗即已。脉沉者，宜麻黄附子汤；浮者宜杏子汤。（恐是麻杏石甘汤）

《外台》防己黄芪汤，治风水，脉浮为在表，其人或头汗出，表无他病，病者但下重，从腰以上为和，腰以下当肿及阴，难以屈伸。

（2）急性肾炎

1）余瀛鳌治之以麻黄连翘赤小豆汤主之，慢性以济生肾气丸加芪茅土苓为主。（《中医杂志》2016 年第 12 期 1005 页）

2）治疗急性肾炎，兼有表证者：麻黄 3~10g、浮萍 6~12g，合生石膏。

3）麻黄 9g，杏仁 15g，通草 9g，浮萍 30g，石膏 30g，甘草 6g。

（3）慢性肾炎

1）肾风因风邪从皮肤、经脉内犯于肾而形成。《素问·风论》："肾风之状，多汗恶风，面痝然浮肿。"［刘艳华，任喜洁，王健，等．任继学应用喉肾相关理论诊治慢性肾风经验．中医杂志，2015，56（4）：283-285.］

2）感受外邪是喉肾相关的启动因子，经络连属是喉肾相关的物质基础，肾脏体用俱损是喉肾相关的病理结局。主用紫金肾安汤：金荞麦 30g，紫荆皮、木蝴蝶、生蒲黄、马勃各 15g，郁金 10g，土茯苓 50g，茅根 100g，并随证加减，水煎服。

3）任之堂：足肿三药黄芪、川芎、益母草，慢性肾小球肾炎基础方。

4）内蒙古医科大学教授朱宗元专方：黄芪 10g，金钱草、白花蛇舌草各 7g，生熟地黄各 6g，柴胡、桃仁、红花、益母草各 5g，乌梅、北五味各 4g，防风 3g，并加祝谌予过敏煎，效果好。（《中医杂志》2017 年第 20 期 1729 页）

5）土家族的肾炎秘方：黄芪二两五钱，菟丝子二两五钱，肉苁蓉二两五钱。3 药配齐后，焙干，共研成粉末，分成 8 份。每日早晚各用适量白糖、热水和药粉吃下。

6）每次选新鲜马齿苋 500g 左右，洗净、捣烂，用纱布分批包好挤出汁来，加上少许白糖和白开水一起喝。每天早、晚空腹喝 2 次。

7）慢性肾病有不少内有瘀血，可以考虑使用桂枝茯苓丸加牛膝等。

8）消尿蛋白方：黄芪 30g，龟甲 30g，怀山药 15g，薏苡仁 15g，玉米须 30g。

3. 用药经验

（1）国医大师朱良春运用海马治疗慢性肾炎。

（2）马齿苋可治肾小球肾炎和前列腺炎。

(3) 雷公藤等清热祛风湿药物对蛋白尿、癌症好。

(4) 大量蛋白尿宜补脾肾，效果好。黄芪 40g 以上，白术 30~60g，菟丝子、淫羊藿、肉桂、制附片，并加滋阴品。

(5) 梓实 15~25g 入方治疗慢性肾炎蛋白尿好。

4. 调养　谷味咸，先走肾。

肾病者，宜食大豆黄卷、猪肉、栗、藿。

肾病禁甘。

肾色黑，宜食辛，黄黍、鸡肉、桃、葱，皆辛。

六、调养

1. 注意饮食。低盐饮食(每天 <3g)，肾功能异常的也应该低蛋白饮食，明显尿少的还应该限制液体摄入。禁酒，禁鱼、海鲜、笋、菇(食用菌)、辛辣刺类和煎炸烧烤烘焙、冰冻食物。

2. 注意休息，少活动，禁止剧烈运动。不熬夜。

3. 防寒保暖，可以自我摩面以防感冒等。

尿路感染

一、概述

尿路感染简称尿感，是指病原体在尿路中生长、繁殖而引起的感染性疾病。

二、病因

病原体有细菌、真菌、支原体、病毒等，本文主要谈细菌(不包括结核杆菌)引起的尿路感染。

革兰氏阴性杆菌是尿路感染最常见致病菌，其中以大肠埃希菌最为常见，占 75%~90%，其次为克雷伯杆菌、变形杆菌、柠檬酸杆菌等。5%~15% 由革兰氏阳性细菌引起，主要是肠球菌和葡萄球菌。

三、临床表现

根据尿路感染发生部位可分为上、下尿路感染，前者主要为肾盂肾炎，后者主要为膀胱炎。根据患者的基础疾病，可分为复杂性和非复杂性(单纯性)尿路感染，男性多为单纯性尿路感染。一年发作至少 3 次以上或 6 个月发作 2 次以上为反复发作性尿路感染。

大肠埃希菌最常见于无症状性细菌尿、单纯性尿路感染或首次发生的尿路感染，变形杆菌多见于伴有尿路结石者，其他菌多见于器械检查后发生的尿路感染。

感染途径有尿道上行感染、血行感染、直接感染和淋巴道感染。

1. **膀胱炎**　占尿路感染的60%以上，75%以上为大肠埃菌感染，分急性单纯性膀胱炎和反复发作性膀胱炎。主要表现为尿频、尿急、尿痛（膀胱刺激征），部分患者有排尿困难，约30%可出现血尿。

2. **肾盂肾炎**

（1）急性肾盂肾炎：起病急骤，突然寒战，发热，腰痛和尿频、尿急、尿痛等膀胱刺激征，有的会出现恶心、呕吐等症状，多数患者腰部有叩击痛，血常规化验白细胞和中性粒细胞计数升高，尿常规可见白细胞和红细胞。如果以膀胱刺激征为初发症状的，多为细菌经输尿管上行引起的，为准确用药提供了依据。

（2）慢性肾盂肾炎：半数以上有急性肾盂肾炎病史，但现在研究发现，如果没有复杂尿路情况是极少发生慢性肾盂肾炎的，所以必须到医院检查确诊、治疗。

3. **无症状性细菌尿**　指患者有真性菌尿，而无尿路感染症状。老年女性和男性发病率为40%~50%。致病菌多为大肠埃希菌，可长期无症状，仅尿培养有真性菌尿。

4. **复杂性尿路感染**　在伴有泌尿系统结构或功能异常，或免疫低下发生的尿路感染。应该到医院检查治疗。

四、治疗

1. **中医**　急性膀胱炎和急性肾盂肾炎均属于急性热淋，宜清热利湿，方用八正散合通关丸加减，高热合葛根汤，疗程7天以上。

反复发作性膀胱炎和慢性肾盂肾炎属于慢性热淋，宜清热利湿并扶正，方用八正散合通关丸加黄芪、制黑附片、川牛膝、乌药、生地黄、菟丝子，疗程1个月以上。

八正散是我治疗泌尿系统感染的主方，因为木通有肾毒性，所以我用八正散，常去木通改用金钱草或者白茅根30g，血尿则用小蓟15g代替。通关丸更是深得《黄帝内经》之旨，是治疗泌尿系感染的好方；方中用知柏清下焦之火，更贵在用肉桂助肾之气化，以使尿得气化则能出焉。

我治疗慢性泌尿系统感染者，都是以上述二方为基础方，更加黄芪30g以增强气化、利尿、防复发作用，菟丝子益肾强卫防复发，生地黄增液行舟，乌药行气助气化，川牛膝引药下行。并因人随症按疗程加减用药，都能获得满意的疗效。

2. **西医**　急性膀胱炎可以服用SMZ或者磷霉素，也可以选用阿莫西林、头孢类、氟喹诺酮类(不宜用莫西沙星)。疗程均为3~7天。

急性肾盂肾炎首次发生的致病菌80%为大肠埃希菌,首选第3代头孢类药物如头孢哌酮钠等,或者氟喹诺酮类如左氧氟沙星、环丙沙星等药物。病情较轻者可口服药物,疗程10~14天。治疗14天后,90%可痊愈。如尿菌仍阳性者,应到医院做药敏试验,调整用药,继续治疗4~6周。

严重感染全身中毒症状明显者,需住院治疗。

慢性肾盂肾炎、反复发作尿路感染、复杂性尿路感染、无症状性菌尿均应到医院检查治疗。

妊娠期急性膀胱炎可以用阿莫西林、呋喃妥因或头孢类抗生素,疗程3~7天。

五、阅读摘要

1. 基础理论

(1)热在下焦者,则尿血,亦令淋秘不通。

(2)《金匮要略·痰饮咳嗽病脉证并治》:水在肾,心下悸。

(3)《金匮要略·消渴小便利淋病脉证并治》:淋之为病,小便如粟状,小腹弦急,痛引脐中。

(4)淋家不可发汗,发汗则必便血。

2. 临床经验

(1)用四逆散治疗尿频,是跟范中林先生学来的。此方确实很灵!有的患者尿频腹痛,欲尿而不能,有的必打开水龙头听流水声方能尿出。

(2)尿道综合征,与四逆散合五苓散治之。适度控水,每日半热水瓶左右,建议患者继续工作与适度娱乐。

(3)慢性尿感发热者,小柴胡汤合导赤散主之。

(4)黄柏10g、生地黄15g放入保温杯加沸水泡4~6小时,最好是在下午3~5点喝(气血流注膀胱经),可将药效直接送到膀胱。一般2小时就见效。屡用屡效。

(5)膀胱炎(尿道炎)效方:卷柏(俗称万年松)二两,冰糖少许,用二碗水煎成八分服用,数次即愈。

(6)针刺龈交治尿频有奇效。

3. 用药经验　李文瑞用连翘30~50g入方,治之效果好。

六、调养

1. 注意饮食　适当多饮水,忌煎炸烧烤烘焙、辛辣刺激性食物,发热时还应忌油腻食物。

2. **劳逸结合**　多休息，少活动。

肾病综合征

因为本病病情复杂、严重，所以仅列阅读摘要，供参考。

（1）小柴胡汤对慢性肾衰竭合并发热有良效。

（2）邓铁涛消尿蛋白方：黄芪 30g，龟甲 30g，怀山药 15g，薏苡仁 15g，玉米须 30g。

（3）茅根合胡芦巴治疗肾病综合征蛋白尿好。

（4）石恩骏：虎耳草 30g，治疗肾病（急慢性肾炎、肾病综合征、尿毒症）均有效，且可逆转。

（5）麻黄在治疗水肿时，宜小剂量应用，不宜超过 3g，否则不仅起不到利尿作用，还会引起血压升高、心律失常等副作用。

尿　毒　症

因为本病病情复杂、严重，所以仅列阅读摘要，供参考。

（1）肌酐、尿素氮高者，加熟军或酒军 5g。

（2）降尿素氮、肌酐后期加水蛭、穿山甲，降尿素氮、肌酐的效果都非常好。

（3）恢复肾功能和消除蛋白尿的中草药：黄芪、人参、党参、白术、茯苓、山药、当归、枸杞子、金樱子、菟丝子、桑螵蛸、莲须、怀牛膝、杜仲、生地黄、玄参、麦冬、土茯苓。

第二节　男性生殖器官疾病

急性细菌性前列腺炎

一、概述

急性细菌性前列腺炎大多由尿道上行感染所致，如尿道器械操作等。少数来源于疖、痈、扁桃体炎、龋齿及呼吸道感染灶等血行感染。

二、病因

致病菌多为革兰氏阴性杆菌如大肠埃希菌或假单胞菌，也有葡萄球菌、链球菌、淋球菌及衣原体、支原体等。

三、临床表现

发病突然，急性疼痛伴排尿刺激症状和梗阻症状及发热等全身症状，往往伴发急性膀胱炎。

四、治疗

1. **中医**　清热利湿为主，可以用小蓟饮子或八正散加减治疗，疗程7~14天。中成药：可以选用清淋颗粒、三金片等。

2. **西医**　常用氟喹诺酮类的环丙沙星、左氧氟沙星，或头孢类、氨苄西林。衣原体感染可用红霉素、阿奇霉素。淋球菌感染可用头孢曲松钠。厌氧菌感染可用甲硝唑。疗程 7~14 天。

五、阅读摘要

1. 基础理论

（1）发病率：黏液质 59.5%，胆汁质 5.8%，多血质 18.3%，抑郁质 18.4%。

（2）80% 为大肠杆菌，少数为变形杆菌、克雷伯菌、肠球菌。近有人报道细菌中葡萄球菌占 78.7%、阴性菌占 11%、链球菌占 5.2%、肠球菌占 2.8%、棒状菌属占 2.2%。非细菌性占 90%~95%。

（3）任之堂：生殖器经脉不通，重在调肝。

2. 临床经验

（1）徐汝奇：当归贝母苦参丸合栝楼瞿麦丸合桂枝茯苓丸。当归 15g，浙贝母 15g，苦参 30g，天花粉 30g，瞿麦 60g，附子 15g，山药 30g，桂枝 15g，桃仁 15g，牡丹皮 15g，茯苓 15g，赤芍 60g，牡蛎 30g，怀牛膝 15。

（2）陈士铎《辨证录》散精汤效果好：车前子、刘寄奴、白术各 30g，黄柏 3g。

（3）乌鸡白凤丸对前列腺炎和增生均有效。

3. 用药经验

（1）杉树脂 30g 入方治疗急、慢性前列腺炎效果好。

（2）左氧氟沙星 0.5g/ 次，日 1 次，连服 3~6 周，效果好。

六、调养

参照尿路感染的调养。

慢性前列腺炎

一、概述

慢性细菌性前列腺炎大多数没有急性炎症过程。大多数慢性前列腺炎属于慢性非细菌性前列腺炎。

二、病因

慢性细菌性前列腺炎的致病菌有大肠埃希菌、变形杆菌、克雷伯菌属、葡萄球菌、链球菌、淋球菌等。主要经尿道逆行感染所致。

慢性非细菌性前列腺炎可能由沙眼衣原体、支原体、滴虫、真菌、病毒等所致。

三、临床表现

1. 慢性细菌性前列腺炎

（1）排尿改变及尿道分泌物：尿频、尿急、尿痛，排尿时尿道不适或灼热。排尿后和便后常有白色分泌物自尿道口流出，俗称尿道口滴白，合并精囊炎时，可有血精。

（2）疼痛：会阴部、下腹隐痛不适，有时腰骶部、耻骨上、腹股沟区等也有酸胀感。

（3）性功能减退：可有勃起功能障碍、早泄、遗精、射精痛。

（4）精神神经症状：可见头晕、头胀、失眠、乏力、疲惫、情绪低落、疑虑焦急等。

2. 慢性非细菌性前列腺炎　类似于慢性细菌性前列腺炎，表现为长期、反复的会阴、下腹部等区域疼痛或不适，尿频、尿不尽，伴有不同程度的性功能障碍、生育能力下降，以及精神、心理症状。

四、治疗

1. 中医　不管是慢性细菌性前列腺炎，还是慢性非细菌性前列腺炎，治疗均可以瓜蒌瞿麦丸合桂枝茯苓丸、通关丸加黄芪、丹参各30g，巴戟天、皂角刺、川牛膝、生地黄各15g，改汤剂，水煎服，疗程2个月以上，一般服用1周即可见效，服用1个月以上症状基本消失，再巩固治疗1个月。

瓜蒌瞿麦丸合桂枝茯苓丸改汤治疗前列腺炎是江西泰和县经方家徐汝奇中医师的效验方，临床应用效果确实很好。没有用徐汝奇方之前，我主要是用少腹逐瘀汤合通关丸加川牛膝、黄芪、巴戟天、玉米须，效果也还好。

2. **西医**

（1）慢性细菌性前列腺炎：治疗效果往往不理想。首选红霉素、多西环素，或氟喹诺酮类、头孢菌素类，也可以联合用药或交替用药，以防止耐药性。

其他治疗：可采用热水坐浴、理疗、前列腺按摩等。

（2）慢性非细菌性前列腺炎：针对致病原用药，加α受体阻滞剂如特拉唑嗪可解痉、改善症状。有精神心理障碍者，可用抗抑郁、焦虑药物。

参照慢性细菌性前列腺炎的其他治疗。

五、阅读摘要

1. **基础理论**

（1）肾虚 4.8%，湿热 18.4%，血瘀 21.85%。

（2）非细菌性占 90%~95%，细菌性占 5%~10%。

（3）检查：白细胞多为湿热，卵磷脂少为中虚或肾虚，结节为痰瘀。

2. **临床经验**

（1）徐汝奇：慢性前列腺炎用下瘀血汤合瓜蒌瞿麦丸，有良效。

（2）知柏桂附五苓散加补肾阴阳之药。少腹胀痛为寒滞肝脉，宜暖肝煎；睾丸胀痛为肝气郁结，宜四逆散。

（3）淫羊藿 30g，萆薢、丹参、白花蛇舌草各 20g，石菖蒲 15g，乌药、黄柏、瞿麦各 10g，赤小豆 30g，砂仁 5g，甘草 6g。水煎服，15~20 剂即愈。

（4）乌梅丸去桂枝加肉桂、鹿角霜，效果好。

（5）地龙、山甲、川牛膝各 12g，虎杖、黄柏各 15g，莱菔子、车前子、黄芪各 20g，木通 8g，甘草 3g。水煎服。

（6）金银花 60g，野菊花 30g，长时间泡服，可愈。

（7）枳壳 60g，金钱草、鬼针草各 30~60g，冬葵子 30g，制马钱子 0.3~0.6g。日 2 次、冲服，7 天大效，15 天可愈。

（8）专治前列腺炎，对尿频、尿急、尿痛都可以。

药方：泽泻 30g，茯苓 20g，猪苓 20g，桂枝 10g，白术 15g，桃仁 10g，水蛭 10g，仙灵脾 20g，滑石 25g，乌药 10g，小茴香 3g，以上每天 1 剂，水煎，饭前服。服药后，1~2 小时就有效果。

这是我们孔氏中医的经验方，久经考验，疗效可靠。一般 20~30 天治愈，服药期间忌辛辣。

（9）妇科千金片的疗效优于前列康。

3. **用药经验**

（1）安神：龙牡、白芍、甘草；清热利湿：瞿麦、萹蓄、车前草；通气：黄芪、枳壳、甘草。

(2) 前列腺炎时,锌(为强抗菌因子成分)含量下降,当归、黄芪、黄精、白术、淫羊藿、巴戟天、女贞子、首乌中的锌含量高,所以可以改善症状。

(3) 穿山甲对前列腺有强穿透力。

(4) 白薇入方治前列腺炎好。

(5) 昆布助炎症吸收。

(6) 刺猬皮研末入方(可令尿道有热痛感)效果好。

(7) 淫羊藿增加前列腺液分泌,有利于炎症腺液排出。

(8) α受体阻滞剂:降低尿道压力,使紧张的膀胱颈和前列腺、尿道松弛,消除尿液反流,改善症状。特拉唑嗪 1mg/d,治疗时间 >6 个月。

(9) 非甾体药物如消炎痛类阻断炎症过程、减轻炎症,改善炎症症状,可短时间应用,不作首选或单用。

六、调养

1. 饮食方面　禁酒,禁辛辣、煎炸、烧烤、烘焙、冰冻食物,少吃鱼类。急性期发热时忌油腻食物。多喝水。

2. 劳逸结合　急性期应该多休息。注意规律的性生活。不熬夜,不过量运动。

3. 保持乐观心态,不大悲大愁,不忧郁。

4. 自我保健　不憋尿,注意每天晚上清洗生殖器,注意洁身自好。慢性者还可以坚持每天早晚各按摩前列腺旁边(阴茎根部旁的少腹)99 次,也可以温水坐浴。

良性前列腺增生

一、概述

良性前列腺增生,也称前列腺增生症,是男性老年人排尿障碍的主要原因。

二、病因

不完全清楚,老龄和有功能的睾丸是公认的两个重要因素。

三、临床表现

多在 50 岁以后出现症状,60 岁以后症状更加明显。尿频是最常见的早期症状。随着病情发展,梗阻加重,尿频也逐渐加重,出现排尿困难、尿不尽。合并感染或结石时,可出现尿频、尿急、尿痛等症状。

直肠指诊和 B 超检查基本上可以确诊。

四、治疗

1. **中医** 主要是脾肾气虚、血瘀所致，所以以补中益气丸合金匮肾气丸、桂枝茯苓丸或者改汤治疗为宜，疗程 1 个月以上。

经方禹余粮丸也可以使用。

2. **西医** 主要是 α 受体阻滞剂特拉唑嗪和 5α 还原酶抑制剂如非那雄安，口服，疗程 1 个月以上。副作用是对性功能有些影响。

五、阅读摘要

1. 临床经验

（1）陈瑞春：五苓散合知柏地黄汤治之好。

（2）《杏林薪传》方：黄芪甘草汤 + 桂附地黄汤 + 滋肾通关丸，效果好。

（3）胡天雄二珍饮：甲珠 15g，川楝子、小茴香、牵牛子各 12g，水煎服，几剂即愈。

（4）益气通关汤：黄芪 30~60g，党参 15~20g，白术 10g，茯苓 12g，柴胡 6g，升麻 3~6g，肉桂、通草各 3~6g，知母、石韦各 10g，甘草 3g。水煎服。

（5）桂附地黄丸合黄芪甘草汤，效果好。

（6）滑石 6~12g，海浮石 10~15g，伍萆薢、丹参、怀牛膝、王不留行治疗前列腺肥大时，萆薢需重用达 30g。

（7）萆薢 30g、石菖蒲 10g、乌药 10g，亦有良效。

（8）西咪替丁抗雄激素、抑制前列腺素释放，治疗增生好。

（9）按摩会阴并做提肛运动，坚持 1 个月以上，效果好。

2. 用药经验

（1）败酱草可谓是治疗前列腺增生症的良药。

（2）水蛭入方对炎症、增生均好。

（3）肉桂抑制前列腺组织增生。

（4）桔梗提壶揭盖。

（5）番泻叶可使身体下部充血。

（6）任之堂：浮小麦 100g 入方，敛汗而使尿多增效。

（7）蒲黄、昆布、海藻入方好。

（8）花椒 30~50g、小茴香 15~25g（小量开始）入方好。

（9）洋参、核桃仁对增生引起的夜尿多疗效好。

（10）扩血管药如硝酸甘油、消心痛，尿道平滑肌收缩的心血管药如心痛定、阿托品，以及多虑平、麻黄碱、山莨菪碱、扑尔敏、非那根、肾上腺素、吗啡均应少用或忌用。

六、调养

参照前列腺炎的调养。

急、慢性附睾炎

一、概述

急性附睾炎，中医称子痈，是附睾的急性细菌感染性疾病。

慢性附睾炎多由急性附睾炎治疗不彻底而形成的，部分患者无急性炎症过程，可伴有慢性前列腺炎。

二、病因

急性附睾炎常由泌尿系感染和前列腺炎、精囊炎、性传播疾病扩散所致。感染多从输精管逆行传播。致病菌多为大肠埃希菌，也有淋球菌、衣原体、病毒等。

三、临床表现

急性附睾炎发病突然，全身症状明显，可有畏寒、高热。病侧阴囊肿胀、皮肤发红、发热、疼痛，并沿精索、下腹部及会阴部放射。可伴有膀胱刺激征，白细胞及中性粒细胞计数升高。

慢性附睾炎表现为阴囊长期有轻度不适，或坠胀痛，休息后好转。附睾较硬，呈结节状，与睾丸的界限清楚，精索、输精管增粗，前列腺质地偏硬。

四、治疗

1. **中医**　急性附睾炎，我都是用薏苡附子败酱散合通关丸（改汤）加川牛膝、生地黄、栀子、枳壳各 15g，红藤、白茅根各 30g，疗程 15 天以上，症状消失后再服药 1~2 周（下同）。

慢性附睾炎用上方加黄芪 30g、巴戟天 15g，疗程 1 个月以上。效果都很好。

中成药：用知柏地黄丸合桂枝茯苓丸比较好。疗程：急性者 15 天以上，慢性者 1 个月以上。

2. **西医**　休息，托起阴囊，局部热敷。

应用广谱抗生素第 3 代头孢类，头孢类过敏者改用大环内酯类如阿奇霉素，或者氟喹诺酮类如左氧氟沙星、培氟沙星、加替沙星。口服，严重者输液治疗。疗程：急性附睾炎 7 天以上，慢性附睾炎 15 天以上。输液治疗 7~10 天后，应该改为口服。

五、阅读摘要

（1）紫草 6g（研末）或 25g 入方治疗前列腺炎、精囊炎、附睾炎，8~56 天均愈。

（2）蒲黄 20~30g 入方好。

六、调养

参照前列腺炎的调养。

鞘膜积液

一、概述

鞘膜内积聚的液体增多而形成囊性肿块者，称鞘膜积液，分为睾丸鞘膜积液、精索鞘膜积液和睾丸、精索鞘膜积液及交通性鞘膜积液。

二、病因

鞘膜的分泌与吸收功能失去平衡，分泌过多或吸收过少，都可以形成鞘膜积液。

三、临床表现

多见于一侧，表现为阴囊或腹股沟囊性肿块，呈慢性、无痛性逐渐增大。积液量多时有阴囊下坠、胀痛和牵扯感。严重的可影响排尿、行走和劳动。

四、治疗

1. **中医**　寒湿是其病机，所以治疗须散寒利湿，方选桂枝茯苓丸合三妙丸（改汤）为宜。

2. **西医**　成人患者积液量少，无症状的，不需要手术治疗。积液量多、体积大伴有明显症状的，可行鞘膜切除 + 翻转术。

小于 1 岁的，可能会自愈；1 岁以后仍存在的，建议手术治疗。

五、阅读摘要

（1）薏苡仁 30~45g，煎水兑白糖服治疗小儿鞘膜积液好。

（2）蝉蜕 30g，水煎热敷，日 3~4 次，4 日即愈，或加白芷 10g，水煎服一半，另一半浸洗，6 天均愈且不复发。

（3）蝼蛄1只入蛋内，封闭蒸煮熟食之，5日均愈，不复发。

（4）加味导气汤（《杏林薪传》载）：吴茱萸、川楝子、木香、小茴香加木瓜、槟榔。对水疝及少腹疾病好。

（5）氢化可的松治鞘膜积液：2%普鲁卡因溶液试敏阴性后，用4ml加氢化可的松2ml，阴囊消毒后用注射器抽出液体，注入药物，2~3天1次，共3~4次。

疗效：治100多例，全部治愈。

六、调养

1. 防寒保暖，包括不吃冰冻食物。
2. 劳逸结合。不过度用力，不疲劳，注意休息和充足的睡眠。

第三节　男性性功能疾病

勃起功能障碍（附：阳强）

一、概述

勃起功能障碍是指持续或反复不能达到维持足够阴茎勃起以完成满意性生活。

二、病因

按病因分心理性、器质性和混合性3类。其中混合性多见，而器质性又分血管性（包括动脉性、静脉性和混合性）、神经性、内分泌性和解剖结构性等。

影响因素主要有年龄增长、躯体疾病、精神心理因素、用药、不良生活方式，以及外伤、手术及其他医源因素等。

三、临床表现

1. 阴茎不能完全勃起或勃起不坚，以致不能圆满进行正常的性生活。
2. 阴茎勃起了，也有了一定的硬度，但是不够持久，不能维持性交完成。

四、治疗

1. **中医**　如果因为前列腺炎、精囊炎、睾丸炎等原发病引起的，必须积极治疗原发病，原发病治愈后，再根据病症进行施治。

先天不足、劳伤久病的以左归丸加味比较好。七情所伤主要是肝郁，宜逍遥丸加填补肾精之味如枸杞子、菟丝子等。气滞寒凝的宜少腹逐瘀汤合麻黄附子细辛汤加黄芪、淫羊藿等。湿热蕴结的宜龙胆泻肝汤加丹参、乌药、菟丝子等。

2. 西医

（1）矫正有关因素：改变不良生活方法和社会心理因素，性技巧和性知识咨询，改变有关药物，治疗有关疾病。

（2）直接治疗：包括性心理治疗；谨慎选用西地那非（万艾可）等（有心脑血管疾病的患者和老年人慎用）；局部治疗和手术治疗。

五、阅读摘要

1. 基础理论

（1）阴茎以筋为体、阳气为用、精血为本。阴虚阳痿也多见，痿而不举多神经性（肝气未充）、心理性、内分泌性，举而不坚多静脉性（心气未至），坚而不久多动脉性（肾气未至）。

（2）男性不育宜从心肝肾论治：勃起主肝、不坚主心、不久主肾。

（3）97.4% 激素不低，但是血流改变。

2. 临床经验

（1）门成福辨治阳痿经验（《中医杂志》2017 年第 14 期 1184 页）：必用桂枝 12g、白芍 9g，重用黄芪 90~120g，善用风药，常用 3 味方：

益肾强腰散：菟丝子 24g，续断、桑寄生各 18g。

温阳煎：巴戟天 20g，肉桂、干姜各 12g。

培元固精汤：山药 24g，芡实 18g，沙苑子 15g。

安眠饮：炒酸枣仁 24g，合欢皮、夜交藤各 12g。

疏肝散：柴胡、白芍、枳实各 12g。

固元缩泉汤：山药 24g，益智仁 15g，乌药 6g。

清湿化浊饮：败酱、薏苡仁各 15g，黄柏 5g。

安子祛痛汤：当归 15g，荔枝核、橘核各 12g。

健脾除湿煎：茯苓、白术、扁豆各 15g，

（2）人参 50g，白术、巴戟天各 30g，黄芪 15g，五味子、远志、柏子仁各 3g，熟地黄 60g，肉桂 2g，山茱萸 10g。水煎服，有良效。

（3）性冷淡、阳痿、早泄：鹿茸、僵蚕、制附片、柏子仁各 60g，研末，2~5g/次、日 3 次，黄酒送服，均效。

（4）韭菜子 2g，干姜 1g，研末，白糖、葡萄糖各少量，共兑水服，会全身燥热、既硬又久。

（5）六味地黄丸合五子衍宗丸加蛇床子好。

（6）亢痿灵：蜈蚣、麻黄、细辛各 18g，当归、白芍、甘草各 60g，研末分 40

包，早晚各1包、黄酒调服。

（7）吴茱萸30g、细辛10g，研末，调水敷脐11例，痊愈9例、好转2例。

（8）丁香、细辛各20g，75%乙醇溶液100ml浸半月，涂龟头3~4g，对精神性阳痿好，并治早泄，可延长20分钟以上。

（9）丹参针穴位注射归来、三阴交、长强、次髎、足三里，隔日轮注，10次1个疗程，3个疗程痊愈633例（共治疗768例）。

（10）酚妥拉明治阳痿，每次25mg，每日1~2次服，共服3~10次。疗效：治疗98例，治愈70例，基本治愈10例。

3. 用药经验

（1）王幸福：阳痿方中加水蛭，效果既好又快。

（2）白蒺藜为肝郁阳痿要药。

六、调养

1. 注意休息，适当运动不过劳，节欲。
2. 注意饮食，少喝酒，少吃油腻食物，不吃冰冻食物，保持正常体重。
3. 情绪稳定，乐观开朗，不抑郁。

附：阳强

阳强，西医称阴茎异常勃起症，是指阴茎勃起不受性交射精影响，久久不衰，触之疼痛，或者伴有精流不止的病症。

阳强主要是热，或阴虚火旺，或湿热蕴结。治疗当滋阴降火，用大补阴丸，或清热利湿，用龙胆泻肝汤（丸）。救急用玄明粉兑水湿敷，可以很快控制症状。

阅读摘要

（1）任之堂：载一当地老中医治疗经验，用玄参、麦冬各90g，肉桂3g（温阳化气入肾），很快治愈。

（2）以拇指按摩无名指内侧（与中指分开处），治疗阳强甚好。

（3）芒硝化水浸之即消。

早　泄

一、概述

早泄分原发性早泄和继发性早泄2种。原发性早泄是指从初次性交开始，常常在插入阴道1分钟左右射精。继发性早泄是指射精潜伏时间显著缩短，通常在3分钟内射精。

二、病因

有心理性和器质性两类原因，多数为心理性原因，主要是过劳疲惫，久病大病之后，初婚或房事间隔太久，房劳，情绪影响等等。器质性原因主要是前列腺炎等男性生殖系统器质性疾病，糖尿病，大脑和脊髓的某些疾病等等。

三、治疗

有原发病的应该积极治疗原发病，心理原因的应请心理医师指导或治疗。

1. **中医** 我常用少腹逐瘀汤加黄芪、玉米须各 30g，巴戟天、川牛膝、香附子各 15g，治疗慢性前列腺炎引起的阳痿、早泄，疗程 1 个月以上，见效快，效果好。

心理性的早泄，在心理治疗或引导的同时，用右归丸加安神的酸枣仁、柏子仁、远志肉、龙牡，固涩的覆盆子、金樱子、北五味子等，疗程 1 个月以上，常常可以获得比较满意的效果。

久病体虚后早泄，注意休息和营养的同时，可以用左归丸加安神、固涩之品治疗。

2. **西医** 首先治疗诱发病因。

口服抗焦虑的药物以控制射精，因为有一定的副作用，需要在医生指导下进行。外涂麻醉药物以减轻龟头敏感度。

四、阅读摘要

（1）硫酸镁治早泄：25% 硫酸镁溶液 5ml，肌内注射，每日 1 次，15 天为 1 个疗程，共 1~2 个疗程。疗效：治疗的患者，均治愈或基本治愈。

（2）辛香酊早泄灵：细辛、丁香各 20g，90% 乙醇溶液 100ml。用法：将两药浸泡入乙醇溶液内半个月即可；使用时以此浸出液涂擦阴茎之龟头部位，经 1.5~3 分钟后即可行房事。

五、调养

1. **劳逸结合** 注意休息，节欲，体育运动，但不过于劳倦，以养精蓄锐。超重的要适当加强运动，减肥。

2. **注意饮食** 素食者应当适当增加蛋白质含量高的食物，阴虚火旺者少吃辛热刺激、煎炸烧烤烘焙食物，超重的少吃油腻食物，糖尿病者尤其要控制饮食。

3. **控制情绪** 保持情绪稳定，心理安定，不急于求成，不抑郁。

遗　精

一、概述

遗精，即精液不因性生活而遗泄。正常的男人未婚或者长期分居，1~2 周遗精 1 次属于正常现象。1 周遗精 2 次甚至 2 次以上的，则属于病理性遗精。其中，梦中遗精为梦遗，无梦而遗为滑精。

二、病因

前列腺疾病、尿道炎等疾病；包茎、包皮过长，泡足、洗热水澡，被子太厚，内裤太紧等因素影响，均可能引起遗精。

三、临床表现

长期遗精，常可出现头晕眼花，神疲乏力，腰膝酸软等症状。

四、治疗

积极治疗原发病，必要时切除包皮。

1. **中医**　多为气虚，或者阴虚火旺。气虚者用补中益气丸合金锁固精丸，阴虚火旺者用大补阴丸合金锁固精丸。前列腺炎引起的用瓜蒌瞿麦丸合下瘀血汤和金锁固精丸，尿道炎的用八正散合通关丸和金锁固精丸，严重的都可以改汤服用。

2. **西医**　主要是用镇静类药物，严重的用内分泌激素，有前列腺炎或者尿道炎的抗感染治疗。

五、阅读摘要

1. **基础理论**　梦遗属心，无梦而遗为滑属肾。

2. **临床经验**

（1）张灿玾治疗遗精方：五倍子 30g，茯苓 60g。上药共研细末，为丸或为散。每日空腹服 6g，早晚各 1 次，温水送服。

（2）吲哚美辛治遗精：吲哚美辛每次 25mg，每日 3 次，或者每晚睡前服 50mg，连用 7~10 天。疗效：治疗的患者，治愈率 100%。

（3）刺猬皮焙干研末，15g/（次·日），甜酒送服，均愈。

（4）桑螵蛸、煅龙骨、鸡内金各等分研末，每次 10g，淡盐水下，日 2 次，5~7 天即愈。

（5）牡蛎 15g，龙骨、芡实各 20g，怀山药 30g，海马 10g。研末，5g/ 次，早晚各1次。

(6) 车前草、萹蓄各50g,水煎服,6~12个月均愈。车前子100g(盐5g炒),研末,5g/次、日3次,效果也好。

3. **用药经验**　菟丝子大剂量可以治疗遗精、滑精;菟丝子配覆盆子,专门治疗遗精、滑精。

六、调养

1. 消除引起遗精的因素,如穿宽松内裤、被子厚薄适当、戒除手淫等。
2. 控制情绪,平衡心态。
3. 劳逸结合,注意休息,劳动或运动以不疲劳为原则,不熬夜。
4. 注意饮食。少吃辛辣刺激性食物,包括酒、咖啡。戒烟。

第四节　尿路结石

一、概述

尿路结石又称尿石症,分上尿路结石和下尿路结石,前者指肾结石和输尿管结石,后者指膀胱结石和尿道结石。其中,肾结石又分上、中、下三盏的结石,输尿管结石也分上、中、下三段的结石。

二、病因

危险因素有年龄、性别、种族、遗传、环境因素、饮食习惯、职业,代谢异常,尿路梗阻、感染、异物和药物等。

三、临床表现

结石成分及特征:草酸钙结石最常见,磷酸盐、尿酸盐、碳酸盐次之,胱氨酸结石罕见。草酸钙结石质硬、不规则、棕褐色,尿路平片易显影。磷酸钙结石易碎,灰白、黄或棕色,尿路平片可见分层现象,与尿路感染和梗阻有关。尿酸结石质硬、光滑、多颗粒状、黄色或红棕色,尿路平片不显影。

1. **上尿路结石**　主要症状是疼痛和血尿,有的有恶心、呕吐,伴感染或输尿管膀胱壁段结石时可有尿频、尿急、尿痛等膀胱刺激征。

因为输尿管是从肾脏的中盏出来的,所以下盏的结石应当在饮水后倒立,使结石倒入中盏,以便结石从肾脏经输尿管、膀胱排出。

因为输尿管3段之间均较狭窄,所以结石下行时往往会停在狭窄点,刺激输尿管壁导致痉挛、炎症,引起疼痛、血尿,同侧腰痛等症状。因此,结石下行到每一个狭窄点都可能会引起疼痛和排尿异常。

有些患者阵发性腰痛、腰部叩击痛，不腹痛，以为是腰痛，其实多是泌尿系结石放射到腰部引起的。

2. **下尿路结石**　典型症状：常有血尿和感染。

膀胱结石为排尿突然中断，疼痛放射至远端尿道及阴茎头部，伴排尿困难和膀胱刺激征。

尿道结石为排尿困难，点滴状排尿，伴尿痛，重者可发生急性尿水潴留及会阴部剧痛。

四、治疗

1. **中医**　结石引起剧烈疼痛，多伴呕吐、痛苦不安、面色苍白、出冷汗、四肢冷等，可以针刺手五里，留针半小时，常有针入即止之效。口服或肌内注射、静脉滴注山莨菪碱、阿托品等解痉止痛药，有一定效果，仍然无效的只有用麻醉药了。血尿或尿中白细胞较多的，可以先口服或输液抗生素5天（参见西医治疗），使炎症消退，结石周围黏膜光滑，更有利于中药将结石排出。

我的化石排石汤（见下方）治疗泌尿系结石，有溶石排石、温肾化气、清热、解痉止痛作用。输尿管结石一般服药3~20剂可以排出（应同时做跳绳运动），肾结石（中、上盏）和输尿管结石小于10mm×0.6mm的，一般1个月左右可以溶化变小排出，结石大于12mm的最好碎石或手术治疗。

膀胱结石，小的会随着排尿排出，大的可以经尿道取出。或者碎石治疗，然后口服一些排石中成药即可，一般不用中药治疗。

从烧砖现象谈泌尿系结石的治疗

泌尿系结石是常见病、多发病。患者常常因为腰部疼痛、甚至剧烈疼痛就诊，疼痛严重的会出现恶心呕吐、面色苍白。B超检查多数可以确诊。笔者30多年来，治愈本病患者无数。现就个人从烧砖现象入手，治疗本病的体会简述如下：

典型病例：黄某，男，24岁，2002年10月12日就诊。左下腹阵发性剧烈疼痛已经3天。某医院B超检查提示左肾上极探及2枚绿豆大小强回声光团后伴声影。舌质深红、苔厚黄，脉缓滑紧。证属下焦湿热石淋，予自拟化石排石汤：金钱草、白芍、黄芪、乌药各30g，瞿麦、萹蓄、石韦、冬葵子、川牛膝、枸杞子、皂角刺、麦冬各15g，制黑附片、黄柏、甘草各6g，肉桂5g。每日1剂，水煎服。先后共服21剂，症状消失，B超复查泌尿系未发现结石。

治疗体会：泌尿系统结石，中医属石淋范畴，多认为系湿热所致。有一个著名的比喻为釜中烧水结垢，形象地解释了湿热成石的现象。但是我通过长期的临床诊治、观察，更倾向于烧砖成石现象的解释：泥土经过高温烧结，更遇冷水冷却，便形成了坚硬的砖块。结石患者素体湿热，或嗜酒、好食煎炸烧烤烘焙食品，导致内热烧津炼液，又喜饮冷贪凉，使烧结的泥土冷却成石。临床上常见舌质红、舌苔厚黄或者偏黄，边有齿痕，脉滑紧等寒湿热交结的征象。所以我据此拟出化石排石汤，方中以金钱草、瞿麦、萹蓄、石韦、冬葵子清热利湿排石为主。以黄芪补气、乌药行气助排，麦冬、白芍增液行舟，共同为辅。枸杞、肉桂、制附片温肾促化为佐。皂角刺通经，川牛膝引药下行，甘草调和诸药，为使。经过我几十年的临床使用，只要视病情适当加减，均可以取得满意效果，是我治疗泌尿系结石的专病专方。同时证明了从烧砖现象解释、治疗泌尿系结石更为准确、高效。

中成药：金钱草颗粒、肾石通颗粒、排石颗粒等等，都是以金钱草为主的制剂，有一定排石作用。

2. **西医**

（1）上尿路结石：尿酸结石和胱氨酸结石应用碳酸氢钠碱化尿液，多喝水。

疼痛用解痉止痛的山莨菪碱、阿托品或间苯三酚，疼痛剧烈的用麻醉剂哌替啶等，同时抗感染、抗炎治疗。抗感染治疗宜用第 3 代头孢类或氟喹诺酮类，口服或输液治疗，疗程 3~5 天。抗炎治疗，肌内注射或静脉注射地塞米松 5~10mg，用 1~3 天，有较快的抗炎止痛效果。

结石 >1cm 的，最好碎石或取石、手术治疗。

（2）下尿路结石：经尿道膀胱镜取石或碎石，手术治疗。

五、阅读摘要

1. **基础理论**　包括非感染性结石（草酸钙、磷酸氢钙、尿酸）和感染性结石（磷酸镁铵、碳酸磷灰、胱氨酸）两大类。

2. **临床经验**

（1）任之堂：肾着汤合桂枝汤以复肾阳，结石自化。

（2）芍药甘草汤合四金散，疗效好。

（3）威灵仙、茅根各 60g，水煎服，6~8 剂见效，所治患者均排石而愈。

（4）淫羊藿 75g、金钱草 60g、冬葵子 20g，水煎服。

（5）火硝 6g、滑石 18g，水煎服，5~20 剂即愈。（《中国当代名医秘验方精粹》167 页）

（6）结石方：金钱草 30g，海金沙 10g，车前子 30g，车前草 10g，血余炭 10g，六一散 10g。连服 5 剂，结石消失。

（7）川牛膝 30g、乳香 9g，水煎服，3~4 剂可排石。

（8）良效秘方：制首乌、卷柏各 15~20g，冰糖 50~100g，水煎，鸡内金末 10~15g，日 3 次兑服。

（9）排石冲剂合吗丁啉治疗输尿管结石痊愈率 97.6%。

（10）有患者大量饮百事可乐冲下结石，谓通气即下，故行气为重要治则。

3. **用药经验**

（1）《杏林薪传》转《名医用药佳话》载：金钱草十两（300g），煎一大壶水代茶饮，5~6 天确实化膀胱结石数人，可使尿液变酸使碱性结石溶解。

（2）江幼李述岳美中用金钱草 120g/d 水煎服治疗一外国领导人，不仅结石化掉，而且失去功能的左肾功能也恢复了（《中医杂志》2012 年 11 期 986 页）。

（3）补肾药鹿角霜、枸杞有化石效果。

（4）秋石能化肾结石。

（5）地龙 30~40 条入煎可化结石，研末兑白糖晨服治膀胱结石。

（6）葶苈子 18g 入方确实有化石排石效果。

（7）南沙参 30g 可以溶解肾、胆结石。

（8）猫须草治疗肾结石效果好。

（9）浙江何屹用碳酸氢钠 0.5g×2 片、日 3 次，口服 1~2 个月对草酸钙等非感染性结石溶解效果好。

（10）排（消）除尿结石的中草药：金钱草、海金沙、石韦、冬葵子、琥珀、萹蓄、瞿麦、玉米须、广金钱草、猫须草、台湾钩藤。

六、调养

1. **注意饮食**　根据烧砖原理，饮食方面最需要避免过热、过冷食物。过热的即煎炸、烧烤、烘焙、辛辣食物，过冷的即寒凉、冰冻食物。有些药物如复方新诺明和维生素 C 同时服用，可能会产生结石，还是要注意避免同时使用。民间流传的含钙高食品如豆腐等会引起泌尿系结石，其实是推测。

2. **防寒保暖**　受寒（包括饮食冷冻食物）是泌尿系结石诱发疼痛的主要原因。所以发现有泌尿系结石的患者，除了采取措施消除结石外，还必须注意防寒保暖，这样既可以防止结石增大，又可以防止结石刺激引起疼痛。

3. **劳逸结合**　过度疲劳或者过于安逸，尤其是经常熬夜，都会引起身体抵抗力下降，从而容易受寒感冒，诱发结石刺激患处产生炎症或痉挛，导致疼痛。

第五章　神经系统疾病

第一节　中枢神经系统疾病

《头　　痛》

一、概述

头痛是临床常见症状，是局限于头颅上半部，包括眉弓、耳轮上缘和枕外隆凸连线以上部位的疼痛。

二、病因

西医：由于颅内、外痛敏结构内的痛觉感受器受到刺激，经痛觉传导通路传导到达大脑皮质而引起。

中医：寒、瘀血等。

三、临床表现

分原发性和继发性两类。

原发性的有偏头痛、丛集性头痛、紧张性头痛等。

继发性的有药物过度使用性头痛、低颅压性头痛、以及脑血管疾病、颅内感染、颅脑外伤，全身疾病如发热、内环境紊乱等。

我的中医分类，偏头痛、丛集性头痛、脑血管疾病、颅脑外伤都属于瘀血头痛，紧张性头痛、药物过度使用性头痛多属于寒性头痛。

四、治疗

1. **中医**　凭脉辨治头痛。

中医治疗头痛效果好，尤其是对一些慢性顽固性头痛的治疗，远期效果好。头痛有很多证型，但是最常见的是寒湿头痛、瘀血头痛和颈椎病、鼻部疾病、高血压肝阳上亢引起的头痛。脉诊在辨识头痛的证型方面具有独特优势，下面选取 4 例病案，供参考。

（1）寒湿头痛案：周某，女，47 岁，2014 年 11 月 6 日就诊。右侧头痛经常发作已 2 年余。有时右前额疼痛，有时右后头痛。伴头昏，少寐，有时反胃、呕恶感，二便正常，无头部受伤病史。舌质暗红，苔薄白，边有齿痕。脉两寸关紧滑缓，左尺偏紧，右尺弱。凭脉紧缓可知，此为寒湿头痛。予麻黄附子细辛汤合头痛方（经验方：含川芎、白芍、白芷）加味：麻黄、制黑附子、细辛、姜半夏、羌活各 12g，葛根、骨碎补、桑寄生、百合、白芍、白芷各 15g，川芎 20g，黄芪 30g，香附子、干姜各 10g，鹿角胶、炙甘草各 6g。10 剂，每日 1 剂，水煎服。

11 月 19 日二诊：头痛大减，余症也减轻。舌质红，苔薄白，边有齿痕。脉左关滑，左尺偏紧，右寸关紧，右尺弱。原方去骨碎补、百合、葛根，加黄连 6g，黄芩、法半夏各 10g，麦冬 15g，10 剂。随访头痛未再复发。

（2）瘀血头痛案：邓某，女，41 岁。2014 年 12 月 23 日就诊。头顶疼痛已经 2 个月。伴紧揯感，夜静时尤甚，小便正常，大便 3 日 1 次。病因于 10 月 26 日坐摩托车发生车祸撞伤头部所致。曾经在某医院住院治疗无效。舌质红，苔厚白腻。脉左关滑缓小，左尺弦小，右寸关滑细，右尺偏紧滑。此瘀血不算久，所以脉不见涩，问诊便知。予血府逐瘀汤加味治之：柴胡、制黑附子、甘草各 6g，当归、枳实、桔梗、桃仁、红花、土鳖虫、青皮、栀子、淫羊藿、白芥子、干姜、陈皮、竹茹各 10g，赤芍、川牛膝、石菖蒲、白芷、法半夏各 15g，川芎、茯苓各 20g，黄芪、白芍各 30g。10 剂，每日 1 剂，水煎服。

12 月 30 日二诊：头痛止，但是头部仍有紧揯感。舌质偏红，苔薄白。脉左寸濡，左关细滑，左尺弦细，右寸关偏紧滑。仍予血府逐瘀汤加味治之：柴胡、炙甘草各 6g，干姜 8g，枳实、当归、桔梗、桃仁、红花、土鳖虫、青皮、栀子各 10g，赤芍、白芍、川牛膝、白芷各 15g，川芎 20g。5 剂，水煎服。头痛未再作。

（3）颈椎病引起的头痛：黄某，女，45 岁，2015 年 4 月 2 日就诊。两颞疼痛已 10 余年，近年来加重。有时头昏（晨起为主、持续约 1 分钟），无外伤和遗传病史。BP 100/70mmHg。舌质红、苔近无，边稍有齿痕。脉左关滑偏紧小，右寸紧滑小，余紧滑。脉紧、舌边有齿痕，为阳虚寒凝之征。予麻黄附子细辛汤、桂枝汤、玉屏风散、小柴胡汤加味治之：麻黄、制黑附子、细辛、柴胡、姜半夏、干姜、炙甘草各 6g，桂枝、防风、桔梗、苍术、淫羊藿、黄芩、栀子、陈皮各 10g，党参、麦冬、白芷、牡蛎各 15g，白芍、川芎各 20g，黄芪 30g。10 剂，每日 1 剂，水煎服。

4 月 14 日二诊：两颞疼痛消失，但是有时候仍然头昏，并且伴左背部疼痛。舌质偏红、苔薄白。脉左关尺、右三部偏紧滑。脉紧仍为寒，阵发性头昏、伴背痛，显然是颈椎病。原方去栀子、桔梗，加葛根、羌活、骨碎补、桑寄生各 15g，10 剂。

4 月 24 日三诊：昏、痛均减。上方适当调整续服 20 剂，诸症消失。

（4）鼻部疾病引起的头痛案：赵某，女，40岁。2015年4月12日就诊。右前额及眉棱骨疼痛已数日。吹风尤甚，经常复发已20多年。鼻孔里灼热感，时出黄涕，有时又喷嚏连连。舌质暗红、润，苔薄白。脉左关滑缓偏紧，左尺滑缓较紧，右三部均滑缓偏紧、尺偏弱。此脉表明患者寒热均重，久病体虚。予玉屏风散合桂枝汤、苍耳子散加味：黄芪、金银花、野菊花各30g，白芷、川芎各20g，桂枝、白芍、牡蛎各15g，苍术、防风、辛夷花、苍耳子、桔梗、陈皮、淫羊藿各10g，干姜、炙甘草各6g，10剂，每日1剂，水煎服。

4月23日二诊：疼痛减轻，涕、嚏均减少。舌、脉大致如前。原方去百合，加麻黄、细辛各6g，北五味子、麦冬各15g，10剂。

5月3日三诊：偶痛，涕、嚏很少。舌质红，苔少。脉左关滑，左尺较紧滑，右寸关滑，右尺偏紧。原方去苍耳子，续服10剂。

5月13日四诊：痛失，涕无。上方稍为调整1~2味药物，续服20剂以资巩固。随访至今未再复发。

头痛是症状不是病，引起头痛的原因很多，按病程有急、慢性之分，本文列举的都是慢性头痛的案例。上呼吸道感染、青光眼、中耳炎等疾病引起的头痛，不是主要症状，所以本文就不列举了。

脉诊在辨治头痛时具有独特的优势，头痛的脉位在两寸，紧缓多寒湿，紧涩多瘀血，紧滑多寒湿并虚损，左寸滑实即为肝阳上亢。

但是临床上还是四诊合参更好，因为不仅要问病位、病性，有的还要详细追问病史，才能查出病因。

寒湿头痛，脉多紧缓。疼痛多紧如裹。有头部长期受寒，尤其是长期洗头不及时吹干的过去史（关键点）。多因风寒诱发。彩超检查多显示血管痉挛、血流减慢。

瘀血头痛，脉多涩或者涩紧。刺痛，或者涨痛，有的伴有头晕。头痛部位在受伤或者脑梗死、脑出血处及其周围。必有头部受伤（包括小时候的摔伤、撞伤、打伤）或者脑梗死、脑出血病史（关键点）。常因风寒、情绪和睡眠、疲劳等因素影响诱发。彩超检查受伤的多显示血管狭窄、血流加快，CT检查可以确定脑梗死和脑出血及其部位。

颈椎病引起的头痛，脉多紧滑。多紧痛，或者伴颈部肌腱胀痛。痛在枕部和颈椎（关键点），甚至颈背、上肢，须详问病位。受寒诱发。CT检查可以发现颈椎病变。

鼻部疾病引起的头痛，脉多滑或者紧滑。多闷痛或者胀痛。疼痛多在眉棱骨，或者前额，也须详问病位。同时还有鼻塞、流鼻涕等症状（关键点）。受寒诱发。CT检查可以发现鼻部病灶。

肝阳上亢引起的头痛，脉多滑实。多为胀痛，疼痛部位多在枕部或者两颞。

多因运动或者情绪波动而诱发(关键点)。测量血压多升高。

本文是以前写的论文,编入本书有修改。

中成药:外感风寒和寒湿头痛可以用风寒感冒颗粒、葛根汤颗粒、九味羌活颗粒等。瘀血头痛可以用血府逐瘀胶囊或口服液、活血止痛胶囊等。肝阳上亢头痛可以用天麻头风散、复方羊角片、养血清脑颗粒等。

2. **西医**　感冒头痛用解热镇痛药头痛粉、布洛芬、对乙酰氨基酚片等。血管痉挛或者狭窄的,可以用口服药尼莫地平片、西比灵片、倍他司汀片、银杏叶片或者胶囊等。血压升高的用降压药。

五、阅读摘要

1. 基础理论

(1)《素问·奇病论》:人有病头痛,以数岁不已,当有所犯大寒,内至骨髓,髓者以脑为主,脑逆故令头痛,齿亦痛,病名曰厥逆。

(2)《素问·六元正纪大论》:热,头痛。

(3)《难经·六十难》:头心之病,有厥痛,有真痛,何谓也。然:手三阳之脉受风寒,伏留而不去者,则名厥头痛。

(4)入连在脑者,名真头痛。

2. 临床经验

(1)血管神经性头痛:刺蒺藜 15g,僵蚕 10g,白芍 30g,甘草 10g。(口诀:血管神经多头痛,蒺藜白芍草僵蚕)

(2)老王经验:头痛,呕吐涎沫,吴茱萸(要用热水冲洗 9 次)30g,党参 20g,生姜 40g,大枣 10 枚。痛甚加细辛 15g,川芎、白芷各 30g。水煎服,效果好。或者萸姜各 15g、参枣各 30g,效果好。

(3)川芎 15g,桑叶 45g,这样的剂量与配伍治疗血管性头痛有奇效。(来自一位绍兴的老中医)

(4)头痛方:白芷 8g(炒),川芎 30g(炒),甘草(炙)30g,川乌(半生半熟)30g。加工成细粉,用薄荷茶冲服,每次 3g,每天 3 次。禁忌生冷油腻之物。

(5)精神性头痛:白芷、香附、远志、石菖蒲、藕节、甘草,水煎服,连服 10 剂。

(6)川芎茶调散加蜈蚣 1 条,治疗效果好。

(7)散偏汤:川芎一两(30g),白芍五钱(15g),柴胡一钱(3g),白芷五分(1.5g),香附子二钱(6g),郁李仁一钱(3g),白芥子三钱(9g),甘草一钱(3g)。

(8):生石膏 1g,白芷、川芎各 0.5g。上药研末,置于神阙(肚脐),再以伤湿止痛膏封闭。疗效:此方治疗偏头痛 56 例,收效迅速。

(9)全遣散:川芎 50g,白芷 50g,炙远志 50g,冰片 7g。4 药研末,装入瓶中密封储存，用时，取一小捏药面，细布包裹塞鼻孔，右边痛塞左鼻孔，左边痛塞右鼻孔。5~10 分钟就不痛了。

（10）头痛一滴灵：取硝石 5g，溶于 30ml 蒸馏水中，装入玻璃瓶中密封备用。用时以滴管吸取上述溶液，滴于患侧鼻腔内 2~3 滴，全头痛滴双侧鼻腔。曾用此法治疗 1 例血管性头痛，滴药约 1 分钟后头痛立止。（《中医外治杂志》1996 年第 3 期）

3. 用药经验

（1）川芎 20~30g 治头痛，加羌活 6g，比用川芎 50g 的效果好。

（2）卷柏止头痛效果好。

（3）木瓜治疗血管神经性头痛好。

（4）斑蝥末贴太阳穴，治疗偏头痛好。

六、调养

1. 防寒保暖　头痛患者风寒诱发者多，所以要避风寒，包括不吃冰冷食物，不用冷水洗头、洗澡，洗头后及时吹干。

2. 注意休息　充足的睡眠、充分的休息，不熬夜、不疲劳，可以增强身体抵抗力，有利于抗御病邪，减少头痛的发生。

3. 积极治疗原发病　头痛只是症状，引起头痛的疾病很多，治愈原发病，才是根治头痛的最佳方法。

失　眠　症

一、概述

失眠症是以入睡和 / 或睡眠维持困难所致睡眠质量或数量达不到正常生理需求而影响日间社会功能的一种主观体验。

二、病因

西医：不明。中医：阳不入于阴。

三、临床表现

失眠症很常见，是个症状，是阳不能入于阴的临床表现：入睡困难（入睡时间超过 30 分钟）、睡眠维持障碍（整夜觉醒次数≥2 次、早醒、睡眠质量下降及总睡眠时间减少（通常少于 6 小时），同时伴有日间功能障碍，出现日间困倦疲劳，注意力不集中，记忆力减退，伴有紧张、不安、强迫、情绪低落，焦虑等。

引起阳不能入于阴的情况很多，上盛下虚、胃中阻滞、肝阳上亢、肝胆郁热、瘀血阻络、阴虚火旺等，都是常见病因。由于这些病因比较隐秘，或者常常多因复合，难以准确辨识，所以很多失眠患者治疗效果不满意。

我们经常看到一些中医治疗失眠就像西医一样，对症地用养血安神甚至重镇安神类药，结果是吃药就见效、停药又如故，有的甚至根本就没有效果。

四、治疗

1. **中医**　我采用自己摸索总结的四维脉诊技术关于借位脉和抓独脉理论辨治失眠，不用或者少用安神类药物，也能获得满意的效果。兹举几个典型病例介绍如下，供参考。

病例 1：亓某，女，51 岁，2015 年 1 月 2 日就诊。昨天晚上失眠，近几天都少寐、2 点左右方能入睡。舌质红、苔少、边有齿痕。脉左关滑偏紧、小，右寸紧滑，左尺紧。此为肝、胆、肺郁热，外寒之象。予半夏厚朴饮合半夏泻心汤加减：法半夏、厚朴、茯苓、苏叶、百合、麦冬、玄参、党参、牡蛎各 15g，丹参、夜交藤各 30g，黄芩 10g，肉桂、干姜、炙甘草各 6g，黄连 3g。每日 1 剂，水煎服，5 剂。

1 月 16 日二诊：服药后当夜即安然入睡。舌质红、干，苔薄白、少。脉左关滑，右寸滑较紧，右尺仍紧。原方续服 5 剂。至今睡眠均好。

病例 2：颜某，男，62 岁，2015 年 5 月 25 日就诊。少寐甚至失眠已 4 年。并腰以下凉冷僵硬，大便日 1 次，量少，排便时间长。血压 124/80mmHg。舌质暗红，苔薄白、少，边稍有齿痕。脉左三部均滑较紧，右寸关滑紧，右尺滑甚紧。此全身上下均外寒内热之象，尤其是下焦寒盛。予半夏厚朴汤合四逆散（改汤）、茵陈蒿汤、半夏泻心汤加减治之：茵陈 30g，法半夏、茯苓、白芍各 20g，厚朴、枳实、黄芩、栀子各 15g，柴胡、苏叶、生姜各 10g，黄连、制大黄、甘草各 6g。7 剂，每日 1 剂，水煎服。

服药当晚即睡眠稍转好，7 剂服完，睡眠已经基本恢复正常。原方续服 7 剂巩固。

病例 3：丁某，男，43 岁，2015 年 8 月 11 日就诊。少寐甚至失眠已半年余。初发时为间隔 10 天出现几天睡眠不好，近 10 余天则每天晚上都少寐甚至失眠，多梦，易惊醒。大便正常。有慢性肾炎、高血压病史，正在服金水宝和降血压药物，今日血压 110/80mmHg。舌质红、苔薄黄。脉左三部滑偏大，右三部紧。此为肝阳上亢之象，予天麻钩藤饮加味治疗：天麻、栀子、黄芩各 10g，钩藤、石决明、杜仲、川牛膝、白芍、龙骨各 15g，茯苓、苏叶各 20g，桑叶、益母草、夜交藤、丹参各 30g。每日 1 剂，水煎服，7 剂。

10 月 6 日其妻来看病说，患者服药后睡眠即正常。

病例 4：肖某，女，65 岁，2015 年 4 月 29 日就诊。少寐甚至失眠已经 4 个月余。需闭目养神眼睛方舒。舌质偏暗红、干，苔薄白。脉左寸关、右寸滑。

此为肝胆郁热、上盛下虚之象。予丹栀逍遥散(改汤)合半夏厚朴汤加味治之：丹参、夜交藤各 30g，白芍、茯苓各 20g，葛根、栀子、法半夏、厚朴、苏叶、百合、玄参各 15g，牡丹皮、枳实、当归、白术、薄荷各 10g，柴胡、干姜、甘草各 6g。日 1 剂，水煎服，7 剂。患者服下 1 剂，当晚即睡眠好转，3 剂后即复常。

病例 5：戴某，女，61 岁，2011 年 11 月 20 日就诊。少寐、语言含糊不清已 3 年。近 1 年来加重，且思维不清。曾经 CT 检查提示为左颞叶及颞枕交界区有稍低密度影，且部分软化，为“脑梗死”。近日化验血脂、血糖均高，正在服拜阿司匹林、二甲双胍、格列齐特等西药降糖、防梗。血压 128/80mmHg。舌质红、苔厚白，边有齿痕。脉左关滑，右寸关滑紧。脑梗死明显就是瘀血，脉滑紧为痰浊瘀阻之象。予血府逐瘀汤加减治之：当归、川芎、地龙、土鳖虫、桔梗、白芷、枳壳、青皮、栀子各 10g，赤芍、川牛膝、郁金、葛根、石菖蒲、制首乌各 15g，黄芪 30，干姜 8g，柴胡、甘草各 6g。每日 1 剂，水煎服，10 剂。

11 月 27 日二诊：睡眠正常，言语转清晰。原方续服 7 剂。

12 月 6 日三诊：情况继续转好。原方续服 7 剂。

病例 6：阮某，女，25 岁，2014 年 12 月 9 日就诊。少寐已 2~3 年。伴气短，两颞及枕部隐痛。舌质红、苔少。脉左关滑小、右关滑。此肝阴虚火旺、胃热之象。予一贯煎合四逆散、半夏泻心汤治之：麦冬、北沙参、生地黄、枸杞子、白芍、党参、乌贼骨各 15g，当归、川楝子、枳壳、栀子、黄芩、法半夏各 10g，柴胡、干姜各 8g，制大黄、甘草各 6g，黄连 3g，日 1 剂，水煎服，10 剂。

12 月 22 日二诊：患者睡眠已经正常，两颞疼痛消失，左颈部似有东西阻塞感。舌质偏红、干，苔薄白。脉左关滑细，右关滑偏小。原方加葛根 15g、羌活 10g，续服 10 剂。各种症状均消失。

体会：

(1) 失眠只是一个症状，是脏腑功能失调的临床表现，所以脉象中常在失调脏腑所处的脉位上表现出来，这就是我常说的借位脉。利用借位脉原理抓独脉，对于失眠等各种症状的辨治，都能快速准确识别，据此立方选药，即使不用或者少用安神药，也能取较好的疗效，尤其是远期效果好。

小贴士

借位脉，我的四维脉诊之一，是我独创的一个脉学名词。意思是疾病或症状没有具体脉位，或者不在本脉位上表现出脉象，而是借助其他脉位表现出异常脉象的现象。比如失眠，脉位应该在头的两寸前。可是，临床上常常是在其他脉位上表现出异常脉象，这就是失眠的借位脉。只有抓住了这个借位脉，才抓住了失眠的病根，病根消除，失眠自然就好了。

（2）通过治疗很多失眠患者，我发现引起失眠的原因主要是肝、胃。

肝功能失调以女人多见，肝气郁结、肝郁化火、肝阳上亢、肝阴虚、肝血虚、寒滞肝脉，均可使阳无法入于阴，引起失眠，常见左关脉甚至左寸脉也异常（关键点）。

胃不和则卧不安！胃功能失调多见于男性青壮年，尤其是经常在外面聚餐的人。过饱、辛辣烧烤煎炸之品、冷饮等等都会引起胃不和，从而阻滞阳入于阴，引起失眠。常见右关脉异常，上逆引起食管、咽喉疾病的可见右寸脉异常，横侮引起肝胆疾病的可见左关脉异常（关键点）。多脏腑的问题必须一起并治。

少数患者为瘀血阻滞引起的，原因有两种：一种是上述病例的脑梗死和脑出血引起的，多见于中老年人，脉象多为滑紧；一种是头部受伤引起的，多见于青壮年人，脉象多为涩或涩紧。

中成药：现在这方面的中成药很多，如养血安神胶囊、安神补脑液、睡安口服液、夜宁颗粒、七叶神安片等，都是对症治疗的药物。

闭目按顺、反时针转眼球内视有利于加快入睡。俯卧也对入睡有利。

2. **西医**　主要是安定（地西泮）或者其同类产品，只是对症治疗，最好不用。

五、阅读摘要

1. 基础理论

（1）《素问·逆调论》：肾主卧。人之不得偃卧者，肺者，脏之盖也。肺气盛则脉大，脉大则不得偃卧。

（2）《灵枢·营卫生会》：壮者之气血盛，其肌肉滑，气道通，营卫之行，不失其常，故昼精而夜瞑。老者之气血衰，其肌肉枯，气道涩，五脏之气相搏，其营气衰少而卫气内伐，故昼不精夜不瞑。

（3）《灵枢·大惑论》：卫气不得入于阴，常留于阳。留于阳，则阳气满，阳气满，则阳跷盛；不得入于阴，则阴气虚，故目不瞑矣。

（4）阳气尽则寐，阴气尽则寤。

（5）胃不和则卧不安。

（6）《病因赋》：不寐者，痰火旺而血少。

（7）三神与睡眠：元神为先天生命力（属肾），睡眠需要起于此。欲神产生睡眠欲望（属木），识神产生睡眠观念、意识（心）。

2. 临床经验

（1）补其不足，泻其有余，调其虚实，以通其道，而去其邪。饮以半夏汤一剂，阴阳已通，其卧立至。水五升，秫米一升（18~30g），半夏五合（十合为一升）。

故其病新发者，覆杯则卧，汗出则已矣。久者，三饮而已也。

(2)《灵枢·口问》：阳气尽，阴气盛，则目瞑；阴气尽而阳气盛，则寤矣。泻足少阴，补足太阳。

(3) 虚劳虚烦不得眠，酸枣仁汤主之。

(4) 深圳沙井中医李八味：附子理中丸加茯苓好，重在人参、茯苓、甘草。

(5) 黄连阿胶汤主治翻来覆去激烈烦躁的失眠；柴胡龙骨牡蛎汤主治神经创伤、神经敏感易惊引起的失眠；睡不沉或是梦中情境多与色情有关的，是桂枝龙骨牡蛎汤的主治；淡淡的烦躁加上胸口食管闷时，用栀子豆豉汤、栀子干姜汤；酸枣仁汤主治的，则是心中淡淡的烦躁的失眠，单纯因为身体操劳过度、睡眠浅；温胆汤是传统的壮胆安神药，适用于心理创伤后应激障碍。

(6) 生地黄 180~500g、肉桂 5~10g，水高过药 1~2 指，直接煎沸腾后入肉桂，再煎 10 分钟，取汁。再加适当凉水，煎沸 10 分钟，两汁混合，睡前半小时服，极好。

(7) 十味温胆汤：陈皮、半夏、甘草、茯苓、枳实、竹茹、加远志、菖蒲、五味子、酸枣仁。治疗失眠诸症，颇有良效。

(8) 温经汤治疗虚寒瘀血失眠效果好。

(9) 失眠取穴：风池指法，取双侧风池，分别以左右手拇指按压之，待产生酸胀感后，再用内力，其胀感即可沿双侧头皮（胆经循行路线）传导至前额部，如此持续数秒即可。适应证：失眠症，夜晚难以入睡，或睡中易醒，睡眠时间短。

(10) 炒枣仁末醋调敷脐，效果好！

3. 用药经验

(1) 心火不降失眠，苦参 20g 治之，效果好。

(2) 通脉饮：丹参、川芎、葛根。入方助久病之睡眠。

(3) 六脉无神的人，夜间睡觉很容易梦鬼，参附龙牡汤效果好。

(4) 治失眠，喜用徐长卿，确实能够明显提高疗效。

(5) 夜交藤 50~120g 入方治之效果好，加白薇治疗多梦效果好。

(6) 噩梦用鹿角胶效果好。

六、调养

1. 保持稳定情绪、平衡心态　遇事冷静应对，不急躁，不焦虑，不激动，不过思，不过于悲伤，不攀比，睡前 1 小时不做较强的思维活动。

2. 保持有节律的生活、工作　不熬夜，不吃夜宵。春、夏、秋季早睡早起，冬季早睡晚起。有序地生活、工作。

3. 注意饮食　下午、晚上不喝咖啡、浓茶和服用有兴奋中枢神经作用的药物。

梅尼埃病

一、概述

梅尼埃病是一种特发性膜迷路积水的内耳病。多发于青壮年,发病高峰为 40~60 岁,女多于男。

二、病因

西医:不明,主要有内淋巴管机械阻塞与内淋巴吸收障碍、免疫反应学说、内耳缺血学说,以及病毒感染学说、遗传学说等学说。

中医:虚、寒、饮。

三、临床表现

本病发病机制主要是内淋巴产生和吸收失衡,基本病理改变是膜迷路积水。

典型症状为发作性眩晕,多呈突发旋转性。波动性、渐进性听力下降,耳鸣等。

四、治疗

1. **中医** 宜补中益气汤合泽泻汤加减。疗程 5 天以上。静止期用易寒汤加味治疗,疗程 1 个月以上。

我们临川有土方治疗:茶叶约 15g,煮鸡蛋 2 个,吃蛋和水,有一定效果。

中成药:可以服用补中益气丸合天麻丸。

2. **西医** 轻症可以口服地芬尼多、茶苯海明片,每次 1 片,日 3 次。

严重的我用协定处方:肌内注射扑尔敏 10mg,静脉输液 20% 甘露醇 250ml、5% 葡萄糖注射液 250ml+ 山莨菪碱 10mg,疗程 3 天。很多患者第 1 天输完眩晕即减轻,第 2 天基本消失,3 天痊愈。

有些体弱的患者,血压下降,心跳减慢,体温偏低,最好静脉滴注 5% 葡萄糖注射液 250ml+ 山莨菪碱 10ml、丹参注射液 250ml,或者不用丹参注射液,改用 17 氨基酸注射液 250ml。疗程 3 天。

以上药物都要注意慎用、禁忌证,注意防止过敏反应。

五、阅读摘要

1. 临床经验

(1)《金匮要略·中风历节病脉证并治》:《近效方》术附汤,治风虚,头重眩苦极,不知食味,暖肌补中,益精气。

(2)《金匮要略·痰饮咳嗽病脉证并治》:心下有支饮,其人苦冒弦,泽泻汤主之。(泽泻单味药 50g 煎水服,治疗眩晕有良效,我家三代都用这单方治疗眩晕!)

(3)通治所有眩晕。眩晕方:柴胡 10g,半夏 10g,黄芩 10g,泽泻 15g,白术 30g,党参 10g,生姜 10g,大枣 5 枚,茯苓 30g,陈皮 15g,钩藤 15g,菊花 10g,天麻 8g,甘草 6g。服药 1 个半小时后,服用金匮肾气丸和暖参茶以善后,防止脾肾湿寒。

(4)仙鹤草 90g,大枣 12 枚,水煎服,一日两餐,早晚饭后服,3~5 天愈。

(5)头晕六味汤:党参、怀山药、茯苓、山茱萸、川芎、菊花。

(6)陈潮祖定眩饮:人参 10g、白术 15g、茯苓 50g、半夏 20g、天麻 10g、泽泻 30g、桂枝 6g,并随症加减。

(7)纳洛酮 + 维脑路通:治颈性眩晕效果好。

2. 用药经验

(1)白果治老年眩晕好。

(2)白术 30g 入方治之效果好,治疗眩晕症宜 50g,且生用,制用挥发油损失 15%。

(3)治头晕药方;白及二两(炖猪瘦肉),专治头晕,长期服又可补脑。

(4)晕车方

1)乘车前切 1 片生姜含口中,或用 1 块伤湿解痛膏药贴在脐上(孕妇禁用)。晕车较重者,可两方同用,有良效。

2)肉桂粉贴脐或含口中即可防晕车。

六、调养

1. 注意休息 疲劳、睡眠不足是眩晕复发的重要诱发因素,所以患者要注意运动、劳动应以不疲劳为原则。保证充足睡眠。

2. 防寒保暖 受寒也是眩晕复发的诱发因素之一,患者要适当注意随着气温变化而增减衣被,少开空调,少用风扇,不吃冰冻食物。并且适当加强运动,增强机体抵抗力。

3. 注意饮食 少数家庭经济条件不大好的妇女,操劳过度,而且营养条件跟不上,也是眩晕复发的重要因素。患者必须适当加强营养,尤其是高蛋白食物。

精神分裂症(附:抑郁症、癔症)

对于精神分裂症,发病者都会被亲人带去专科医院治疗,基层医疗机构很少直接诊治。所以该病只发本人诊治的1个中医病案和阅读摘要，供参考。

一、凭脉辨治精神分裂症1例

邹某，男，11岁，42kg，2017年10月22日就诊。失眠已月余，伴常常自言自语，语言凌乱，恶心，头痛，胸闷，心慌。患者早熟，和祖母俩人生活，最近因祖母突发脑梗住院，担心自己的生活和学习，所以忧思太过导致失眠，言语异常。曾到医院检查排除病毒性心肌炎，初步诊断为“精神分裂症”。今日化验：尿常规无异常，血常规示白细胞计数 $11.0\times10^9/L$，淋巴细胞计数 $4.6\times10^9/L$，中性粒细胞计数 $5.2\times10^9/L$。舌质尖边红、干，苔薄白。脉左寸关紧滑动、两尺滑小偏紧，右寸关紧滑。两寸关均紧滑，左寸关为心脑肝之脉位，左寸关紧滑兼动，紧则为外寒，滑则为内热，动则为情绪波动大、精神异常、思维紊乱，是为肝火上扰，不得发泄，影响神志，故致言语异常、此病发生。右寸关紧滑肺胃之火上扰，无法宣泄之故。宜镇肝清火为主治之，选天麻钩藤饮加减治疗：天麻8g，钩藤、石决明、黄芩、栀子、杜仲、怀牛膝、荆芥、苏叶、百合各10g，茯苓15g，桑叶、益母草各30g。7剂。本方以黄芩、栀子清火为主，以天麻、钩藤、石决明镇肝潜阳，丹参、益母草活血凉血，夜交藤养血安神，百合滋阴安神为辅。以杜仲温补肝肾，荆芥、苏叶发散郁热为佐。怀牛膝引热下行为使。

10月29日二诊：睡眠转好，但是仍然有时候因为思虑而头痛，有时候说话不正常。两侧扁桃体中度肿大、稍微充血。舌尖红，苔薄白，脉左寸滑小偏紧，关紧滑，右寸关紧滑，两尺紧滑小。原方去益母草、杜仲，加生石膏15g以加强清胃火力量，加白芍10g以养肝。7剂。

11月5日三诊：睡眠已经正常，偶尔说话不正常。舌质偏红、苔薄白。脉左关右寸关滑数偏紧。从脉可知：肝火上扰的影响已除，现在主要是肺胃之火上冲所致。所以予《验方新编》六味汤合半夏泻心汤加减，并适当用清肝火药物：荆芥、苏叶、薄荷、桔梗、黄栀子、黄芩、法半夏、枳壳、白芍各10g，党参、丹参、百合、夜交藤、代赭石、生石膏各15g，茯苓20g，黄连5g，甘草6g。7剂。

11月12日四诊：上次中药效果很好，现仅独处时偶尔自言自语。舌质淡红，苔薄白，脉左关右寸关仍滑偏紧，但是脉数已经消失。上方续服7剂。

11月19日五诊：睡眠基本正常，言语正常。本想让患者服1个月巩固。然而患者奶奶看孙子如至宝（独苗），生怕少服药后复发，一再要求延长巩固时间，所以只好凭脉以11月5日方为基础调整药味药量治疗，竟连续服用了77剂，总共服药105剂。患者奶奶看见孙子确实2个月来都和从前一样，才同意停药了。

随访至今未复发（编入本书时是2018年11月16日）。

按：精神分裂症，中医分型有两种：抑郁型的属癫，狂躁型的属狂。本例患者忧思过度，伤在上、中焦，扰乱神明，致为癫疾。首诊时两寸关脉滑动也印证了这一点。所以首次治疗以天麻钩藤饮加味，取效甚捷。二诊、三诊时肝胆之火渐降，是以重点放在清肺胃之火、兼清肝火。五诊时症状已经基本消失，恢复如常，按照脉象巩固治疗 1 个月即可，只是患者奶奶生怕复发，巩固时间延长较久。

整个治疗过程中没有休学，虽然学习成绩也下降了（五诊时症状消失后成绩又慢慢提高了），但是比起西医的多需休学治疗、疗程长、毒副作用大、易复发等缺点，具有非常明显的优势。

（1）中医治疗不用休学：虽然学习成绩下降了，但是边治疗边上学，有利于患者学习的连续性，避免了学习的断层，治愈后不用补课了。

（2）不休学使患者减轻了患病的心理负担，减少了患病形象的影响，对患者以后的生活、学习影响都很小。

（3）中医疗程较短、很少复发。本例患者治疗 5 周就已经没有症状了，本来只要巩固治疗 4 周，应该足够了。无奈患者奶奶太重孙子，再三要求延长疗程，所以只好再凭脉调治了 1 个多月。因为是凭脉辨治，两寸关脉滑脉已去，肝胆、肺胃之火已消，无法上扰神明了，故知复发率低。

（4）中药治疗不仅基本上没有毒副作用，而且还可以将患者发病根本清除，从而身体也更健康。西药治疗精神分裂症，不仅疗程长，而且毒、副作用也大，其中最突出的毒性是对患者的脑功能有一定损伤，引起患者过度镇静、抑郁和记忆力下降，正在读书的青少年患者尤其不能接受，同时对肝肾也有不同程度损伤。

二、阅读摘要

1. 基础理论

（1）《素问·阳明脉解》：四支者，诸阳之本也。阳盛则四支实，实则能登高也。

（2）热盛于身，故弃衣欲走也。

（3）阳盛则使人妄言骂詈，不避亲疏，而不欲食，不欲食，故妄走也。

（4）《素问·厥论》：阳明之厥，则癫交疾欲走呼，腹满不得卧，面赤而热，妄见而妄言。

（5）《素问·脉解》：所谓病至则欲乘高而歌，弃衣而走者，阴阳复争，而外并于阳，故使之弃衣而走也。

（6）《素问·病能论》：病怒狂者，生于阳也。

（7）血并于阴，气并于阳，故为惊狂。

2. 临床经验

（1）狂言、惊、善笑、好歌乐，妄行不休者，得之大恐。治之取手阳明、太阳、太阴。

（2）狂，目妄见，耳妄闻，善呼者，少气之所生也。治之取手太阳、太阴、阳明、足太阴、头、两颇。

（3）狂者多食，善见鬼神，善笑而不发于外者，得之有所大喜。治之取足太阴、太阳、阳明，后取手太阴、太阳、阳明。

（4）狂而新发，未应如此者，先取曲泉左右动脉，及盛者见血，有顷已；不已，以法取之，灸骨骶二十壮。

附：抑郁症

抑郁症，有长期而显著的心境低落特征。患者情绪消沉，或者焦虑、幻想，有悲观厌世、甚至自杀倾向。发作时间长达 2 周以上，常常反复发作。近亲发病率明显升高。

我最近治疗了 1 例，患者女性，60 多岁。发病已经 5 年多，不敢一个人呆在家里，曾经到医院专科诊断为抑郁症。有头部受伤病史。我根据抑郁症属阳，运用桂枝汤合血府逐瘀汤治之，共用汤剂 30 余天。症状明显好转。

李可老中医从回阳着手，用四逆汤治疗，制黑附片每天加量，加至患者笑了为止，效果很好。

山东中医药大学丁元庆教授也是从通阳着手，用桂枝类方治疗，效果也很好。

阅读摘要

（1）李可：四逆汤，附子加至患者笑了为止。

（2）山东丁元庆教授：宜通阳，桂枝类方效果好。

（3）四逆汤合三生饮（川乌、南星）加木香、生姜。

癔症

癔症，又称歇斯底里。多见于乡村，易感患者常因精神因素如生活事件、内心冲突，或者不良暗示而发病。表现出突然意识丧失，全身抽搐，肢体僵硬，持续半小时左右。本病为功能性疾病，预后多良好，发病后多在 1 年左右恢复正常。

本病患者多肝火偏旺，治疗宜清肝火。发作时宜针太冲、神门，控制症状。平时服用丹栀逍遥丸，疏肝解郁降火。疗程 1 个月以上。

癫　痫

一、概述

癫痫,俗称羊癫疯、猪婆风,是多种原因导致的脑部神经元高度同步化异常放电所致的临床综合征。

二、病因

影响因素有年龄、遗传、睡眠和内环境改变等。

三、临床表现

癫痫发作分部分性发作、全面性发作等类型。临床表现具有发作性、短暂性、重复性和刻板性的特点,表现为感觉、运动、意识、精神、行为、自主神经功能障碍或兼有。

四、治疗

1. **中医**　主要是从痰、瘀论治,但是我更倾向于从瘀论治。产伤、小儿高热惊厥、脑炎,热则迫血妄行致瘀。脑出血、脑梗死更是明显的瘀血。我治过2个癫痫患者,一个是小时候撞伤头部引起的,一个是丈夫打伤后发病的,都是瘀血所致。用通窍活血汤或血府逐瘀汤加味治疗,疗程3个月以上。

文献中有很多从痰论治之方,但是我没有遇到过。

2. **西医**　最好到医院的专科治疗。

五、阅读摘要

1. 基础理论

(1)《素问·奇病论》:病名为胎病。此得之在母腹中时,其母有所大惊,气上而不下,精气并居,故令子发为巅疾也。

(2)《素问·大奇论》:肝脉小急,痫瘛筋挛。

二阴急,为痫厥。

(3)《素问·脉解》:所谓甚则狂巅疾者,阳尽在上,而阴气从下,下虚上实,故狂巅疾也。

(4)《难经·二十难》:重阳者狂,重阴者癫。脱阳者见鬼……狂为木火旺阳盛,故多喜怒。癫者金水旺阴盛,故多悲恐。

(5)《难经·五十九难》:狂癫之病,何以别之?然:狂疾之始发,少卧而不饥,自高贤也,自辨智也,自贵倨也,妄笑,好歌乐,妄行不休是也。癫疾始发,意不乐，直视僵仆，其脉三部阴阳俱盛是也。

2. 临床经验

（1）余瀛鳌治疗难治性癫痫经验：病位在脑、肝、脾，病机为脾虚酿痰，肝气郁积而化阳上亢，挟痰上冲脑窍，脑络瘀阻，神机失用，实多于虚，热多于寒，痰瘀为主。辨证辨病结合，治疗以调理肝脾为主，潜镇止痫、化痰通络，原发性还要注重开窍醒神宁心，继发性注重病因。通治方：牡蛎 30g，龙齿 24g，白矾 2.5g，郁金、杏仁、桃仁各 10g，胆南星、法半夏各 6g，丹参、鸡血藤各 15g。金石药多，不宜久服，有时需要加大黄 3~6g，以导泻浊毒。治愈往往不复发。（《中医杂志》2015 年第 1 期 14 页）

（2）风引汤：除热瘫痫。

（3）深圳汤振明医生转述贵州民间验方：小儿癫痫，蚕蛹 2~3 个 /d，吃一段时间就好，不复发。

（4）全蝎 1.5 钱（4.5g），僵蚕 2.5 钱（7.5g），天麻 3.0 钱（9g），钩藤 3.0 钱（9g），冰片 0.1 钱（0.3g），郁金 2.0 钱（6g），白矾 1.5 钱（4.5g），雄黄 1.5 钱（4.5g），胆南星 1.5 钱（4.5g）。共研成细末，分成 14 包，在早饭前、晚饭后，各服 1 包，7 天服完，此为 1 个疗程。3 个疗程可去除病根。此乃济世传家至宝。

（5）任之堂邹兄经验：针涌泉立止。

3. 用药经验

（1）铅粉 5g（包煎）为治痫效药。

（2）赵炳南：蜥蜴末治之疗效好。

（3）石虫对癫痫疗效好。

六、调养

1. 注意安全 由于都是突然意识丧失，所以要随时防止身体倒下时的意外伤害。患者不要高空作业，不要在近深水、近火处停留或活动，不要开车。外出最好有人陪护。

2. 注意调摄 作息规律，工作、运动不疲劳，饮食清淡，多吃水果蔬菜，不喝咖啡等刺激性食物，避免服用青霉素和喹诺酮类诱发药物。

3. 关怀爱护 癫痫长期反复发作，对患者的智力、记忆力、性格都有影响，进而影响了患者的工作、生活能力。所以不仅家属要精心照顾、陪护患者，而且全社会都要关心、帮助患者。疾病无情人有情，尽量减轻、减少患者的身心伤害。

4. 积极治疗 经过正规治疗，约 70% 的患者症状是可以控制的，50%~60% 的患者治疗 2~5 年，是可以痊愈的。药物治疗无效的，可以考虑手术治疗。

5. 预防 预防重于治疗，从遗传学角度预防，高危人群（有家族史的人）

禁止结婚，积极治疗易导致癫痫的疾病如儿童高热等。生活中避免脑部受伤，禁烟戒酒。科学的作息、安静祥和的居住环境也是预防癫痫的重要因素。

阿尔茨海默病

一、概述

阿尔茨海默病，又称老年性痴呆，是发生于老年和老年前期、以进行性认知功能障碍和行为损害为特征的中枢神经系统退行性病变。

二、病因

发病危险因素有低教育程度、膳食因素、吸烟、女性雌激素水平降低、高血压、高血糖、高胆固醇、高同型半胱氨酸、血管因素等。最近研究发现，可能与肺炎衣原体感染有关。

三、临床表现

隐匿起病，持续进行性发展，表现为逐渐严重的认知减退和非认知性神经精神症状。一般分痴呆前阶段和痴呆阶段。

痴呆前阶段：记忆力轻度受损，学习和保存新知识的能力下降。

痴呆阶段：认知功能损害导致了日常生活能力下降，分轻、中、重 3 度。

四、治疗

1. **中医**　本病多虚实夹杂。

在虚的方面，和骨质增生等其他退行性病变一样，阿尔茨海默病是神经系统退行性病变，而且和遗传有关，所以必有肾虚。神经系统在中医里属于筋，其主为肝，所以还有肝虚。

在实的方面，为瘀、痰、食为害，瘀阻、痰浊、食积阻滞血管，蒙蔽神窍，致人认知能力下降。有攻击性行为的多为郁火。

其治当补益肝肾之虚，同时化瘀祛痰消食。方选右归丸合保和丸加减。

我父亲也是因本病而故的。他老人家有高血压、胆固醇、糖尿病、冠心病等慢性病，六脉皆滑硬实大，滑硬实为痰、瘀、食充斥着血管，大则为虚，属邪实正虚。可惜那时医理不明、技术水平不够，没有用中医药给他治疗。

2. **西医**　适当使用抗焦虑、抗抑郁、抗精神病和益智、改善认知功能的药物。

五、阅读摘要

补益心气、振奋心阳为核心。

六、调养

1. 精心陪护　由于患者认知能力下降，不仅生活都必须依靠陪护人的照料，而且有的患者还会攻击人，个人外出很容易走失。所以陪护人要比照料儿童更细心、耐心。

2. 积极消除危险因素　除了遗传因素外，很多疾病和不良生活方式如高血压、糖尿病、高胆固醇血症、饮酒、吸烟等等，都是导致本病发病的危险因素。我们必须积极控制或者戒除，防患于未然。

帕金森病

一、概述

帕金森病，又称震颤麻痹。是一种常见于中老年的神经系统疾病。多见于60岁以上老年人，男性高于女性。

二、病因

危险因素有遗传因素、环境因素、神经系统老化、多因素交互作用等。

三、临床表现

临床症状有静止性震颤、肌强直、运动迟缓、姿势平衡障碍（四主症）等运动性症状，以及精神症状、认知功能障碍、睡眠障碍、自主神经功能障碍、语言障碍等非运动性症状。

四、治疗

1. 中医　本病与遗传有关，神经属筋，为肝所主，滋水涵木，故其治首当滋养肝肾。静则动，动则反止，显然属寒。次治当温阳散寒。宜右归丸合桂枝汤加减，严重的合麻黄附子细辛汤加减。

2. 西医　目前尚无有效根治方法。

主要药物是左旋多巴制剂，严重的也可以手术治疗。

五、阅读摘要

（1）治疗帕金森病：钩藤10~15g、白头翁10~30g，常与补阳还五汤合用。

（2）手颤偏方——帕金森吴茱萸汤：吴茱萸30g，人参20g（另炖），川芎20g，白芷20g，细辛6g，大枣6枚，生姜50g。3剂，日1剂，分3次服用。

（3）俞根初记载了一个方子，很有名气。组方：阿胶6g，白芍9g，石决明

15g，钩藤 6g，生地黄 12g，炙甘草 2g，牡蛎 12g，络石藤 9g，茯神木 12g，鸡子黄 2 个（先煎代水）。所谓鸡子黄，就是鸡蛋黄。水煎服即可。

（4）丹参 60g 煎汁，分 3 次温服，每日 1 剂。一般连服 7~10 剂见效。

（5）厚朴也有治疗震颤的作用。根据我的治验，患者服药后手抖减轻，感到舒适，但不能根治。

六、调养

1. **防寒保暖**　患者多畏寒，需要注意防寒保暖，包括少食寒凉食物。

2. **适当运动**　据报道，太极拳有利于身体平衡，有利于阻止或减慢本病发展。

3. **细心陪护**　督导患者及时服药，左旋多巴类药应饭后或饭后 1 小时服用。患者外出最好有人陪同。卧床不起的要注意翻身，以防压疮。

脑　出　血

一、概述

脑出血，又称脑溢血，中医称中风，是指颅内非外伤性脑实质内出血，在我国约占全部脑卒中的 20%~30%，急性期病死率 30%~40%。常见于 50 岁以上的患者，男多于女。

二、病因

常见病因是高血压合并细小动脉硬化，其他病因包括动一静脉血管畸形、脑淀粉样血管病变、血液病（如白血病、再生障碍性贫血、血小板减少性紫癜、血友病、红细胞增多症和镰状细胞病等），抗凝及溶栓治疗等。寒冷季节发病率较高，气候变化、用力、疲劳、情绪波动、饮酒等情况下容易诱发。

三、临床表现

一般表现：发病后病情常于数分钟至数小时内达到高峰，多有血压明显升高。由于颅内压升高，常有头痛、呕吐和不同程度的意识障碍，如嗜睡或昏迷等。

局限性定位表现取决于出血量和出血部位，主要有基底核区的壳核出血（占 50~60%）、丘脑出血（占 10%~15%）、尾状核出血（少见），脑叶出血（占 5%~10%），脑干的脑桥出血（约占 10%）、中脑出血、延髓出血（少见），小脑出血（约占 10%），脑室出血（约占 3%~5%）。

CT 检查可以明确病位和出血范围大小。

四、治疗

1. **中医**　中医主要是后遗症的中药和康复治疗，中药治疗是活血化瘀，方用补阳还五汤加味，也可以视情选用大、小续命汤。

中成药：复方血栓通、脑心通、消栓通络颗粒等等，可以视情选用1个品种服用。

以上用药疗程均为1个月以上，严重的需要3个月以上。

2. **西医**　急性期应及时转医院检查、治疗。

五、阅读摘要

1. **基础理论**　脑出血的脉象：脉象浮大而数，并且数不清。

2. **临床经验**

（1）《古今录验》续命汤：治中风痱，身体不能自收，口不能言，冒昧不知痛处，或拘急不得转侧。

（2）中风偏枯：麻黄9g、杏仁9g，每获奇效。（口诀：中风偏枯等麻杏）

（3）上海许士骠治出血、梗死均用通脑方：以麻黄、桂枝、细辛、川芎、甘草为主方。

（4）郭博信经验：虫类药一般用散剂也比煎剂效果好，我治疗脑中风后遗症、冠心病、心绞痛等疾病，因这些病均属于气血痰瘀交阻经络，故用走窜的虫类药煎剂治疗，效果不明显，后来改成散剂，则疗效卓著。处方：全蝎10g、水蛭15g、地龙15g、蜈蚣3条，共焙干研末，每次服3g，每日服3次。名为"蛭蝎散"。去年我治疗一个80岁脑血栓患者，右半身不遂，卧床不起，我开了6剂补阳还五汤，兼服"蛭蝎散"2个月，至今已1年多，这个患者一切行动如常人。还有的半身不遂患者未服汤药，只服"蛭蝎散"就痊愈。

（5）三仁汤治疗比活血化痰为好！

（6）白芥子20g，桂枝10g，川牛膝30g，入方，治疗中风偏瘫，效果更好。

（7）牛黄、麝香各5g，分3次服，救治脑出血，减轻偏瘫。牛黄营养脑细胞，对神经细胞有特殊亲和力。

六、调养

1. **精心陪护**　包括防寒保暖，督促或者帮助患者及时服药，饮食清淡，卧床不起的要注意翻身防压疮，后遗症期帮助患者康复锻炼。

2. **控制情绪**　情绪激动是本病诱发的重要因素，所以患者要注意控制情绪，保持平衡心态，保证充足的睡眠。

3. **积极防控致病因素**　包括控制血压、血糖，降脂，戒烟、酒，停服引起出血的药物。

4. 有偏瘫的要加强康复锻炼。

脑　梗　死

一、概述

脑梗死，又称缺血性脑卒中，是指各种脑血管病变所致脑部血液供应障碍，导致局部脑组织缺血、缺氧性坏死，而迅速出现相应神经功能缺损的一类临床综合征。脑梗死占脑卒中病例的 70%~80%。

二、病因

动脉粥样硬化是本病的根本原因。高龄、糖尿病、高脂血症、高血压、吸烟等是其重要的危险因素。

多见于中老年人。

三、症、征

常在安静或睡眠中发病，部分患者有肢体麻木、无力等前驱症状。局灶性体征多在发病后 10 余小时或 1~2 日达到高峰，临床表现取决于梗死灶的大小和部位，以及侧支循环和血管变异。患者一般意识清楚，当基底动脉血栓或大面积梗死时，可出现意识障碍，甚至生命危险。

脑 CT 和磁共振检查可以显示脑梗死的部位、大小及其周围脑水肿情况和有无出血征象等。

四、治疗

1. **中医**　中医治疗脑梗死主要是活血化瘀，仍然可以用补阳还五汤加味，但是如果症状严重、甚至昏迷的，最好还是去医院做溶栓等治疗。

中成药：同脑出血。

2. **西医**　转医院检查治疗。

五、阅读摘要

1. 临床经验

（1）脑梗死恢复期方：黄芪 60g，附子 60g（与生姜 45g 先煎 1 小时），赤芍 15g，当归 15g，川芎 15g，地龙 18g，桃仁 6g，红花 6g，胆南星 15g，怀牛膝 30g，桑寄生 18g。水煎服，每日 1 剂，每剂以水 1 600ml 煎至 600ml，分 3 次服用，每次服 200ml。

（2）白附子汤：中医强调辨证施治，病证虽一，但引起疾病之原因不同，故治疗方法和所用方剂也不同。病症因人而异，必须细心辨证才能正确使用，愿为患者与广大医务人员共勉。处方：姜半夏、胆南星、陈皮、枳壳、茯苓、石菖蒲、竹茹、天麻、僵蚕、制白附子各 10g，全蝎 5g，甘草 6g。水煎服，每日 1 剂，加水适量，头煎 60 分钟，二煎 40 分钟，2 次煎液合并混匀，分早晚各 1 次服用。

（3）红龙根汤治疗脑梗死：红花 15~25g，地龙 25~40g，葛根 30~50g。

（4）治疗脑梗死、心肌梗死方：水蛭 100g，三七 100g，西洋参 100g，山楂 100g。以上共研面，早上 10g，晚上睡之前 10g，开水冲服。这是 1 个月的量。

（5）右旋糖酐注射液、胞二磷胆碱注射液结合补阳还五汤联合天麻钩藤饮对脑梗死患者进行治疗，有效率达 90.7%，患者神经功能缺损得到明显改善，疗效显著。

2. **用药经验**　路路通对脑梗死效果好。

六、调养

1. 精心陪护　同脑出血。

2. 注意饮食　清淡饮食，有糖尿病和甘油三酯高的要控制碳水化合物和脂肪的摄入，有高胆固醇血症的要少吃蛋黄、动物内脏和脑髓。禁食冰冻食物，限盐戒烟戒酒。

3. 防控致病因素　我国脑梗死 5 年复发率达 40%，所以必须努力控制血压、血脂、血糖、尿酸、血黏度和体重等危险因素，以防复发。

4. 加强运动，有偏瘫的要加强康复锻炼。

多发性硬化

一、概述

多发性硬化，是一种免疫介导的中枢神经系统慢性炎性脱髓鞘性疾病。

二、病因

自身免疫、病毒感染、遗传因素、环境因素及个体易感因素综合作用导致的。

三、临床表现

起病年龄多在 20~40 岁。男女患病之比约为 1∶2。

最常累及的部位为脑室周围、近皮质、视神经、脊髓和小脑。

临床特点为病灶的空间多发性（病变部位的多发）和时间多发性（缓解 -

复发的病程)。

临床表现为肢体无力(约为 50% 患者的首发症状)、感觉异常(麻木或发冷、蚁行感、瘙痒等)、眼部症状(视神经炎的视力下降、眼肌麻木等)、共济失调等等。

磁共振检查可以发现无症状的病灶,准确率高。

四、治疗

1. **中医**　本病属于免疫性疾病,根据我的免疫性疾病治疗原则是解表清里的思想。我 10 多年前就成功地治愈了 1 例女性患者。

患者症状如上所述,性格急躁,左关弦滑。予丹栀逍遥散合五妙散(均改汤)加养阴活血之品,调治 3 个多月,至今未再复发。

2. **西医**　急性期主要是激素和免疫球蛋白治疗,缓慢期予以干扰素、免疫抑制剂等治疗。但是应该在医院检查治疗为宜。

五、阅读摘要

补阳还五汤:多气虚血瘀,故多效。[刘建春,张红珍,郭文娟,等 . 补阳还五汤防治多发性硬化作用机理概述 . 中医杂志,2016,57(13):1155-1159.]

六、调养

1. **注意饮食**　禁食油炸、烧烤、烘焙、辛辣、冰冻食物,戒烟、酒。
2. **控制情绪**　患者患病后急躁易怒,必须努力克制自己,以免伤己伤人。
3. **注意休息**　患者消耗较大,容易疲劳,所以要适当多休息。

流行性脑脊髓膜炎　流行性乙型脑炎

由于预防接种,现在这两种疾病已经很少见了。所以仅列治疗,供参考。

祖父所传二方:

1. **吹鼻取嚏方**　取青矾适量,入陶瓷罐中,放火上焙至水尽,凉后研末。需要时用吸管纳药吹鼻中,日 2~3 次。

本方对昏迷患者有迅速催醒的急救作用,同时对感冒鼻塞也有立通之效。

2. **口服中药末方**　金银花 3 两(90g),尖贝、天花粉、牛蒡子、连翘、生地黄、甘草各 2 两(60g),薄荷 1.5 两(45g)。共晒干,研末,每次 10g,温水冲服,日 3 次。儿童适当减量。

本方是治疗流行性脑脊髓膜炎、流行性乙型脑炎的主方,同时对感冒引起的咽喉炎也有较好作用。

以上二方治疗流行性脑脊髓膜炎、流行性乙型脑炎,患者昏迷时用吹鼻药急救,无昏迷时服药末,至愈为止。

外祖父手握此二方,在20世纪70年代以前,曾救治了无数流行性脑脊髓膜炎、流行性乙型脑炎患者,闻名乡里。

第二节 周围神经系统疾病

三叉神经痛

一、概述

三叉神经痛,是指在三叉神经分布区域内出现阵发性电击样剧烈疼痛,历时数秒到数分钟,间歇期无症状。多发生于中老年人,多数为单侧。通常分原发性和继发性2种。

二、病因

原发性的尚无明确定论,公认的是血管神经压迫学说。

继发性的常有原发病灶。

三、临床表现

三叉神经分布区域内,骤发,骤闪电式剧烈疼痛,持续数秒、数十秒或1~2分钟。疼痛可自发,也可以由轻微刺激扳机点,亦称"触发点"所引起。扳机点常位于上唇、鼻翼、齿龈、口角、舌、眉等处。

病程呈周期性发作,每次发作期可持续数周或数月,然后自动缓解。但很少自愈。

该病应与牙痛鉴别。

四、治疗

1. **中医** 我通过多年的观察、治疗,发现本病患者脉多右关滑或滑数,多属胃火上炎、灼扰筋脉所致。方选玉女煎合四物汤加味治疗,疗程1个月以上,很少有复发的。

中成药七叶莲片口服,有一定的效果。

2. **西医** 主要是用卡马西平合维生素 B_1 或山莨菪碱片口服治疗,效果因人而异。严重的予以手术治疗。

五、阅读摘要

（1）娄绍昆：麻黄汤可治之。

（2）赵绍琴曾用升降散治愈本病案例，乃开始试用于临床，至今应用升降散治疗三叉神经痛患者 10 余例，疗效可信。

（3）邓州名医丁献周方：针翳风穴，针毕即止。服方：当归 30g，川芎 45g，黄精 90g，天麻 120g，1 剂即未再发。

（4）夏度衡老中医四味芍药汤主方：白芍、牡蛎各 30g，丹参、甘草各 15g。

（5）白芍 50g，炙甘草 30g，枣仁 20g，木瓜 10g。7~25 剂，均缓解。

（6）三味定痛散：全蝎、僵蚕、白附子各 10g。上药研末，分成 10 包，每次服用 1 包，每日 1~2 次，饭后黄酒服用，10 日为 1 个疗程。治疗 27 例，均治愈，随访 1 年仅有 1 例复发，仍用上方治疗 1 个疗程而治愈。

（7）赤芍、钩藤、苍耳子、麻黄、荆芥穗、甘草各 10g，黄芩、杏仁 15g，葛根、生石膏各 30g。每天 1 剂，早中晚饭前服用。给药 10 剂。忌辛辣、酒。

（8）寻骨风 500g，浸于 50 度 2 500ml 高粱白酒中，密封，1 周后即可服用。每日早、晚各服 20ml，外用药棉蘸酒敷于下关，干则易之。疗效：经治 5 例，一般用药 1 日后疼痛减轻，发作次数减少，3 日后疼痛即可消失。（引自：《浙江中医杂志》1992 年第 1 期、《单味中药治病大全》）

（9）麝香少许，用绵纸包裹，塞入耳内（哪边痛塞哪边）。验例：龙同志年逾花甲，20 年前患此病，多方医治无效，用此方其痛立止，至今 10 余载未复发。（荐方人：河南栾川县赤土店乡，尤永杰）

六、调养

1. 发作时注意减少对扳机点的刺激，包括进食刺激性食物，尽量保持面部表情平静。

2. 平时注意多吃蔬菜、水果，清淡饮食，细嚼慢咽。少吃煎炸、烧烤、烘焙、辛辣刺激性、冰冻和热烫的食物，以免加重胃火，引发三叉神经痛。

面神经麻痹

一、概述

面神经麻痹，中医称面瘫、面痹，是以颜面表情肌群的运动功能障碍为主要特征的一种常见病。

本病分中枢性面神经麻痹和周围性面神经麻痹 2 种。中枢性面神经麻痹病位在面神经核以上至大脑皮质中枢之间，周围性面神经麻痹是面神经运动纤维发生病变造成的，其中最多见的是特发性面神经麻痹（贝尔麻痹），本文主要讨论该病。

二、病因

尚不明确，一般认为面部受凉是主要病因。面部受风寒或上呼吸道感染后，潜伏在面神经节中的病毒被激活而发病，可疑病毒有单纯疱疹病毒、水痘—带状疱疹病毒、流行性腮腺炎病毒、脊髓灰质炎病毒等。病毒感染神经鞘膜发生炎症、水肿。

此外，还可能与遗传有关。

三、临床表现

起病急，且少自觉症状，常于晨起刷牙、洗脸时发现不能喝水与含漱，或被他人察觉。

患侧口角下垂，健侧向上歪斜，上下唇因口轮匝肌瘫痪而不能紧密闭合，故发生饮水漏水、不能鼓腮、吹气等功能障碍。上、下眼睑不能闭合，前额皱纹消失等。

本病多数在1~4个月恢复，有的可彻底治愈，有的为不全恢复，个别可完全不恢复。

四、治疗

本病的治疗分为急性期、恢复期、后遗症期3个阶段。起病1~2周内为急性期，第2周末到2年为恢复期，2年后仍不能恢复的为后遗症期。

1. **中医**　本病主要是风寒所致，急性期治疗宜疏风散寒。我从20世纪八九十年代起就采用防风汤加味治疗，均取得了满意的效果，配方和加减方法见后。

还可以用中药贴敷、针灸等治疗。

2. **西医**　急性期主要是控制组织水肿，改善局部血液循环，减少神经受压。用糖皮质激素联合抗病毒药物治疗效果最好。可用地塞米松10mg静脉滴注，连续7~10天。或口服泼尼松30mg/d，顿服或分2次服，连续5天，然后逐渐减量停药，疗程10~14天。

抗病毒药物可选择阿昔洛韦或利巴韦林口服或静脉滴注。

此外，可以用促进神经髓鞘修复药物，如维生素B_1+维生素B_{12}肌内注射，疗程10天以上。

恢复期治疗主要是尽快恢复神经传导功能和加强肌收缩，继续用维生素B_1+维生素B_{12}，加用烟酸、地巴唑等药物。

还可以自己进行面肌运动锻炼、按摩等。

大多数病例在起病后1~3个月恢复，药物治疗在6个月后很少有效，但1~2年内仍有自行恢复的可能。

五、阅读摘要

1. 临床经验

（1）以杨栗山《寒温条辨》升降散合小柴胡汤加金银花、连翘、蒲公英、蜈蚣、防风、荆芥；面瘫用升降散治疗，是已故恩师张殿民的独到经验，其中大黄宜用酒大黄，用量6~9g，以大便每日畅行1~2次为度。

（2）徐汝奇：葛根汤加味治疗有良效。

（3）任之堂：黄芪桂枝五物汤加老鹳草（效药）、穿破石，效果好。

（4）处方：防风、荆芥穗各10g，大蜈蚣2条。用法：水煎服，每日1剂，连服15剂。方解：此方有祛风解痉之功，为老中医庞纯如先生遗方，临床百验百灵。服药期间应避风寒和生气。（献方人：庞纯如；推荐人：邱玉琴）

（5）面瘫三花汤：治疗各种类型面瘫。菊花10g，金银花20g，红花10g，防风50g，薄荷10g，羌活10g，蔓荆子10g，党参30g，茯苓30g，夏枯草30g，甘草5g。

（6）当归15g，川芎5g，白芍12g，钩藤6g，防风3g，蜈蚣1条，天竺黄5g，薄荷3g，全蝎1.5g，羌活3g，天麻5g。

（7）面瘫验方：天麻、升麻各15g，当归28g，北细辛5g。上药共研细末，每天3次，每次3g，分7天服完，为1个疗程。此方治疗面神经炎89例，1个疗程后均获痊愈，有效率100%。

（8）面瘫膏方：荆芥、防风、生地黄、全蝎各18g，当归30g，血余炭60g，蓖麻仁240g，蜈蚣4条，马钱子3个，樟丹500g，香油100g。以上炼油下丹，做成膏药，摊到10~15cm的膏药纸上，贴于患处，7天换1次药，一般1次就可以治愈，厉害的可以多用几次。

（9）一个老太太使用耳后割治疗法对面瘫很有效果，一般都是3次而愈，3次不愈者则不再接治，痊愈者十有八九。只是用最普通的缝衣针在患者耳朵上挑治，自称“割耳术”。

（10）针刺公孙治疗面瘫有一定特殊效果，应用得当，针到病除。

2. 用药经验　曾有一面神经麻痹患者，用牵正散加味治疗，服药5剂，效果不满意，但患者又感到咽部疼痛，遂于原方中加用牛蒡子25g，本意用牛蒡子解毒利咽，服药5剂，出现了意想不到的效果，咽部疼痛不但消失，而且面部神经麻痹的症状也有明显好转，继服原方10剂告愈。从而体验出牛蒡子有治疗面神经麻痹的功效。从此，每遇到面神经麻痹患者，在方中都重用牛蒡子，每每取得较好的效果。

六、调养

1. **防寒保暖**　本病多为感受风寒所致，所以患者要特别注意防寒保暖，外出要戴口罩，不吹风，不洗冷水澡（或头），洗头后及时吹干，不进食寒凉食物。

2. **注意休息**　运动或劳动不疲劳，不熬夜，保证充足睡眠。

3. **注意饮食**　患者如果味觉减退，要注意食物的温度和硬度，细嚼慢咽。

4. **做好自我康复治疗**　每天自己按摩面部肌肉、温热敷患处，以促进血液循环。神经功能开始恢复后可对镜子做皱眉、举额、闭目、露齿、鼓腮和吹口哨等动作，每次 5~10 分钟。直至恢复正常为止。

防风汤加味治疗面神经炎 23 例

10 余年来，笔者运用宋代陈自明《妇人大全良方》中的防风汤加味治疗面神经炎数十例，取得了满意的疗效。现将资料较完整的 23 例，整理报告如下：

1. **一般资料**　23 例均为门诊患者，其中男 18 例，女 5 例；年龄最大者 58 岁，最小者 11 个月，病程最长者 5 个月，最短者 2 天。

2. **治疗方法**　防风汤原方为：防风一两，羌活半两，甘草一分。上为粗末，每服五钱，水三盏，煎至一盏，去渣，入麝香研一字，温服。

笔者将原方改为：防风 10~15g，羌活 10~12g，甘草 6g，去麝香。并随症加味：偏向左侧加白芍，偏向右侧加川芎，气虚加黄芪，风寒加桂枝，风热加黄芩或金银花、连翘，口舌麻木加蝉蜕，迎风流泪加苍术。儿童患者酌减量。每日 1 剂，每剂煎 2 次，2 次煎液混合后分 2~3 次服用。

3. **治疗结果**　23 例患者经服用防风汤加味 7~25 天，均获痊愈。其中服药最少者 7 天，最多 25 天，平均 11.8 天。病程越短，治疗时间也越短；病程越长，治疗时间也越长。

4. **病案举例**　饶某，男，58 岁，1986 年 1 月 11 日就诊。患者因口面向左侧歪斜半月余，经针刺、外敷药和西药治疗少效而求中医诊治。诊时仍口面歪斜，笑时尤甚，右腿迎风流泪，流口水，舌质淡、苔薄白，脉缓。予防风汤加味：防风 10g，羌活 10g，黄芪 20g，白芍 15g，甘草 5g。5 剂后，口面歪斜大有好转，续服 10 剂而愈。

5. **体会**　该方以防风疏风散寒为主药，辅以羌活祛风胜湿通络，甘草补气合营，共奏祛风散寒、通络补虚之效。《妇人大全良方》云："卒然口㖞斜，言语牵急，四肢如故，别无所苦。"笔者阅后，觉得该方方简药专，主治范围颇似现代医学中的面神经炎。故以其方加味治疗面神经炎，果然均获佳效，不失为治疗面神经炎的良方。

临证中,笔者还发现,面神经炎好发于冬末春初,在外邪方面以风寒居多,在正虚方面以气虚为多。也许如《黄帝内经》所云天不足西北,病变部位以右侧多见。(本文发表于《江西中医药》1998 年第 29 卷)

第六章 内分泌系统疾病

第一节 甲状腺疾病

甲状腺功能亢进症

一、概述

甲状腺功能亢进症，简称甲亢，是指血液循环中甲状腺素过多，引起以神经、循环、消化等系统兴奋性增高和代谢亢进为主要表现的一组临床综合征。多见于青春发育期、妊娠期、围绝经前期的女性。

二、病因

与器官特异性自身免疫有关。

三、临床表现

由于循环中甲状腺激素过多，引起神经、循环、消化等系统兴奋性增高和代谢亢进。表现为易激动、烦躁失眠、心悸、乏力、怕热、多汗、消瘦、食欲亢进、大便次数增多或腹泻，手细颤，女性月经稀少。可伴发周期性瘫痪。

体征：大多有程度不等的弥漫性甲状腺肿大，质地中等，无压痛。

心血管系统表现：心率加快、心脏扩大、心力衰竭、心律失常、心房颤动、脉压增大等。

眼部表现为单纯性突眼或浸润性突眼。

化验检查：促甲状腺激素（TSH）降低（为诊断的最敏感指标），总甲状腺素（TT_4）、游离甲状腺素（FT_4）升高。

四、治疗

1. 中医 本病为自身免疫性疾病，仍然遵循解表清里的原则，但是要避免使用含碘高的中药。我常用丹栀逍遥散（改汤）合六味汤（《验方新编》方）、增液汤加减治疗，疗程2个月以上。

中药配合西药丙硫嘧啶治疗，可大大缩短疗程，减少西药副作用。

2. **西医**　常用药物：甲基或丙基硫氧嘧啶、甲亢平或他巴唑，维持12~18个月。维持一期每2个月监测甲状腺功能1次。并且注意肝功能、粒细胞情况，最好每月检查1次血常规，3个月检查1次肝功能。发现异常，及时处理。

也可以做放射治疗和手术治疗。

五、阅读摘要

1. 基础理论

（1）天津张曾譻指出“甲亢之本在于脑”，宜“健脑宁心、柔肝滋肾”。

（2）90%神疲乏力，多阴虚火旺，气阴亏虚兼痰瘀。或肝胃郁热、痰火阴虚。

（3）碘摄取大于正常人，骨密度低、骨转换加速，属自身免疫性疾病。

2. 临床经验

（1）黄芪30g，牡蛎20g，枸杞、玄参、生地黄各15g，桂枝、土贝母、谷精草各10g，随症加减，水煎服。

（2）生铁落煎水服，治疗甲亢效果好。

（3）当归六黄汤为首选方。

（4）甲亢方：黄芪30~45g，夏枯草30g，制首乌20g，白芍、生地黄各15g，随证加味，痊愈62.2%，显效19.4%，有效8.2%，无效10.2%。

（5）突眼宜四逆散合龙胆泻肝汤加白蒺藜、牛蒡子、夏枯草、牡丹皮。

（6）甲亢突眼是常见并发症，治疗棘手。常用五苓散加减，女性兼月经不调者，用归芍散，加青葙子、白芥子、僵蚕等。

3. 用药经验

（1）血竭均有效，痊愈率65.9%，好转34.1%。

（2）蒲公英60g治之效果好。

（3）乳香、黄药子治之效果好。

（4）心律失常过速，重用龙牡、苦参、黄连、酸枣仁。

（5）期前收缩，加炙甘草15g、丹参30g。

（6）视物不清，加木贼、谷精草、密蒙花。

（7）白细胞减少，宜肾气丸加黄芪。

（8）卡托普利配他巴唑，有效率92.4%。

（9）西咪替丁0.6~0.8g/d，可使甲状腺素迅速下降。

（10）环磷酰胺0.1g入60ml氯化钠注射液静脉滴注15天，休息2天，再用15天，痊愈89.1%，毒性大，总量5~6g/d。

六、调养

1. **注意饮食**　由于代谢亢进,饮食增加,所以要适当加强营养,尤其是注意进食富含碳水化合物、蛋白质、脂肪、维生素食物。采取三高一忌一适量:指高热量、高蛋白、高维生素饮食,忌碘饮食,适量补充钙、磷等。增加热量供应:

同时不吃辛辣、煎炸、烧烤、烘焙、冰冻食物,不喝酒,少吸烟。

2. **注意休息**　甲亢患者消耗大,所以要适当注意休息,不熬夜,劳动或者运动以不疲劳为原则。

3. **平衡心态**　甲亢患者火气大,易怒,所以患者自己要注意克制,患者的亲朋好友也要理解。

甲状腺功能减退症

一、概述

甲状腺功能减退症,简称甲减,是由各种原因导致的低甲状腺激素血症或甲状腺素抵抗引起的全身性低代谢综合征,其病理特征是黏多糖在组织和皮肤堆积。我国患病率1%,发病率为2.9/1 000。

二、病因

主要是自身免疫损伤(各种甲状腺炎)、甲状腺破坏(如手术和碘治疗)、碘过量和抗甲状腺药物,如锂盐、硫脲类、咪唑类等。

三、临床表现

多见于中年女性,男女之比为1∶5。起病隐匿,病程较长。表现为代谢率减低和交感神经兴奋性下降为主:畏寒、乏力、手足肿胀感、嗜睡、记忆力减退、少汗、关节痛、体重增加、便秘、女性月经紊乱,或者月经过多、不孕等。

体检:表情呆滞、反应迟钝、声音嘶哑、听力障碍、面色苍白、颜面或眼睑水肿、唇厚舌大、常有齿痕,皮肤干燥、粗糙、脱皮屑、皮肤温度低、水肿等,毛发稀疏干燥,跟腱反射时间延长,脉缓慢等。

检查:血清TT_4、总三碘甲腺原氨酸(TT_3)、FT_4、游离三碘甲腺原氨酸(FT_3)低于正常值。

血清TSH值:原发性甲减,TSH明显升高,同时伴FT_4下降;亚临床型甲减,血清TT_4、TT_3值可正常,而血清TSH轻度升高。

四、治疗

1. **中医** 主要是阳虚肝郁所致,宜麻黄附子细辛汤合逍遥散(改汤)加减治疗。

2. **西医** 甲状腺制剂终身替代治疗:早期轻型病例以口服甲状腺片或左甲状腺素为主,从小量(15~30mg/d)开始,每2周增加15mg,最多120~240mg,代谢率恢复正常后维持量90~120mg/d。检测甲状腺功能,维持TSH在正常值范围。

中、重型患者则须到医院专科检查、治疗。

五、阅读摘要

(1)北京国医名师林兰认为:肾阳虚为本,气郁、痰阻、血瘀为标。主方:金匮肾气丸、补中益气汤。处方:熟地黄10g,炮附子10g,肉桂3g,山药10g,茯苓12g,泽泻10g,黄芪30g,党参10g,白术10g,升麻5g,柴胡5g,淫羊藿10g,甘草5g。

(2)张育轩:真武汤是甲减主方。

(3)多为肾阳虚,宜附桂八味丸治之,4~8周见效。

(4)小柴胡合当归芍药散,再加荆芥、防风,治疗桥本甲状腺炎,效果很好。

六、调养

1. 注意饮食

(1)避免进食引发甲状腺肿的食物:不要吃卷心菜、白菜、甘蓝、油菜、木薯、核桃等食物,以免引起甲状腺肿大。

(2)营养丰富:要补充足够的蛋白质,并限制脂肪、胆固醇摄入,应进食高热量、容易消化的食物,如蛋类、乳类、肉类、鱼肉、香芹、杏果、枣、椰果、干梅等。

(3)纠正贫血,供给丰富维生素:有贫血的甲减患者应补充富含铁质的饮食、补充维生素B_{12},如动物肝脏,必要时还要供给叶酸、肝制剂等。

(4)补碘:除了从碘盐中摄取,甲减患者还可从碘酱油和加碘面包以及含碘丰富的海带、紫菜中摄取。

(5)限制脂肪和富含胆固醇的食物:甲减患者往往有高脂血症,这在原发性甲减更明显,故应限制脂肪。每日脂肪供给占总热量20%左右,并限制富含胆固醇的食物。

2. **防寒保暖** 晨练宜晚不宜早。甲减患者的身体产热量下降,免疫力及抵抗力较差,比一般人更容易受寒感冒,所以也就更应当注意防寒保暖。人体必须适应四时阴阳变化，才能与自然界保持协调平衡。

3. **注意休息，静心静养**　不熬夜，不过劳。保持平衡心态，不要有过大精神压力。

甲状腺结节

一、概述

甲状腺结节极为常见，人群中高分辨率超声对甲状腺结节检出率高达50%，女多于男。

二、病因

不明。目前认为与接触放射线、自身免疫、遗传、内分泌、情绪和压力、缺碘、过多摄入碘和感染等因素有关。

三、临床表现

大多数无任何症状，常在检查时发现。

四、治疗

1. **中医**　治疗大体上与甲减相同，只是结节性疾病也是积之一种，积之始生，得寒乃生。所以其中必有寒邪，而且是久寒久郁所致。所以选方仍然是麻黄附子细辛汤合逍遥散（改汤），并加散结之品，如山慈菇、夏枯草、浙贝母、牡蛎、海藻、莪术等，疗程1个月以上。

2. **西医**　多选择手术治疗。

五、阅读摘要

（1）土茯苓、山慈菇、海藻、昆布各15g，赤芍12g，陈皮、法半夏、甘草、牡蛎、浙贝母、炮山甲、白芷各9g，水煎服，10~30天多愈。

（2）甲状腺肿大：浙贝母、海藻、牡蛎各四两（120g），共研细末，每次服二两（60g），日服2次，饭前服，白酒一盅送下。注：脖粗质软，呼吸正常，服2次即愈；脖粗质硬，呼吸不利，服3料即愈。

六、调养

1. **注意饮食**　饮食中的碘元素对甲状腺的影响最大。摄碘不足或过多都会引起甲状腺病变。可以多吃含碘量高的食物，如海带、紫菜、发菜、海参、干贝、龙虾、甲鱼等。山区高原人尤易缺碘，应用碘盐调味，而沿海人则应控制碘的摄入。

多吃具有消结散肿作用的食物，包括菱、油菜、齐菜、猕猴桃等。

多吃具有增强免疫力的食物，如香菇、蘑菇、木耳、核桃、薏苡仁、大枣、山药和新鲜水果等。对甲状腺结节有一定预防作用。

忌烟、酒，忌辛辣刺激性食物如葱、花椒、辣椒、桂皮等。忌肥腻、油煎食物。

2. **平衡心态，心情开朗**　忌郁闷、忧愁、愤怒、急躁。

3. **动静得宜**　多进行运动，尤其是长期坐办公室的白领，更需要定期进行运动。多运动可以提高身体免疫力，增强体质，对任何疾病的预防都有好处。但是劳动和运动要以不疲劳为原则，过度劳累会加重甲状腺负担，降低人体免疫力。不熬夜。

第二节　糖尿病

一、概述

糖尿病，中医属于消渴范畴，是一组由胰岛素分泌和/或利用缺陷引起的、以慢性高血糖为特征的代谢性疾病。

糖尿病分1型、2型和特殊类型如妊娠糖尿病等三大类型，临床上多见的是2型糖尿病。

50岁以上人群，糖尿病患病率随年龄增加而上升。

全球糖尿病发病人数共3.82亿，中国就有1.14亿。

目前，我国糖尿病尿病发病率很高，但诊疗率很低。2018年有血糖问题的人占到50%，糖尿病患者占到10%。平均每年增长550万例，每天增长1.5万例。2018年12月，糖尿病已排在我国未来20年可预防重大疾病和健康问题的首位。

二、病因

绝大多数是自身免疫性疾病，遗传因素、环境因素和胰腺功能异常及肠促胰岛素分泌缺陷等共同参与其发病。

小贴士

有一种说法，很有参考意义：细胞内层中的脂质（也就是脂肪）变多了，这些脂质会影响胰岛素接受器传递指令，因此葡萄糖无法顺利进入细胞中，造成血液中血糖过多，形成糖尿病！

大部分2型糖尿病初期患者，胰岛素分泌量都是正常的，胰岛素也可以顺利到达细胞，只是无法正确传导指令到接受器，而这种现象就是胰岛素阻抗。胰岛素就像一把钥匙，接受器就好比钥匙孔，插进去却打不开锁！已经被细胞中过多的脂肪给卡住了。

更严重的是，当葡萄糖无法顺利进入细胞，胰脏中的β细胞就会制造更多的胰岛素，让更多的胰岛素对接受器产生作用去打开通道，让葡萄糖顺利通过，但是这不但没有效果，时间久了还会造成β细胞不堪重负，甚至衰竭坏死，最后连胰脏都出问题了。

三、临床表现

糖尿病发展中，都会经历糖调节受损（包括空腹血糖受损）和糖耐量减退，最后进展为糖尿病。

糖尿病的主要临床表现和并发症、伴发病：

1. **代谢紊乱症候群**　血糖升高后因渗透性利尿引起多尿，继而口渴多饮；外周组织对葡萄糖利用障碍，脂肪分解增多，蛋白质代谢负平衡，渐见乏力、消瘦，儿童发育受阻；患者常有易饥、多食。这就是糖尿病的三多一少：多尿、多饮、多食和体重减轻。另外还可有皮肤瘙痒，尤其是外阴瘙痒，以及视物模糊等。

2. **并发症和/或伴发病**

（1）急性严重代谢紊乱：糖尿病酮症酸中毒是糖尿病的急性代谢合并症。由于脂肪分解加速、血清酮体超过正常，发生代谢性酮症酸中毒，并可发生昏迷。常见于1型糖尿病和2型糖尿病伴应激时。

（2）感染：常见有皮肤感染、结核、泌尿系感染及其他感染。

（3）大血管病变：糖尿病患者发生高脂血症、高血压、冠心病、脑血管病均较常人为高。糖尿病患者动脉硬化发生早、进展快。大、中动脉主要侵及主动脉、冠状动脉、脑动脉和肾动脉。还可发生下肢动脉病变。

（4）微血管病变：主要表现在视网膜、肾、神经、心肌组织，如糖尿病肾病、视网膜病变、心脏微血管病变等。其中尤以糖尿病肾病、视网膜病变最为常见。

（5）神经病变：可累及神经系统任何一部分，如中枢神经、神经根、末梢神经，以周围神经病变最常见。

（6）糖尿病足。

（7）其他：如引起视网膜黄斑病、白内障、青光眼、屈光改变、虹膜睫状体病变，口腔、皮肤病，甚至导致某些癌症的发病率升高。

四、治疗

糖尿病的治疗包括健康教育、饮食治疗、运动治疗和药物治疗。

1. **中医**　欲伏其主，必先其所因。糖尿病主要是吃出来的病，必须败其胃口，而苦寒最败胃，所以我推崇仝小林教授用黄连治疗糖尿病的经验。

甘伤脾，甘为阳，所以古人云糖尿病为胃强脾弱。即胃火旺盛能食（糖尿病患者的右关胃脉常滑盛），脾的运化能力弱，以至于能吃能吸收，可是无法运化利用，使糖都停留在血液之中。

虚邪不能独伤人，必两感而发。即内有伏火，更遇甘积化火。所以糖尿病是先有胃火，又得甘火，两火相得而伤人。治火必须清火、壮水。酸胜甘，消甘必酸。败胃必苦。同时火必迫血妄行而生瘀，所以活血化瘀也须兼用。

糖尿病与遗传因素有关，遗传为肾所主。壮水之主，以制阳光，所以治疗糖尿病必须滋肾水。

最后，糖尿病属于免疫性疾病，我治疗免疫性疾病都遵循解表清里的原则。事实上糖尿病患者肥胖就是外寒内热，脉诊内行的人尤其明了。

综上所述，治疗糖尿病就当解表清里、健脾壮水、酸收和活血化瘀。可以用祝谌予的消渴方作基本方，再加解表清里、酸收。

解表药物的选择看患者寒的程度，简单的就是看患者的肥瘦程度，尤其是腹部的肥瘦程度。肥胖者用麻黄，严重的加重用量，并且加桂枝，偏重者仅用麻黄。不肥胖、甚至不超重者，则用桂枝。瘦者，则用艾叶或浮萍、佩兰。

清里可以用黄连、生石膏、知母、天花粉、蒲公英、升麻等。

酸收则用乌梅为主。

滋肾水用生地黄、玄参、桑椹子、山茱萸等。

中医治疗糖尿病，看患者的病程和严重程度，决定疗程。一般 3 个月为 1 个疗程，空腹血糖受损或糖耐量受损、糖尿病轻度者 1 个疗程以上，中度者 2~3 个疗程以上。重度的、有并发症的，疗程更长。

在用药治疗的同时，也要注意饮食治疗，运动治疗。因为饮食治疗，其实也是在治胃：减少胃火的能源。而运动治疗则是运脾：运动增加人体的能源消耗。

先前用西药治疗的，不能立即停用西药，而应该逐步减量、减少用药品种。血糖正常后还须巩固治疗 1 个月以上，并且仍然要注意控制饮食，坚持运动。

我就是根据这些治疗思路，治疗糖尿病多获佳效。2017 年北京 1 例糖尿病患者，服用我这个思路组方的药末治疗 3 个月，胰岛素用量减少，各项化验指标均向好的方面转变，患者很高兴。

2018 年春夏治疗 1 例糖尿病患者，空腹血糖从 9mmol/L 以上降到 7mmol/L

左右，而且各项指标均有改善，可惜患者只吃了2个月中药，坚持不下去。

曾阅及网友用0.9%氯化钠注射液250ml+清开灵20ml，丹参注射液250ml，静脉输液，7天，可以显著降低血糖、改善症状。我用过，确实有效，但是没有做大批量的对比试验，请同行们继续验证。

2. **西医**　糖尿病的治疗包括健康教育、饮食治疗、运动治疗、营养治疗、药物治疗和手术治疗等6个方面。

(1) 健康教育：资料显示，中国糖尿病患者中，1/3有高血压，1/3有大血管病变（包括脑血管、心血管），1/3有眼病、2/3有神经病变。

为什么并发症这么多？就在于"三个低"：知晓率低、治疗率低、达标率低。

健康教育内容主要有糖尿病基础知识宣教、做好患者心理疏导、做好患者饮食指导、运动指导、用药指导、预防并发症的指导等。

(2) 饮食治疗：应合理膳食。饮食控制是最基本的一项治疗措施，也是治疗的基础。多吃菜，少吃粮，粗细搭配，不易升糖。不吃油炸食品和含糖量高的水果、饮料，如各种糖类、蜜枣、糕点、蜂蜜、含糖饮料等。每天食盐用量不超过5g，同时患有高血压的不超过3g。

实行糖尿病饮食，控制血糖，平衡营养。即高蛋白、高纤维素、高维生素、低糖、低脂肪。每天热量摄入总量以及膳食结构比例：

1) 每日热量2 100kcal（每克脂肪含热量9cal，每克碳水化合物含热量4cal，每克蛋白质含热量4cal）。(1cal=4.184J) 其中，碳水化合物占总热量的55%。主要有面条、馒头、大米，每天主食总量不超过5两（250g），三餐按1/5、2/5、2/5分配，干湿分开，提倡食用粗制米面和一定量的杂粮，以丰富膳食纤维和维生素，增加饱腹感。

2) 蛋白质约占15%~20%。提倡精致蛋白，如瘦肉、鱼虾、鸡蛋、豆制品等。瘦肉约50g（一两），鱼肉则为100g。

3) 脂肪占总热量20%~25%。每天食用油不超过20g，少食用动物内脏、蛋黄、鱼虾仔等含胆固醇高的食物。

4) 多食纤维素含量高的食物。特别是膳食纤维含量高的食物，如豆类、蔬菜、粗谷物、含糖分低的水果，有利于排便通畅、饱腹、控制体重、延迟和减少糖类在胃肠道的吸收。注意进食膳食纤维含量高的食物，每天摄入膳食纤维20~35g。

5) 鼓励进食各种蔬菜。尤其是绿色蔬菜，每天摄入量500g左右。对于水果，待患者血糖稳定，空腹血糖浓度不超过8mmol/L时可在两餐之间或睡前进食梨、橘、苹果等含糖量低的水果，每天控制在四两（200g）以内。

患者一天中主、副食品的量、种类，按20%、40%、40%三餐分配，进行编排。三餐食物多样化。如饥饿可适当吃些含糖量少的蔬菜，如黄瓜、青菜、番茄等。

营养专家推荐的进食经验：早餐1个鸡蛋、1杯牛奶、1个菜包或肉包。中、晚餐进食先喝汤，再吃蔬菜，后吃蛋白质类，最后吃主食。

每餐吃七分饱。要用脑进食，因为感觉胃中饱了，信息传递到大脑需要3~5分钟，所以等到大脑知道饱了，实际上你又多吃了3~5分钟的食物。

科学且简单的饮食方法莫过于"1、2、3、4、5"饮食法，即每天保证1杯牛奶、2个鸡蛋、3两肉类、400g主食、500g蔬菜和水果。这个方法是在中国居民平衡膳食宝塔基础上总结出来的，可以使糖尿病患者的营养全面、均衡、充足。

戒烟限酒：吸烟有害。它会刺激肾上腺素的分泌，造成血糖和血压的升高，诱发令人生畏的心、脑血管疾病。

（3）运动治疗：糖尿病患者要适当运动，但要避免过度运动及不运动。由于能量摄入过剩和运动不足也是糖尿病患者增加的一大因素。因此，坚持运动对糖尿病患者来说意义重大。

运动可以降低血糖，这是最直接的效果；运动也能够使血脂和血压降低；运动可使胰岛素敏感性增加。

糖尿病患者要认识到养成运动的习惯是最重要的，逐渐培养自己的运动意识，学会利用各种机会进行锻炼，将运动融入每天的生活之中。始终严格地按照医生的指导进行。

糖尿病患者应该进行一定量的可轻松完成的有氧耐力运动，比如散步、慢跑、太极拳、体操、游泳、球类、骑自行车等。饭后20分钟快走半小时，有利于降低餐后血糖。

运动要因人而异，要选择适合自己容易坚持的运动方式与强度。根据自己的实际情况以及工作性质等，选择运动方式和持续时间。

判断适度的运动强度最简单的方法就是在运动结束时，立即数脉搏，适度运动脉搏数=170–年龄，如果您是60岁以上的患者，适度运动脉搏数是每分钟90~100次。

（4）营养治疗：营养治疗包括控制热量的平衡饮食和特膳饮食两方面。平衡饮食在饮食治疗中已经谈了，下面谈谈特膳饮食。

特膳治疗即特别的膳食治疗，是通过对调控血糖有主要作用的胰腺、肝、胃、肠等脏器，补充特别有益物质，达到控制血糖、治疗糖尿病的方法。

2019年1月，我用营养特膳治疗了1例早期糖尿病，治疗前患者空腹血糖7.4mmol/L，餐后2小时血糖14.9mmol/L。没有用西药，服特膳3个月（1个疗程）后，4月9日患者特意到某市一人民医院化验，结果示空腹血糖4.6mmol/L，餐后2小时血糖5.1mmol/L，效果满意。

（5）药物治疗：治疗糖尿病的西药主要根据患者具体情况进行个体化

选择。

传统降糖药有5类：

1）磺脲类和非磺脲类：主要是通过刺激胰岛素分泌而起作用，适用于2型糖尿病消瘦的患者。

刺激胰岛素分泌的药物，有鞭打病牛之意。有统计资料显示，服用该类药物8年以上的患者，有胰岛β细胞凋亡明显增加的风险，值得权衡利弊。

2）双胍类：主要通过促进外周组织摄取葡萄糖、抑制葡萄糖异生、降低肝糖原输出、延迟葡萄糖在肠道吸收，达到降低血糖的作用。适用于2型糖尿病肥胖的患者。

双胍类是口服降糖药中的元老。降糖作用肯定，不诱发低血糖。具有降糖作用以外的心血管保护作用，如调脂、抗小血板聚集等。但对于有严重心、肝、肺、肾功能不良的患者，不推荐使用。为减轻双胍类药物的胃肠副作用，一般建议餐后服用。

3）α糖苷酶抑制剂：竞争性抑制麦芽糖酶、葡萄糖淀粉酶及蔗糖酶，阻断1,4-糖苷键水解，延缓淀粉、蔗糖及麦芽糖在小肠分解为葡萄糖，降低餐后血糖。适用于餐后血糖高的患者。

4）噻唑烷二酮类（格列酮类）：通过提高靶组织对胰岛素的敏感性，提高利用胰岛素的能力，改善糖代谢及脂质代谢，能有限降低空腹及餐后血糖。单独使用不引起低血糖，常与其他类口服降糖药合用，能产生明显协同作用。

5）胰岛素：对于1型糖尿病患者，胰岛素是唯一治疗药物。此外，约有30%~40%的2型糖尿病患者最终需要使用胰岛素。

糖尿病的核心问题是胰岛素抵抗！只有胰岛素可以降血糖，抵抗不是说胰岛素没有用，而是因为抵抗，所以需要更多胰岛素才能降血糖，所以前期人体分泌更多胰岛素降血糖，这就是高胰岛素血症的由来。

用不用胰岛素，用量多大，必须由专业医师指导下使用。

应用胰岛素治疗的患者，注射后半小时必须用餐，避免低血糖的发生。

此外，还有近年来出现的胰高血糖素样肽-1（GLP-1）受体激动剂：以葡萄糖浓度依赖性的方式增强胰岛素分泌、抑制胰高血糖分泌、延缓胃排空，通过中枢性的食欲抑制来减少进食量。具有减轻体重作用，并且可能在降低血压等方面有较好的前景。GLP-1的存在是β细胞再生的重要条件。

（6）手术治疗：主要有代谢手术治疗和胰腺移植及胰岛细胞移植。

五、阅读摘要

1. 基础理论

（1）《灵枢·五变》：五脏皆柔弱者，善病消瘅。

（2）《灵枢·本脏》：心脆则善病消瘅热中……肺脆则苦病消瘅易伤……肝脆则善病消瘅易伤……脾脆则善病消瘅易伤……肾脆则善病消瘅易伤。

（3）《素问·奇病论》：此五气之溢也，名曰脾瘅。夫五味入口，藏于胃，脾为之行其精气，津液在脾，故令人口甘也。此肥美之所发也。此人必数食甘美而多肥也。肥者令人内热，甘者令人中满，故其气上溢，转为消渴。

（4）《素问·通评虚实论》：消瘅……脉实大，病久可治。脉悬小坚，病久不可治。

（5）《灵枢·邪气脏腑病形》：心脉……微小为消瘅，滑甚为善渴。

（6）阳道实，阴道虚，即胃实脾虚是糖尿病的关键病机。（杨化冰、邹小娟《中医杂志》2018 年第 13 期 1115 页）

（7）糖尿病的病机从脾不散精到浊毒内蕴。

（8）2 型糖尿病是因为遗传、环境及自身免疫有关的复合疾病综合征。贺宏波等发现，少苔、无苔 8.41%，舌瘦 1.14%，厚腻苔 83.43%，苔黄 53.93%，舌质红、暗红 70.02%；气虚占 88.75%，阴虚燥热占 85.1%，肝血虚 20.53%。［贺宏波，闫韶晔，杨玲玲，等.5 930 例 2 型糖尿病患者舌象与实验室指标相关性分析.中医杂志，2013，54（23）：2031-2034.］

（9）正常肌肉对糖的利用约占 8%，脂肪约占 1%。肌肉甘油三酯的含量可作为衡量胰岛素抵抗的标准之一。

（10）冯兴中认为，气虚为糖尿病关键病机，气虚生毒，故益气解毒效果好。（《中医杂志》2016 年第 12 期 1023 页）

2. 临床经验

（1）祝谌予的黄芪、生地黄、玄参、丹参各 30g，葛根 15g，苍术 6g，确是基础方。

（2）李赛美（《中医杂志》2015 年第 18 期 1608 页）认为：少火生气，糖高则壮火食气。降糖不远寒，重脾肾，通气血。治疗当清（黄连类）、开（柴胡类）、通（四物类）、化（温胆、五苓类）、补（四逆类）。

（3）仝小林常用苦酸制甜法：三黄知母苍术五味子乌梅，黄连生物碱（可用 30g）可以促进胰岛 B 细胞再生与恢复、与他药合用作为胰岛素增敏剂的替代药，知母也可降血糖及肝糖原含量。

（4）《中医杂志》2011 年第 13 期 1156 页载：威灵仙 60g 浸 4 小时、煎 2 次，僵蚕 5g/ 次、日 2 次，降血糖好（3 周即从 14mmol/L、8mmol/L 降至 1 年均正常）。周围神经病变用黄芪桂枝五物汤加味，肾脏病变用抵当汤合水陆二仙丹加减，足部病变黄芪桂枝五物汤合四妙勇安汤，重者用阳和汤加减。

（5）糖尿病方：黄芪 50~200g，乌梅 20~50g，水煎服，每日 1 剂。

（6）半夏泻心汤治之好。

（7）石膏 5g、知母 2g、生地黄 0.6g、党参 0.6g、炙甘草 1g、玄参 1g、天花粉 0.2g、黄连 0.3g，粳米少许，制成粉剂，放阴凉处保存备用。每次取粉 250mg，加盐酸二甲双胍 40mg，混匀敷脐，上盖以药棉，外用胶布固封。每 5~7 天换药 1 次，每 6 次为 1 个疗程。

（8）河北李炳茂经验：核心病机是脾虚胃热，早期胃热为主，后期脾虚为主。以大黄（与药同煎）为主方，大黄破脾中之中满而不伤阴，泻胃之内热而不伤气，使满消热退气和而愈。上午 6—8 时服药最好。

3. 用药经验

（1）黄芪、生晒参、桑椹子、山茱萸、黄连、苦参降糖好。

（2）洋葱含甲苯磺丁脲，降血糖最强；苦瓜含二甲双胍，降血糖好。

（3）红参降糖，治疗初期、中期的消渴病，收到了较好疗效。仙鹤草 50g 入方好，紫草降血糖好，黄精降血糖好，山药治疗糖尿病很好，肉桂粉治糖尿病。

（4）河南中医药大学李忠：糖尿病渴饮无度，生石膏、知母，加浮萍 30g，以解其渴，屡用屡验。

（5）多缺镁、补锌有助于糖尿病及其并发症的防治。

六、调养

见健康教育、饮食治疗和运动治疗。

第七章　运动系统疾病

第一节　脊柱相关疾病

颈　椎　病

一、概述

颈椎病是指因颈椎间盘退变及其继发性改变，刺激或压迫相邻脊髓、神经、血管等组织而出现一系列症状和体征的综合征。

二、病因

颈椎活动度很大，负重也多，在解剖上又相对比较薄弱，四周缺乏其他骨性保护。易受外力直接打击，尤其是下颈椎及其周围软组织容易发生劳损性病变。病因主要有以下几点：

1. **颈椎间盘退行性变**　是最基本的原因。

2. **损伤**　急、慢性损伤都会诱发或加重颈椎病。长期使头颈部处于单一姿势位置。如长时间低头工作，看手机、电脑，易发生颈椎病。小于30岁的颈椎病患者，多从事低头工种，尤其是低头族。

我在2018年11月的一次艾灸产品推广会上，免费为到会的25个人把脉，其中22人就有不同程度的颈椎病脉，可见现在颈椎病患者之多。

3. **颈椎发育性椎管狭窄**　先天性小椎管、颈椎退变等因素是颈椎病的主要发病基础。

三、临床表现

颈椎病易受劳损的节段主要是$C_{5\sim6}$，而$C_{4\sim5}$、$C_{6\sim7}$次之。分型有神经根型、脊髓型、椎动脉型、交感型等。

主要表现为头痛、眩晕、耳鸣、视物模糊、记忆力差、反应迟钝等。

1. **神经根型**　此型发病率最高，因压迫相应神经根引起症状、体征。

表现为颈肩痛，短期内加重，并向上肢放射，可有皮肤麻木、过敏等异常。同时可有上肢肌力下降，手指动作不灵活，颈肩肌肉压痛。

2. **脊髓型**　因压迫脊髓或向脊髓供血的血管出现的症状、体征。

表现为四肢感觉、运动、反射以及二便功能障碍的综合征：上肢或下肢麻木无力、僵硬、双足踩棉花感，束带感，双手精细动作障碍。后期二便功能障碍，四肢腱反射活跃或亢进，浅反射减弱或消失。

3. **椎动脉型**　因压迫或刺激椎动脉，造成椎基底动脉供血不足所致。

表现为头晕、恶心、耳鸣、偏头痛等。

4. **交感型**　因刺激或压迫颈部交感神经导致。

表现为颈项痛，头痛、头晕，面部或躯干麻木发凉、痛觉迟钝，心悸、心律失常，耳鸣、记忆力减退、失眠等。

CT 和 MRI 检查可明确诊断。

四、治疗

1. **中医**　我主要是按脉诊结合 CT 或 MRI 结果的两个思路进行治疗。

第一个是脉紧的，多为颈型、神经根型或者为椎间盘突出轻型，主要是损伤在筋和肌肉，所以重在治肝脾，除风寒湿，活血化瘀，兼治肾。我的主方是葛根汤合黄芪防己汤、独活寄生汤加减。补脾加白术，便溏或腹泻的用量小，便结甚至便秘者用 30g。补肾用杜仲、续断、桑寄生。方中去独活、牛膝，加羌活、姜黄、土鳖虫各 10g，去肉桂改用桂枝 15~30g。用防己 15g，半个月后改为用萆薢 30g，以防伤肾。

30 天 1 个疗程，一般 1 周见效，2 周大效，4 周症状、体征基本消失，再巩固服药 3 周。本方治疗控制症状快，复发率低。

第二个是脉紧滑，多为骨质增生和髓核脱出较重，属于神经根型麻木或萎缩的、脊髓型及椎动脉型等。损伤在髓核和骨，重在治肾、除风寒湿，活血化瘀，兼治肝。用我的骨质增生专方：鹿角胶（烊化兑服）、甘草各 6g，当归、川芎、木瓜、秦艽、枳壳、姜黄各 10g，骨碎补、桑寄生、丝瓜络、威灵仙、制首乌、防己各 15g，黄芪、白芍、鸡血藤各 30g。

并加引经药葛根 15g、羌活 10g，寒重者加麻黄 6g，疼痛较重的加制附子 6g。防己用了 15 天后，改用萆薢 30g；肾功能不全的不用防己，直接用萆薢。

疗程和效果与椎间盘突出差不多。

中成药：椎间盘突出的可以选服人参再造丸合根痛平或者颈复康、颈腰康。或输液：5% 葡萄糖注射液 250ml+ 参麦注射液 10ml × 3 支，5% 葡萄糖注射液 250ml+ 葛根注射液 0.4g × 2 支。疗程 1 周，也有较好效果。

骨质增生的可以选服抗骨增生丸合根痛平或者颈复康、颈腰康。或输液：

5% 葡萄糖注射液 250ml+ 鹿瓜多肽 40mg×2 支，5% 葡萄糖注射液 250ml+ 葛根注射液 0.4g×2 支。疗程 1 周，也有较好效果。

穴位注射：维生素 B_1、维生素 B_{12} 各 1 支，分别注入风池、大椎、阿是穴，有较快的通经止痛效果。

有条件的还可以用臭氧穴位注射。

中药贴敷：

阿是穴：羌活、姜黄、干姜、樟脑，有较好的活血通经止痛作用。

市场上很多贴膏成品，局部贴敷，也有一定的活血通经止痛作用。

还有涂擦产品，如红花油、万花油、活络油、风湿油等，都有一定的活血通经止痛作用。

针灸推拿理疗可以活血通经止痛，缓解局部肌肉紧张、痉挛和疼痛。

远红外治疗仪等局部照射引起局部温热，有一定的活血通经、消肿止痛作用。

脊椎小关节错位的，整脊有很好的效果。

2. **西医** 主要是解痉止痛、营养神经。内服布洛芬缓释胶囊和甲钴胺。也可以外涂双氯芬酸钠膏止痛。

五、阅读摘要

1. **基础理论** 颈 1、2 头部症状，颈 3 肩 4 肘 5 腕 6 手 7。

2. **临床经验**

（1）《灵枢·杂病》：项病，不可俯仰，刺足太阳；不可以顾，刺手太阳也。

（2）熊继柏：葛根 30g，威灵仙、姜黄各 15g，水煎服，效果好。

（3）网络方：葛根 30g、千斤拔 15g，水煎服，效果好。

（4）黄芪桂枝五物汤合葛根汤加止痉散（蜈蚣 1~2 条、全蝎 5g），重用葛根 60~120g，白芍、炙甘草各 30g，痛甚加延胡索 20g。效果好。

（5）取穴：阴谷指法，屈膝大于 90°，两足轻松踏于地面，以左右拇指同时缓缓用力点按该穴，越点越重，同时令患者颈部缓缓地左右旋转前低后仰等动作，症状即有减轻。每日 1 次，连做 7~10 天。

（6）山莨菪碱 20mg 入 10% 葡萄糖注射液 500ml，静脉滴注，好转后 10mg/次，日 3 次，2~3 个月，有效率 85%。

（7）颈性眩晕：纳洛酮 0.8mg+ 维脑路通 0.5g 入 5% 葡萄糖注射液中静脉滴注，或再配丹参 40~60ml 静脉滴注，3 天 80% 症状消失。

（8）颈椎病头晕、头痛：5% 碳酸氢钠溶液 250ml、培他啶 500ml+ 利多卡因 10ml+ 山莨菪碱 5mg、低分子右旋糖酐 500ml+ 丹参 20ml+ 曲克芦丁 14ml+ 胞二磷胆碱 0.75g+ 门冬酸钾镁 10ml，静脉滴注，日 1 次，1~3 天控制，5 天痊愈。

3. 用药经验

（1）颈椎病：葛根 100g，根据辨证佐用其他药物，治疗 137 例，皆愈，随访 2 年，无 1 例复发。葛根：常用 60~90g 不等，用于升阳止泻常用 30g，用于治疗肌肉僵痛常用 60~90g。

（2）皂角刺 50g 入方更好。乳香入方善治之。雷公藤 10g 入方（先煎半小时）治椎间盘突出症效果好。自然铜合寻骨风有代替虎骨之效。蔓荆子 40g 入方治疗神经根型颈椎病眩晕效果好。

六、调养

1. 防寒保暖　受寒是颈椎病的重要诱发因素。防寒既要防颈椎局部受寒，也要防全身受寒；既要防外之肌肤受寒，也要防内之饮食受寒。

2. 注意爱护颈部　要防止颈部突然急性损伤，更要防止低头族的慢性劳损。

坚持做颈部保健操：我是每天早晨起床前，俯卧做颈部肌肉舒缩运动 99 次，对减少颈椎病复发很有好处。

3. 注意饮食　实践中发现，发病期间少吃鱼类（包括海鲜），对颈椎病的快速康复有利。

落　枕

本文仅列入治疗和阅读摘要。

一、治疗

（1）整脊有很好的效果。

（2）针刺或者穴位注射悬钟也有较好的效果。

二、阅读摘要

（1）葛根 25g，麻黄 5g，白芍、桂枝、大枣各 10g，生姜、甘草各 6g，水煎服，1 剂即愈。

（2）内关指法：病者病侧前臂向上，手腕稍弯曲，用左手握住患者手背，右手拇指掐压患者内关，同时中指或示指抵于外关，掐压 1~2 分钟，力量由轻而重，使其压力从内关透向外关，患者有酸、麻、胀、热感觉，令患者左右旋转、前屈后仰等自由活动颈部，并使转动角度逐渐增大，3 分钟左右症状即可大减或消失。适应证：落枕，颈项疼痛，活动不便或不能转动，颈部肌僵硬并伴有压痛。

（3）报纸包砖头拍打双足并拢的足心 3 下，1~2 次即愈。

（4）列缺平刺向腕部，留针 15 分钟，1 次即好。

（5）手 2~4 腕横纹前 1.5 寸刺之效果好。

（6）又针风池、昆仑、悬钟、提颈肌群，腓肠肌挤压 5~10 分钟，日 2~3 次，效果好。

腰　腿　痛

一、概述

腰腿痛是一组临床多见的症状，是指腰、腰骶、骶髂、臀部等处的疼痛，可伴有一侧或两侧下肢痛、马尾神经受压症状。

二、病因

腰椎间盘突出症、腰椎管狭窄、肌肉韧带等软组织慢性损伤是主要原因。创伤、炎症、肿瘤和先天性疾患是四大基本病因。

三、临床表现

主要是疼痛和压痛点。

1. **疼痛**　包括局部疼痛、牵涉痛（又称反射痛）和放射痛。

2. **压痛点**　患者在俯卧位、放松肌肉后易明确压痛点。

四、治疗

因为腰腿痛只是很多疾病的症状之一，而不是主要症状，所以本文在治疗部分只叙述以腰腿痛为主要或者首要症状的软组织疾病，如急性腰扭伤、腰肌劳损。引起慢性腰腿痛的腰椎间盘突出症、骨质增生、梨状肌综合征以及老年人的骨质疏松，另列专文叙述。

1. **中医**　急性腰扭伤，伤在气分，所以重在治气，兼以活血。

急性腰扭伤因为局部有毛细血管破裂出血，破裂的毛细血管至少要 48 小时才能修复、闭合，所以在 48 小时之内患处不能揉、擦活血止痛的药液或者贴活血化瘀的膏药，以免破裂的毛细血管加重破裂，引起出血，加重水肿、疼痛。

正确的方法是伤后 48 小时之内，局部冷敷，或者用云南白药气雾剂喷雾患处（也是冷处理），使破裂的毛细血管收缩，减少出血，从而减少水肿，减轻疼痛。48 小时之后，再揉、擦，或者贴活血化瘀的药物，以利于瘀血、水肿的消散。

其他部位的急性软组织损伤的处理亦同。

也可以口服腰息痛。

腰肌劳损，为慢性腰痛，常反复发作。多为肾虚，或者瘀血，或者两者兼而有之。治疗当补肾、活血化瘀。宜身痛逐瘀汤加杜仲、续断，疗程1个月以上，效果较好。

中成药右归丸合腰息痛口服也有较好的效果。腰痛宁、颈腰康也可以选用。

奇正藏药贴膏有较好的通经止痛作用。

2. 西医　急性腰扭伤的48小时之内，主要是局部冷敷，疼痛较重的口服抗炎镇痛类药物，如双氯芬酸钠，保泰松，布洛芬缓释胶囊等。

五、阅读摘要

1. 基础理论

（1）《素问·病能论》：肾为之病，故肾为腰痛之病也。

（2）《素问·脉解》：正月阳气出在上，而阴气盛，阳未得自次也，故肿腰脽痛也。

（3）少阴所谓腰痛者，少阴者申也，七月万物阳气皆伤，故腰痛也。

2. 临床经验

（1）《素问·刺腰痛》：足太阳脉，令人腰痛，引项脊尻背如重状，刺其郄中，太阳正经出血，春无见血。

（2）《灵枢·终始》：病在腰者取之腘。

（3）《素问·刺腰痛》：少阳，令人腰痛，如以针刺其皮中，循循然不可以俯仰，不可以顾，刺少阳成骨之端出血，成骨在膝外廉之骨独起者，夏无见血。

阳明，令人腰痛，不可以顾，顾如有见者，善悲，刺阳明于骺前三痏，上下和之出血，秋无见血。

足少阴，令人腰痛，痛引脊内廉，刺少阴于内踝上二痏，春无见血，出血太多，不可复也。

厥阴之脉，令人腰痛，腰中如张弓弩弦，刺厥阴之脉，在腨踵鱼腹之外，循之累累然，乃刺之，其病令人默默然，不慧，刺之三痏。

解脉，令人腰痛，痛引肩，目䀮䀮然，时遗溲，刺解脉，在膝筋肉分间郄外廉之横脉，出血，血变而止。

解脉，令人腰痛如引带，常如折腰状，善恐，刺解脉，在郄中结络如黍米，刺之血射以黑，见赤血而已。

（4）急性腰扭伤效方：麻黄、桂枝、当归各6g，川芎、赤芍、桃仁、红花各10g。1剂轻，3剂可愈。

（5）王幸福：急性腰扭伤，用1个木鳖子去壳嚼服，肠鸣矢气即减渐失。

3. 用药经验

（1）任之堂：黄芪、青风藤、黑豆为腰椎间盘突出症专药。猪鞭、党参，专治腰腿痛。

《串雅内编》之牵牛硫黄丸对久腰痛极好。腰椎间盘突出症加 1 根猪鞭有良效。凡是筋骨疼痛都要禁欲 100 天，好得快。

（2）山茱萸 50~100g 水煎服，治疗慢性腰腿痛 5 天即愈。

六、调养

参照颈椎病的调养。

另外，须注意少弯腰，少挑重担。

退步走有利于腰部肌肉松弛，从而有利于腰肌劳损的康复。

腰椎间盘突出症

一、概述

腰椎间盘突出症是指腰椎间盘发生退行性改变后，在外力作用下，纤维环部分或全部破裂，单独或者连同髓核、软骨终板向外突出，刺激或压迫窦椎神经和神经根引起的以腰腿痛为主要症状的病变。

二、病因

椎间盘退变是根本原因，积累损伤、妊娠、遗传、发育异常也是重要因素。

三、临床表现

本病分膨出型、突出型、脱出型、游离型等类型。95% 左右发生在腰 4-5、腰 5- 骶 1 间隙。

主要表现为腰痛、坐骨神经痛和马尾综合征等。

体征有腰椎侧突、腰部活动受限、压痛及竖脊肌痉挛、直腿抬高试验阳性等，如克尼格征（克氏征）阳性。

小贴士

直腿抬高试验：平卧，膝关节伸直，下肢逐渐被动抬起，观察抬腿高度及是否出现下肢放射性疼痛，以判断神经根或坐骨神经受压的检查方法。

CT 检查可确诊。

四、治疗

1. **中医**　腰椎间盘突出症和骨质增生的治疗方剂，仍然是用颈椎病中颈椎间盘突出和颈骨质增生的用方，只须将引经药葛根、羌活，换成川牛膝、独活即可。

还是在 20 世纪 80 年代中期，在老家的时候，我就曾治愈过 1 例 50 多岁的男性患者，患者在当时的地区人民医院检查确诊为腰椎间盘突出症引起的坐骨神经痛，住院用西药治疗一周效果不好，便回到家里找我治疗。我从温阳散寒、补肝肾、除湿热着手，用麻黄附子细辛汤合五妙散（改汤），加杜仲、续断、桑寄生、独活，服药 1 个月，疼痛消失。一直到 10 多年后因患癌症死亡前也未复发。

2. **西医**　主要是抗炎镇痛、营养神经，用药如双氯芬酸钠、布洛芬缓释胶囊、甲钴胺、维生素 B_1 等。

五、阅读摘要

1. 临床经验

（1）白术汤治腰痛：生白术 120g，薏苡仁 90g，芡实 30g，炒杜仲 30g。水煎服。治疗非器质性腰痛，两三剂即好。加 40g 丹参后，再用会另有发现！

（2）处方：仙鹤草 50g，怀牛膝 15g，生地黄 8g，熟地黄 8g，泽泻 6g。每日 1 剂，水煎分 2 次服。服药 10 剂后，腰痛明显减轻，继续服药 15 剂，症状消失，随访 1 年未复发。

（3）血竭 120g，鳖甲 360g，末，分 12 份，早晚各 1 份，一般 2 料可愈。

（4）川牛膝、五加皮、当归各 25g，食盐 250g，用火炒热，装入准备好的布袋内，外敷患处，每日 3~5 次，不必换药，冷却再炒。此方共治疗坐骨神经痛 25 例，男 19 例，女 6 例，均获痊愈。

2. 用药经验

独活治之须 45~60g，疗效方特好。桑寄生、杜仲各 30g 入方。

六、调养

参照颈椎病和腰腿痛的调养。

强直性脊柱炎

一、概述

强直性脊柱炎是一种以骶髂关节和脊柱附着点炎症为主要症状的疾病。与 HLA-B27 呈强关联,我国的该病患者阳性率约为 90%。

二、病因

有家族发病聚集倾向,种族差异很大。家系调查发现在强直性脊柱炎患者的第一代亲属中,发生强直性脊柱炎的危险性比一般人群高出 20~40 倍。孪生子女的调查中发现:单卵孪生中,另一个患病的可能性超过 50%。基因背景是强直性脊柱炎易感性的主要决定因素。

本病是遗传和环境因素共同作用引发的多基因遗传病,主要易感基因是 HLA-B27。可能还与泌尿生殖道沙眼衣原体、志贺菌、沙门菌和结肠耶尔森菌等某些肠道病原菌感染有关。

三、临床表现

发病年龄多在 20~30 岁。

症状:下腰背痛伴晨僵,单侧、双侧或交替性臀部、腹股沟向下肢放射的酸痛,活动后减轻。

晚期可有腰椎各方向活动受限和胸廓活动度减低,脊柱自下而上发生强直。

主要表现为炎症腰背痛,多见于足跟、足掌部,也见于膝关节、胸肋连接、脊椎骨突、髂嵴、大转子和坐骨神经节等部位。

关节外症状:主要有葡萄膜炎或虹膜炎、心、肾、肺等器质性或功能病变。

四、治疗

1. **中医** 该病主要是肝肾亏虚,外寒内热。西医中属于免疫性疾病,所以治疗当解表清里。同时,该病又与遗传相关,病位在筋骨,所以又当补益肝肾。方用独活寄生汤合五妙散加补肝肾、清湿热之品。疗程 3 个月以上。

2006 年 12 月,我按此思路和方药(稍有加减)治疗过 1 例在大连海军服过役的退伍军人,服药 3 个多月,随访患者 3 年,病情稳定,疗效满意。

2. **西医** 主要是抗炎治疗,如非甾体抗炎药、免疫抑制剂和肾上腺皮质激素等,但是因为副作用都大,不宜长期使用。

可以手术治疗,但是因为体质问题没有解决,所以复发率较高。

五、阅读摘要

1. **基础理论**　湿热是重要因素，肾虚是基础，瘀血贯穿始终。

2. **临床经验**　验方：狗脊 25g，鹿角霜 25g，威灵仙 15g，牛膝 15g，淫羊藿 50g，没药 15g，土鳖虫 15g。水煎服，每日 1 剂，日服 3 次。

3. **用药经验**　淫羊藿 30g 入方治疗特好。

六、调养

1. **防寒保暖**　本病外因就是寒湿，所以沿海地区发病率较高。患者更要注意防寒保暖，以利于治疗、康复和防复发。

2. **注意饮食**　饮食宜富营养易消化，富含蛋白质和维生素、钙、铁等食物。饮食宜多样化，保持营养均衡。

葱、花椒、大蒜等具有抗风祛寒邪的作用，适当进食可预防病毒感染及肠道感染。豆类食品含有丰富的蛋白质和微量元素，它具有促进肌肉、骨骼、关节、肌腱的代谢，帮助修复病损的作用。栗子有补肾强筋健骨的作用，对本病极为有益。乌梅对筋骨的疼痛痉挛有缓解疼痛的作用。

少吃寒凉食物。忌食肥腻烟酒等刺激性食物。该病也属于风湿病，风湿病都应该少吃或者不吃鱼虾海鲜类食物。

3. **劳逸结合**　保持正常的挺胸含腹的走姿。每天可做腰部运动，前屈、后仰、侧弯和左右旋转躯体，使腰部脊柱保持正常的活动度。还可做俯卧撑、斜撑，下肢前屈后伸，扩胸运动。

脊柱和髋关节有轻度屈曲畸形的患者，每日可进行 1~2 次的俯卧，每次 15~30 分钟，利用自身体重做对抗性牵引，以达到纠正畸形的目的。病情允许的情况下，在适宜水温下游泳，既包括扩胸运动又有肢体运动，还有助于增加肺功能和维持脊柱的正常生理曲度，是强直性脊柱炎最适合的全身运动。但是严禁跳水。

附 1：运用中西医理论，妙用中西药物

国家明文规定：不准滥用激素。可是在网络上还是经常看到一些中西药合用处方中，加地塞米松类激素的情况，这是黔驴技穷的表现，更是不负责任的行为。其实很多疾病，尤其是慢性病，看准了治疗根本就不需要用激素，有的中药还可以代替激素。

1. **运动系统疾病**　筋骨关节和旧伤疾病：长期的承重或活动，尤其是过度用力或活动以及外力撞击，筋骨关节都易于受损，所以筋骨关节疾病大多数都属于虚损，即先有体内气血虚弱，而后风湿乘虚而入所致。所以关键是疲

劳。因此大多数筋骨关节疾病都可以用人参再造丸(血压高于150/100mmHg者慎用)+抗风湿药。尤其是颈腰膝骨质增生或椎间盘突出症、颞下颌关节紊乱综合征、腕管综合征、肱骨外上髁炎(网球肘)、指屈肌腱狭窄性腱鞘炎(扳机指)等。

颈椎骨质增生或者椎间盘突出症用人参再造丸+颈复康(或者颈腰康、万通筋骨片)。

腰椎间盘突出症用人参再造丸+颈腰康(或者腰息痛、万通筋骨片)。颈腰膝骨质增生都可以用人参再造丸+抗骨增生片(抗骨增生丸也可)。

肩周炎、网球肘、腕管综合征可以用人参再造丸+万通筋骨片。关节扭伤或软组织损伤经常复发(俗称“老伤”或“旧伤”)可以用人参再造丸+跌打丸(或者伤科跌打片)。有输液条件的,以上疾病都可以用参麦注射液30ml+血塞通0.4g入5%葡萄糖注射液250ml静脉滴注(颞下颌关节紊乱综合征效果最快最好),疼痛剧烈者也可以加地塞米松。比静脉滴注甘露醇+丹参注射液+地塞米松效果更好更持久,而且对人体除了可能过敏以外,只有好处,没有副作用。

以上治疗方法一般用药1~3天就有疼痛减轻、关节活动功能好转等明显效果,坚持用药30~50天,不仅症状消失,而且可以取得很少复发的效果。

2. **代谢综合征** 必用保和丸,高血压加氢氯噻嗪(双克)、山莨菪碱、氯雷他定、血塞通。糖尿病加人参健脾丸、血塞通、三黄片。痛风加五妙丸。冠心病加生脉饮、丹参滴丸,心动过速者再加三黄片,心动过缓者再加麻黄附子细辛汤。

3. **神经系统疾病**

(1)头痛:脑血管痉挛用尼莫地平(或者山莨菪碱)加复方羊角片(或者正天丸、银杏叶片),脑血管硬化用血府逐瘀口服液加保和丸,神经性头痛用天麻丸加三黄片(或者黄连上清片)加安神定志丸(或天王补心丹)。

(2)眩晕:梅尼埃病用金钱草冲剂加茶苯海明片,体虚者加补中益气丸。血管硬化用天麻丸加血塞通加茶苯海明片(或者丹参滴丸、血府逐瘀口服液)。

4. **呼吸系统疾病**

(1)感冒发热:①成人:三九感冒灵+生姜水兑服,服后静卧取汗;②小儿:小儿柴桂颗粒+生姜水,服后静卧取汗。

(2)风寒感冒:风寒感冒颗粒(或藿香正气丸、午时茶、保济丸)+利巴韦林颗粒(或者含片)。体温低于36.5℃的加山莨菪碱片,每次1~2片。

(3)风热感冒:感冒清热颗粒+利巴韦林颗粒(或者含片)。

(4)慢性支气管炎:胎盘片+人参蛤蚧丸+气管炎丸或清金化痰丸。

(5)哮喘:胎盘片+人参蛤蚧丸+海珠喘息定。

5. **消化系统疾病**　痔疮就是进食过多辛辣物品，或者久坐、妊娠引起的肛周静脉血流障碍、曲张所致。属于气虚热毒，用补中益气丸＋三黄片口服，一般1天就见效，3天即可控制症状。

6. **血液循环系统**　小腿静脉曲张：因为遗传或者久站引起的，属于气虚血瘀，可用补中益气丸＋血府逐瘀口服液（跌打丸或者伤科跌打片也可以），口服1个月以上（注意监测血压）。

7. **妇科疾病**

（1）痛经：生姜煎水，兑益母草颗粒加红糖服。

（2）功能失调性子宫出血：补中益气丸合宫血宁胶囊（或断血流片）。

（3）附件炎或盆腔炎：血府逐瘀汤合妇科千金片（或金刚藤制剂），经期停服。

8. **皮肤科疾病**　慢性荨麻疹、痤疮、过敏性鼻炎：荆防败毒散合银翘散或银黄颗粒或湿毒清或肤痒颗粒。

9. **五官科疾病**

（1）慢性鼻窦炎：多有病毒、细菌和厌氧菌混合感染。久病必有伏热。宜通窍鼻炎片（或辛芳鼻炎片、千柏鼻炎片）合银翘散（或用麦迪霉素，体虚加玉屏风散或者补中益气丸。脓涕者须加输液，用利巴韦林＋头孢类抗生素＋甲硝唑或者替硝唑，7天，以控制症状，然后接着服中成药，1个疗程。

（2）睑腺炎、结膜炎、牙周炎、中耳炎：肿节风片加黄连上清片、双黄连口服液、金银花颗粒、穿心莲片、蓝芩口服液、蒲地蓝等任选1种，口服，疗程3~7天。

附2：参麦针合血塞通的应用

凡是疲劳引起的酸或麻或痛之病均可应用。

原理：是从人参再造丸治疗骨关节疾病效果好感悟而来。人参补气，消除疲劳。麦冬补水，增液行舟。血塞通温通气血，散寒、消除瘀积。

用法：参麦针30ml、血塞通0.4g，分别入5%葡萄糖注射液250ml静脉滴注。疗程视情而定。当然，不愿输液的仍然可以服人参再造丸和血塞通片，血塞通的替代或者加味用法：颈椎病改或者加服根痛平、腰椎病改或者加服腰息痛、骨质增生改或者加服抗骨增生片或丸更好。

颞下颌关节紊乱综合征：1天见效，多数3天即愈。

扳机指、腕管综合征、网球肘、肩周炎、颈椎病、腰椎病、膝骨关节炎、足跟骨刺、旧伤复发、血管神经性头痛、低血压头晕：3天见效，1周左右痊愈。

食管、下肢静脉曲张：1个月明显好转，2个月多数痊愈。

痔疮疼痛：加抗生素静脉滴注也能迅速获效。

注意事项：①对上述药物过敏，严重过敏体质者禁用。②收缩压高于

150mmHg,舒张压高于 100mmHg,慎用。如果要使用,应该服药将血压降到上述数值以下。

第二节 关节部位疾病

颞下颌关节紊乱综合征

一、概述

颞下颌关节紊乱综合征是口腔颌面部常见的疾病之一。好发于 20~40 岁的青壮年,女性多见,发病率 20%~50%。一般发生在一侧,但有的可逐渐累及两侧。该病病程较长,常反复发作,多属功能紊乱,也可有关节结构紊乱或器质破坏。

二、病因

精神因素、社会心理因素、外伤、微小创伤、咬合因素(如紧咬牙和磨牙)、偏嚼习惯、寒冷、免疫等。

我就是因为 5 年前每天嚼干硬的黑豆,连续吃了 4 个月,吃出了该病,结果这几年每到三伏天 36℃以上高温时就复发。

三、临床表现

主要表现为颞颌关节运动障碍,在开口和咀嚼运动时出现关节区以及关节四周肌群的疼痛、弹响和杂音等主要症状。一般有 4 个症状类别:

1. **咀嚼肌紊乱** 主要为各咀嚼肌的功能不协调、功能亢进和痉挛,实际上是关节外疾患。以开口度异常和开口型异常以及受累肌疼痛为主要临床表现。

2. **结构紊乱** 是关节紊乱综合征中患病率最高的一类。为关节盘、髁状突和关节窝之间的正常结构紊乱,以在开口运动中各种不同时期的弹响为主要特征,可伴有不同程度的疼痛和开口度、开口型异常。

3. **炎性疾病** 为滑膜及关节囊出现炎症反应,关节痛,下颌运动时疼痛加剧,开口受限等。

4. **退行性关节病** 关节疼痛,开、闭口及咀嚼时加重,关节运动时可闻及连续的摩擦音或破碎音。病程迁延,常反复发作。

该病应与颞下颌关节炎、颞下颌关节化脓性炎症和耳源性疾病、牙痛鉴别。

四、治疗

1. **中医**　该病属于慢性病症，类似于腰扭伤，主要是疲劳所致。壮火食气，所以高温天气容易复发。

口服人参再造丸和丹七片，可以达到1天痛减、3天痛止的效果。

也可以口服万通筋骨片合丹七片，或者补中益气丸合丹七片，都有较好的效果。

汤剂可用补中益气汤合四物汤加减。

中药贴敷配方：柴胡、白芍、大黄、芒硝、冰片，调配方法参见相关章节。

2. **西医**　主要是用非甾体药物抗炎止痛。

五、阅读摘要

刘渡舟治方（张炳厚《中医杂志》2016年第18期1548页）：桂枝芍药知母汤，3剂症失，6剂愈。

六、调养

主要是注意饮食：不吃煎炸、烧烤、烘焙、辛辣刺激性食物，少吃太硬的食物。进食咀嚼时，要两侧交替进行，不要长期一侧牙齿咀嚼。

颞下颌关节前脱位

该病较少见，也易于诊断，所以仅列治疗、阅读摘要和调养3项。

一、治疗

脱位时以手法复位。经常脱位者，多为气虚，可以口服补中益气丸加山茱萸，疗程1个月以上。

二、阅读摘要

1. 临床经验

（1）下颏脱落：白术一两（30g）、防风五钱（15g），水煎服，半刻即上（《验方新编》）。

（2）先用温毛巾敷颌关节处，再通关散吹鼻取嚏即自复位。

（3）卡马西平600mg/d，服之即效。

2. **用药经验**　葛根善治之。

三、调养

经常脱位者，多为大笑或张口太大所致，所以忌大笑和张口太大。

肩关节周围炎

一、概述

肩关节周围炎，简称肩周炎，又称冻结肩、五十肩等，是以肩部长期固定疼痛，肩关节活动障碍为主症的一类疾病。好发于 50 岁左右中年人，女性多见，左侧多于右侧。

二、病因

与下列因素综合作用有关：

1. **肩部原因**　软组织退变，长期过度活动，上肢外伤后肩部固定过久，肩部急性创伤等。

2. **肩外因素**　颈椎病、心肺胆道疾病发生的肩部牵涉痛，长期不愈使肩部肌肉持续痉挛、缺血，导致发病。围绝经期内分泌紊乱，可引起肩周组织充血、肿胀，加重病变的进展。糖尿病患者患病率 10%~20%。还与甲状腺疾病、长期制动、脑卒中和自身免疫性疾病有关。

3. **感受风寒**　寒冷的刺激会加剧肩周的无菌性炎症过程。

三、临床表现

主要表现为逐渐加重的肩部疼痛及肩关节活动障碍。

疼痛位于肩前外侧，有时可放射至肘、手及肩胛区。夜间疼痛加重，影响睡眠，不敢患侧卧位。持续疼痛可引起肌肉痉挛和肌肉萎缩。肩前、后方，肩峰下，三角肌止点处有压痛，而以肱二头肌长头腱部压痛最明显。上臂外展、外旋、后伸时疼痛加剧。

后期可出现严重的骨质疏松改变，特别是肱骨近端。

四、治疗

1. **中医**　该病有自限倾向，一般 6~24 个月可自愈。治疗可以参照颞下颌关节紊乱综合征的用药。

甩肩、双手爬楼梯等运动，有利于该病康复。

我小时候也曾因受伤骨关节脱位过，以至于前几年也出现了该病症状，经过一段时间的甩肩运动，疼痛逐渐缓解，乃至消失了。

中成药：人参再造丸合丹七片，疗程1个月，有较好效果。

很多中药贴膏也有一定效果。

该病还可以用中药贴敷、针灸、穴位注射等方法治疗。

2. **西医**　主要是非甾体抗炎药内服或者外涂镇痛。因为弊大于利，所以我不建议用激素治疗。

五、阅读摘要

1. 临床经验

（1）桃仁承气汤治疗肩周炎好：桂枝、大黄、芒硝（冲）、当归各15g，桃仁12g，赤芍、甘草各10g。日泻5~6次，3剂痛减半，专方卓效。

（2）乃痰湿阻滞中焦所致，指迷茯苓丸加理中丸治之，5剂即愈：茯苓、党参各15g，白术25~30g，半夏、枳壳、干姜各10g，玄明粉、甘草各3~9g，姜黄10~15g。

（3）葛根汤合当归芍药散好。

（4）薏苡仁汤加味治疗效果好。

（5）李克绍治疗方：白术30~90g，制黑附片10~15g，生姜3片，大枣2枚。水煎服，5~30剂痊愈。

（6）南京中医药大学杨道海生姜汤：生姜、桑枝各50g，透骨草、鹿角胶各20g。水煎服。

（7）食盐500g，小茴香80g，放锅内炒熟，装入布包内，敷患处，每晚1次，出汗止痛，4次即愈。

（8）条口。2寸半银针从条口透承山，一针下去，没有拔针，胳膊就能正常运动了。以后为了验证，又用凉水冲洗，再犯，再针，屡试屡验。

（9）肩峰压痛点注射利多卡因溶液5~10ml、地塞米松5mg，祖师麻针也可以，配合锻炼。

（10）天宗指法：病者坐凳上，站患者身后，以左手扶住患者患侧肩膀，右手拇指点压，逐渐产生酸、麻、胀感并传至患侧上臂三角肌至手指，即可举臂，活动自如。适应证：急慢性肩周炎，肩周疼痛，酸重，活动时加重，甚至上臂不能抬举或后伸。

2. **用药经验**　任之堂：马钱子入方，治之有良效。

六、调养

1. **防寒保暖**　受寒是该病发病或者诱发的重要因素，尤其是冬天晚上睡眠时肩膀露在被子外面容易受寒，久而久之则会引起该病。所以，晚上睡眠时要注意肩部的保暖。

2. **动静结合**　肩部受伤也是该病发病的重要病因之一，所以该病在甩手运动治疗的同时，也应注意不要过度，以免造成新的损伤。

3. **其他**　注意检查、治疗原发病，如糖尿病。像其他风湿病一样，也要少吃鱼类（尤其是海鲜）。

肱骨外上髁炎

一、概述

肱骨外上髁炎，网球运动员易患此病，故又称网球肘，是伸肌总腱起点处的一种慢性损伤性炎症，以肱骨外上髁炎为多见。

该病好发于长期从事上肢单一劳动（以腕力为主）的劳动者，如打球的网球、棒球运动员，经常提重物、抱小孩的务工者和家庭妇女，骨骼肌肉系统的抵抗力缺乏更易发病。右侧多于左侧，易发年龄为 35~50 岁。

二、病因

经常旋转前臂和伸屈肘关节，该病也属于慢性疲劳综合征。

三、临床表现

主要表现：肘后外侧疼痛，活动后加重，可向前臂放散，患侧手酸痛无力。

体征：在肱骨外上髁的远端 1cm 内有明显固定的压痛点。Mills 试验阳性。

小贴士

Mills 试验（又称伸肌腱牵拉试验）：伸肘，握拳、屈腕，前臂旋前，发生肘外侧疼痛为阳性。或患者前臂旋前位，做对抗外力的旋后运动，发生肘外侧疼痛为阳性。

四、治疗

中西医治疗和调养与颞下颌关节紊乱综合征大致相同。

五、阅读摘要

（1）补中益气汤加秦艽、天麻、二枝五藤（桑枝、桂枝、清风藤、络石藤、鸡血藤、忍冬藤、海风藤）效果好。

（2）取细辛、白芥子少许，按 1∶5 的比例研磨成药粉，每次取药粉 10g，和家用米酒混合调成糊状，然后敷在患处痛点，每次敷 6~8 小时，3 天敷 1 次。

（3）外敷药：川乌、羌活各 10g，威灵仙 15g，红花、姜黄、白芍、苏木各 6g，研末，敷患处，伤湿止痛膏固定，日 1 次，3~10 次痊愈。

（4）屈膝，健侧犊鼻内上方快速提插，活动患肘，1 分钟即见效。

（5）同侧丰隆与足三里找瘀滞的蓝血筋放血，效如桴鼓。

六、调养

参照肩周炎的调养。

腕管综合征

一、概述

腕管综合征是正中神经在腕管内受压而表现出的一组症状和体征。中年女性多见，双腕发病率 30% 以上，其中绝经期女性占 90%。

二、病因

本病与慢性损伤有关，手及腕劳动强度大时容易发病。

1. **外源性压迫**　较少见。

2. **管腔本身变小**　如内分泌病变、外伤、骨折、脱位等。

3. **管腔内容物增多、体积增大**　如脂肪瘤、纤维瘤、腱鞘囊肿、腕管内肌肉异常、非特异性滑膜炎、血肿等。

4. **职业因素**　用腕过度劳动者，如计算机操作人员、扶拐杖走路的残疾人、手指及腕关节反复屈伸。

5. **全身性因素**

（1）引起神经变性的因素：如糖尿病、酒精中毒、感染、痛风等。

（2）改变体液平衡的因素：如妊娠、口服避孕药、长期血液透析、甲状腺功能低下等。

三、临床表现

主要表现为正中神经所支配的拇、示、中指及环指桡侧半出现疼痛和麻木感，持物无力，中指为甚。夜间或清晨出现较多，活动后缓解，影响睡眠，这是本病一大特征。另一特征为神经感觉异常现象（如麻木感、烧灼感等）只限于腕部以下正中神经分布区。

病程较长的病例，常有大鱼际肌萎缩，其中以拇短展肌及拇对掌肌最为明显，所以拇短展肌肌力减退，是本病最常见体征。

腕关节极度屈曲试验：当腕关节掌屈或背屈至 90°，并持续 1 分钟后。手的正中神经分布区有感觉异常者为阳性，其阳性率为70%。

四、治疗

与颞下颌关节紊乱综合征的治疗和调养大致相同。可以加服神经营养药物如维生素 B_1、维生素 B_{12} 等。

有人介绍，口服维生素 B_6 有一定效果。

五、阅读摘要

（1）维生素 B_6 0.1g、日3次，4周，有效者再服3周，2周开始症状缓解，有效率80%，此病与维生素 B_6 缺乏有关。

（2）泼尼松龙25mg、利多卡因溶液2ml、注射用水2ml，注入肌腱间腕管内（有突破感），觉得手指胀满麻木即愈。7日1次，2~3次，痊愈22例（共23例）。加山莨菪碱10mg、维生素 B_{12} 5mg，对各种疼痛1~4次，痊愈率99%。

（3）醋酸去炎舒松-A注射液1ml加2%普鲁卡因溶液（皮试）1~2ml（肩周炎、坐骨神经痛取2倍量），痛点封闭，肩周炎取肩前阿是穴为主，有效率95%。网球肘取肱骨外上髁顶点为中心，有效率95%（又，可的松痛点封闭，一次5ml，3次即愈）。扳机指掌骨远端屈指腱嵌入处，均效。坐骨神经痛（梨状肌处）3~7天1次，3~4次，均效。

六、调养

参照肩周炎的调养。

股骨头坏死

一、概述

股骨头坏死，又称股骨头缺血性坏死、股骨头无菌性坏死，为股骨头血供中断或受损，引起骨细胞及骨髓成分死亡及随后的修复，继而导致股骨头结构改变，股骨头塌陷，引起患者关节疼痛、关节功能障碍的疾病。

二、病因

多数专家认为由遗传易感性、代谢因素和影响血供的局部因素（如血管损伤、骨内压升高和机械应力）联合作用导致的。

病因有创伤性因素和非创伤性因素2类。

创伤性因素有股骨颈骨折、髋关节外伤性脱位和股骨头骨折。

非创伤性因素有肾上腺糖皮质激素、酒精中毒、减压病、镰状细胞贫血等。

多见于中年男性,双侧受累者占 50%~80%。

三、临床表现

(一)主要表现

1. **疼痛**　间歇性或持续性,行走活动后加重,有时为休息痛。疼痛多为针刺样、钝痛或酸痛不适等。早期多为腹股沟、大腿部位和臀部为主的关节痛,偶伴有膝关节疼痛。

2. **关节僵硬、活动受限**　患侧髋关节屈伸不利、下蹲困难,不能久站,行走鸭子步。早期症状为外展、外旋活动受限明显。

3. **跛行**　进行性短缩性跛行。早期往往出现间歇性跛行,儿童患者更为明显。

(二)体征

局部深压痛,4 字试验阳性。患肢缩短、肌肉萎缩,外展、外旋或内旋活动受限。

X 线摄片显示骨小梁稀疏或中断。股骨头囊肿、硬化、扁平或塌陷,关节间隙变窄。

四、治疗

1. **中医**　在祛除病因的前提下,该病的关键点是肾主骨和血循障碍,所以治疗当补肾壮骨、活血化瘀。我常用血府逐瘀汤加鹿角胶、骨碎补、菟丝子,并且加补气的黄芪、引经药独活等药物治疗。疗程 3 个月以上,效果很好。

2. **西医**　主要是手术治疗。

五、阅读摘要

1. 临床经验

(1)复骨消痛胶囊组方:黄芪 30g、丹参 15g、三七 15g、土鳖虫 10g、鹿角胶 10g、牛膝 8g、生甘草 6g 等,并随患者症状加减。

使用方法:研磨装胶囊每次服用含生药量 1.2g,每日 3 次。每疗程 10 天。适用范围:Ⅰ期、Ⅱ期股骨头坏死。

(2)朱长庚方:黄芪 30g,丹参、三七各 15g,鹿角胶、土鳖虫各 10g,川牛膝 8g,甘草 6g。并外敷药。10 天 1 个疗程。

2. **用药经验**　淫羊藿味辛甘,性温,归肝、肾经。功能补肝肾,壮筋骨,祛风湿。《本草备要》曰:"补命门,益精气,坚筋骨……"在治疗股骨头坏死疾病上有独特疗效。

六、调养

1. **注意休息**　不熬夜，适当运动。运动或劳动以不疲劳为原则。
2. **注意饮食**　忌酒、冰冻食物，少吃煎炸、烧烤、烘焙食物。
3. **避免损伤**　防止跌伤，禁酗酒，不用肾上腺皮质激素。

膝骨关节炎

一、概述

膝骨关节炎是一种常见的慢性退行性骨关节病，又称增生性膝关节炎、老年性膝关节炎。临床上以中老年发病最常见，女性多于男性，多见于肥胖女性。

二、病因

尚不十分明确，但与年龄、性别、职业、代谢、损伤等关系密切。

该病发病缓慢，往往有长期登山、爬楼等劳累史。

三、临床表现

膝关节活动时疼痛加重，其特点是初起疼痛为阵发性，后为持续性，劳累及夜间更甚，上下楼梯和爬山疼痛明显。

膝关节活动受限，甚则跛行。极少数患者可出现绞锁现象或膝关节积液。

关节活动时可有弹响、摩擦音，部分患者关节肿胀，日久可见关节畸形。

检查：膝髌处有明显压痛。X 线摄片可见胫骨、股骨内外髁、髁间棘增生及髌韧带钙化。

四、治疗

1. **中医**　我以自创腰椎骨质增生专方治疗，疗程 30~50 天，效果很好。

中成药用药同颈、腰椎骨质增生。

2. **西医**　氨基葡萄糖口服有一定效果，疼痛加非甾体抗炎药。症状严重的可以手术治疗。

五、阅读摘要

1. 临床经验

（1）四神煎：黄芪 240g，石斛 120g，怀牛膝 90g，远志 60g，金银花 30g，治之确实好。可减半或 1/3 量，但是效果差一些。

（2）防己黄芪汤加麻黄、附子，治疗膝关节水肿。

（3）新鲜小蓟2份，蓖麻子1份（去皮），捣成膏，均匀敷于关节上，厚度约五分硬币厚，外用塑料薄膜包扎，上盖毛巾，4小时后关节处发热，可见米粒及豆粒大小红色斑疹，微痒。敷药时间，一般夏季4~6小时，春秋季6~8小时，注意不可敷药时间过长，以免起水疱。治疗效果：共治疗32例，28例敷药1次痊愈，4例敷药2次痊愈。

2. **用药经验**　龙胆是治疗膝关节炎的专药。

六、调养

1. **减肥**　肥胖会加速膝关节磨损，所以患者首先必须减肥减重，减轻膝关节承重和磨损。

2. **注意运动**　登山、爬楼的姿势由正面改为侧身上，走路、跑步不要太长。

3. **防寒保暖**　长年累月的运动，膝关节的磨损是不可避免的。但是有的人没有症状，有的人却出现症状，原因就是一个寒字，遇寒则易诱发出现症状。所以患者必须注意全身和膝关节局部的防寒保暖。

4. **注意饮食**　像其他风湿病一样，该病发病期间也要少吃鱼类（包括海鲜）。

类风湿关节炎

一、概述

类风湿关节炎是一种以侵蚀性、对称性多关节炎为主要临床表现的慢性、全身性自身免疫性疾病。基本病理改变为关节滑膜炎。80%发病于30~50岁，女性患者2~3倍于男性。

二、病因

1. **遗传因素**　有明显的家族遗传性。

2. **环境因素**　寒冷、潮湿是诱发风湿关节炎的重要因素。如果长期居住在潮湿的环境中，机体内环境平衡失调，分泌炎性细胞因子增多，引起炎症反应，这也是引发类风湿关节炎的原因。多种病毒感染，如风疹病毒、乙肝病毒、丙肝病毒、EB病毒等，可诱导该病的发生。

3. **免疫紊乱**　是主要发病机制。

三、临床表现

慢性起病，以对称性双手、腕、足等多关节肿痛为首发表现。常伴有晨僵

（95% 以上的患者有）、乏力、低热、肌肉酸痛、体重下降等全身症状。

关节痛最常出现的部位为腕、掌指关节、近端指间关节，其次是足趾、膝、踝、肘、肩等关节。多呈对称性、持续性，时轻时重，关节肿胀。晚期可出现关节畸形与功能障碍。有的还会引起颈椎、肩、髋、颞颌关节疼痛和功能障碍。

关节外表现主要有皮肤类风湿结节、类风湿血管炎以及肺、心脏、胸膜、胃肠道、肾、眼、神经系统、血液系统等受累的相应表现。

患者血沉和 C 反应蛋白常升高，是反映病情活动度的主要指标。血清中可以查到多种自身抗体，其中 75%~80% 患者血清中类风湿因子（RF）检测呈阳性，具较高诊断意义。

四、治疗

1. **中医**　该病与遗传有关，遗传之病责之肾。病损在筋骨，其主肝肾。又属于免疫性疾病，仍应遵循解表清里原则。总之，该病的治疗当补益肝肾、解表清里。方用防风通散（改汤）合滋补肝肾汤（关幼波方）加减比较合适，疗程 3 个月以上。

2003 年冬，在北京博雅门诊部坐诊 3 个月，适逢北京中医院风湿病专家周乃玉主任每周六在此坐诊，每次周主任来坐诊的清晨，都有从全国各地赶来治疗的患者排队等候。我也得以见识周主任治疗各种风湿病（包括该病）的方药和疗效。

周主任治疗该病主要按痛痹、着痹、热痹着手，痛痹用乌头汤，着痹用薏苡仁汤，热痹用桂枝芍药知母汤。再分别加补益肝肾的续断、菟丝子，清热解毒、调节免疫功能的老鹳草、白花蛇舌草、豨莶草，疼痛甚者加制南星、制乳没，关节肿大加白芥子，久痹加蜈蚣、全蝎，食欲不振加焦三仙等。疗效都很好。

在北京博雅门诊部坐诊期间，还适逢另一位风湿病专家石玉山主任周日坐诊，他治疗该病则是以五藤汤为主，再随证加减治疗，效果也很好。

2. **西医**

（1）非甾体抗炎药：为治疗类风湿关节炎首选药物，如阿司匹林、吲哚美辛、布洛芬、萘普生、双氯芬酸钠、美洛昔康、吡罗昔康等，可以选择其中一种服用，但是要注意其副作用。

（2）糖皮质激素：可显著减轻临床症状，但是长时间使用可引起水、盐代谢和糖、脂肪、蛋白质代谢紊乱，严重感染等不良反应。

使用激素量可依据病情的严重程度及病程而定。对于抗慢性关节炎药物难以控制的，宜用小剂量激素维持，一般为泼尼松 5~10mg/d，病情严重者短时

间内可给予中等或大剂量,待取得疗效后再调整剂量至最小;

对全身症状已控制,仅留 1~2 个关节症状较重者,可行关节腔内注射治疗,常用制剂如曲安奈德 2.5~10mg/ 次或醋酸倍他米松 1.5~6.0mg/ 次,1 年内同一关节内用药一般不得超过 3~5 次。

(3) 改变病情药:该类药物起效时间较慢(需要 3~6 个月),故又称慢性用药。

抗疟药:磷酸氯喹 150~200mg/d 或者硫酸羟氯喹 300~400mg/d。

常见不良反应有恶心、呕吐,血细胞减少,神经肌肉症状,心脏毒性,长期使用可造成角膜蓄积,致角膜损害,视网膜炎,严重者可引起视力减退甚至失明。

柳氮磺吡啶:推荐剂量 1.5~3.0g/d。

常见不良反应为胃肠道和神经系统表现,如恶心、呕吐、腹泻、头昏、眩晕等,其他有皮疹、男性精子数减少和骨髓抑制等。

其他药物:如青霉胺、金制剂、甲氨蝶呤、来氟米特等,可视情选用。

五、阅读摘要

1. 基础理论

(1)《灵枢·五变》:粗理而肉不坚者,善病痹。

(2)《素问·痹论》:风寒湿三气杂至,合而为痹也。其风气胜者为行痹,寒气胜者为痛痹,湿气胜者为著痹也。

以冬遇此者为骨痹。

(3)《灵枢·论疾诊尺》:多黑为久痹。

尺肤涩者,风痹也。

(4)《灵枢·邪客》:脉……大以涩者,为痛痹。

(5)《金匮要略·中风历节病脉证并治》:寸口脉沉而弱,沉即主骨,弱则主筋,沉即为肾,弱即为肝,汗出入于水中,如水伤心。历节黄汗出,故曰历节。

味酸则伤筋,筋伤则缓,名曰泄;咸则伤骨,骨伤则痿,名曰枯;枯泄相搏,名曰断泄。荣气不通,卫不独行,荣卫俱微,三焦无所御,四属断绝,身体羸瘦,独足肿大,黄汗出,胫冷。假令发热,便为历节也。

(6) 我国患病率(32~36)/ 万,20%~30% 有风湿结节。类风湿血管炎约 25%,多见于病长者重症。30% 出现肺间质病变,10% 出现胸膜炎,10% 有心包炎,5%~15% 有肾淀粉样变,表现为持续性蛋白尿,30%~40% 可继发干燥综合征。类风湿因子 60%~70%(+),5% 正常人出现低滴度(+)。15% 患者 1~2 年内骨质迅速破坏。

(7) 风湿相搏,一身尽疼痛,法当汗出而解。

2. 临床经验

（1）诸肢节疼痛，身体尪羸，脚肿如脱，头眩短气，温温欲呕，桂枝芍药知母汤主之。

（2）病历节不可屈伸，疼痛，乌头汤主之。

（3）关节痛不一定就是风寒湿，热痹很多。有时我用黄连解毒汤合麻黄附子细辛汤治疗，止痛效果明显。

（4）四藤一仙汤：钩藤、络石藤、海风藤、鸡血藤、威灵仙。主治：痹证（肩关节周围炎、神经根型颈椎病、颈肩综合征、腰臀肌筋膜炎、梨状肌综合征、腰椎退行性变、腰椎间盘突出症，以及部分风湿性关节炎、类风湿关节炎等）。

（5）方药：威灵仙 10g，制川乌 15g，制草乌 15g，虎杖 30g，乳香、没药各 10g，骨碎补 20g，生麻黄 15g，土鳖虫 20g，蜈蚣 5 条，木香 15g。

加减：上半身痹，加姜黄 15g、羌活 20g；腰背部痹，加桂枝 15g、狗脊 20g；下半身痹，加牛膝 15g、防已 20g；麻木甚者，加蕲蛇 20g、川芎 15g；关节囊积液，加水蛭 20g；血压高者，桂枝易麻黄。

制法：全部打碎装入玻璃瓶中，浸粮食酒 2 000ml，每日摇晃 1 次，7 天后可服。每服 1 小杯（约 20~25ml），一日 3 次，饭后服。高血压、心脏病者禁服。

3. 用药经验

（1）顽痹患者大多长期服用激素药，这种患者无论是寒证还是热证都得补肾。鲁师还常用蕲蛇，蕲蛇通透关节的能力很强，是理想的药物，只是价钱较贵。如见到有关节肿硬的还用南星以化顽痰。经治的大都得到很好的疗效。另外据病变部位加减用药，使药力直达病所。颈椎病变加葛根、羌活，胸椎加狗脊、炮山甲；腰椎加用杜仲、怀牛膝；骶髂关节加当归；膝关节加白芷、桑枝；跟骨加川芎、槟榔；强直性脊椎炎加鹿角片通利督脉；并发坐骨神经痛重用白芍滋肝柔筋。

（2）任之堂：手热用桑枝，手寒用桂枝。

（3）李济仁：苦参入方热痹好，雷公藤治痹对肌肉、筋膜好于骨质。

（4）豨莶草 30g 入方，降血沉有良效。

六、调养

参照风湿性关节炎的调养。

另外，最好戒烟，因为吸烟会使男性类风湿关节炎的风险增加 1 倍。有报告显示，吸烟烟龄与类风湿因子浓度呈正相关。

踝部扭伤

一、概述

该病是全身关节扭伤中发病率最高的一种，是踝关节周围软组织损伤。在踝关节扭伤中尤其是以内翻损伤造成外侧副韧带拉伤、撕裂甚或断裂的较为多见。当行走和疾跑落足或踩空或从高处坠落时，足外缘着地，足跖猛然内收，可引起踝外侧韧带被牵伸而扭伤，甚或部分撕裂，还可合并外踝撕脱性骨折（怀疑骨折的，需行 X 线摄片检查）。

该病病症简单，所以仅列治疗、阅读和调养。

二、治疗

1. **中医** 踝关节扭伤后早期处理很重要，宜卧床休息，下地时持拐以防止踝关节负重，不能过早活动，休息应在二周以上。

损伤后应立即用冷敷，切忌热敷，也不能使用局部揉搓、贴引起发热的贴膏或活血化瘀膏药等方法。可以用云南白药气雾剂局部喷雾，或者局部封闭以止痛。

扭伤 48 小时后，可以用黄栀子末，醋调敷患处，日 1 次，连续敷 3 天以上，久伤者敷药时间延长。敷药后局部可出现青瘀点、甚至斑块出现。疼痛消失后，再敷药 2~3 天巩固，以防复发。

也可以口服活血化瘀类中成药，如血府逐瘀丸、胶囊或者口服液，活血止痛胶囊、伤科跌打片、丹七片等。

局部贴敷引起发热的贴膏或者活血化瘀类膏药，或者涂搽红花油、活络油等。

2. **西医** 疼痛剧烈者口服非甾体镇痛药，怀疑关节断裂者需排 X 线片排除。

三、阅读摘要

外关指法：患者右脚扭伤取左外关，左脚扭伤取右外关，拇指点按，有痛麻胀等感觉后，令患者活动踝关节，由轻到重，一般疼痛即减轻。一次 10 分钟，一天 1 次，1~3 次可逾。

四、调养

扭伤后 48 小时之内应休息，并禁食鱼类（包括海鲜）和抗血小板聚集的药物。48 小时后注意患处的适当运动，防寒保暖。

痛　风

一、概述

痛风俗称“帝王病”，是嘌呤代谢紊乱和尿酸排泄障碍所致的一组异质性疾病，属代谢性风湿病范畴。

我国痛风的患病率在1%~3%，并呈逐年上升趋势。超过50%的痛风患者为超重或肥胖。

二、病因

主要病因可以分为两大类：

1. 体内嘌呤代谢异常。

2. 肾排除尿酸的功能出现障碍。

这两种病因均导致血液中尿酸过高，但这并不一定会发生痛风。当诱发因子出现，如天气变冷、或大量饮酒、享用海鲜大餐之后，尿酸盐结晶大量沉积在关节内，引起急性的发炎反应，造成关节剧烈疼痛、肿胀及变形，这时才叫痛风。

痛风还与性别（好发于男性）、家族遗传、肥胖、高血脂、糖尿病、高血压等因素有关。

该病分原发性、继发性和特发性3类，但是原发性占绝大多数。原发性痛风是先天性的，由遗传因素和环境因素共同致病，绝大多数为尿酸排泄障碍。

三、临床表现

分无症状期、急性痛风性关节炎期、间歇期和慢性痛风性关节炎期等4期。

1. **无症状期**（高尿酸血症）　该期患者血中的尿酸浓度会增高，但并没有出现临床上的关节炎症状。这种状况可能终身存在，也可能转变成急性痛风性关节炎或者肾结石。

2. **急性痛风性关节炎期及间歇期**　午夜或清晨突然起病，关节的剧痛。常见部位是第1跖趾关节，关节周围皮肤发红、肿胀、皮肤温度增高，疼痛剧烈难忍，关节活动障碍。有的可伴有发热。多于2周内自行缓解。

3. **痛风石及慢性痛风性关节炎期**　痛风石是痛风的特征性临床表现，典型部位在耳郭，也常见于关节周围及鹰咀、跟腱、髌骨滑囊等处。

随着急性发作次数的增多和病程的进展，尿酸盐在关节内外和其他组织中的沉积逐渐加重，受侵犯的关节也逐渐增多，关节炎症逐渐发展成为慢性。

一般两个月内发作两次以上患者，可以算是慢性关节炎期。这个时期关节炎发作越来越频繁，间歇期越来越短，疼痛日渐加剧，长此以往，可以伤及肾和全身其他组织器官。

肾脏表现为痛风性肾病、尿酸性肾石病和急性肾衰竭。

四、治疗

1. **中医**　根据我的营养类中医归类，蛋白质属于肾，嘌呤属于蛋白质的代谢产物，尿酸排泄不畅和尿酸盐伤人骨关节，以及与遗传有关，均与肾有关；嘌呤由肝脏代谢，产生多则属肝旺；该病遇高嘌呤饮食、受寒、受伤、熬夜、疲劳等因素易诱发。所以该病主要是治肾，兼泻肝、散寒、活血化瘀、益气养阴。

小贴士

我的治肾类药物分类：和其他脏器一样，肾也有阴、阳、气之分。肾阴即肾之阴液，补肾阴的主要是玄参、生地黄、制首乌、桑椹子、墨旱莲等黑色滋阴类药；肾阳即肾之精，补肾阳多为含性激素类的中药，主要有鹿角胶、枸杞子、菟丝子、淫羊藿、肉苁蓉、锁阳、续断等药物；肾气即肾之气化，补肾气的主要是肉桂、制附片等助肾之气化类药物。

由此可见，痛风治肾还是要细分的。遗传有关、尿酸伤骨、受寒易发，皆属于肾精亏虚，用鹿角胶、淫羊藿、菟丝子类较好；尿酸排泄异常，则属于肾之气化不利，用肉桂、制黑附片为宜；熬夜伤阴，伤的即是肾阴，用玄参、生地黄为佳。

综上所述，痛风当以桂附地黄汤合五妙散为主方，加泻肝的山楂，补肾精的鹿角胶、淫羊藿或者菟丝子，散寒的苏叶、佩兰，益气的黄芪，活血的丹参或红藤，及祛风湿的威灵仙、秦皮、土茯苓、穿山龙等。

我2016年曾按此思路和方药加减治疗1例10多年的痛风患者，患者半个月或者1个月发作1次，服药1个多月（坚持不了服药），1年多没有发作。

2. **西医**　按照不同时期选择不同的治疗方法。

（1）痛风急性发作时的治疗：首先要缓解患者的临床症状。止痛可以用非甾体类抗炎止痛药如双氯芬酸钠（胃肠道反应低于萘普生）。

低剂量秋水仙碱（1.5~1.8mg/d）48小时内用药效果更好，不良反应发生率更低。

短期单用糖皮质激素（30mg/d，3天）可起到与非甾体类药物同样有效的镇痛作用，而且安全性好，特别是对非甾体类和秋水仙碱等药物不耐受的急性发作期痛风患者。一般用泼尼松 5mg/ 次、日 3 次，口服。或者用地塞米松 5mg，肌内注射或静脉滴注。

疼痛严重的，我常用的静脉滴注配方：5% 葡萄糖注射液 100ml+ 地塞米松 5mg，5% 葡萄糖注射液 250ml+5% 碳酸氢钠注射液（碳酸氢钠）20~30ml，丹参注射液 250ml，二级以上高血压患者慎用。

因为痛风的关节疼痛是尿酸盐刺激的无菌性炎症，除非血常规化验中性粒细胞升高，否则痛风时用药是不能用抗生素的。

（2）间歇期的治疗：急性痛风性关节炎频繁发作（>2 次 / 年），有慢性痛风关节炎或痛风石的患者，推荐进行降尿酸治疗。将患者血尿酸水平稳定控制在 360μmol/L 以下，有助于缓解症状，控制病情。

痛风患者在进行降尿酸治疗时，抑制尿酸生成的药物有别嘌醇、非布司他，非布司他比别嘌醇更好、更安全。促进尿酸排泄的药物有丙磺舒和苯溴马隆，苯溴马隆比丙磺舒更好、更安全。

使用别嘌醇时。应从低剂量开始，肾功能正常者起始剂量为 0.1g/d。肾功能不全时剂量应更低，逐渐增加剂量，密切监视有无超敏反应出现。

使用苯溴马隆时，应从低剂量开始，过程中增加饮水量，碱化尿液。避免与其他肝损害药物同时使用，慎用于尿酸性肾结石和重度肾功能不全的患者。

非布司他应用于轻中度肾功能不全的患者时，无须调整剂量。高剂量的非布司他（120mg/d）能更好地缓解痛风症状。

对轻中度肾功能不全的痛风患者，非布司他和苯溴马隆联用安全、有效，而且有溶解痛风石的作用。

降尿酸治疗初期，使用秋水仙碱至少 3~6 个月可减少痛风的急性发作。

有研究发现，生成尿酸导致高尿酸症的原因仅占 10%，因为肾排泄尿酸障碍占 90%。减少摄取嘌呤类食物作用有限，如何摄取有利于排出高尿酸、抑制高尿酸的药物包括（食物）才是根本。

五、阅读摘要

1. 基础理论

（1）人体每天新生成的 600mg 尿酸，其中 100mg 是由食物中摄取，有 500mg 是由体内细胞分解、衰亡，产生的内源性嘌呤转化而来，至于排出的 600mg 尿酸，小便中排泄占 450mg，汗、粪便中排泄占 150mg。

（2）频率 >30% 的症状为舌红（62%）、舌胖大（56.3%）、疲劳（45.6%）、关节灼痛（42.7%）、口苦（38.3%）、脉数 36.1%、关节冷痛 32.6%、胃胀 32.3%、畏寒 30.1%。

2. 临床经验

（1）高尿酸血症方：玉米须30g，丝瓜络30g。水煎，分2次服。

（2）痛风汤：车前子15g，秦艽、威灵仙、川牛膝、忍冬藤、地龙各12g，黄柏、山慈菇各10g，甘草6g。日1剂，水煎服。均愈。

（3）五妙散加萆薢、车前子、山慈菇、土茯苓、露蜂房、仙茅、秦艽、青风藤、寻骨风。

（4）用白虎加桂枝汤合四妙散，因为大部分痛风是下肢比较多见，四妙散是治疗湿热下注非常好的方子。当然这里面主要是石膏和知母的用量问题，石膏可以用到90g、120g，知母可以用到30g甚至更高。

（5）鸡鸣散治之好：槟榔7枚，陈皮、木瓜各30g，紫苏叶9g，吴茱萸6g，桔梗、生姜各15g。

（6）枸杞和车前草可以治疗痛风，干脆一块用，枸杞每次50粒，一天2次；车前草30~60g，鲜者加倍，水煎2次服用，每日1剂，连续服用，服药后分别于用药12~15天内症状缓解。为防治复发，以后每隔20天服药10~15剂，未再复发。枸杞继续吃了1个月，后改吃50粒，一天1次，服用到现在，已3个月没发作。

（7）新癀片治痛风奇效，3片止疼，再3片消肿，但不去根。

（8）雷公藤片20mg/次，日3次，均效。

（9）青敷膏：青黛、生大黄、生半夏、生南星、生川乌、生草乌各30g，川月石210g，风化硝、大贝母各60g，天花粉90g。将上药物研细末和匀，然后用药末与凡士林以1∶4的比例调匀成膏，存罐备用。

用法：清洁皮肤后，视患部大小，用青敷膏摊涂于纱布或棉垫上，厚度约0.5cm，敷于患处并固定，每日换药1次。治疗期间抬高患肢，卧床休息。

治疗效果：治愈38例，占88.37%；好转5例，占11.63%；总有效率100%。平均疗程9.8天，起效时间最快3小时。

（10）虎杖300g，樟脑10g，用500ml白酒浸泡1周，使用方法很简单，把纱布用药酒浸湿后，贴敷于疼痛处包扎，一般6小时左右就能起到镇痛的效果

解毒利湿效果最满意。通常用蒲公英和茯苓就可以获效。

3. 用药经验

（1）桔梗治痛风的作用，主要表现在清除关节部位的痛风结石，根除了痛风发作的基础。食用量每天相当于干品10g。据说，桔梗不宜与猪肉同食，同食生痰。

（2）穿山龙具有降高尿酸的作用，其降尿酸机制可能与促进尿酸的排泄和抑制尿酸生成有关，揭示穿山龙总皂苷可用作为痛风性关节炎和高尿酸血症的潜在治疗药物。

（3）氨基葡萄糖是关节间的液体，增加了液体的润滑，对关节疼痛有着很好的抑制。这个药配合扶他林服用，是我目前已知的止痛消肿效果最好的药物。

（4）洛索洛芬钠片，止痛的效果比同类非甾类止痛药效果强30倍，镇痛效果非常显著、迅速，一般服后半小时，疼痛就有明显缓解。

（5）双氯芬酸钠会阻碍尿酸排泄。

4. 调养

（1）坚持每日喝柠檬水，有空就喝，没有多少之分。炒菜多放醋，陈醋与米醋。山西米醋效果确实不错。

（2）喝水要少量多次，每隔1小时，喝小半杯水。

（3）过水就是用水煮至少8分钟以上，才能吃。因为嘌呤易溶于水的特性，在过水的过程中会带走食物中90%以上的嘌呤。去哪了呢？在汤里，因此肉汤、豆类汤，不要喝。汤才是高尿酸血症的罪魁祸首。

（4）严格控制含嘌呤食物摄取可使血尿酸水平下降10%~15%。痛风发作及尿酸结石者应多饮水（2L/d），用枸橼酸钾碱化尿液可有效控制尿酸结石形成。冷敷可以有效控制急性症状，不饮白酒，尤其是啤酒，可饮葡萄酒。

（5）痛风患者常并发有糖尿病、高血压及高脂血症，应该控制总热量的摄入，通常不超过标准体重每千克的20%~30%。很多人只知道控制荤菜的食用，而不知控制总热量的摄入也是预防痛风反复发作的方法之一。

（6）脂肪摄入每日50g为宜，脂肪燃烧产生的酮体能够减少尿酸的排出，所以摄入的脂肪要控制在总热量的20%~25%，并以植物性油脂为主。特别是急性痛风发作期间，更要严格控制高脂食物的摄入。

（7）蛋白质摄入量以每日每千克体重0.8~1g为宜：蛋白质摄入少，营养不均衡会导致体内的嘌呤含量更高。因为人体的8种必需氨基酸自身不能合成。如果缺少的话，体内其他细胞分解出的嘌呤无法被利用，从而使血尿酸含量增加。所以蛋白质摄入量以每日每千克体重0.8~1g为宜，最好以植物蛋白为主，动物蛋白则以牛奶、鸡蛋为好。

（8）碳水化合物摄入量以每日每千克体重4~5g为宜：碳水化合物是人体能量主要且最直接的来源，占总能量的50%~55%。如果体内糖类过多，会增加尿酸的生成，所以应加以控制，以蜂蜜代替葡萄糖、蔗糖会更好。

六、调养

1. 注意饮食（表7-1）

（1）禁烟限酒。

（2）减少高嘌呤的鱼、肉、豆类食物的摄入，尤其不能喝鱼汤、肉汤。蛋白质的摄入以蛋、奶为主。

（3）减少富含果糖饮料的摄入。

（4）大量饮水（每日 2 000ml 以上）。

（5）控制体重。

（6）增加新鲜蔬菜的摄入。

（7）规律饮食。

2. **防寒保暖**　防止突然受寒、感冒。

3. **劳逸结合**　规律运动或者劳动，而不要剧烈运动或者劳动。规律作息，睡眠充足，不熬夜。

表 7-1　常见低嘌呤含量食物

食物名称		嘌呤 /mg
蛋、奶等	奶粉（脱脂高钙）	15.7
	鸡蛋白	3.7
	鸡蛋黄	2.6
	鸭蛋白	3.4
	鸭蛋黄	3.2
	皮蛋白	2
	皮蛋黄	6.6
	猪血	11.8
	海参	4.2
	海蜇皮	9.3
淀粉类	玉米	9.4
	糙米	22.4
	糯米	17.7
	小米	7.3
	大米	18.4
	通心粉	16.5
	麦片	24.4
	面粉	17.1
	米粉	11.1
	燕麦	24.5

续表

食物名称		嘌呤 /mg
淀粉类	小麦	12.1
	高粱	9.7
	薏苡仁	25
	红薯	2.6
	芋头	10.1
	土豆	3.6
	荸荠	2.6
	树薯粉	6
	淀粉	14.8
蔬菜类	菠菜	13.3
	生菜	15.2
	苋菜	23.5
	榨菜	10.2
	辣椒	14.2
	圆白菜	9.7
	芹菜	8.7
	韭菜	25
	青葱	13
	姜	5.3
	洋葱	3.5
	大白菜	12.6
	芥蓝	18.5
	青椒	8.7
	荠菜	12.4
	香菜	20
	葱头	8.7
	苦瓜	11.3
	小黄瓜	14.6
	冬瓜	2.8
	丝瓜	11.4
	黄瓜	8.2

续表

食物名称		嘌呤 /mg
蔬菜类	胡萝卜	8.9
	西红柿	4.6
	萝卜（干）	7.5
	雪里蕻	24.4
	豆芽菜	14.6
	菜花	25
	葫芦	7.2
	韭菜花	19.5
	木耳	8.8
水果类	柠檬	3.4
	桃子	1.3
	哈密瓜	4
	西瓜	1.1
	橙子	3
	橘子	2.2
	莲蓬	1.5
	葡萄	0.9
	菠萝	0.9
	梨	1.1
	芒果	2
	苹果	1.3
	杨桃	1.4
	香蕉	1.2
	李子	4.2
	枇杷	1.3
	木瓜	1.6
	黑枣	8.2

第三节　其他相关疾病

重症肌无力

该病较少见。我三哥擅长治疗该病，而且疗效好。所以下面仅列附录（我大女儿跟师我三哥写的文章）和阅读摘要 2 条。

一、从“气虚”论治重症肌无力（饶旺福　饶凯华）

重症肌无力（MG）是一种自身免疫性疾病。以全身骨骼肌易疲劳、波动性的肌无力和晨轻暮重为主要临床特征。MG 属于中医“痿证”范畴。脾主肌肉，主气，因此 MG 的基本病机当属“气虚”。本文试从“气虚”方面阐述 MG 的病因病机和辨证施治。

（一）“气虚”是重症肌无力发病的根本原因

MG 的主症是睁眼无力，四肢无力，咀嚼、吞咽和言语无力，这些证候皆与气虚相关。《三因极一病证方论·五痿叙论》所述“人身五体内属五脏，若随情妄用，喜怒不节，劳佚兼并，致内脏精血虚耗，荣卫失度……使皮毛、筋骨肌肉痿弱无力以运动，故致痿躄”，即指出了“痿辟之证属内脏气不足之所为也”。中医认为，脾主运化，主肌肉、四肢，为气血生化之源，五脏六腑、四肢肌肉皆赖其供养。明代杨继洲云：“脾胃乃一身之根蒂，五行之成基，万物之父母，安可不由气至健至壮哉。”脾虚则运化失常，气血生化乏源，四肢肌肉失于濡养，出现萎软无力，故 MG 的病因主要是脾气虚。MG 患者的“脾气虚”，或因先天禀赋不足，或因后天失养所致。脾气虚常常累及肺肾，出现肺脾气虚、脾肾气虚，最终导致肺脾肾三脏气虚，功能失调。

“邪之所凑，其气必虚。”《黄帝内经》云：“正气内存，邪不可干。”MG 是以气虚为主的慢性病，由于机体正气虚弱，不能有力地抵御外邪，易于反复感邪发病；或气虚日久，运血无力，血瘀内生；或气不化津，炼津为痰，痰郁化热，痰热内生。MG 的外在致病因素包括感受外邪、劳累过度、忧思抑郁等，其中感受外邪，尤以感受风寒是 MG 的主要诱发及加重因素，这与临床上患者发病常因感冒、腹泻而诱发或加重相符。由于脾气虚是其最主要的病机，脾虚不能制水，又影响肺之清肃及肾之气化，水湿不行常道必致痰湿内生，一方面容易困阻脾阳，使气血生化乏源，另一方面痰湿之邪黏滞缠绵，是导致 MG 病程反复的重要原因。此外，脾虚湿困日久又可化热而变生湿热内蕴之虚实夹杂证。MG 的反复发作，由一虚渐致多虚，由一脏而累及他脏，因虚致实，使病情趋于复杂和严重，病程迁延漫长。因而，本病病性属本虚标实，肺脾肾气虚为本，外受风邪，内生湿浊为标。

在临床运用中，肺虚有肺气虚和肺阴虚不同，脾虚有脾阴不足和脾阳虚之别，肾虚有肾阴虚和肾阳虚之异。肺虚、脾虚、肾虚具有各自的特点，但临床每多错杂并见，主要表现为肺脾气虚、脾肾气阴两虚或脾肾阳虚、脾虚中气下陷等证。

1. **肺脾气虚**　临床多表现为眼睑下垂，劳累或午后加重，四肢无力，语言低怯，吞咽困难，易疲劳，纳差，怕风，鼻塞流涕，咳嗽痰少色白，甚或低热，二便正常。舌淡、苔薄白，脉浮重按无力。《医醇賸义》卷四云："盖肺为气之脏，肺伤则元气薄弱而不能下行，故足膝无力而不能任地也。"《诸病源候论·风身体手足不随候》云："手足不随，由体虚奏理开，风气伤脾胃之经络也……脾气弱，即肌肉虚，受风邪所侵，故不能为通行水谷之气，致四肢肌肉无所禀受，而风邪在经络，搏于阳经，气行则迟，关机缓纵，故令手足不随也。"言痿证的病因是由于肺脾气虚，病机为脾不行胃之水谷之气，而四肢肌肉失于濡养，出现四肢无力、易疲劳；脾虚不健，气血不足，卫虚不能固表，外感风寒，风邪客于眼睑则见睁眼无力；风寒上受，肺气不宣而致鼻塞流涕，咳嗽痰少色白；若肺气虚弱日久可致肺阴不足，则见咳嗽痰少而黏或痰中带血，潮热颧红；"脾气散精，上归于肺"，脾虚则水谷精微运化不足，更不能将水谷精微上输以养肺，肺虚益甚，宗气不足则见语言低怯。舌淡、苔薄白，脉浮重按无力。俱为气虚表寒征象。

2. **脾肾气虚**　临床多表现为四肢无力，上睑下垂，气短乏力，多活动则气喘，语声低弱，吞咽不畅，咀嚼无力，纳差，耳鸣，腰膝萎软无力。舌苔薄，脉沉细。脾为后天之本，肾为先天之本。脾与肾生理上相互促进，相互资助。病理上亦相互影响，互为因果。脾虚日久累及肾，导致肾阴阳失调，进而出现脾肾两虚之证。由于素体脾虚，健运无权，故四肢无力，上睑下垂，吞咽不畅，咀嚼无力，纳差；中气不足则语声低弱；脾虚日久及肾，纳摄失权，气不归元，故气短乏力，多活动则气喘；肾是命门元气所根，主藏精作强。"强"，王冰谓："强于作用，故曰作强。"肾气亏虚，腰膝萎软无力，即为失强的表现；精气亏乏，不能充养，故耳鸣；脾经、肾经皆循行于舌咽部，故常伴见语声低弱，咀嚼吞咽无力等症。舌苔薄，脉沉细，为脾肾气虚之征。根据其临床特点的不同分为脾肾不足、气阴两虚及脾肾阳虚、温运失职两型。

（1）脾肾不足，气阴两虚：除具有脾肾气虚型的一般症状外，伴见形瘦神惫，喘息不止，气不得续，颧红，烦热，盗汗，大便结，经常口舌糜烂。舌红、苔少，脉细数。"脾为胃行其津液"，脾为生化之源，脾虚化源衰少，则五脏之精少而肾失所藏，肾中精气不足，则见形瘦神惫；气失纳摄，则见喘息不止，气不得续；阴虚日久，阴不制阳，致虚火内生，故见颧红，烦热，盗汗；火热耗伤津液而见大便秘结；虚火上炎致口舌糜烂。

本证多因先天脾肾不足，或阳损及阴，或肺脾气虚日久及肾而致，常见于MG晚期重症患者。

（2）脾肾阳虚，温运失职：除具有脾肾气虚型的一般症状外，伴见面色苍白，畏寒，肢冷，面部虚浮或伴肢肿，或见食少便溏，尿少自汗，或夜尿频多而色清白。舌淡、苔白，质胖嫩，脉沉细。人身阳气，根于肾阳。张介宾指出："所以发生吾身者，即真阳之气也。"脾之主升，赖肾阳为之助运，釜底薪火旺盛，鼓舞脾阳，行其健运之功。肾中精气亦有赖于水谷精微的培育和补养，才能不断充盈和成熟。李杲云："脾主五脏之气，肾主五脏之精，皆上奉于天者也。主生化，以奉升浮，是知春生夏长皆从胃中出也。"阐明了其重视脾胃，主升阳的学术思想。"气不足便是寒"，脾肾阳虚，不能温养形体，故见面色苍白，畏寒，肢冷；"脾虚不能制水"，"肾虚则水无所主"，导致水湿泛滥，故见面部虚浮或伴肢肿；肾阳虚，气化失司，固摄无权，故见尿少自汗，或夜尿频多而色清白；命门虚衰，不能助脾之运，故见食少、便溏等脾胃功能衰退症状。舌淡、苔白，质胖嫩，脉沉细皆为脾肾阳虚，温运失职之征。

需要指出的是，临床上，本证患者常在阳虚的基础上出现痰涎壅盛，咳之不出，喘促，舌质红，苔黄腻，脉滑数等痰热之症，这是因为脾肾阳虚日久，气化失司，痰湿内蕴，郁而化热所致，是MG病情严重的表现，多见于延髓肌受累的患者。

3. **脾虚气弱，中气下陷**　临床多表现为眼睑下垂，四肢无力，吞咽困难，神疲乏力，纳呆，腹胀，舌苔薄、脉细为主症。脾胃位居中央，健运斡旋，交通上下，溉濡四旁。脾主升清，脾虚气陷，则升化无力，上睑属脾，故眼睑下垂；脾主肌肉四肢，脾虚气弱，气血生化乏源，不能充养四肢肌肉咽喉，故见四肢萎软不用、吞咽困难；脾虚失运，受纳无权，故见纳呆、腹胀；舌苔薄、脉细为脾虚气弱的表现。临床上，在脾虚气弱，中气下陷的基础上，其证候常有阴阳之别。

（1）脾阳虚，精微失运：除具有脾虚气弱、中气下陷型的一般症状外，伴见面色少华，泛吐清水，纳少腹胀，食入尤甚，喜热饮，泻利清谷，四肢不温，苔薄白，脉沉细。脾为水谷之海，精微气血生化之源。"四肢解堕，此脾精不行也。"若脾胃功能失常或素体脾胃虚弱，清阳不升，浊阴不降，精微不运，则见眼睑下垂，四肢无力，泛吐清水，纳少腹胀，食入尤甚，泻利清谷；脾虚生化之源不足，可见面色少华；阳气不布，故手足不温。

此外，由于素体脾阳虚，运化水液功能失常，导致痰湿内生，湿邪又困阻脾阳，常兼见头重、肢困、口黏，苔腻、脉滑等。

（2）脾阴不足，失于濡养：除具有脾虚气弱、中气下陷型的一般症状外，伴见吞咽不畅，口干唇燥，形体消瘦，手足心热，大便干结，舌质偏红，苔薄或薄黄，脉细。脾阴，即脾之液，乃指脾脏运化精微，溉濡全身的功能。脾为太阴，乃三阴之长，故伤阴者，脾阴首当其冲，脾阴不足则肢体经脉失于濡养，出现吞咽不畅，口干唇燥，大便干结；阴虚日久累及肝肾，肝血肾精交亏则见形体消瘦；阴虚生内热则见手足心热。

此外，脾阴虚，则阳气无以化生，津液生化输布失常，津液不布，聚而为湿，水湿停滞日久则可化热，而成阴虚湿热。

（二）辨证施治

1. **肺脾气虚**　治以疏风化痰，补脾益肺。方用补中益气汤加减：生黄芪30g，党参15g，生白术20g，升麻10g，陈皮10g，茯苓15g，苏叶、防风、杏仁、桔梗各10g，前胡10g，神曲15g，荷叶6g。偏阴虚者加百合，葛根，北沙参；阳虚表寒者加麻黄。

2. **脾肾亏虚**

（1）脾肾不足，气阴两虚：治以培补脾肾，益气养阴。方用六味地黄丸化裁：生黄芪50g，西洋参10g，泽泻20g，茯苓15g，山茱萸12g，怀山药15g，麦门冬、玄参、生地黄各15g，墨旱莲、女贞子各12g，龟甲胶10g，百合30g，桑椹20g，葛根30g。若阴虚日久化热，可加用知母10g、黄柏10g。

（2）脾肾阳虚，温运失职：治以补火益土。方用补中益气汤加温肾阳之品：生黄芪、党参各30g，桂枝10g，升麻10g，菟丝子30g，淫羊藿15g，补骨脂、炒白术各10g，茯苓15g，薏苡仁30g，砂仁6g，陈皮10g，鹿角霜、神曲各15g，炙甘草15g。伴见痰热者，加用黄连、竹茹、法半夏。

3. **脾虚气弱，中气下陷**

（1）脾阳虚，精微失运：治以益气健脾，升阳举陷。方用补中益气汤加升阳之品：生黄芪50g，党参30g，生白术、升麻、柴胡、陈皮各10g，砂仁6g，桂枝10g，荷叶10g，葛根30g，干姜6g。伴见痰湿者，加用茯苓、竹茹、法半夏。

（2）脾阴不足，失于濡养：治以益气健脾养阴。方用补中益气汤加养阴之品：生黄芪50g，太子参30g或西洋参10g，生白术、升麻、柴胡各10g，葛根30g，怀山药30g，扁豆15g，麦门冬12g，五味子6g，百合30g，神曲15g。若为阴虚湿热者，加用茵陈30g、薏苡仁30g、白蔻仁10g、荷叶15g。

（三）体会

1. 重症肌无力以眼睑下垂、语言无力、吞咽无力甚则全身无力为特征，其根本原因是“气虚”，尤以脾气虚为主。因而，补气法贯穿于各型重症肌无力治疗之始终。大补脾气，使脾运复常，精微生化有源为其治疗根本。

2. 虚证要分清阴阳，根据临床上不同证候，常用益气升阳，益气养阴，益气温阳，益气固表，益气健脾的不同治则，选方用药亦有所侧重。益气升阳常用升麻、柴胡、葛根、荷叶；益气养阴常用西洋参或太子参；益气温阳常选用红参或党参加桂枝；益气固表常用生白术、防风、生黄芪；益气健脾则多用白术、怀山药、扁豆、芡实。

3. 补气药需逐渐加大剂量。生黄芪乃补气之圣药，是治疗本病之君药，用量宜大，一般初始剂量 30~50g，最大用量可达 200g。生黄芪运用于本病除了有补气作用外，还具有健运脾胃、扶正固表、升阳举陷之功。在补气的同时，可以加荷叶 6~10g 以升发脾胃之气，使补中有升。

4. 在补虚基础上要注意祛邪，兼有表证的应疏风散表，使外邪得散，才能安正。常用麻黄、防风、苏叶等药；其次是兼湿痰者，一定要化湿祛痰，以免碍脾阻胃而补之无效。常用茯苓，泽泻、薏苡仁化脾之湿，杏仁、桔梗祛肺之痰。同时也应防止补气太过，因为“气有余便是火”，导致阴虚内热，常用黄柏、知母、玄参等药。气虚日久可致血瘀，常加用当归、鸡血藤补血活血。

重症肌无力是一种慢性消耗性疾病，治疗时间长，恢复慢，易反复，必须长期用药。只要服药无异常不适，应守方久服，疗程至少 3 个月到半年。

在治疗过程中还要注意调养休息，不宜烦劳，慎防感冒及忌食生冷油腻之品。

注：我三哥饶旺福为江西省中医院神经内科主任、硕士研究生导师（已退休、返聘）。我大女儿饶凯华，为我三哥的硕士研究生，现在供职于江西省中医院神经内科。

二、阅读摘要

1. 临床经验

（1）周绍华治疗重症肌无力经验：肾精亏虚为发病基础，补肾为治疗关键。内因脾气虚弱，外感风邪。病位在肝、脾、肾。肝肾亏虚：单纯眼肌型（Ⅰ）。中气不足：轻度全身型（Ⅱa）。脾肾阳虚：中度全身型（Ⅱb）。阴阳俱虚。（《中医杂志》2016 年第 13 期 1093 页）

（2）补中益气汤加鸡血藤疗效好。麻黄升举阳气，包括重症肌无力。重症肌无力用小青龙汤，其实里边也是重用麻黄。1959 年郑医师曾治 1 例。患者系女教师，30 余岁。其咀嚼肌、吞咽肌、眼肌都麻痹，每日饭前必须注射新斯的明，才能咀嚼吞咽。中药曾用温补脾肾之类，如黄芪、附片、党参、白术、仙茅、淫羊藿、当归、川芎及人参再造丸，疗效不明显。后于方中加入麻黄，剂量由 6g 增至 15g，患者病情大有好转，最后不用新斯的明，亦能自己进食。

（3）用补中益气汤［黄芪 15g，人参（党参）15g，白术 10g，炙甘草 15g，当归 10g，陈皮 6g，升麻 6g，柴胡 12g，生姜 9 片，大枣 6 枚］加减，黄芪用 120g，从治疗中发现，这个患者黄芪量用少了效果不明显，用到 120g 效果很好。服中药 1 个月左右，力气明显增大，和正常人一样了。

2. 用药经验　马钱子、仙鹤草有兴奋横纹肌作用。

狭窄性腱鞘炎

一、概述

狭窄性腱鞘炎系指腱鞘因机械性摩擦而引起的慢性无菌性炎症改变。好发于长期、快速、过度用力使用手指和腕关节的中老年妇女、轻工业工人和管弦乐器演奏家等。发于手指的又称弹响指、扳机指。

二、病因

手指长期快速活动，如织毛衣、管弦乐的练习或演奏等；手指长期用力活动，如洗衣、写作、打字员、电脑操作等慢性劳损是主要病因。

骨关节炎、一些免疫疾病，甚至是感染也有可能引起。

三、临床表现

起病缓慢，关节疼痛，晨僵，通常关节晨僵的感觉在起床后最为明显，而症状并不会随着活动频繁而明显缓解。受影响的关节肿胀，甚至弹响，关节活动障碍。手指腱鞘炎主要是拇指，又称扳机指。指、掌关节点有硬结，会发生疼痛和触痛，手指在屈伸活动时会发出轻轻的噼啪声。

四、治疗

1. **中医** 该病主要是寒邪和疲劳导致，所以我常以人参再造丸或者万通筋骨片合丹七片治疗，效果很好。

外用万通筋骨贴或者活血止痛的贴膏，有一定效果。

2. **西医** 疼痛者予非甾体类抗炎止痛，严重的手术治疗。

五、阅读摘要

（1）桂枝芍药知母汤治疗效果好。

（2）主治各种腱鞘炎，腱鞘囊肿，骨质增生配方：马钱子 50g，地龙 50g，制乳没 50g，甘草 50g 川乌 15g，麻黄 80g，凡士林 350g。中药研末，加入熔化的凡士林搅匀，冷后凝膏，外敷患处，5 日 1 换。

（3）跌打丸酒调敷，干即加酒调敷，4~5 天痊愈。

（4）云南白药调 75% 乙醇溶液敷之好。

（5）三七 20g，研末，蛋清调敷，包扎，2~3 天即愈。

（6）花椒、徐长卿各 15g，甘草 10g，研末装瓶备，用患指大小麝香壮骨膏，洒此膏药上，厚 1~2mm，贴敷，每天换次。皮肤破溃忌用。

（7）制川乌、麻黄，细辛、肉桂、羌活、姜黄、威灵仙、当归、白芍、红花、苏木、续断、栀子各 10g，樟脑 5g。共研末，红花油或者酒精调敷。

（8）针同侧合阳（委中下 2 寸），效奇。

六、调养

主要是注意休息、防寒保暖，少吃鱼虾类食物。

腱鞘囊肿

一、概述

腱鞘囊肿是关节附近的一种囊性肿块。患者常以局部肿物前来就诊。多见于青年和中年。女性多于男性。

二、病因

可能与慢性损伤和结缔组织退行性改变有关。

三、临床表现

腕背、桡侧腕屈肌腱及足背发病率最高。囊肿生长缓慢，圆形，直径一般不超过 2cm。也有突然发现者。少数可自行消退，也可再长出。部分病例除局部肿物外，无自觉不适，有时有轻度压痛。多数病例有局部酸胀或不适，影响活动。

四、治疗

1. **中医** 可以服人参再造丸或者万通筋骨片加桂枝茯苓丸。
2. **西医** 主要是手术治疗。

五、阅读摘要

（1）治疗各种囊肿的验方：玉米须、金银花各一小把（约 20g），泡水当茶喝，效果相当好。

（2）徐长卿 200g，50% 乙醇溶液浸泡 10 天，刺破，棉球浸药压敷，隔日 1 次，7 天即失。

（3）火针疗法：右手持血管钳子夹住三棱针，左手拇指、示指挤住囊肿，将内容物推至一边，避开血管，使囊肿突起，右手三棱针在酒精灯上烧红，对准囊肿突起处迅速刺入深部，快速出针，然后，两手持干棉球在针孔周围挤压，将囊肿内的胶状黏液挤压干净。用酒精棉擦干消毒，贴上创可贴，3 日内不要沾水。

一般1次即可痊愈。

(4) 局部针刺法：取1寸半针灸针5根，在囊肿最高点刺入1针，深达囊肿深部，再在囊肿四周根部对称平刺4针，其刺入深度根据囊肿大小而定。留针1小时，中间行针2次。每日1次。1~3次即可痊愈。治疗期间尽量不要活动囊肿附近的关节。

(5) 针灸并用法：取囊肿最高点，皮肤常规消毒，用较粗针灸针（20~24号）从囊肿最高点刺入，刺破肿块，用手指加以挤压，从针孔挤出胶状黏液。针后加灸。间隔1周。如果囊肿再度出现，可以再刺。一般1次即可痊愈，最多3次。

(6) 深圳汤振民医生：艾灸几天就好了。

六、调养

注意劳逸结合。

跌打损伤

一、概述

经受直接外伤，或者间接外伤以及长期劳损的组织，出现了微循环障碍。由于毛细血管壁渗液或者出血，造成了组织血液沉积物的形成，而发生了无菌性炎症，致使组织肿胀疼痛。

二、病因

1. **扭伤**　指间接暴力使肢体和关节周围的筋膜、肌肉、韧带过度扭曲、牵拉，引起损伤或撕裂。多发生在关节及关节周围的组织。

2. **挫伤**　指直接暴力打击或冲撞（如车祸）肢体局部，引起该处皮下组织、肌肉、肌腱等损伤。以直接受损部位为主。颈、肩、肘、腕、指间、腕、膝、踝、腰等部位都可引起扭挫伤。其中腰部扭挫伤是最常见的腰部伤筋疾患，多见于青壮年。

三、临床表现

新伤多为局部肿胀、疼痛、活动障碍等。

跌打损伤日久，在我们这里叫老伤。虽然局部会有疼痛或者功能障碍情况，但是现代仪器（包括加强CT、MRI）是检查不出来的，只能靠追问病史。

四、治疗

1. **中医**　跌打损伤首先要排除骨折，有开放性损伤的先处理伤口。无骨折、无伤口的，损伤在 48 小时之内的，参照急性腰扭伤的处理。

48 小时后的可以选用血府逐瘀丸（胶囊或者口服液也可）、活血止痛胶囊或者丹七片、田七跌打丸等中成药口服。也可以用活血化瘀类药液外擦或者药膏贴敷患处。最好连续治疗 1~2 周，以彻底祛除损伤遗留的瘀血，防止复发。

我经常治疗一些老伤引起的顽固性头痛患者，医院检查最多是血流加快、或者血管狭窄，诊断为血管神经性头痛，可是用药只能暂时缓解，无法根治。就是他们不知道这是老伤，所以只能扩血管、止痛控制病情。

不管身体的上下左右内外，凡是无炎症刺激或者痉挛引起的疼痛，尤其是头、颈、腰、膝、踝等易受伤的部位的疼痛，诊治时都要追问受伤的病史。发现有受伤史，都必须予以行气活血化瘀治疗。我常用血府逐瘀汤加味，不愿意服汤药的可以改服血府逐瘀制剂（丸、口服液或胶囊）。

疗程根据病程和损伤程度而定，3 年以内的轻中度损伤疗程 1 个月以上，中、重度损伤及轻、中度损伤 3 年以上的疗程 2 个月以上，方能彻底根治。

2. 西医　主要是对症治疗，疼痛的用非甾体类药物外用或者内服止痛。

五、阅读摘要

1. 基础理论

（1）内伤：眉心肌肉紧张、两眉直竖。

（2）扭伤初则气滞，久则血瘀。

2. 临床经验

（1）《素问·缪刺论》：人有所堕坠，恶血留内，腹中满胀，不得前后，先饮利药，此上伤厥阴之脉，下伤少阴之络。刺足内踝之下，然骨之前血脉，出血，刺足跗上动脉。不已，刺三毛上，各一痏，见血立已。左刺右，右刺左。善悲惊不乐，刺如右方。

（2）孙曼之：伤后易入风，首当用荆防芷祛风。肢体麻木，有时加 1~2 味。

（3）治疗一切跌打损伤。无论骨折、关节脱位、扭挫伤，都可治疗。

另外，对风、寒、湿所致之关节炎、颈椎病、肩周炎方：

药品：红花、刘寄奴、川断、丹参、郁金、泽兰、川芎、中姜、黄瓜子各 10g，麻黄 5g。上药数量为比例关系。

上药共研细面，蜂蜜炼后共同为丸。每丸 7.5g 重。服用方法：一日 1 次，一次 1 丸。

（4）急、慢性扭挫伤：延胡索、木香、郁金各等分，研末，15g/ 次，日 3 次，12~60 日均愈。

（5）新伤：白芷 1 两（30g），甘松 2 钱（6g），山柰 1 钱（3g），麝香 3 分（0.9g），共研末，每次 3 钱（9g），酒下。极好。

（6）陈伤：狗骨粉 6g1 次，日 3 次，酒送服，当天见效，4~5 天痊愈。

（7）分部位治疗

1）背痛多气病，宜升麻和气饮。乌药 30g、威灵仙 15g，水煎服，治疗背部伤痛好。

2）臂痛：桑枝、丝瓜络各 60g，宽筋藤 80g，水煎服，2~3 剂痊愈。

3）手足作痛乃肝木郁结，宜逍遥散加栀子、法半夏、白芥子各 3 钱（9g），水煎服，2 剂即愈。加桑枝、红藤、忍冬藤、青风藤各 30g，桂枝 15g，更好。

（8）良效接骨方；生大黄 30g，生栀子 30g，生南星 30g，骨碎补 20g，自然铜 20g，续断 20g。上药研末，鸡蛋清 1 个，面粉、白酒适量。使用时将上药调成膏状蒸热，均匀涂在纱布上，包扎患处，定时换药，一般 15~30 天愈合。临床试验表明，明显加快骨折愈合，可缩短一半时间。

（9）岔气用小茴香 8g、熟地黄 30g 煎水，让患者服，有良效。茴香理气，熟地黄活血。

（10）生大黄、栀子各等分研末，24 小时内醋调敷，24 小时以后酒精调敷好。

3. 用药经验

（1）生水蛭可以治疗骨折和神经损伤。

（2）人中白具有修复损伤之特殊功能。

六、调养

治疗期间要防寒保暖，不吃冰冷、性寒食物，不下冷水。

小 腿 抽 筋

一、概述

小腿抽筋，医学上称腿痛性痉挛，表现为腿部一组或几组肌肉突然、剧烈、不自主的收缩。抽筋虽然仅持续几分钟，但是发作过后肌肉的不适感或触痛可以持续几小时。临床上多见的是老年人小腿腓肠肌（小腿肚子）抽筋，并且常发生于夜间熟睡时。

二、病因

小腿抽筋，大多数属特发性。但是，在患有某些疾病时，发生腿抽筋的概率增加，称继发性腿抽筋，如多种肌肉病、外周神经病、尿毒症、糖尿病、甲状腺疾病、低镁、低钙、低钾等。当然，多数患者与缺钙有关。比如绝经后的女性、节食减肥的人等，由于钙的吸收或摄入不足而导致腿抽筋。另外，服用某些药物，如激素类、止痛的吗啡、治疗胃病的西咪替丁、降血压的利尿剂、尼群地平、降胆固醇的他汀类药，精神科用药锂盐等，也可以诱发小腿抽筋。

一般人会认为，腿抽筋都是由于体内缺钙引起的，实际上并非完全如此。因为有相当多的老年人经补钙治疗后，抽筋仍有发作。

三、治疗

缺钙引起的当然须及时补充钙剂。

我三哥曾经介绍一个专家经验：小腿抽筋者缺镁者更多，补镁更准确，效果更快更好。所以我常常向患者介绍食疗方：吃含镁高的香蕉即可。

也可以每天用玄明粉 1~2g，泡水喝，连续 7 天，如果服药后腹泻的可以减少用量。

还可以口服或静脉输液门冬酸钾镁。

四、阅读摘要

（1）《伤寒论》：虚则两胫挛。胫尚微拘急，重与芍药甘草汤，尔乃胫伸。更作芍药甘草汤与之，其脚即伸。

（2）淫羊藿 30g 配伸筋草 15g，常常一服见效。白芍、甘草汤，木瓜、炒薏苡仁治之也有良效。

（3）邹兄经验：针承山极效。

梨状肌综合征

一、概述

梨状肌综合征是坐骨神经在臀部受到卡压的一种综合征，在下肢神经慢性损伤中最多见。多见于中老年人。

二、病因

臀部出血、粘连、瘢痕形成，注射药物使梨状肌变性、纤维挛缩。髋臼后上部骨折移位、骨痂过大均可使坐骨神经在梨状肌处受压。

三、临床表现

临床表现坐骨神经痛，从臀部经大腿后方向小腿和足部放射。疼痛剧烈、行走困难。

患者有疼痛性跛行，轻度小腿肌萎缩，小腿以下皮肤感觉异常。

四、治疗

1. **中医**　治疗关键抓住肌肉损伤及风寒湿，肌肉损伤宜益气补脾，风寒湿当祛风散寒除湿。治宜四君子汤合黄芪防己汤、麻黄附子细辛汤，加引经药独活、川牛膝，壮筋骨药杜仲、续断。

局部按摩、艾灸有较好的通经止痛效果。

局部穴位注射维生素 B_1、维生素 B_{12} 各 2 支，或者泼尼松龙，有较好止痛效果。

红花油、风湿油、活络油、万花油都可以涂擦，麝香壮骨膏、奇正贴膏外贴，都有活血止痛效果。

2. **西医**　早期保守治疗，形成较重瘢痕粘连等情况的，则须手术治疗。

五、阅读摘要

无。

六、调养

同腰椎间盘突出症。

骨质疏松

一、概述

骨质疏松症，是一种以骨量降低和骨组织微结构破坏为特征，导致骨脆性增加和易于骨折的代谢性骨病。

随着人口老龄化，骨质疏松症已经成为影响中老年人生活质量的“流行病”。世界卫生组织将骨质疏松症与糖尿病、心血管病共同列为影响中老年人身体健康的三大杀手，并将每年的10月20日定为“骨质疏松日”。

二、病因

按病因分原发性和继发性2类。

原发性多为绝经后女性、老年人。

继发性的常由内分泌代谢疾病（如性腺功能减退症、甲状腺功能亢进症、甲状旁腺功能亢进症、库欣综合征、1型糖尿病）或全身性疾病引起。

危险因素主要有骨吸收因素（如性激素缺乏、活性维生素D缺乏和甲状旁腺素增高、细胞因子表达紊乱等）、骨形成因素（如峰值骨量降低、骨重建功能衰退）、骨质量下降，以及不良的生活方式和生活环境等。

三、临床表现

主要临床表现:骨痛和肌无力,尤其是腰背痛,骨折。并发症有身高缩短、驼背和胸廓畸形等。

四、治疗

强壮的骨骼需要骨胶原和钙盐相辅相成。骨骼中物质流失量的 80% 为骨胶原,仅 20% 为钙盐。骨骼失去骨胶原的支持,骨结构会变得脆弱,进而引发骨质疏松、骨折等一系列骨骼疾病。所以,单纯补钙并不能解决骨质疏松问题。

1. **中医**　肾主骨,所以骨质疏松主要是补肾,补肾气、肾阳、肾精,宜金匮肾气丸为主方,加用壮骨的鹿角胶或鹿角霜、骨碎补、山茱萸、自然铜。严重的加四君子汤补后天以充先天。疗程 1 个月以上,每年冬天服用效果较好。

中成药:仙灵骨葆较好。

2. **西医**　一般治疗:改善营养状况如足够的蛋白质、补充钙剂和维生素 D、加强运动、纠正不良生活习惯和行为偏差如戒烟戒酒及低钠高钾钙等饮食、避免使用某些药物如抗癫痫药等。

对症治疗,如使用止痛药等。

特殊治疗:适当补充雌激素、雄激素、选择性雌激素受体调节剂、二膦盐、降钙素、甲状旁腺激素(PTH)等。

五、阅读摘要

白发者患病率高 4 倍。多食咸蛋。

虎潜丸治之,疗效佳。

六、调养

1. 注意饮食

(1) 供应充足的钙质。要常吃含钙量丰富的食物,如排骨、脆骨、虾皮、海带、发菜、木耳、桶柑、核桃仁等。

(2) 供给足够的蛋白质,可选用牛奶、鸡蛋、鱼、鸡、瘦肉、豆类及豆制品等。豆腐是一种含有大量雌激素的食品,尤其是围绝经期妇女更要适当多吃点。既有利于防治骨质疏松,也有利于防治围绝经期症状。

(3) 宜供给充足的维生素 D 及维生素 C。因其在骨骼代谢上起着重要的调节作用。应多吃新鲜蔬菜,如苋菜、雪里蕻、香菜、小白菜,还要多吃水果。

(4) 戒除不良饮食习惯:吸烟会影响骨峰的形成,过量饮酒不利于骨骼的新陈代谢，喝浓咖啡能增加尿钙排泄、影响身体对钙的吸收，摄取过多的盐以及蛋白质过量亦会增加钙流失。

忌辛辣、过咸、过甜等刺激性食品。

2. **加强运动**　运动可促进人体的新陈代谢。户外运动以及接受适量的日光照射，都有利于钙的吸收。运动中肌肉收缩、直接作用于骨骼的牵拉，会有助于增加骨密度。坚持每天至少散步 30 分钟。

3. **养成良好的生活习惯**　如彻夜唱卡拉 OK、打麻将、夜不归宿等生活无规律，对骨质疏松都有不良影响。

第八章　细菌性皮肤病

毛　囊　炎

一、概述

毛囊炎是局限于毛囊口的化脓性炎症。

二、病因

致病菌为金黄色葡萄球菌。

好发于头部、颈部、臀部、肛周或身体其他部位，且有复发倾向。常多处发生，性质顽固，迁延难愈。

该病多发生于未成年人，免疫力低下或糖尿病患者。

三、临床表现

初起为与毛囊一致的小丘疹，周围有明显红晕，其中心有毛发贯穿，迅速形成粟粒大小的丘疱疹、小脓疱。脓疱疱壁薄，不相融合，破后有小量脓性分泌物排出，干燥结痂。愈后不留痕迹或有浅表瘢痕，自觉瘙痒。

少数患者有多发倾向，持续数月，迁延难愈。反复发作者，称复发性毛囊炎。

四、治疗

1. **中医**　20 世纪 80 年代还是在老家农村当乡村医生时，都是予以新鲜茅膏菜块根敷上（不用捣烂），胶布固定，日一换。初发未成脓的，1~2 天即可痊愈。已成脓未溃破的敷药后，1~2 天即可破溃脓出，然后撒上敛疮生肌药，也很快就会痊愈。

近年来在城市里行医，都是用五倍子、蚤休、大黄、芒硝各 0.5g，冰片 0.2g，配合贴敷液调匀外敷，外用贴膏固定，日一换，也有未成脓促消、成脓促溃的效果。

对复发性毛囊炎，予以我的表热汤清热，加荆芥、白芷透邪外出，黄芪益气固表，淫羊藿补肾固卫，玄参壮水之主，赤芍凉血活血，枳壳行气。水煎服，疗程1个月，即很少复发。

中成药：金银花、蒲公英、穿心莲、肿节风类制剂都可以选用。

2. **西医**　内服对金黄色葡萄球菌敏感的青霉素类或者第1、第2代头孢类抗生素。也可以口服利福平0.15g×3片，日1次，连服3~5天。

外涂鱼石脂软膏、红霉素软膏、绿药膏等。

五、阅读摘要

（1）葛根、羌活、黄芪、西洋参合四妙勇安汤，水煎服，治疗效果好。

（2）五倍子炒黑，醋调敷，5~10天均愈。

（3）生南星磨浓汁，涂之好。

（4）白及、白蔹、枯矾各等分，清油调涂，2~3次均愈。

（5）六神丸，醋调敷好。

（6）黑醋膏：五倍子840g，蜈蚣10条，冰片3g，蜂蜜180g，老黑醋2 500ml，黑醋先煎半小时，再入蜂蜜煎沸，入五倍子末，边撒边搅拌，撒完文火煎成膏，离火，再兑入蜈蚣和冰片末搅拌匀即成。对瘢痕疙瘩，皮炎，疖痈，毛囊炎及其他增生性疾病敷之，2~3日一换，效果好。

（7）氯霉素1g，入75%乙醇溶液99ml中溶化，涂之，日3~5次，5~7天即愈。

六、调养

凡是细菌感染性疾病，均忌食鱼虾类、糖类食物，少吃辛辣刺激、煎炸、烧烤、烘焙食物。

疖

一、概述

疖是毛囊深部及周围组织的急性化脓性炎症。

二、病因

致病菌为金黄色葡萄球菌。

疖多发于人体受压的部位，如颈、臀部等。

本病有疼痛，有时还会留下瘢痕，甚至有危险性。

三、临床表现

疖在形成的过程中往往有剧烈的搏动性跳痛，尤其如果疖长在前额或下颌等皮肤组织致密、张力较高的部位，会痛得更加厉害。一般过一两天后，红色肿物的中央会形成脓栓，两三天后会自行破溃。也有的疖可能不发生破溃而自行消失。

疖虽不是很严重的疾病，但是因为毛囊间紧密相邻，若不及时处理已经长出的疖，不仅疼痛难忍，而且容易引起周围皮肤的感染，会长出更多的疖。

值得注意的是，面部三角区内的疖切忌挤压，以免细菌进入血液甚至大脑，引起严重后果。

四、治疗

1. **中医**　像治疗毛囊炎一样外敷茅膏菜块根，有未成脓促消、已成脓促溃的效果，可惜城市和平原地区无此药源。

未成脓的捣紫花地丁敷之，也有较好的消散作用。

用毛囊炎的中药贴敷方也有同样的效果。

2. **西医**

未成脓的外涂匹莫沙星或者鱼石脂软膏。已成脓的排出脓液后外敷利凡诺（依沙吖啶）纱条，日一换，至愈为止。

五、阅读摘要

（1）蒲公英、金银花各100g，水煎，加少量白酒服，治疗复发性皮肤疖肿，均1~2次后痊愈。

（2）洋参6g，炖猪肉服，治疗小儿痱子、疮疖效果好。

（3）地肤子50g，水煎服，治疗多发性疖肿好。

（4）痈、疽、疔、疖良方：金银花250g，当归60g，玄参150g，蒲公英150g，紫花地丁90g，天花粉15g，川芎30g，甘草15g。水煎。连服紫花地丁、蒲公英善治一切化脓性炎症，但用量宜大，30~60g均可。3剂，即可痊愈。（《济世奇效方》）

（5）家传复方二仙合剂：以南天仙子和仙人掌两味为主药，再合以芒硝、冰片，按10∶10∶3∶0.5比例混合捣烂成泥糊状。按常规清洗患处消毒，将配好糊剂直接贴敷患处包扎固定，一日换药1次。主要用于严重的疔、疖、痈、疮之疾。本方用南天仙子清热解毒消肿并取其黏附之性，又因仙人掌耐旱，水分充足，其性黏稠，性寒，具有清热解毒、活血消肿功效，也是民间常用的外科消肿解毒之药，与天仙子合捣后黏性更强，解毒消肿拔毒之力更大；芒硝软坚散结，清热泻火，再加少量冰片取其消肿止痛之功，诸药合用共奏解毒消肿，拔毒止痛。

(6) 治热疖的民间验方：苦瓜 3~5 条洗净，连叶茎、瓜瓤一起捣烂成泥状，外敷在疖子上面，一日 2 次，连续数日，疖子治好了，而且没有留下任何痕迹。(北京王荣云)

(7) 75% 乙醇溶液棉球湿敷疖 8 小时，1~3 天均效。

六、调养

参照毛囊炎的调养。

痈

一、概述

痈是由多个聚集的疖组成，可以深达皮下组织。

二、病因

致病菌为金黄色葡萄球菌。

常发于颈后、背、臀和大腿等处。

三、临床表现

痈呈一片稍隆起的紫红色浸润区，质地坚韧，界限不清，在中央部的表面有多个脓栓，破溃后呈蜂窝状。以后，中央部逐渐坏死、溶解、塌陷，像“火山口”，其内含有脓液和大量坏死组织。

痈易向四周和深部发展，周围呈浸润性水肿，局部淋巴结有肿大和疼痛。除有局部剧痛外，患者多有明显的全身症状，如畏寒、发热、食欲不佳、白细胞计数增加等。痈不仅局部病变比疖重，且易并发全身性化脓性感染。

唇痈（俗称“疔疮”）容易引起颅内的海绵静脉窦炎，危险性更大。

糖尿病患者较易发病，现在农村夏秋季偶尔可见，城市里已经很少见了。

四、治疗

1. **中医** 初起未成脓的可以用如意金黄散调麻油或者猪油、凡士林外敷，或者用毛囊炎的中药贴敷方贴敷，促其消散；已成脓的用八二丹外掺并贴膏药固定，促其破溃；破溃的清理脓液后，用九一丹捻子插入痈内；脓尽收口用生肌散掺创面，至愈为止。各期均应每天换药 1 次，换药前均应清理创面。

有恶寒、发热等全身症状的，可以用治疗复发性毛囊炎的方药煎服，也可以选择金银花、蒲公英、穿心莲、肿节风类制剂口服。

2. **西医** 初期未成脓时用硫酸镁湿敷，或者外涂鱼石脂软膏；成脓后切开排脓，塞入利凡诺纱条，直至痊愈了。

有恶寒、发热等全身症状的，可以口服（严重的输液）青霉素类或者第1、第2代头孢类抗生素。

五、阅读摘要

1. 基础理论

（1）《灵枢·脉度》：六腑不和，则留为痈。

（2）《灵枢·九针论》：阴与阳别，寒与热争，两气相搏，合为痈脓者也。

（3）《素问·生气通天论》：营气不从，逆于肉理，乃生痈肿。

（4）《灵枢·玉版》：夫痈疽之生，脓血之成也，不从天下，不从地出，积微之所生也。

（5）《灵枢·痈疽》：营气稽留于经脉之中，则血泣而不行，不行则卫气从之而不通，壅遏而不得行，故热。大热不止，热胜则肉腐，肉腐则为脓，然不能陷，骨髓不为燋枯，五脏不为伤，故命曰痈。

（6）《金匮要略·疮痈肠痈浸淫病脉证并治》：诸浮数脉，应当发热，而反洒淅恶寒，若有痛处，当发其痈。

2. 临床经验

（1）蒲公英30g，僵蚕10g，水煎服好。

（2）黄芪100g，金银花50g，蒲公英30g，当归25g，甘草15g。水煎服，5~10剂，疖痈均愈。

（3）故其已成脓血者，其唯砭石铍锋之所取也。

（4）排脓散方：枳实16枚，芍药6分（1.8g），桔梗2分（0.6g），杵为散，取鸡子黄1枚，以药散与鸡黄相等，揉令相得，饮和服之，日一服。

（5）排脓汤方：甘草2两（60g），桔梗3两（90g），生姜1两（30g），大枣10枚。水3升，煮取1升，温服5合，日再服。

（6）五倍子末，蜜、醋1∶2调敷疖、痈、疽、丹毒、淋巴结炎、毛囊炎、蜂窝织炎均好。

（7）消肿膏：大黄200g，芒硝200g，冰片10g。适应证：扁桃体炎、淋巴结炎、腮腺炎、乳腺炎、胰腺炎、阑尾炎、附件炎等各种热性肿痛。用法：大黄为末加水少许，与芒硝冰片混合敷患处。

（8）肉桂末敷疖痈，易溃易愈。

（9）化腐生肌散：龙骨62g，煅石膏124g，冰片12g，红升丹9g，象皮、珍珠、黄丹各3g。研末，掺之。

六、调养

参照毛囊炎的调养。

脓　疱　疮

一、概述

脓疱疮，俗称黄水疮。

二、病因

是由金黄色葡萄球菌和乙型溶血性链球菌引起的一种急性化脓性炎症。以金黄色葡萄球菌为主，其次是乙型溶血性链球菌，或两者混合感染。

温度较高、出汗较多和皮肤浸渍可促进细菌在局部繁殖。搔抓可破坏皮肤屏障，有利于细菌侵入。

该病通过直接接触或自身接种传播。可在儿童中流行。

三、临床表现

脓疱疮一般分为寻常型及大疱性。此外，还有一些特殊类型，因为治疗方法大致相同，所以就不赘述了。

1. **寻常型脓疱疮**　又称接触性传染性脓疱疮。初期为点状红斑或小丘疹，迅速变为脓疱。疱壁薄，易破溃，周围绕有明显红晕。疱壁破后露出红色糜烂面，脓液干燥后形成灰黄色厚痂。常因搔抓使相邻脓疱向周围扩散或融合。严重者高热达 39~40℃，可伴有淋巴结炎及淋巴管炎，甚至引起败血症或急性肾小球肾炎。

2. **大疱性脓疱疮**　多见于儿童，好发于颜面、躯干及四肢、掌跖。初为米粒大水疱或脓疱，迅速变为大疱。疱内容物先清澈后混浊，疱壁先紧张后松弛，脓液常沉积于疱底呈半月形，为本病的特征。周围无明显红晕，脓疱破溃，脓液干燥后结淡黄色痂，痂壳脱落即愈，留有暂时性色素沉着。

四、治疗

该病以外治为主，我常用氯霉素注射液 5 支加入利福平胶囊 2 粒（去胶囊），摇匀，外涂患处，日 2~3 次。一般 1 天即可控制，3 天痊愈。

炉甘石洗剂加 2 支 8 万 U 的庆大霉素注射液，用法同上，效果也很好。

五、阅读摘要

（1）水蛭 10~15g，水煎服，1~3 天均愈，不复发。

（2）利福定或者利福平，服 5 天多效。

（3）十滴水涂抹好。

（4）青黛 30g，炒大黄、煅石膏各 60g，研末，麻油调涂，均愈。

（5）黄连素、痢特灵片 2 天治愈脓疱病，以 1∶5 的比例研为细末，外涂患处，日涂 1~2 次。

（6）复方新诺明末，75% 乙醇溶液调涂，1~2 次即愈。或调香油涂抹，2~3 次即愈。

（7）5% 利凡诺液或碘伏调涂好。

六、调养

1. **防止传染**　患病期间不要洗澡，以免向其他部位蔓延发病。采取隔离措施，以防传染他人。

2. **注意饮食**　禁食煎炸、烧烤、烘焙、辛辣刺激、鱼虾类、酒类和含糖量高的食物。

褥　　疮

一、概述

褥疮，又称压疮，多发生于体质虚弱、长期卧床，尤其是脑血管意外的患者。

二、病因

是身体局部组织长期受压，血液循环发生障碍，不能供给皮肤和皮下组织所需的营养，以致局部组织失去正常功能，而形成溃疡和组织坏死。

我治疗该病较少，所以仅列阅读摘要和调养，供参考。

三、阅读摘要

1. 临床经验

（1）八珍汤内服均愈。

（2）碘酊预防褥疮：易发生褥疮的部位，用 2% 碘酊外涂，一日 3 次，连续 3 天。使表皮形成一层较厚的保护层，以增加皮肤的抵抗力，对预防褥疮的发生有良好效果。

（3）云南白药治疗：Ⅰ度褥疮，可将云南白药粉溶于75%乙醇溶液中调成稀糊状，用棉签蘸取糊状药液，涂抹患处，每天3~4次。Ⅱ或Ⅲ度褥疮，按无菌操作法，抽出皮肤水疱中的渗出液，或清理创面后敷云南白药，无菌纱布覆盖，隔日换药1次。此法治疗Ⅰ、Ⅱ、Ⅲ度褥疮的总有效率为100%。

（4）胰岛素与庆大霉素治疗深部褥疮：先常规消毒创面皮肤，并用生理盐水清洗创面，再用红外线灯照烤创面20分钟（距离10cm左右以使患者能耐受）。胰岛素8U加庆大霉素8万U，放在无菌纱布上敷于创面，外敷生理盐水湿纱布，最后用干纱布覆盖，一日1次。用药后4~12天炎症反应逐渐减轻，表面渗出减少，肉芽组织明显增生，12~14天褥疮可愈合。

（5）木耳散：木耳30g，烘干研末，入白糖30g，灭菌，加水60ml，成膏涂抹，隔日一换，均愈。

（6）褥疮效方：枯矾和五倍子等量，共研细末，醋调敷患处，治疗褥疮有良效。

（7）三七末，醋调敷，均愈。

（8）清创后，京万红涂之，疗效好。

（9）湿润烧伤膏涂之，7~23天均愈。

（10）艾条灸烤极好。

2. 用药经验

（1）白及治久溃不收口疗效好。

（2）蜗牛敷贴治褥疮

四、调养

1. 按时翻身　变动体位时要防止摩擦损伤。

2. 注意饮食　适当增加高蛋白质饮食，以利于生肌、伤口修复。不吃鱼虾类，少吃糖类食品。

丹　毒

一、概述

丹毒，俗称“流火”。

二、病因

多由溶血性链球菌感染引起。

主要累及淋巴管。细菌通过皮肤黏膜细微损伤侵入。

该病多在身体免疫功能降低时发生，全身疾病如糖尿病、慢性肾炎、低γ

球蛋白血症以及酗酒者均可成为本病的发病诱因。

三、临床表现

可发生于任何部位，以小腿、颜面、前臂、手足及婴儿腹部多见，其他部位也可发生。常表现为境界清楚的局限性红肿热痛、淋巴结肿大。皮损出现前常有恶寒、发热、头痛、恶心、呕吐等全身症状，婴儿有时可发生惊厥。婴儿和年老体弱的患者，如治疗不及时，常可发生肾炎、皮下脓肿及败血症等并发症，甚至危及生命。

多次复发者称慢性复发性丹毒，局部往往继发淋巴性水肿。

全年均可发病，但常见于春、秋两季。

四、治疗

1. **中医**　我的表热汤合三妙散（改汤），水煎服。药渣可以捣烂热敷，疗程5天。

中药疮痈贴敷专方：蚤休、五倍子、大黄、芒硝各0.5g，冰片0.2g，贴敷液调敷。

2. **西医**　首选青霉素，口服或者肌内注射、静脉输液。也可以选用第1、第2代头孢类，或者磺胺类药物治疗。疗程5天以上。

五、阅读摘要

土茯苓、野菊花各30g，水煎服，3~6剂痊愈。

六、调养

参照毛囊炎的调养。

下肢溃疡（臁疮）

一、概述

下肢溃疡，即臁疮，俗称“老烂脚”，是指各种原因引起的下肢溃疡、经常规治疗1个月以上未愈合者。

二、病因

下肢溃疡主要是因为周围血管疾病引起的，其中静脉性疾病占90%以上，其他10%为动脉性疾病、血栓闭塞性脉管炎、淋巴阻塞以及神经性疾病、新陈代谢失调、血液系统紊乱和脂膜炎等所致。

三、临床表现

下肢小腿下胫骨嵴两旁、踝部皮肤和肌肉之间的慢性溃疡，大小不等，多表浅，疮面肉色灰白、淡红或紫暗。表面或附有黄色脓苔，疮口凹陷，边缘形如缸口。脓水清稀，呈灰黑或带绿色，带腥味。溃疡周围可伴有湿疮、静脉曲张、色素沉着。疮口难愈，愈后易溃，反复发作。

该病好发于长期站立或担负重物，并伴有下肢静脉曲张的患者。多有局部皮肤损伤、虫咬、湿疹等诱发因素。

四、治疗

1. **中医** 可以用表热汤合三妙散（改汤）、八珍汤，加黄芪，水煎服。外用生肌散，脓性分泌物多的用九一丹掺伤口。

2. **西医** 清创后用利凡诺或者碘伏沙条湿敷，严重的适当服用青霉素或者第1、第2代头孢类抗生素，也可以用磺胺类药物。

五、阅读摘要

（1）桑白皮600g，炒糯米900g，研末，兑水服30g，日3次。

（2）枯矾1g、乌贼骨1g、猪蹄甲3g、冰片少许，一起研末，掺患处，日1次，5~10次均愈。

（3）蛋黄油加白矾涂之，日一换，1~3次，均愈。

（4）大黄15g，甘草3g，研末，敷之好。

（5）香莲丸研末，掺之好。

（6）蜈蚣末掺之均愈，稍痛。下肢溃疡多年不愈，多方治疗无效。后采用“蜈蚣散”（蜈蚣数条，干鲜不拘，焙黄，研末密封备用）撒于创面，每日1次，约3周痊愈。（引自《江苏中医》1965年第2期）

（7）地骨皮研末撒患处，4~11天均愈。

（8）刚出窑的新砖末，麻油调敷。

（9）大枣3个，胡椒7粒，葱须10个。共捣成泥状，备用。摊在布上贴患处，3天取下。经治96人，重者2次、轻者1次即愈。

（10）高锰酸钾消毒后涂蜜，包扎，2~3天换，7~30天均愈。

六、调养

参照毛囊炎的调养。

淋巴结炎

一、概述

淋巴结炎是由淋巴结所属引流区域的急、慢性炎症，累及淋巴结所引起的非特异性炎症。

上肢、乳腺、胸壁、背部和脐以上腹壁的感染可引起腋部淋巴结炎；下肢、脐以下腹壁、会阴和臀部的感染，可以发生腹股沟部淋巴结炎；头、面、口腔、颈部和肩部感染，引起颌下及颈部的淋巴结炎。

二、病因

急性淋巴结炎常继发于区域内细菌性和病毒性感染或者长时间步行之后。根据起病缓急、病程长短，淋巴结炎可分为急性和慢性淋巴结炎。

三、临床表现

淋巴结迅速肿大、压痛。较重者局部红肿热痛，常伴有畏寒发热、头痛等症状。若炎症未能及时控制，扩散到淋巴结且互相粘连，严重者可形成脓肿。如不及时治疗。可引起败血症。

慢性淋巴结炎最常见部位有颌下、颏下、颈上淋巴结，常肿大、压痛、边界清、活动无粘连。常反复发作。

淋巴结肿大可分为疼痛性及无疼痛性 2 种。疼痛性肿大多见于急性化脓性感染时，感染处得到正确处理后即可消除。引起无痛性肿大的疾病往往较顽固且难以发现，危害较大。一般多见于结核菌感染、淋巴瘤、肿瘤转移至淋巴结、血液病（如白血病）等。本文主要谈疼痛性淋巴结肿大。

四、治疗

1. **中医**　急性淋巴结炎如果是继发于区域内感染性疾病的，必须首先控制感染，感染消除了，淋巴结炎自然就好了。

很多小孩因头部痱子、咽喉和五官的轻微炎症，会引起耳后或者颌下、颈部的淋巴结稍增大，不需要治疗。

如果淋巴结肿大而且疼痛，一般外治法治疗即可。外治法有 2 个很有效的方法。

（1）如果是长时间步行引起的，多为腹股沟淋巴结一侧或者双侧肿大，或者其他部位的单个淋巴结肿大，都可以用隔蒜灸治疗。我读书的时候，因为要走 9km 到学校或者回家，发过几次，都是用外祖父传给母亲、母亲教我这样的灸治。灸完睡一个晚上，第 2 天就好了。我也是因此而开始喜爱上中医的。

小贴士

隔蒜灸：取独头蒜 1 枚，去衣，横切片，片厚约 0.7cm。取中间直径大的一片，放在肿大的淋巴结上，蒜片上放艾绒 1 壮，点火艾绒。1 壮灸完，接着灸 2 壮、3 壮……灸至觉热不能忍，再移动蒜片 2~3 分钟，然后放回再灸，如此往复 2~3 次。一般灸 5 壮左右即可，第 2 天便痛止肿消而愈。

隔蒜灸不仅对淋巴结炎效果好，对未成脓的毛囊炎、疖、痈也有止痛、消散作用。

（2）我们当地还有一个治疗“阳子”（即淋巴结肿大）的方，就是用樟脑末 1g 左右撒在药膏药上，贴在肿大的淋巴结上，一般 1~3 次即肿消痛止。效果又快又好。

慢性淋巴结炎者，可以用复发性毛囊炎的方剂治疗，疗程 1 个月。

2. **西医**　主要是口服或肌内注射、静脉滴注青霉素类、第 1 和第 2 代头孢类、大环内酯类、氟喹诺酮类及磺胺类药治疗。

五、阅读摘要

（1）蜈蚣末，婴儿 1.5~2.5g，10 岁以下 2.5~4.5g，成人 3~9g，水煎服，3~14 日均愈。

（2）夏枯草 100g，甘草 15g，水煎服，2~10 天痊愈。

（3）鹿角霜研末，麻油调 10g，敷药，日 1 换，慢性者均愈。

（4）鱼腥草 50g，樟脑 30g，冰片 5g，一起研末，烧酒调敷，2~5 天均愈。

（5）樟脑、山柰各等分研末，贴患处，1~2 次痊愈。

（6）仙茅醋磨敷之好。

六、调养

参照毛囊炎的调养。

甲　沟　炎

一、概述

指甲的近侧（甲根）与皮肤紧密相连，皮肤沿指甲两向远端伸延，形成甲沟。

二、病因

甲沟炎是甲沟或其周围组织的感染，多因微小刺伤、挫伤、倒刺（逆剥）或剪指甲过深等损伤而引起，致病菌多为金黄色葡萄球菌。

甲沟炎多见于青少年或妇女。手指、足趾均可发生，发于手指者常有啃手指的不良习惯，发于足趾者常由嵌甲继发感染引起。在足趾，多因嵌甲或鞋子过紧引起，大多发生在踇趾。

三、临床表现

甲沟炎根据发病原因及临床表现不同可分为急性甲沟炎、慢性甲沟炎、化脓性甲沟炎、单纯性甲沟炎、嵌甲性甲沟炎。

1. **急性甲沟炎**　多由葡萄球菌和念珠菌感染所致。局部疼痛剧烈，呈搏动性，手臂下垂时加剧，所以患者常将手抱于胸前。发炎的手指随着心跳而跳痛。

2. **慢性甲沟炎**　多由急性甲沟炎治疗不及时或再次被感染而发生。指甲下可能呈现绿、黄或黑色的感染征象。多由真菌感染引起。糖尿病患者以及那些双手经常浸在水中工作的人，如家庭主妇、渔民、清洁工人、酒吧侍者、厨师等容易患上慢性甲沟炎。

3. **化脓性甲沟炎**　是急性甲沟炎治疗不及时导致的化脓性炎症。甲沟有轻度红肿、疼痛、甲小皮剥脱，少量脓液由甲沟流出，甲的边缘和甲沟处变黑，且可逐渐产生结节状或蕈状突起的炎症肉芽组织（俗称“胬肉”）。

4. **单纯性甲沟炎**　大多数位于足部第 1 趾。趾甲前端的 1 个角或 2 个角刺入甲沟深处，长不出来，每隔 2 周到 1 个月，足趾就会有胀痛感，不小心碰到就会有钻心的剧痛，用小刀剪掉后疼痛就会消失，但是过段时间又会出现。

5. **嵌甲性甲沟炎**　是由于趾甲长到肉里而引起的甲沟炎。足趾甲沟存在炎症超过 3 周后，就要考虑是由于嵌甲所致。多见于踇趾，向侧面生长的甲板长入甲皱襞中，导致疼痛和发炎，严重者出现化脓症状。

四、治疗

1. **中医**　无胬肉者用如意金黄散调麻油（猪油、菜油、凡士林也可以）成膏，敷患处，每日一换，至愈为止。

有胬肉者用我的甲沟散调麻油（猪油、菜油、凡士林也可以）调膏，敷患处，包扎，每日一换，至愈为止。

甲沟散配方：白矾、大黄、芒硝各 1 份，冰片 1/5 份，共研末，密封避光保存。需要的时候取适量调油敷患处，每天换 1 次。

2. **西医**　无胬肉者，用鱼石脂软膏涂敷，或者利凡诺纱条湿敷，每日一换。

严重的口服或者肌内注射、静脉滴注青霉素类、第1和第2代头孢类抗生素，青霉素类过敏的也可以选用大环内酯类、氟喹诺酮类抗生素。

有胬肉者，须拔甲治疗。

五、阅读摘要

（1）白矾、土豆捣敷，4~5日即愈。枯矾更好（古道瘦马）。

（2）新癀片4片，六神丸1支（10粒），冰硼散1支，鱼石脂1支。将上面的药品研极细末，入鱼石脂软膏，调匀成膏。用法：患处过氧化氢溶液冲洗，涂上膏药，包扎，1天或2天一换。

（3）金黄散敷之好，对腮腺炎、疥疮均愈。

（4）大黄2份，芒硝1份，共研末，凉开水调敷，日一换，1~5次均痊愈。

（5）取患病指甲两侧井穴，局部消毒后用三棱针点刺出血3~5滴，每日1次。黄连20g，黄芩15g，黄柏15g，共煎取汁200ml左右浸泡患处，每日1次。

（6）斑蝥研末，贴之，一次即愈。

（7）蜗牛8只，冰片10g，捣敷，一夜即可。

（8）一瓶碘伏，一袋药棉签，一颗阿莫西林胶囊，3个创可贴。洗好脚后，用碘伏擦患处，把胶囊里的药撒点在上面，用创可贴包好，3天就好了。

（9）胬肉

1）《验方新编》：乌梅仁研烂，醋调敷，虽溃亦愈。

2）平胬散：乌梅肉（焙）2g、轻粉1g、冰片0.01g，研末，掺或者水调敷。

3）乌龙丹：熟地黄1两（30g）、乌梅肉3钱（9g），炒枯研末，掺之。

4）蜣螂末调敷，一次症减，几次后胬肉即失而愈。

六、调养

参照毛囊炎的调养。

第九章　病毒性皮肤病

扁　平　疣

一、概述

扁平疣俗称“扁瘊”，好发于青少年，所以又称青年扁平疣。

二、病因

是由人类乳头状瘤病毒感染引起的皮肤赘生物。

扁平疣有一定的传染性，主要通过接触传染，毛巾、衣物、皮肤接触等是其主要的传播途径。

三、临床表现

多发于面部、手背、两手臂。

表现为大小不等的扁平丘疹，轻度拱起，外表润滑，呈圆形、椭圆形或多角形，境地清楚。可密集分布，也会因为搔抓将病毒接种在附近皮肤，呈沿抓痕散布的线状排列。一般不痛不痒，有时微痒。病程较慢，有的可自然衰退。

四、治疗

1. **中医**　病毒感染皆是阴毒寒邪，治疗均应解表解毒、通阳强卫，和过敏性疾病的治疗有一定的相同。所以我常用我的易寒汤合表热汤加减治之，疗程 1 个月。多能在停药后 2~3 个月，疣体自行脱落，不留痕迹而愈。

2. **西医**　抗病毒治疗，一般用聚肌胞 2mg × 1 支，肌内注射，或者患处注射（效果更好），隔日 1 次，连续用药 1 个月后，停药观察。

五、阅读摘要

1. **基础理论**　热毒和气血瘀滞是本病的关键所在。

2. **临床经验**

（1）金银花、连翘、大青叶、板蓝根各 30g，煎 2 次液，煮薏苡仁 50g 成粥，早晚服，5~10 天均愈。

（2）通窍活血汤治疗 3~6 剂均愈。

（3）莱菔子、白芥子、紫苏子各 30g，糯米 250g。研末，各炒黄，入白糖 100g，10g/次，日 3 次，均愈。

（4）僵蚕、三七、牛蒡子各 200g。研末，6g/次，日 3 次，一般 1 个月内痊愈，未愈者再服 1 个月。

（5）小无花果，将其挤出汁来涂抹到疣上，下班回家时再涂抹 1 次，就这样 1 个暑假过去了，脸上的疣没了，而且一点瘢痕都没有。

（6）骨碎补、补骨脂各等量，酒精浸泡 7 天，点之，即渐失。

（7）僵蚕、补骨脂各 10g，95% 乙醇溶液 100ml 浸泡，涂抹。

（8）艾灸 1 次即愈。

（9）针刺出血后涂碘酒即愈。

（10）螳螂能吃瘊子：用手捏住螳螂颈部，使它的嘴对准瘊子，它马上大口大口地吃起来，很快扁平疣就被它吃掉，当然要流点儿血，但不疼。这时用清水对伤口进行冲洗，并用纱布擦掉血迹，几分钟后不再流血，两二天伤口就会愈合。

六、调养

主要是注意饮食，少吃鱼虾类、冰冻食物。

寻　常　疣

一、概述

寻常疣，中医称千日疮、刺瘊、瘊子等，我们这里民间流传着是因为杀鱼引起的说法，所以叫鱼鳞痣。

二、病因

由病毒感染引起的皮肤病。好发于面部和颈部。

三、临床表现

寻常疣有几种特殊类型，即丝状疣、跖疣、指状疣。疣体呈细丝状突起，顶端角化者称丝状疣。常单发。有的疣体表面呈参差不齐的指状突起称指状疣，多发于面部。发生于足底及足边缘的寻常疣称跖疣。

四、治疗

1. **中医**　20世纪80年代，我曾告诉一个手指寻常疣患者单方：三七粉6g，每日1次，温开水兑服，连服1个月。不久后自行脱落而愈。

因为多为单个出现，所以多以外治为主，火针刺之效果很好。鸡眼膏外贴，日一换，换贴之前清除坏死的部分，至愈为止。

2. **西医**　5-氟尿嘧啶软膏涂抹患处，日1次，连续用药1个月。或者用激光，或者手术切除。

五、阅读摘要

（1）蒲公英150g，水500ml，煎至50ml，涂抹，日3~5次，2~7天均愈。

（2）骨碎补50g入75%乙醇溶液500ml浸14天，涂1~3周均愈。

（3）点痣膏（来自“杏林串雅拾遗”）：石灰粉60g，食用碱20g，鸦胆子15g，木贼10g，紫草10g，五倍子炭10g。共研细粉，加水250ml，密封1周后即可应用。

主治：雀斑、黑痣、寻常疣、鸡眼等皮肤赘生物。

治疗：使用牙签沾药膏涂于患处，20分钟擦掉。一般反复点3次，1周后即可脱落。

（4）5%新洁尔灭（苯扎溴铵）点去皮之疣，日1次，7~14天均愈。

（5）寻常疣局部消毒，用无菌注射针头把寻常疣刺破稍微出血，要选最早出现的那个，也可以全部都刺破，涂上过氧化氢溶液几次，一两个月后，难看的寻常疣不知不觉就消失了。

（6）柴胡针向疣根进针，边退针边注药，周2次，1~3周痊愈。

（7）异丙嗪0.5ml，注疣根部，1~2次即愈。

六、调养

同扁平疣。

单 纯 疱 疹

一、概述

单纯疱疹，中医称热疮。是发生在皮肤-黏膜交界处的簇集性水疱为特征，有自限性，但易复发的感染性疾病。

二、病因

单纯疱疹病毒可通过与感染者接吻或者共用食用器皿、毛巾、剃须刀等传播。

三、临床表现

发病前多有瘙痒、灼热感，随后在红斑基础上出现典型的簇集性水疱，水疱易破溃。

四、治疗

1. **中医**　外治为主。

我的外用神1支，麻油（菜油、凡士林也可以）调涂患处，日2~3次，2~3天即愈。

也可以用白矾、白芷各1份，青黛3份，共研末，麻油或其他油脂调涂患处。

2. **西医**　维生素B_2、呋喃唑酮各10片，共研末，入阿昔洛韦软膏1支中，调匀，涂患处，日3次。3天左右即愈。

阿昔洛韦片口服，也有效果。

五、阅读摘要

无。

六、调养

1. 注意饮食　不吃过于辛辣刺激、煎炸烧烤烘焙食物。

2. 防寒保暖，谨防感冒发热。

3. 劳逸结合　劳动或运动以不疲劳为原则，不熬夜，以免抵抗力下降而诱发。

带状疱疹（附：水痘）

一、概述

带状疱疹是由水痘带状疱疹病毒引起的急性炎症性皮肤病。中医称“缠腰火丹”“龙蛇疮”“蛇串疮”“火带丹”“甑带疮”“蛇丹”“飞蛇丹”等，俗称“缠腰龙”。我们这里还流传着是因为晒的衣服，受蜘蛛爬行时遗留下毒素引起的说法，所以叫“蜘蛛疮”。

二、病因

病毒初次感染引起水痘，愈合后残留的病毒潜伏于脊神经后根及脑神经的神经节中。当机体免疫力下降时，如创伤（常见于老年人贴膏药后）、劳累、感冒、癌症、免疫系统疾病等因素，潜伏的病毒就会大量繁殖，使神经节发炎、坏死，引起患者疼痛。同时病毒沿神经通路下传，到该神经支配的区域引起节段性疱疹。

三、临床表现

该病好发于春秋季节，成人多见。好发部位依次为肋间神经、颈神经、三叉神经和腰骶神经支配区域。

发疹前可有轻度乏力、低热、纳差等全身症状，患处皮肤自觉灼热感或者神经痛，触之有明显的痛觉敏感。

患处常首先出现潮红斑，很快出现粟粒至黄豆大小的丘疹，簇状分布而不融合，继之迅速变为水疱，疱壁紧张发亮，疱液澄清，外周绕以红晕，各簇水疱群间皮肤正常。皮损沿某一周围神经呈带状排列。多发生在身体的一侧，一般不超过正中线。

神经痛为本病特征之一，可在发病前几天或伴随皮损出现。老年患者常较为剧烈，而且时间较长，发于头面部的疼痛甚至可能持续数月、数年，称带状疱疹后遗神经痛。

病程一般 2~3 周，水疱干涸、结痂脱落后留有暂时性淡红斑或色素沉着。

四、治疗

1. **中医**　急性期治疗以外用药为主，我常用二味拔毒散调麻油（菜油、凡士林也可以），涂抹患处，日 2~3 次。

二味拔毒散：雄黄、白矾各等分，研末，密封避光保存，备用。

中药贴敷：先局部酒精灸后，再贴敷疖痈方（见毛囊炎的中医治疗），每日一换，一般 3~5 天左右痊愈。

酒精灸法：用药棉蘸 75% 乙醇溶液，拧干，薄薄地铺在患处（隐约可看见皮肤为度），点火烧之，燃尽即可。

带状疱疹后遗疼痛，我常用丹栀逍遥散合牵正散（均改汤）加补肝肾的杜仲、续断治疗，疗效较好。

2. **西医**　口服或者静脉输液抗病毒的药物，如无环核苷类的阿昔洛韦、更昔洛韦、泛昔洛韦，或者阿糖腺苷。同时应用营养神经的药物：每天肌内注射维生素 B_1、维生素 B_{12} 各 1 支，日 1 次。一般用药 3~5 天不再新发疱疹，7 天基本痊愈，高龄老人可能会遗留有神经痛，可以继续每天 1 次肌内注射维生素 B_1、维生素 B_{12} 各 1 支，至疼痛消失为止。

五、阅读摘要

（1）将当归研粉，依儿童年龄大小，每服0.5~1g，4~6小时服1次。成人亦可用0.5g当归浸膏片内服，每次2~4片，4小时服1次。一般服药后第3天疱疹部分枯萎，第4天可结痂。

（2）《杏林薪传》方：疱小者可以用利福平眼药水涂，疱大的先抽去水再涂，不愈者用二味拔毒散：白矾、雄黄各等分水调涂，日数次。

（3）配方：明雄黄10g，生龙骨10g，蜈蚣3条。

用法：把以上3味共研细末，用麻油调稀膏抹患处，一日2次，4日可愈。

（4）三商穴可治愈带状疱疹。

（5）聚肌胞4mg，肌内注射，3次均愈。

（6）维生素B_{12} 500mg，日1次，肌内注射，5~7天痊愈。

（7）强力宁滴3~5天痊愈。

（8）神经痛

1）黄芪用量起步30g，一般服用1~2周即可痊愈，并说他已治过数例，疗效尚好。我反复揣摩，觉得此一味药如此有效与古人所说"邪之所凑，其气必虚"暗合。

2）四逆散加全瓜蒌30g，红花10g，威灵仙5g，丹参30g。四逆散加味治疗带状疱疹后遗症。瓜蒌红花汤是专治带状疱疹后遗症痰瘀交阻疼痛的良方。

3）在《临证指南医案》上看的一个专方治缠腰龙：干地龙磨成末，用醋调稠涂抹，对老年人带状疱疹后神经痛有显效！此病多由肝经郁毒所致，治宜清热解毒，祛风止痛。

4）朱老创"蕲冰散"：蕲蛇30g，冰片3g。研细末，用麻油或菜油调为糊状，涂敷患处，1日3次。一般2~4天可愈。

5）取穴：翳风（开穴）、攒竹（沿皮刺）、头维（沿皮刺）、角孙（注意要摸一下，找到准确的点，可能会偏下一点）（沿皮刺）、合谷（结穴）（我家选合谷偏于示指指骨的方向）。平补平泻即可。针灸1次后即可安睡，隔日再针灸1次，不用止痛药了，再次痊愈。

6）冰血止痛酊：冰片50g、血竭5g，75%乙醇溶液100ml浸泡，涂治一切疼痛。

六、调养

1. **注意休息**　过度疲劳、熬夜都会使人体免疫功能下降，诱发该病。

2. **谨慎调养、防寒保暖**　受寒感冒也是诱发该病的主要因素之一，所以要注意防寒保暖。如果遇到伤痛，应选择刺激性小的膏药贴敷，以防诱发该病。

3. **注意饮食**　急性期应该禁食鱼虾类、煎炸烧烤烘焙、辛辣刺激性食物，以利于康复。

附：水痘

儿童多见，平均潜伏期14天，皮损首先发生于头面部，然后扩展到躯干和四肢近端，呈向心性分布，可累及口腔、呼吸道和泌尿生殖道黏膜。

皮损初为红色斑疹，逐渐变为丘疹，丘疱疹、水疱、脓疱，1~2周结痂脱落。患者可有发热、头痛等全身症状，严重的可表现为肺炎、脑炎、变异性水痘综合征等。

预防接种水痘疫苗，有效率80%左右。

病程有自限性。治疗以对症治疗为主。病情严重的应该转医院专科治疗。

手足口病

一、概述

手足口病是以手、足和口腔发生水疱为特征，多发于儿童的一种病毒性皮肤病。

二、病因

柯萨奇病毒A16型病毒（属肠道病毒）是该病最常见的病原微生物。

病毒经粪-口途径传播，也可通过飞沫经呼吸道传播。潜伏期3~7天。

三、临床表现

多见于2~10岁的儿童，5岁以下更常见。

患者初期，有轻微的流鼻涕、咳嗽、低热等类似感冒的症状。继之，口腔内出小水疱或溃疡。爱流口水、拒绝吃东西、哭闹。舌、两颊部或唇齿侧有粟米样的斑丘疹、水疱或溃疡，周围有红晕。同时，手、脚、臀部出现或平或凸的斑丘疹或疱疹。

儿童手足口病病情较轻，一般不会产生严重后果。少数病例（尤其是3岁以下的儿童）可出现心肌炎、肺水肿、无菌性脑膜脑炎等并发症，个别重症患儿如果病情发展快，也可导致死亡。

四、治疗

1. 中医

（1）中药贴敷：①清热解毒，取穴天突：青黛、大黄、芒硝各1g，冰片0.2g。

②引火下行、退热,取穴涌泉(双):黄连、吴茱萸各 1g,冰片 0.2g。贴敷时间 6~8 小时,每天 1 次,连贴 3~5 天。一般都能取得满意疗效。

(2)中成药:可以选用金银花、蒲公英、鱼腥草、穿心莲类制剂。

喷雾剂如复方一枝黄花喷雾剂、西瓜霜喷剂、锡类散,喷患处,也有一定效果。

2. **西医** 阳离子表面活性剂神洁,局部喷雾,效果很好。也可以用炉甘石洗剂外涂。

病情严重的应到医院专科检查治疗。

五、阅读摘要

麻黄连翘赤小豆汤加苍术、薏苡仁、土茯苓好。

六、调养

1. 隔离患者,防止传播。

2. 注意饮食 忌煎炸、烧烤、烘焙、油腻、冰冻、辛辣刺激性食物。

3. 防寒保暖 患病期间不要洗头、洗澡,不要用冷水洗脸、洗脚,不要吹风扇或者坐车、开窗吹风。

第十章 真菌性皮肤病

头 癣

一、概述

头癣是头皮和头发的浅部真菌感染。

二、病因

病原菌为铁锈色小孢子菌（占98%）和其他小孢子菌（占2%）。

根据病原菌和临床表现的不同可分为黄癣、白癣、黑点癣和脓癣4种。

头癣好发于儿童，男多于女。传染性较强，易在托儿所、幼稚园、小学校及家庭中互相传染。主要通过被污染的理发工具传染，也可通过接触患癣的猫、狗等家畜而感染。因为滥用抗生素和血糖高的人群增多，近年来发病率有上升之势。

三、临床表现

1. **黄癣** 俗称“秃疮”或“癞痢头”。典型皮损为盘状黄豆大小的黄癣痂，中心有毛发贯穿，病发参差不齐、干枯无光泽，愈后形成萎缩性瘢痕，甚至形成永久性秃发。

2. **白癣** 多见于学龄儿童。皮损为初发较大的鳞屑性母斑，周围继发较小的卫星状子斑。青春期后自愈，愈后不留瘢痕。病发周边白套，且常距头皮2~3mm处折断。

本型不破坏毛囊，所以不造成永久性脱发，愈后不留瘢痕。

3. **黑点癣** 儿童，成人均可发病。皮损为多数散在鳞屑性小斑，愈合可有小片瘢痕。病发刚出头皮即折断，残端呈黑点状。

四、治疗

1. **中医** 真菌感染皆为湿热所致，所以内服药当治以清热燥湿为主，辅以利湿、芳香化湿，兼益气健脾凉血。但是一般情况下还是外治即可。

可以用土槿皮、苦参、艾叶各 30g，水煎 2 次，过滤后入白矾 10g 烊化。然后用药液洗头，用保鲜膜包住头，保留半小时，再用清水洗干净，每天 1 次。疗程 15 天。

2. **西医**　近年来，有复方酮康唑洗液外用治疗，效果比较好，而且简单方便，所以中医治疗的少。

严重的可以口服伊曲康唑或者氟康唑治疗，但是肝毒性较大，因此应权衡利弊、谨慎选择。

五、阅读摘要

（1）木鳖子 3g，米醋 10ml。先将米醋放入底粗的碗内，除去木鳖子外壳，将其肉放在醋碗内研磨呈糊状备用。涂药前癣部用盐开水洗净，再用消毒棉球或羽毛蘸药涂癣面。临睡前涂更佳，每日或隔日 1 次，至愈为止。如蔓及周身者，可分期分片治疗，癣面积大者，可按以上药量增配。

（2）耳垂用黑石头放血，治疗反复发作的癣病好。

（3）支原体、衣原体和真菌感染，用黄芪升提湿气同时，加风药散之极效。

六、调养

1. 切断传播途径

（1）应避免与患癣病的患者或者动物直接接触。

（2）注意宾馆、旅店等公共场所和家庭用品、器具卫生。

2. 注意饮食

（1）避免吃煎炸、烧烤、烘焙、油腻、辛辣、酒精、咖啡因和含糖量高的食物，因为这些食物会刺激增加头油及头皮的形成，容易诱发该病。

（2）食用一些含锌量较多的食物，如糙米、红米、蚝，鸡、羊、牛、猪肉，意大利粉、奶、蛋等。

3. 注意头部保养

（1）勿将洗发水直接倒在头上。7 日换 1 瓶洗发水，最好同时买 2 瓶洗发水交替使用。

喷发胶等化学性用品会伤害发质，刺激皮肤，同样会加剧头皮屑生成。

（2）用 20℃左右温水洗头。

（3）早晚用指腹轻轻按摩头皮，梳头 100 下，不但可增加血液循环，还可减少头皮形成。但是不要用指甲梳头。

体癣（附：股癣）

一、概述

体癣是指发生于除头发、毛发、掌跖和甲以外的浅表部位的皮肤癣菌感染。

二、病因

病原体有红色毛癣菌、石膏样毛癣菌、絮状表皮癣菌、紫色毛癣菌等常见病原菌（真菌）等。通过直接接触患者、患癣家畜如狗、猫，或间接接触被患者污染的衣物传染，也可由自身感染（先患有手、足、甲癣等）而发生。

三、临床表现

本病多见于儿童，其次是青壮年男性。

体癣一般好发于面、颈、腰腹、臀及四肢等皮肤处。

临床表现为红斑、丘疹或水疱，由中心逐渐向周围等距离扩展蔓延，形成环形或多环形。环的边缘稍比邻近正常皮肤高起，该处炎症表现较明显，其上有小丘疹、水疱或鳞屑附着。

体癣患者常感瘙痒，病久者因经常搔抓，可引起局部湿疹样改变，或继发细菌感染。

四、治疗

1. **中医**　可以用治疗头癣的中药方研末，凡士林（其他油脂也可以）调匀，外涂，日 2 次。疗程 10 天。

药店里有很多治疗体癣的含中草药的药膏，外涂，效果都比较好，可以选择使用。

2. **西医**　特比奈芬药膏效果很好。现在市场上很多治癣药膏都含有激素，不用为好。

五、阅读摘要

（1）白花蛇末，服之治顽癣好。

（2）冰片 10% 溶液即杀灭真菌。白鲜皮、秦皮、羌活 5% 即可。

（3）左旋咪唑 50mg，日 3 次，每周 3 天，连续 2 周，治疗耳鼻咽喉真菌感染，痊愈 88.8%，均效。5 天痒止，7 天脱皮而愈。

（4）伊曲康唑治真菌病均效，毒性低。

（5）0.1% 新洁尔灭液涂后 2~5 分钟，再涂达克宁，日 3 次，3~5 周均愈，手、足、体、花斑癣。

（6）1% 环吡酮胺治癣 4 周均效。

（7）甲硝唑治癣比苯甲酸、水杨酸更好，有效率 85%。

六、调养

参照头癣调养的 1、2 条。

附：股癣

股癣也是体癣的一部分，因其发生的部位特殊而且常见，所以单独提出来。

股癣可单侧或双侧发生，损害与体癣相同，但由于该部位温暖潮湿，易摩擦，常表现为下侧边界清楚、炎症明显的红斑。病久者，皮损可失去典型表现，或因搔抓致浸润增厚、苔藓样变。

股癣应注意与阴囊湿疹、擦烂红斑相区别。

治疗：同体癣。

调养：同体癣。另外，须注意洗澡后，用干毛巾揩干患处，保持局部干燥，消除真菌的生存条件，以利治愈，防止复发。

花　斑　癣

一、概述

花斑癣，俗称汗斑，又称花斑糠疹，是糠秕马拉色菌侵犯皮肤角质层引起的表浅感染，有一定的传染性。

二、病因

高温潮湿、多脂多汗、营养不良、慢性疾病及长期应用皮质类固醇激素时，马拉色菌由腐生性酵母型转化成致病性菌丝型，引起皮肤发病。

本病有一定的遗传易感性。

三、临床表现

该病为慢性病程，常冬天减轻，春、夏天加重。由于花斑癣菌具有嗜脂性，所以皮疹好发于有皮脂腺的部位，如面部、前胸、肩背、上臂、腋窝及腹股沟等。

皮损为粟粒、黄豆至蚕豆大圆形或类圆形斑疹，反光性强，表面覆以极薄的糠秕样鳞屑。多数患者的皮损弥漫、对称，斑疹与皮肤取平或起，境界清楚。

一般无自觉症状，但当劳动、日晒或多汗时可有瘙痒痒感。

四、治疗

因为内服药物副作用大，所以应以外治为主。

很多治疗皮肤真菌感染的中草药膏外治，都有很好的效果。只是疗程比较长，一般疗程为 15 天以上，病损范围越大疗程越长。

西药有酮康唑洗液或者乳膏、特比萘芬膏、环己酮膏、克霉唑霜，20%~40% 硫代硫酸钠溶液，都可以选用，疗程与中药膏相同。

五、阅读摘要

（1）生姜 250g 切片，晒干，入白酒浸泡，涂患处，日 3 次，3~5 天痊愈。

（2）补骨脂 40g，95% 乙醇溶液 300ml 浸泡成碘酒色，日涂 4~5 次，2~3 天即愈。

（3）丁香 15g、75% 乙醇溶液 100ml，浸 2 天，每天 3 次，涂一切癣，3~5 天即愈。

（4）硫黄 10g，煤油 1 杯，调涂，数次即愈。

（5）脱衣散：附子、硫黄各研末，姜汁调，茄蒂蘸擦 3~4 次痊愈。

（6）75% 乙醇溶液搽患处至皮肤发红后，用 40% 硫代硫酸钠液涂之，日 5~6 次，2 周即愈。

（7）硼砂 250g，老姜 15g，研末调涂，几天即好。

（8）大蒜涂搽 1~3 次即愈。

（9）仙人掌捣汁涂之好。

六、调养

参照头癣的调养 1、2 条。同时应勤洗澡、勤换衣物，内衣应煮沸消毒。

灰　指　甲

一、概述

灰指甲是由各种真菌引起的甲板和甲下组织感染的疾病。致病菌主要是皮肤癣菌，其次为酵母菌和霉菌。

二、病因

多由手足癣直接传染，易感因素有遗传因素、系统性疾病（如糖尿病）、局部血液或淋巴液回流障碍、甲外伤或其他甲病。

共用浴盆、毛巾、拖鞋、修甲工具等等是本病传染的重要介质。

高温、高湿、空气流通差则是该病发病的外部条件。

三、临床表现

灰指甲患者的甲板可以表现为浑浊、增厚、分离、变色、萎缩、脱落、翘起、表面凹凸不平、钩甲以及甲沟炎等。

四、治疗

同样是外治为主，用药与治疗体癣、花斑癣的药物相同，疗程需要3~6个月。

五、阅读摘要

（1）白醋1瓶，入大蒜5枚（打碎），浸泡1周，涂之极好。

（2）花椒大蒜醋溶液治疗灰指甲的临床疗效进行研究，结果表明，1 682个病甲中，痊愈1 582个，显效98个，无效2个。治疗有效率高达99.88%，痊愈率为94.05%。方法是，取100g大蒜瓣，去外皮，捣烂，与20g花椒一起放入带塞的瓶子中，在加入500ml质量较好的食醋，浸泡3~5分钟即可成花椒蒜醋溶液。在治疗前，用热水泡脚后将病甲削薄，将患处浸泡在花椒蒜醋溶液中，随后用棉球蘸取溶液包裹于患处即可。一天1次，直到症状完全消失，新甲慢慢长出即可。

（3）用艾灰调醋，满满地敷在整个甲面上，用创可贴包好。轻微地连续包上两三天就好了，严重的最多1周。

（4）紫药水涂患处，日2次，直至痊愈，1~3个月即可。

（5）氟康唑针输液3天，外用咪康唑软膏3支、制霉菌素30片，硫黄2g，共混涂甲胶布固定，每日一换。1周即根治。

（6）达克宁霜，日4次涂之，坚持即渐渐痊愈。

六、调养

参照头癣的调养1、2条。

手 足 癣

一、概述

手癣，俗称鹅掌风，指皮肤癣菌侵犯指间、手掌、掌侧平滑皮肤引起的浅表真菌感染。足癣，俗称脚气、香港脚，主要累及足趾间、足跖、足跟和足侧缘。

二、病因

在游泳池及公共浴室中穿公用拖鞋易感染足癣，手癣常由足癣感染而来。病原菌主要为红色毛癣菌、须癣毛癣菌及表皮癣菌等，近年来白念珠菌感染也不少见。

三、临床表现

手癣常见于角化过度型足癣患者，多表现为非炎症性、且为单侧（两足一手综合征）。手掌和手指有弥漫角化过度。也可有表皮剥脱、水疱和丘疹。

足癣主要表现为脚趾间起水疱，脱皮或皮肤发白湿软，也可能是糜烂或皮肤增厚、粗糙、开裂，可蔓延至脚底及脚背边缘，剧痒，必须抓破为止。故常伴有继发感染，致局部化脓、红肿、疼痛，腹股沟淋巴结肿大，甚至形成小腿丹毒及蜂窝织炎。由于用手抓痒处，常传染至手而发生手癣。

四、治疗

本病多见于成年人，夏季发作或加重，冬季气候干燥时减轻或症状消失，所以冬季是治疗手足癣的最佳时机。

头癣的中药洗头方用于泡手足癣同样有效，疗程 1~2 个月。

药房里销售的治疗真菌感染类中、西药膏，都可以选用，疗程如上。

一般不用内服药物治疗。

五、阅读摘要

（1）大蒜直接切片擦患处，各种癣均好。

（2）手足癣：苦参 100g、全蝎 30g、蜈蚣 10 条、凡士林 1kg，冰片 20g，研末调敷。

（3）鸦胆子 20g，百部 30g，酒、醋各 250ml 浸泡，效果好。

（4）斑蝥 2 个，花椒 10g，土槿皮 15g，醋 500g，浸 1 夜，煎煮，泡 1 周，均愈。

（5）木瓜 100g，丁香 50g，浸 75% 乙醇溶液 250ml 1 周后，涂抹治手癣 32 例均愈。

（6）泡足妙方：艾叶 25g、红花 5g、花椒 20 粒、食盐 6g、食醋 100g，布包煎煮，泡至足踝 15~30 分钟 20 天，可以去老皮茧、鸡眼、裂口、冻疮、足癣、灰趾甲等。

（7）芒硝 10g 入沸水 500ml 浸泡，2~3 次即愈。

（8）洁尔阴涂之效果好。

（9）用米糠油治疗有良效。

（10）0.1% 新洁尔灭液涂后 2~5 分钟，再涂达克宁，日 3 次，3~5 周可愈，适用于手癣、足癣、体癣、花斑癣。

六、调养

参照头癣的调养。

手癣还应少用或者不用化学洗涤剂，避免长时间在水中浸泡。

足癣还应穿宽松、通风的鞋袜，少穿高跟鞋。

第十一章　动物相关疾病

毒蛇咬伤

一、概述

毒蛇咬伤是指人体被有毒的蛇咬伤后，其毒液由伤口进入人体内而引起的一种急性全身中毒性疾病。

二、病因

根据蛇毒的成分将毒蛇分为神经毒类、血循毒类和混合毒类3类。神经毒蛇主要有银环蛇、金环蛇和海蛇等；血循毒蛇主要有蝰蛇、尖吻蝮蛇、竹叶青蛇和烙铁头蛇等；混合毒蛇主要有蝮蛇、眼镜蛇和眼镜王蛇等。

因为毒蛇咬伤后果严重，甚至会危及生命，治疗的专业技术、设施要求高，发现毒蛇咬伤应该转医院专科救治。所以本文只介绍毒蛇与无毒蛇的鉴别、应急处理知识、阅读摘要和调养等条文。

三、毒蛇与无毒蛇的鉴别

毒蛇有毒腺、毒牙，无毒蛇则无。毒蛇咬人时，毒腺中的毒液顺着上腭前面的2颗牙齿注入人体，这2颗牙齿比其他牙齿粗而长，一般被毒蛇咬后的牙痕其顶端有2个特别粗而深的痕迹，而如果被咬的地方，没有这2个又粗又深的牙痕，仅见到较细的或成排的细牙痕，则说明是无毒蛇所咬。

四、应急处理

1. 伤者要保持镇静，不要惊慌、奔跑，以免加速毒液吸收和扩散。伤者的伤肢应置于最低的位置。

2. 绑扎伤肢　立即（争取2~4分钟内）用绳索、布条、藤类等，在伤口上（近伤心端）约10cm或距离伤口上一个关节相应部位进行结扎；结扎紧度以能阻断淋巴和静脉血回流，又不妨碍动脉血供应为准；结扎时应留一较长活结头，便于解开，每 20~30 分钟放松 1~2 分钟，避免肢体组织缺血坏死。

3. 局部处理　就近用自来水、溪水、矿泉水、肥皂水等冲洗伤口周围的皮肤，将黏附在伤口周围的毒液破坏及冲洗掉，以达到减轻中毒的目的。

五、阅读摘要

1. **基础理论**　《思考中医》47 页：肾主腐，盐伤肾，凡是腐烂性的东西都忌盐，食盐则伤口难愈。

2. **临床经验**　仅供参考！

（1）毒蛇咬伤，恶毒攻心，半日必死。急取吸烟者烟具中烟筒内油，又叫烟屎，其色如酱，用冷水洗取，饮一二碗。受毒重者，其味必甜而不辣，以多饮为佳。伤口痛甚者，将蛇牙取出，多用烟油擦之，此蛇咬第一仙方也。

（2）清代李文炳《经验广集》：鸡蛋 3 个，破头，合在蛇咬之处，听蛋内咕咕有声，变黑色，再用 1 个合之，俟蛋内变黄白色不甚黑，再用一蛋合之，自愈不疼，极妙仙方。

六、调养

主要是注意饮食，和疖痈相同。

蜈蚣咬伤

一、概述

蜈蚣咬伤比较少见，诊治比较简单，而且一般对人的生命不构成危险，所以只作简单介绍。

蜈蚣俗称“百足虫”，头部后面有一对钩状毒爪，与体内毒腺相通。蜈蚣的毒液中含有两种有毒成分：溶血蛋白质和组胺样物质。蜈蚣越大，其毒性则越强。

被蜈蚣咬伤后，多数只有局部反应：红、肿、热、痛、刺痒，中毒严重者可出现全身症状，如发热、全身发麻、眩晕、恶心、呕吐、淋巴结肿痛等；极少数伤员甚至发生昏迷、过敏性休克等。

二、治疗

蜈蚣咬伤后可按如下方法处理：

立即用肥皂水或 3% 氨水、5%~10% 碳酸氢钠液冲洗伤口。蜈蚣咬伤的痕迹是 1 对小孔，毒液就是顺小孔流入的，所以一定要用碱性水反复冲洗，忌用碘酊或酸性药物冲洗或涂擦伤口。

可以用雄黄、甘草各等份研成粉末后，用茶油调匀涂患处。或用季德胜蛇药调成糊状，敷患处。

我是20世纪80年代遇到过1例小蜈蚣咬伤的中年男性患者，患处清洗后局部注射1支5mg的地塞米松，半小时后疼痛即减轻了，第2天症状便消失了。

蜂　蜇　伤

一、概述

蜂蜇伤分为蜜蜂螫伤（尾刺刺入皮内）、黑尾和金环胡蜂螫伤（尾刺有的不刺入皮内）、黄蜂和马蜂螫伤（尾刺不进入皮内）3种。

蜂刺伤皮肤后立即有灼痒和刺痛感，不久局部红肿，发生风团或水疱。蜇伤处有一瘀点，数小时后自行消退，无全身症状。如多处被蜇伤，可产生大面积显著的水肿，有剧痛。如眼周围被蜇伤使眼睑高度浮肿，口唇被蜇伤后，口腔可出现明显肿胀或伴发全身性风团。

严重者还会出现不同程度的全身症状，如畏寒、发热、头晕、头痛、恶心、呕吐、心悸、烦躁。甚至抽搐、肺水肿、虚脱、昏迷或休克，常于数小时内死亡或经数日后死去。因此，遇有蜂蜇伤出现全身症状者要转医院治疗。

黄蜂螫伤的局部症状较重，可引起头晕、恶心、呕吐等。严重者可出现休克、昏迷或者迅速死亡，有的可发生血红蛋白尿，以致急性肾衰竭。有过敏体质的人，即使是单一蜂蜇伤，也可引起荨麻疹、水肿、哮喘或过敏性休克。国内黄蜂蜇伤发生过敏性休克死亡已有数例报告。

二、预防

1. 养蜂人在取蜜时或去野外林区工作时要穿长袖衣衫。戴面罩及手套、披肩，以免蜂蜇伤。

2. 蜂在飞行时不要追捕，以防激怒而被蜇。

3. 教育儿童不要戏弄蜂巢，发现蜂巢要彻底捣毁，以消灭黄蜂及幼虫。在捣毁蜂巢时要加强个人防护。

三、治疗

螫伤后要首先检查患处有无毒刺折断留在皮内，如有可用镊子拔出断刺，然后用吸奶器或拔火罐将毒汁吸出。在家里也可以用小针挑拨或胶布粘贴法取出蜂刺，但不要挤压。蜜蜂蜇伤后毒刺易折断在皮内，其他蜂蜇伤一般不折断毒刺。

蜂蜇伤创面处理：应尽可能暴露创面，蜜蜂蜇伤可用5%~10%碳酸氢钠溶液或者肥皂水洗涤。黄蜂蜇伤可用稀醋酸或食醋洗涤。局部用季德胜蛇药片加温水调和后外涂，口服季德胜蛇药片及抗过敏治疗。

局部注射地塞米松5mg，具有较好的抗炎、抗过敏，控制乃至消除症状的作用。

群蜂重度蜂蜇伤患者，应给予综合治疗：包括局部创面处理，抗过敏，应用小剂量激素，抗感染。严重的及时转医院治疗。

四、阅读摘要

（1）任之堂蜈蚣雄黄酒：蜈蚣5~10条，雄黄10g，冰片15g，白酒或酒精半斤。浸泡1周，对蚊虫叮咬、蜂蜇伤，一点见效。

（2）蚤休末50g入半斤白酒里浸泡1~2周，涂患处，对毒蛇咬伤、蜂蜇伤引起的皮肤瘙痒、疼痛均有良效。并治牙痛。

狂　犬　病

一、概述

狂犬病又称恐水病，是由狂犬病毒引起的主要侵犯中枢神经系统的一种人畜共患的急性传染病。

狂犬病常见于家犬、野犬、猫、豺狼、狐狸、蝙蝠等动物。狗是狂犬病毒的主要来源，人得狂犬病约80%~90%是由狂犬传播的。狂犬病通常由病犬、病猫以抓、咬伤的方式传给人。

狂犬病的潜伏期长短不一，最短的5天，最长可达19年或更长，一般为1~3个月。

主要症状为低热、头痛、恐惧，怕光、怕水、怕风，极度恐水。吞咽时咽喉等部位的肌肉痉挛而致怕饮水，故又称恐水症。患者在症状出现后0~14天内，出现继发性呼吸和心力衰竭、昏迷而死亡。病死率几乎100%。

二、预防

1. **保护易感人群**　接触感染狂犬病机会多的人员，如操作此病毒的实验室工作人员、兽医、养狗人员等，这些人员属于高危人群，应该进行疫苗接种。

2. **控制传染源**　扑杀、避开可疑的患病动物，对家养猫、狗进行疫苗接种，不挑逗或亲舔猫、狗，宰杀猫、狗时注意个人防护。

三、治疗

1. 被咬伤后应该先做伤口处理。首先立即挤压伤口、排去污血、切不可用口去吸污血。

2. 再用 20% 的肥皂水，1/1 000~1/500 的新洁尔灭溶液反复冲洗 10~20 分钟，然后用大量清水冲洗 10 分钟，最后涂上碘酒消毒，伤口不要包扎。

3. 及时到指定的狂犬疫苗接种部门，尽快全程接种人用狂犬疫苗（疫苗应在 24 小时内接种）。

被咬的伤口深而严重，越靠近头、面部越危险，必须尽快注射人用疫苗和免疫血清。

四、阅读摘要（仅供参考）

1. 象山县癫狗病验方，即《金匮要略》下瘀血汤。

组成：生大黄、桃仁、地鳖虫，以蜜为丸以酒服之。

疗效：下瘀血汤可用在狂犬病发病有症状之后，此时西医治疗死亡率极高，而中医治疗有效。

兹举例：大黄 3 钱（9g）、桃仁 7 粒、地鳖虫 7 只、蜜 3 钱（9g）、酒 1 碗，不能饮酒者用水对和，在空腹时服。服后小便如苏木汁，大便如鱼肠、猪肝色。如此服数次，至大小便如常为度。《汤头歌诀白话解》亦载此方。抗战前，江浙一带狂犬病流行，死亡甚多，严苍山谓用此方百发百中。

2. 狂犬灵　1984 年 10 期《浙江中医》记录的“狂犬灵”（即下瘀血汤）功能泻毒逐瘀，润肠通便。主治狂犬病。

处方：桃仁（去皮尖）6g、土鳖虫（去头足）6g、生大黄 9g、蜂蜜（冲服）15g，水煎服。凡狂犬咬伤者经服药后，必泻下猪肝、鱼肠样黑色大便，小便如苏木水样，一般服药至大、小便正常为度。

临床疗效：防治狂犬咬伤者百余例，有完整资料 45 例，男性 39 人，女性 6 人；其中 15 岁以下的 11 人，15~50 岁之间的 28 人，50 岁以上的 6 人。该 45 例患者经治疗后，随访 2~10 年均未发病。

处方来源：浙江省沈占尧等。

按语：本方应用疗效提示，在目前对狂犬病还无特效治疗的情况下，可以作为防治被疯犬、病兽咬伤者的一种方法。（孟宪益、金之荣）

3.《江苏医药：中医分册》（1979 年）载黄道六治疗狂犬病　1956 年 8 月，余在某县人民医院搞中医药治疗“乙脑”试点，该县某区转来一狂犬病患者，不能见水，喝水时要用毛巾遮目，方可饮下，病情十分严重，院领导召集全院医务人员会议，并邀余参加，讨论治疗方案。西医称狂犬疫苗早已用过，效果不显，别无良法。征询余之意见，爰书《金匮》下瘀血汤方，嘱即配服。翌日晨，果下恶物甚多，怕水尚未尽除，嘱继续配服原方，恶物下尽，病亦霍然。

下瘀血汤配制和服用方法如下。

处方：生大黄 9g，桃仁 7 粒（去皮尖），地鳖虫 7 只（活去足，酒醉死）。

配制和服法：上 3 味共研细末，加白蜜 9g，陈酒 1 碗，煎至七分，连滓服之。如不能饮酒者，用水对和，小儿减半，孕妇不忌。空腹服此药后，别设粪桶 1 只，以验大小便，大便必有恶物如鱼肠猪肝色者，小便如苏木汁者，如此数次后，大小便如常。不拘剂数，要服至大小便无恶物为度，不可中止，如留有余毒，则有再发之虞。如服后大小便正常而无恶物者，非狂犬病也。愈后不禁忌。余用本方治疗狂犬病多例，屡试屡验。

螨　皮　炎

一、概述

受到臭虫、跳蚤和蚊子、螨虫等昆虫微生物类的叮咬，引起叮咬处皮肤红、肿、瘙痒症状的皮肤病，为螨皮炎。

螨虫在自然界是非常普遍存在的，在空气、灰尘中都含有螨虫及其分泌物。

该病多发于婴幼儿，具有过敏体质的人尤其容易发病。发病季节为春夏气温较高的时期。

该病好发于人体颈、胸腹、背及四肢皮肤，皮疹形态为蚕豆大水肿性鲜红色斑疹，中间有一小水疱（为螨虫叮咬痕迹），奇痒难忍，夜间尤甚，使人夜不得宁。

二、预防

1. **保持无螨环境**　针对螨虫喜湿怕光的特点，一定要保持室内的通风透光，使房间保持干燥，从大环境上抑制螨虫的滋生。

2. **养成良好的个人卫生习惯**　经常晒被褥衣物。贮存时间长的衣、被，很久未睡过的床应该曝晒或者消毒后使用。尽量避免接触毛皮制品和动物。

3. **杀灭螨虫**　早上起床后，关上门窗，室内和床上、尤其是竹席和席梦思上，喷灭蚊气雾剂 1 遍。中午再开门窗，用湿毛巾擦抹喷雾过灭蚊剂的物品 2~3 遍。

三、治疗

用绿药膏加无极膏或新霉素氟轻松乳膏，混合外涂，早、晚各 1 次，具有较快较好的消肿、止痒功效。严重的加服湿毒清和氯雷他定片（儿童用颗粒或糖浆）。

疥　疮

一、概述

疥疮是一种由寄生在人体皮肤表层内的疥螨引起的传染性皮肤病。

疥螨分为人疥螨和动物疥螨。疥疮主要由人疥螨引起，少数由寄生于兔、羊、狗等动物疥螨引起。

疥螨的生活发育史分卵、幼虫、若虫、成虫4期。疥卵经3~5天孵化为幼虫，再经3~4天变为若虫，经10~14天的2次蜕皮变为成虫，平均寿命1~2个月。

疥疮主要通过人与人的接触而传染，如同卧一床、相互握手。疥虫离开人体后可生活2~3天，所以还可以通过患者使用过的衣物而间接传染。在家庭或集体单位中可相互传染。

疥疮常发于16~30岁的男女青壮年，在潮湿温暖的南方尤为多见。

疥虫特别喜欢在夜间活动，夜间爬到皮肤表面上交配然后钻到皮肤隧道里繁殖，此时传播的机会最多。

被疥虫感染，4~6周才会出现自觉症状，主要是瘙痒剧烈。特别在睡眠、身体温暖之际严重，常常影响睡眠。疥虫多侵犯皮肤较为薄弱与柔软部位。因此皮损好发于手指指缝、前臂屈侧、肘窝、腋下、乳房、下腹部、臀部、股部、阴部等处。但头面部、掌跖除婴儿以外，很少侵犯。症状部位可见丘疹水疱、疥虫掘的隧道，呈灰褐色不规则曲线。疥虫啃食宿主的皮肤角质组织以获取营养。

二、预防

注意个人卫生，对被污染的衣服，被褥，床单等要用开水烫洗灭虫，如不能烫洗者，一定要放置于阳光下曝晒1周以上再用。

三、治疗

该病主要是外治，以下几个治疗方法可供选择：

1. 成人可以到药房或者医疗机构购买虱疥灵、林旦乳膏（疥灵霜）、10%硫黄软膏，儿童可以用5%硫黄软膏，从颈以下遍搽全身，每晚1次，连用7~10天。
2. 用30%硫代硫酸钠溶液，每日全身擦药2次，一般1周可愈。
3. 甲硝唑，又名灭滴灵，对疥虫有杀灭作用。可以外用2%~3%甲硝唑软膏，每天晚上1次。也可以每次口服甲硝唑片0.2g，每天3次。还可以静脉输液甲硝唑 1g，每天 1 次。都是连用 7 天为 1 个疗程。

注意事项：

1. 擦药期间不洗澡、不更衣。治疗结束后观察 2 周，判定疗效。如有复发要及时治疗。

2. 未治愈前的内衣、内裤、袜子和枕套、被套、床单都要开水烫泡半小时以上，或者扔掉。

四、阅读摘要

（1）鲜石菖蒲全草 150~200g，煎水洗，连用 2~3 天可愈。

（2）吴茱萸泥膏治疗疥疮全部痊愈：用中药雄黄、冰片、吴茱萸各 10g 研成粉，取 1 瓶清凉油与药粉搅成膏状，让他分次涂于患处，并在涂药期间忌食腥酸辣等食物。经过 3 天的治疗，痊愈。

第十二章　过敏性皮肤病

荨　麻　疹

一、概述

荨麻疹俗称风团、风疹团、风疙瘩、风疹块，是皮肤黏膜由于暂时性血管通透性增加而发生的局限性水肿。

二、病因

包括食物（动物蛋白、植物、食物添加剂）、感染（病毒、链球菌、真菌、寄生虫）、药物（抗生素、血清制剂、各种疫苗）、呼吸道吸入物和皮肤按触物（花粉、动物皮毛、尘螨）、物理因素（冷、热、光、电、摩擦、压力）以及精神、内分泌、遗传因素和某些系统性疾病等。

根据发病时间和症状不同，可分为急性荨麻疹和慢性荨麻疹。

三、临床表现

急性荨麻疹的主要表现为红斑水肿基础上的丘疹、丘疱疹、水疱、糜烂、渗出、结痂和瘙痒剧烈等，损害境界不清，严重时可泛发全身。病程小于 6 周。

慢性荨麻疹为急性荨麻疹、亚急性荨麻疹反复发作转变而来。表现为皮肤粗糙、抓痕、结痂、部分苔藓样变、色素沉着，外周可散在有丘疱疹。病程大于等于 6 周。常反复发作，一般全身症状较轻，风团时多时少。有的有时间性，如晨起或临睡前加重，有的则无一定规律。大多数患者不能找到病因。

急、慢性荨麻疹属于过敏性皮肤病，病机主要是外寒内热，寒邪闭塞毛孔，使里热不得透出，郁于皮肤，出现丘疹、瘙痒等症征。

外寒比较简单，但是里热就复杂了。咽喉之热、胃火、肝胆湿热、下焦湿热均可致之。虽然这些热均有不同的表现，但是往往不够典型、突出，远没有脉诊简单明了：右寸滑为咽喉之热，右关滑为胃火，左关滑为肝胆湿热，左尺滑为下焦湿热。即使是有些荨麻疹患者是多脏腑的复合之热，脉诊也可以一目了然。

四、治疗

1. **中医**　急性荨麻疹，可以选择中成药治疗，如肤痒颗粒、湿毒清胶囊、皮肤病血毒丸、防风通圣丸等，疗程 3 天。

慢性荨麻疹仍应遵循过敏性疾病治疗的解表清里原则，解表多用荆防，清里则根据哪里的热来选择方药。咽喉之热是慢性荨麻疹等许多过敏性疾病最多的内热，可以用我的表热汤加味。少数是由胃热引起的，可以用玉女煎或者清胃散加味。有的是由肝胆湿热引起的，可以加龙胆泻肝汤加味。还有的是下焦湿热引起的，可以用八正散合通关丸加味。多脏腑的复合之热则叠加治疗。疗程均为 1 个月以上。

过敏性疾病多有湿热，所以我治疗该病常加过敏剂，以提高疗效。过敏剂配方：路路通、乌梢蛇、生地黄各 15g，地肤子、丹参各 30g，蝉蜕 5g（研末兑服）。其中，乌梢蛇消风止痒尤为重要。

2. **西医**　主要是口服氯雷他定或者西替利嗪制剂，也可以配合服用上述中成药。或者肌内注射复方甘草酸铵和维生素 D_2 果糖酸钙。没有口服氯雷他定或者西替利嗪的，还可以肌内注射扑尔敏或者异丙嗪。婴幼儿最好只肌内注射维生素 D_2 果糖酸钙，既抗过敏又补钙。

严重的可以静脉输液：5% 葡萄糖注射液 100ml+10% 葡萄糖酸钙 10ml+ 维生素 C 1g，5% 葡萄糖注射液 100ml+ 硫代硫酸钠 0.64g，5% 葡萄糖注射液 250ml+ 复方甘草酸铵 40~60ml，上述 3 组视情选用。

更严重的，须用地塞米松肌内注射或者静脉注射，慢性荨麻疹和有肾上腺皮质醇禁忌证的禁用。

以上用药疗程：急性荨麻疹 3 天以上，慢性荨麻疹 7 天以上。西医治疗慢性荨麻疹效果差，最好还是吃中药才能根治。

五、阅读摘要

1. 基础理论

（1）《素问·四时刺逆从论》：少阴有余，病皮痹隐轸。

（2）《灵枢·刺节真邪》：虚邪……搏于皮肤之间，其气外发，腠理开，毫毛摇，气往来行，则为痒。

（3）《金匮要略·中风历节病脉证并治》：邪气中经，则身痒而瘾疹。斑属阳明，疹属太阴（肺）。

（4）赵昌林认为，肝主疏泄为调控免疫功能的核心（《中医杂志》2017 年第 7 期 568 页）。

（5）白天痒解表为主，晚上痒通里为主。

（6）治痒八法：疏风（解表类）、清热（黄芩、黄连、大黄、白鲜皮、地骨皮、牡丹皮）、除湿（白鲜皮配地肤子）、杀虫（苦参、百部、仙鹤草）、润肤（当归、白芍、生地黄、何首乌）、重镇（龙骨、牡蛎、珍珠母）、酸甘（芍药、甘草）、搜风（全蝎、蜈蚣、僵蚕、蕲蛇、蝉蜕）。

（7）《灵枢·终始》：痒者，阳也，浅刺之。

2. 临床经验

（1）干祖望脱敏汤：茜草、紫草、墨旱莲各10g。

（2）祝氏脱敏煎：二丑3~10g，香附6~10g，五灵脂6~10g。

（3）胡天雄验方：地骨皮、生地黄各30g，猪蹄甲7个，水煎服，3天即愈。

（4）李可乌蛇荣皮汤：当归，川芎，赤芍，生地黄，桃仁，红花，制首乌，白蒺藜，牡丹皮，紫草，白鲜皮，乌蛇，桂枝，炙甘草，生姜10片，大枣10枚。水煎服。

（5）冉雪峰效方：麻黄蝉蜕汤，麻黄，蝉蜕，槐米，乌梅，黄柏，生大黄，板蓝根，甘草。过敏性皮炎、荨麻疹、异位性皮炎、过敏性鼻炎等，其发病具有休作有时的特点，此外，患者大多对风冷过敏，属往来寒热范畴，可考虑小柴胡汤加荆芥10g、防风10g、石膏30g、连翘15g。

（6）寒冷性荨麻疹用桂枝汤合玉屏风加白蒺藜治疗效果好。1~2周即可痊愈。

（7）《奇效良方》六味止痒药：威灵仙，石菖蒲，何首乌，胡麻仁，苦参，甘草。

（8）麻黄10~30g，大黄6~15g，地黄20~60g，水煎服，以汗畅、大便通为准。

（9）针灸急性发作剧痒难忍者，不论风热风寒，均针双曲池，立能止痒而愈。

（10）赵炳南方：爬山虎断面（或葛根、芦荟也可）蘸黄柏粉点瘙痒处，渐愈。

3. 用药经验

（1）以皮治皮，地骨皮、白鲜皮、牡丹皮、黄柏、刺猬皮、蛇蜕、蝉蜕。上半身以飞虫为好，下半身以地面走虫为好。

（2）黄芪有修复与抑制反复发作痒病的作用。

（3）白鲜皮20~30g入方，治疗皮肤病有良效。

（4）周仲瑛：皮肤过敏，常加苍耳草。

（5）龙眼壳煎水洗澡好。

六、调养

1. 注意饮食　过敏性疾病都是外寒内热，所以饮食要忌冰冻食物，同时还要忌鱼虾类、煎炸、烧烤、烘焙、酒和辛辣刺激性食物。

2. **避开过敏原**　虽然该病都是个人体质问题,但是治疗期间洗头、洗澡不用洗涤剂,不用面膜等化妆品。尽量避开可疑的过敏原,如鱼虾类、油漆、化纤、花粉、尘螨、药物等等。

附1:李可的"乌蛇荣皮汤"确实是治疗过敏性皮肤病的好方

乌蛇荣皮汤为李可老中医所创,可治疗15种皮肤病,如牛皮癣、鹅掌风、神经性皮炎等。组成:生地黄(黄酒浸)30g,当归30g,桂枝10g,赤芍15g,川芎10g,桃仁10g,红花10g,牡丹皮15g,紫草15g,何首乌30g,蒺藜30g,白鲜皮30g,乌蛇肉(蜜丸先吞)30g,炙甘草10g,鲜生姜10片,大枣10枚。本方由桃红四物汤合桂枝汤加养阴清热、祛风类药物组成,具有养血润燥、活血祛瘀、通调营卫、疏风止痒的功效。我在临床上治疗慢性过敏性皮肤病常用此方加减,均取得了较好疗效。兹举1例供参考。

何某,女,50岁。2014年11月4日初诊。四肢前、外侧皮肤出现散发性丘疹伴瘙痒反复发作已2年。在市某医院诊断为"慢性荨麻疹",发作时经中西医治疗3~7天,症状消失,不久遇诱发因素又复发,很为烦恼。舌质红、苔少,边有齿痕。脉紧滑。予乌蛇荣皮汤加减治之:地肤子30g,白芍、生地黄各20g,苦参、白鲜皮、白蒺藜、乌蛇、乌梅、僵蚕、路路通各15g,当归、川芎、知母、黄柏、牡丹皮、栀子、荆芥、防风各10g,干姜8g,甘草6g,蝉蜕5g(研末兑服)。8剂,每日1剂,水煎服。

二诊:瘙痒大减,丘疹减少,颜色变浅。上方随症稍微调整服药20天,诸症消失,至今未复发。

体会:

1. 对于接触性皮炎、慢性荨麻疹、湿疹、神经性皮炎等过敏性皮肤病,我均以本方为主加减治疗,都取得了比较满意的效果,可以作为治疗过敏性皮肤病的主方。

2. 过敏性皮肤病多为热郁于肌肤所致,所以我在方中常加荆芥、防风解表疏风透热,给邪热以出路。

3. 北方人体壮实,南方人身体矮小,不受药力,所以我运用本方有些药物减少了用量。

附2:生石膏为主组方治疗过敏性皮肤病

笔者从西医用葡萄糖酸钙治疗过敏性皮肤病中受到启发,用生石膏为主组方治疗过敏性皮肤病,获得满意疗效。兹举验案数例。

例1:熊某,男,26岁。1998年7月15日初诊。患者1个月前因为接触油漆后致皮肤过敏,四肢远端紫红色丘疹,晨起加重,下午减轻,大便2~3日一行发送。舌质红、舌苔薄黄，脉弦细。曾在数家医院用葡萄糖酸钙、异丙嗪、强力解毒敏、地塞米松、息斯敏（氯雷他定片）等西药治疗，每次用药后可控制，2~5天后即又复发，瘙痒难忍，求服中药。处方：生石膏 50g，金银花 15g，连翘 15g，荆芥 10g，防风 10g，生地黄 20g，乌梅 15g，紫草 30g，水牛角 30g，僵蚕 15g，甘草 10g，每日 1 剂，水煎服。3 剂后瘾疹即消失，原方续服 5 剂巩固，未再复发。

例 2：迟某，男，45 岁。1998 年 11 月 9 日初诊。因服复方新诺明而致药物性皮炎已半年余，用抗过敏西药无法根治。患者全身散发性淡红色丘疹，瘙痒，大便 2 日 1 次，舌边红、苔薄白，脉弦。处方：生石膏 30g，金银花 10g，连翘 10g，荆芥 10g，防风 10g，生地黄 15g，乌梅 15g，紫草 15g，白芍 15g，甘草 10g，每日 1 剂，水煎服。5 剂即愈，未再复发。

过敏性皮肤病，多为风热燥邪为犯，患者每每有大便秘结或不爽等阳明燥结之证。生石膏清解阳明热毒，又生津润燥，《名医别录》谓之能除“皮肤热”，《本草备要》谓其“治发斑之要品”，所以入方中治疗过敏性皮肤病，可使风热得散，燥结得解，大便得通，瘾疹得除。我用的生石膏均为粉碎之品，容易煎出，用量最小每剂 30g，若见丘疹颜色紫黑者则重用至 60g。（原载于《中医杂志》2000 年 4 月第 41 卷第 4 期 201 页）

湿　　疹

一、概述

湿疹是由多种内、外因素引起的表皮及真皮浅层的炎症。根据湿疹发病缓急可分为急性、亚急性和慢性等 3 期。

慢性湿疹往往是由急性湿疹经过亚急性阶段转变而成。

二、病因

1. **内因**　慢性感染病灶，如慢性胆囊炎、扁桃体炎、肠寄生虫病等。内分泌及代谢改变。如月经紊乱、妊娠等。血液循环障碍，如小腿静脉曲张等。神经精神因素、遗传因素等。其中遗传因素与个体易感性及耐受性有关。

2. **外因**　食物，如鱼、虾、牛羊肉等。吸入物，如花粉、屋尘螨等。生活环境，如日光、炎热、干燥等。动物毛皮、各种化学物质，如化妆品、肥皂、合成纤维等所诱发或加重。

湿疹可发生于任何部位，常见于面部、耳后、四肢屈侧、乳房、手部、阴囊等处。

三、临床表现

急性湿疹表现为多形性，即红斑、丘疹、丘疱疹、水疱、糜烂、渗出、结痂、脱屑等，各种皮疹可互见。患处炎症反应较明显，中央部位更为显著。往往伴有糜烂、渗出。但病损境界不清楚，肿胀也较轻。

自觉瘙痒剧烈，痒以夜间为重，可影响睡眠。还有因搔抓而易并发细菌感染，引发毛囊炎、疖肿、脓疱疮、淋巴管炎、淋巴腺炎等化脓性皮肤病。

亚急性湿疹炎症反应缓解，红肿、渗出明显减轻。病变以丘疹、瘙痒为主，间有轻度糜烂，少量渗液，常伴有少许结痂或鳞屑。病程可达数周之久，迁延不愈者可演变成慢性湿疹；如果处理欠当，症情迅速恶化剧变，也可能逆转为急性湿疹。

慢性湿疹表现为患处皮肤浸润肥厚，表面粗糙，呈暗红色或伴色素沉着。皮损多为局限性斑块，常见于手足、小腿、肘窝、乳房、外阴、肛门等处，边缘清楚。慢性湿疹病程漫长，可长达数月或数年，也可因刺激而急性发作。

婴幼儿湿疹多为奶水浸渍所致。

四、治疗

1. **中医**　参照急、慢性荨麻疹的口服中药治疗，但是疗程：急性湿疹 7 天以上，亚急性湿疹 1 个月以上，慢性湿疹须 2 个月以上，才有可能根治。

局部湿疹可以用中药煎水浸泡，配方：白鲜皮 50g，艾叶、路路通各 30g，白矾 15g。用法：先将前四味用水浸泡半小时，然后火煎沸腾，再小火煎 15 分钟后，过滤。再加水二煎，两煎混合，入白矾烊化。先用药液热气熏蒸患处，水温不烫时再浸泡，至水凉为止。剩下的药液可以加热重复熏蒸、浸泡。疗程同。

2. **西医**　同急、慢性荨麻疹。

婴幼儿湿疹可以用宝宝湿疹膏或者婴宝外涂，早、晚各 1 次，效果很好。

五、阅读摘要

1. 临床经验

（1）生地黄 10g，当归 10g，赤芍 10g，川芎 10g，荆芥 10g，防风 10g，牡丹皮 10g，紫草 10g，蝉蜕 6g，生甘草 6g。头两煎内服，第 3 剂外洗。内服加外用，见效明显，1 周为 1 个疗程。

（2）上海名老中医姚培发先生经验方：顽固湿疹，诸药不灵者，用烘干蕲蛇磨粉，1 条蛇服完，可根治。

（3）苦参 60g，蛇床子 30g，百部 30g，益母草 30g。煎水洗涤湿疹，如患全身湿疹，可用药水洗澡。每剂药可煎洗两三次。我配合内服清热解毒的中草药，更提高了疗效。

（4）秘方：芦荟、黄柏粉各适量。将芦荟断面一端蘸上黄柏粉末，轻轻地直接垂直在皮肤瘙痒处擦拭。

（5）黄柏、五倍子等份，研磨成粉。我就问他治疗什么病？他说治疗湿疹，以前他的湿疹就是用这个治好的，现在手上又有了，就来买些，说用香油调敷，效果很好。

（6）小儿湿疹：榴莲皮，煮水洗澡或洗患处，2~3 次就好了，而且不复发。

（7）任之堂：马勃粉敷治阴囊潮湿有良效。

（8）艾叶、苦参各 30~50g，水煎外洗，治疗各种皮肤瘙痒均好。

（9）金银花藤和花椒枝煎水洗，效果好。

（10）组方：氯霉素片、地塞米松片、扑尔敏片、维生素 B_2 片、654-2 片，各取一定数量研细末，加香油调成糊状。

用法：生理盐水棉球清洗创面，涂药膏一薄层，每日 1 次。

主治：深部脓疱疮、湿疹、接触性皮炎。

2. **用药经验**　皂荚 3g 入方治疗顽固性过敏效果好。

六、调养

参照荨麻疹的调养。婴幼儿湿疹要注意患处干燥。

银　屑　病

一、概述

银屑病又名“牛皮癣”，中医称“白疕”，是一种遗传与环境共同作用诱发的免疫介导的慢性、复发性、炎症性、系统性疾病。好发于经常遭受外压摩擦的部位如肘膝背侧、四肢伸侧、骶骨部位附近及头皮等处，多两侧对称。青壮年多见，男性多于女性。春冬季节容易复发或加重。

二、病因

病因尚未完全明了，主要与遗传、感染、代谢障碍、内分泌、神经精神因素及免疫性等有关。久居潮湿之地、饮酒、精神创伤，情绪等因素可诱发此病。

虽然称牛皮癣，但症状不像牛皮癣，也不是真菌所致的癣病。

三、临床表现

根据银屑病的临床表现和病理特征，一般分为 4 种类型：

寻常性银屑病：占银屑病患者的 96%。患处皮肤出现红色的丘疹，逐渐扩大融合成斑片或斑块。表面有较厚的银白色磷屑，形状不规则。鳞屑一层一层脱落，轻轻刮掉皮屑可看到薄薄的一层红膜，刮除红膜即可看到小小的出血点，医学上又叫筛状出血。病程可持续数年至数十年，其间病情可反复发作。

其他3型较少见，分别为红皮病性银屑病、脓疱性银屑病和关节病性银屑病，因为基层医师接诊该病很少，就不赘述了。

四、治疗

1. **中医**　虽然说该病病因不明，然而过敏仍然是其最可疑的因素，治疗仍应遵循解表清里的原则。根据我治疗几例的经验，患者往往有少汗或者汗出则舒的现象，所以解表当用麻黄为主。里热多为肝胆湿热，所以当用龙胆泻肝汤为主，加我的过敏剂。

其次是咽喉之热，用药同急、慢性荨麻疹。

该病的疗程为3个月以上。

中成药：参见荨麻疹。

2. **西医**　尚无特效药。

五、阅读摘要

（1）医学宝库处方：苦参30g，玄参13g，蒲公英30g，白蒺藜17g，苍耳子17g，牡丹皮12g，白鲜皮12g，乌蛇10g，甘草5g。

用法：水煎服，日服1剂。

（2）配方：浮萍150g，云苓皮125g，防风15g，炒黑豆500g，红糖适量。共研为散面，一次2匙，早晚分服．并不囿于辨证分型，周内即愈，且无复发。

（3）桂利嗪50~75mg，日3次，1个月，停7天再服，症状消失后日2次，50mg/次，服半个月巩固，均愈。

（4）壁虎粉：用墙上的壁虎放锅里焙干砸成面，用香油调好抹在患处，早晚各1次，连抹几天。

（5）木鳖子仁50g研碎入陈醋250ml 10天，每日摇晃1次，日涂3~5次，15~30天痊愈）。

（6）大椎和肩胛区挑治，每次3~5点，7天1次，3次见效，2个月痊愈。

六、调养

参照荨麻疹。

接触性皮炎（附：尿布皮炎）

一、概述

接触性皮炎是皮肤或黏膜单次或多次接触外源性物质后，在接触部位甚至以外的部位发生的炎症性反应，包括由接触刺激物导致组织损伤的刺激性接触性皮炎和接触过敏原导致的变应性接触性皮炎。

多发于理发、医疗卫生、金属加工、清洁、农业、食品和建筑等行业的从业人员。

二、病因

引起接触性皮炎的物质很多，主要有动物性、植物性、化学性 3 种。

动物性的：动物的毒素，昆虫的毒毛，如毛虫等。

植物性的：有些植物的叶、茎、花、果等或其产物，如漆树、荨麻、橡树、银杏、补骨脂、猫眼草、某些菊科和报春花属、少数瓜果、蔬菜、花粉等。

化学性的：是该病发病的最主要的原因，主要有金属及其制品，如镍、铬；日常生活用品，如肥皂、洗衣粉、洗涤剂、光亮剂、清洁养护产品、乳胶手套、皮革、塑料等；化妆品，如化妆油彩、染发水、香膏等；外用药物，如汞剂、磺胺类药、抗生素软膏等；杀虫剂及除臭剂；各种化工原料，如汽油、油漆、机油、染料等。有些物质在接触后需经日光照射而致敏。

三、临床表现

皮疹多首发于直接接触部位，也可波及其他部位。一般以手、前臂、面、颈等暴露部位好发。损害表现：红斑、丘疹、疱疹、大疱直至溃疡、坏死。损害较一致，边缘较清楚。病久时可有浸润增厚，局部常伴瘙痒或灼痛感，重者可伴低热等全身反应。

四、治疗

一般外治即可，用湿疹的浸泡方先熏蒸后浸泡，连续 5~7 天。

我曾经用生石膏 100g，煎水浸泡，连续 7 天，治愈了 1 例田间清除杂草引起的接触性皮炎女性老年患者。

严重的可以配合服用氯雷他定，或者中成药湿毒清胶囊。有感染者加服抗生素。

五、阅读摘要

（1）凉血消风散：水牛角粉 20g，生地黄 20g，牡丹皮 10g，射干 10g，龙骨 20g，紫荆皮 20g。水煎服。

（2）治顽固性牛皮癣、瘙痒效验方：复方阿司匹林 20 片，冰片 15g，打成粉，用粮食米酒 30ml 调和擦患处，轻者一天 2~3 次，重者一天多次，2 天以后就见效，1 周左右痊愈。

六、调养

参见荨麻疹的调养。

附:尿布皮炎

尿布皮炎,俗称臀红,是一种婴幼儿常见的皮肤病。轻者皮肤发红,重者出现丘疹、疱疹,或继发感染形成溃疡。

患儿常因患处疼痛而哭闹不安,拒食,严重的影响休息。

尿渍、过敏、尿布含不利物质、尿布透气性差是引起本病的主要因素。

尿布皮炎持续 3 天以上的患者,40%~75% 都是因为有白念珠菌或葡萄球菌、链球菌等继发感染。

主要表现为肛周、会阴部、腹股沟处皮肤潮红、脱落、糜烂,伴散在红色斑丘疹或脓点及分泌物。

治疗:红霉素软膏涂抹,日 2~3 次,连续 3 天,效果很好。

本地有用纯茶油涂抹,日 2~3 次,连续 3 天,效果满意。

结节性痒疹

一、概述

结节性痒疹是一种慢性炎症性皮肤病,以剧痒和结节性损害为特征。

二、病因

与昆虫叮咬、胃肠功能紊乱、内分泌代谢障碍及神经、精神因素有关。女性多见。

三、临床表现

初期为针帽至米粒大的丘疹,逐渐增大成为绿豆至黄豆大、半球形、坚实隆起皮肤表面的丘疹与结节,顶端角化明显,呈疣状外观,表面粗糙,呈褐色或灰褐色,散在孤立,触之有坚实感。由于剧烈搔抓,发生表皮剥脱、出血及血痂。结节周围的皮肤有色素沉着或增厚,呈苔藓样变。

结节好发于四肢,尤以小腿伸侧为显著,偶尔可发生于背部。数目不等,可少至数个或多至数十个以上,有时呈条状排列。慢性经过,可长期不愈。

四、治疗

我曾经用解表清里法加过敏剂治愈过几例,清里主要用我的表热汤,疗程

1个月。

西医没有特效药。

五、阅读摘要

冰花散:冰片15g,花椒60g,细辛3g。取细辛、花椒、冰片,依次放入碗内,上盖玻璃板,下用火加热,则见冰花散逐渐凝集在玻璃板下,然后刮取,混匀瓶装,待用。

主治:消炎止痒。可用于神经性皮炎、瘙痒症、口腔糜烂等。

用法:黏膜处用散撒布,皮损上可撒布;也可用95%乙醇溶液制成0.5%冰花散外涂,每日2~3次。

六、调养

主要是注意饮食,禁酒,禁食鱼虾海鲜以及煎炸、烧烤、烘焙、辛辣刺激、含糖高的食物。

玫瑰糠疹

一、概述

玫瑰糠疹是一种以皮肤上发生椭圆形或圆形淡红或黄褐色斑片、上覆糠秕样鳞屑为特征的常见的慢性炎症性皮肤病。多发于春秋季,好发于躯干、颈、臀部及四肢近心端。病程有自限性,一般4~6周可自愈,愈后一般不再复发。亦有少数延至数月甚更长时间。

二、病因

不明,可能与病毒、真菌或者细菌感染、过敏体质有关。

三、临床表现

先在躯干或下肢出现一个直径约2~3 cm或更大的淡红斑,呈圆形或椭圆形,边缘清楚,表面有鳞屑,称母斑。约1~2周后,在躯干及四肢近端陆续出现较多直径1cm左右的椭圆形红斑,多对称排列,损害中央色红或棕黄色、边缘呈玫瑰色,上覆少量糠状脱屑。椭圆形皮损长轴常与皮纹相平行,个别患者可伴有红色丘疹和斑丘疹。

自觉症状一般有轻、重不等的瘙痒感觉。极少数患者有全身不适、咽痛、淋巴结肿大等全身症状。

四、治疗

我遇到了 1 例中年男性患者，已经 10 多年了，还没有痊愈。可惜是在多家大医院检查、治疗的，来我这里只是治疗感冒、急性肠胃炎等小病。

五、阅读摘要

无。

六、调养

参照荨麻疹的调养。

据患者介绍，还要注意不要频繁洗澡，尤其是不能用洗涤用品洗澡。

第十三章　物理性皮肤病

日光性皮炎

一、概述

日光性皮炎是一类光感性皮肤病。女人多见，春、夏季高发。

二、临床表现

不同的患者会因为日常紫外线的强度不同呈现出不同的症状。主要有光过敏性皮炎、急性日光性皮炎和慢性日光性皮炎 3 种。

1. **光过敏性皮炎**　有些人的皮肤在不太强烈的日光照射下，也会出现红肿、瘙痒、皮疹等症状，称日光过敏性皮肤病。主要出现在面、手背、颈胸三角、前臂等裸露在外面的皮肤上，有灼热及痒痛感。夏季病情会加重。

2. **急性日光性皮炎**　当突然受到强烈日照时，尤其是在夏季，急性日光性患者的皮肤会因为缺少防护，引发急性皮肤炎症，受损皮肤会变红、肿胀、瘙痒，并伴有灼痛感。

3. **慢性日光性皮炎**　常见于长期风吹日晒的人，如中年以上的农民、渔民、船员等户外工作者。表现为干燥、萎缩、皱纹增多，出现色素斑点和淡白色萎缩斑点。有些人也会在面、耳、手背、前臂等部位出现皮疹。

三、治疗

该病也属于过敏性疾病，除了注意防护，中医治疗也是遵循解表清里原则，方用《验方新编》治疗咽喉疾病的六味汤合我的表热汤加路路通、乌梅。轻者、急性的可以外洗，严重的、慢性的则须煎药内服、外洗同时进行。疗程：轻者、急性的 5 天以上，严重的、慢性的 15 天以上。

四、阅读摘要

无。

五、调养

1. 尽量减少日光照射，特别是暴晒，外出时做好防护如打伞、戴草帽、手套等。

2. 注意饮食

（1）多摄入一些水果蔬菜等富含维生素的食物，以增强机体免疫能力和组织修复能力。维生素 C 和维生素 B_{12} 能阻止和减弱对紫外光的敏感，并促进黑色素消退，恢复皮肤弹性。

（2）海带是修护组织所必需的矿物质，可以每天吃海带 15g。

（3）适当进食含脂肪食物，以保持皮肤弹性，增强抗皱能力。

（4）禁用氟喹诺酮类药物。

（5）少吃鱼虾海鲜、牛羊肉和油腻、甜、辛辣刺激性、煎炸、烧烤、烘焙食物。

3. 适当保养　慎用化妆品，因为有些化妆品中可能含过敏原成分。每天可以要温水洗脸，但是不要用碱性强的香皂。

4. 远离过敏原　日光性皮炎多是由于某种物质过敏而引发的症状，所以患者要查清过敏原，并且避开它。

夏季皮炎

一、概述

夏季皮炎是由于夏季高温引起的一种季节性、炎症性皮肤病。常在 6—8 月发病。成年女性多见。

二、病因

由夏季的持续高温、闷热、高湿引起。

三、临床表现

常对称累及四肢屈侧和躯干部，尤以双侧胫前多见。皮损初起为针尖大小红斑、丘疹，继之可见丘疱疹。自觉剧痒，搔抓后可出现抓痕、血痂、皮肤肥厚及色素沉着，无糜烂、渗出。天气凉爽后皮损可很快消退。

四、治疗

1. **中医**　青蒿、苦参各 30g，薄荷 15g，水煎 2 次，先熏后浸泡，连用 3~5 天，效果很好。

2. **西医**　炉甘石洗剂加风油精半瓶，外涂，日 2~3 次，效果较好。

五、阅读摘要

无。

六、调养

1. 注意饮食。禁食煎炸、烧烤、烘焙、鱼虾类、酒类食物。
2. 注意通风降温；适当开风扇、空调。

冻疮（附：皲裂）

一、概述

冻疮是由于寒冷引起的局限性炎症损害。多见于儿童、妇女及老年人。好发于肢体的末梢和暴露的部位，如手、足、鼻尖、耳边、耳垂和面颊部。温度低于 10℃时，上述部位的皮下小动脉遇冷收缩，静脉回流不畅，从而发生冻疮。

二、治疗

冻疮是因为体表远端皮下静脉毛细血管内的平滑肌，遇到低温时发生痉挛，血管的通透性下降，使血液产生滞留现象，所以冻疮会出现青瘀。治疗首先要解除血管平滑肌痉挛，恢复静脉毛细血管的通透性，增加血流量。

冬病夏治，所以该病的最佳治疗时间是三伏天。可以用朝天椒煎水后加酒精少量，每天上午浸泡半小时以上。疗程：轻者、初发者 9 天，重者、病程长的 18~27 天，严重的连续治疗 3 个三伏天。只要冬天适当注意防寒保暖，大多数冻疮都可以获得治愈。

长期坚持用手搓揉患处，对防治冻疮也有较好效果。

三、阅读摘要

（1）任之堂：每天用千里光 100g 煎水洗患处几次，奇效。

（2）冻伤验方

冻伤一号：红霉素软膏 2 支，654-2 两支，樟脑酊 0.5ml，肉桂粉 1g，凡士林少许，调匀，温水洗后涂患处。适用于红肿未破型。

冻伤二号：冻伤一号去樟脑酊，加玉红生肌膏 0.5g，调匀，涂患处。适用于溃破型。

以上方子本人一直在用，一般 1~3 天就可见到疗效。

四、调养

主要是防寒保暖。

附:皲裂

皲裂是一种发生于秋冬季节的常见皮肤病,症见皮肤干燥、粗糙、增厚,并顺皮纹方向开裂。多见于老年人和清洁工、美容师、家庭主妇、石匠等装修工、农民等。多发生在手指尖、指屈侧、手掌、足跟等部位。患有手足癣、手足多汗症、慢性湿疹、银屑病等均可促进皲裂的发生、发展。皲裂的原因是由于气温和湿度的下降,使人体皮肤的血液循环变差,使到皮肤的皮脂腺分泌减少,角化过度、皮肤干燥形成干裂。

我右手拇、示、中指每到三九寒天,尤其是气温低于 5℃、水冰如刀的日子里,也会发生皮肤粗糙、皲裂,是因为天天拿太多体温表,被浸泡的酒精腐蚀刺激所致。

治疗:患处贴布胶布或者止痛膏,连续 3~5 天,都可以痊愈。

阅读摘要:蜂蜜少量入陈年猪油调涂之,一夜见效。黄豆粉和凡士林各等量调涂,几天就好了。

鸡　眼

一、概述

鸡眼,又称肉钉,是局部组织由于长期摩擦或受压引起的圆锥形角质层增厚,角质中心核尖端深入皮内,基底露于外面。

多发于青年人,好发于足底及足趾,尤其是足前中部、小趾外侧、两趾间突出处、踇趾胫侧缘及易受摩擦的部位。行走时局部受压使角质中心核尖端压迫神经末梢,感觉疼痛。

二、病因

1. **不正确的穿鞋习惯**　女士喜欢穿高跟鞋,男士喜欢穿尖头皮鞋,长期摩擦、挤压就容易形成鸡眼。
2. **鞋子不合脚**　鞋子过紧或者过松都可能引起鸡眼,原因同上。
3. **与职业有关**　长期操作机械的工人、久行久立的职业等,如果不注意护理,也会形成鸡眼。

因为症状单一,所以不另列症状条文。

三、治疗

贴鸡眼膏方法：晚上洗脚揩干后贴鸡眼膏，第 2 天晚上洗脚时用温水浸泡 20 分钟左右后，用小刀剔除鸡眼上的坏死组织，洗脚揩干后再贴鸡眼膏。次日晚上洗脚时仍然用温水浸泡 20 分钟左右后，用小刀剔除鸡眼上的坏死组织，洗脚揩干后续贴鸡眼膏。如此重复至鸡眼根部也消除了，可以看到正常肌肉组织方止，便可根治。很多人因为用法不当，导致效果不好。

四、阅读摘要

（1）麻防薏仁汤：麻黄、炒杏仁各 15g，防己、薏苡仁、白术各 30g，甘草 10g。水煎至 250ml，分 2 次服，每日 1 剂。

有报道运用本方治疗鸡眼确有奇效，治愈而不复发。无副作用，易为患者接受，一般服药 3 剂即能止痛，6~9 剂鸡眼即脱落而痊愈，所治病例，经随访无 1 例复发，长者达 10 年之久。

（2）每餐黄豆芽，半斤佐膳，不吃其他东西，3 天开始脱屑，5 天均脱掉。

（3）温热水洗净足，泡软其角质，用刀片轻削去上层角质层，取生半夏末撒堆其上，胶布封贴。6 天后撕去胶布，鸡眼随之粘落，凹处新肉芽见长，乃单用纱布保护，5 天后愈合如常。

（4）取乌梅 4 枚，食醋适量，先用食醋浸乌梅 12 小时以上，取出乌梅，剥下乌梅肉贴敷“鸡眼”表面，用胶布固定，1 天换药 1 次（每次换 1 枚乌梅肉，浸乌梅时忌用金属器皿），3 天后“鸡眼”由穴窝中脱落，自己也不知。

（5）胡兵收集的偏方：葱白贴之，3 天即落。

五、调养

主要是注意选择适当宽松的鞋子。

第十四章　色素性皮肤病

黄褐斑

一、概述

黄褐斑又称蝴蝶斑、肝斑，为面部对称性黄褐色色素沉着斑。

女性多见，尤其好发于育龄期妇女，男性也可发生。

二、病因

尚不明确，可能与内分泌功能改变有关。常见于妇女妊娠期或口服避孕药者及其他因素，也见于慢性胃肠疾病、肝病、结核、癌瘤、恶性淋巴瘤和慢性酒精中毒，甚至一些未婚、未孕的正常男女等。长期应用某些药物如苯妥英钠、冬眠灵（盐酸氯丙嗪）、避孕药及化妆品，强烈的日晒均可发生黄褐斑。

三、临床表现

皮损常对称分布，以颧部、颊部及鼻、前额、颏部为主，一般不累及眼睑和口腔黏膜。表现为淡褐到深褐色的色素斑，边缘清楚或呈弥漫性，局部无炎症及鳞屑，也无自觉症状。其色素随内分泌变化、日晒等因素可稍有变化，部分患者分娩后或停服避孕药后可缓慢消退，但大多数患者病程难于肯定，持续数月或数年。

四、治疗

该病虽然有“肝斑”之说，其实与肝无关。我的体会主要是胃热熏蒸所致，就像地面热气腾腾，上升为云，此云更厚显黑，表现在脸上。当然这是得益于我的四维脉诊技术辨别出来的，因为患者都是右关胃脉甚至右寸也滑、有的兼紧或者兼实。所以我常用玉女煎或清胃散或半夏泻心汤合半夏厚朴汤为主治疗，疗程 1 个月以上。胃热降则黄褐斑自退，患者的黄褐斑常常在服药后几个月内慢慢消退，乃至消失。

五、阅读摘要

1. 临床经验

(1) 荆防草物白花汤[荆芥 10g,防风 12g,益母草 15g,当归 10g,芍药 15g,生地黄 15g,川芎 6g,白芷 12g,白术 15g,白茯苓 12g,白蒺藜 12g,白僵蚕 12g,佛手花 6g,制白附子 10g,菊花 6g,凌霄花 6g,玫瑰花 6g,川朴花 6g,旋覆花 10g,枇杷叶 10g(包)]治疗效果好。

(2) 王琦:血府逐瘀汤加玫瑰花、菟丝子治之极好。

(3) 张志远经验:通窍逐瘀汤加味治疗好,养阴、补益药加重。

(4) 吕景山除黯美容汤:四物汤加赤芍、僵蚕、白蒺藜各 10g,冬瓜子 15g,水煎服,效果好。

(5) 有人用桃红四物汤合六味地黄汤加柴胡 10g、紫草 15g,3~20 剂,均愈。

(6) 竺有泉治疗蝴蝶斑方:黄精 60g,薏苡仁 60g,蝉蜕 15g,紫草 15g,桑叶 30g,生甘草 10g。

(7) 治疗黄褐斑、水斑、火斑。当归芍药散加凌霄花、桑叶、菟丝子。

2. 用药经验　菟丝子用 30g,可以祛斑。

六、调养

参照胃病的调养。

雀　　斑

一、概述

雀斑,我们这里俗称“梅花斑”,是一种常见于面部的褐色点状色素斑。

二、病因

为常染色体显性遗传,有隔代遗传的倾向。

雀斑分显形斑和隐形斑,显形斑多在 3~5 岁左右出现皮损,数目随年龄增长而逐渐增加,18 岁达到高峰。隐形斑多在妊娠期出现。女性较多见。

三、临床表现

雀斑好发于面部,特别是鼻部和两颊,可累及颈、肩、手背等暴露部位。皮损为浅褐或暗褐色针头大小到绿豆大斑疹,圆形、卵圆形或不规则。散在或群集分布,孤立不融合。夏季经日晒后皮疹颜色加深、数目增多,冬季则减轻或消失。

四、治疗

根据遗传性疾病从肾论治，色素沉着多属于热的理论，该病当补肾清热为治。可惜还没有治疗过。

五、阅读摘要

（1）任之堂：面色晦暗，乃肾中寒水上泛，或血脉严重瘀阻不通。

（2）白附子末入白蜜调涂纸上，每晚睡前洗净面贴之，治疗雀斑、蝴蝶斑均好。

（3）杏仁 5 钱（15g），磨成细粉，用鸡蛋清调成糊，每晚睡前涂面部，次日清晨用温水洗去，一日 1 次，10~15 日显效，以后不发。

六、调养

1. **保持良好心态**　情绪抑郁，会引起内分泌失调，从而促进雀斑的发生。所以应该保持平衡、乐观心态，以免雀斑加重。

2. **注意面部护理**　适当防晒。注意面部正规清洁用品和适当的使用频率。

3. **注意休息**　早睡早起不熬夜。

4. **注意饮食**　不吃煎炸、烧烤、烘焙、冰冻和过于辛辣刺激性食物。

白　癜　风

一、概述

白癜风是一种常见的后天性色素脱失性皮肤黏膜疾病，可累及毛囊，9.8%的患者有家族史。

二、病因

尚不完全明确，可疑病因有遗传、免疫功能异常、精神神经因素、内分泌异常、黑色素自毁、紫外线过度照射、外伤、药物等因素。

三、临床表现

表面光滑、界限清晰。头发躯干和四肢有大小不等的白斑，并且数目逐渐增多。对日光比较敏感，稍晒就发红。

四、治疗

遗传有关当从肾论治，与免疫功能有关当解表清里。解表用麻黄为主，清里主要是清肝火。另外我发现多个病例发病前首发部位都有受伤病史，所以活血化瘀也是其重要的治疗方法之一。所以该病总的治疗原则是补肾、解表清里、活血化瘀。

补肾可以用关幼波的滋补肝肾汤，解表清里用麻黄连翘赤小豆汤加黄栀子、牡丹皮，活血化瘀用通窍活血汤。疗程 3 个月以上。

五、阅读摘要

1. 基础理论

（1）《素问·痿论》：肺热者，色白而毛败。

（2）有微循环障碍，忌受寒，少食豆制品。

2. 临床经验

（1）精血不足应当是白癜风的病源；是肝肾阴虚所致，通过“神游经典”，郭念筠获得了灵感，决定以滋补肝肾法治疗女儿的白癜风，并立即付诸实践。

（2）麻黄连翘赤小豆汤治疗白癜风。

（3）苍耳子 30g，防风 9g，黄芪 90g。各为末，水打成丸，米汤每日早晨送下 9g，1 料服完可愈，紫、白癜俱效。

（4）黑故子 100g，乌梅 60g，红花 25g，凤仙花 15g，75% 乙醇溶液 500ml。将上述药物捣烂浸泡于酒精之中，密封 7 天即可。涂于患处。

六、调养

1. 注意饮食

（1）多食一些富含酪氨酸的物质。如瘦肉中的猪肉、禽蛋，动物内脏如肝、肾等，牛奶，新鲜蔬菜，花生，黑芝麻，葡萄干，坚果类如核桃等，矿物质食物如贝壳类的田螺、蛏、蛤、牡蛎等。

适当进食含铜的食物，如牛肉、海鲜等，或者用铜器作烹饪工具。

（2）适当忌口。少吃或者不吃富含维生素 C 的食物，如鲜橘、柚子、鲜枣、山楂、樱桃、猕猴桃、草莓和杨梅。忌酒，忌食煎炸、烧烤、烘焙、过酸、辛辣刺激性食物及其他发物。

2. 注意患处防护　不要穿过紧的衣裤，以免刺激患处。

患处可以适当晒阳光，但是不能过度曝晒。

3. 注意休息，不过劳，不熬夜。

王某，女，47 岁。2019 年 3 月 6 日就诊。左颈部皮肤白色改变（图 1）1 年，鼻右侧皮肤白色改变半年。诊断为白癜风。舌质红，苔薄白。脉紧滑。色白、脉紧皆属于寒，滑为热，治宜散寒清热。方用丹栀逍遥散加麻黄、白蒺藜等，改为汤剂水煎服。6 月 24 日服完 90 剂，3 个月整。5 月 15 日拍摄的第 1 张图片（图 1），至今日（8 月 26 日）正好百日，拍摄第 2 张图片（图 2），对比明显改善，鼻右侧皮肤白色改变已经恢复正常。现在均已恢复正常。

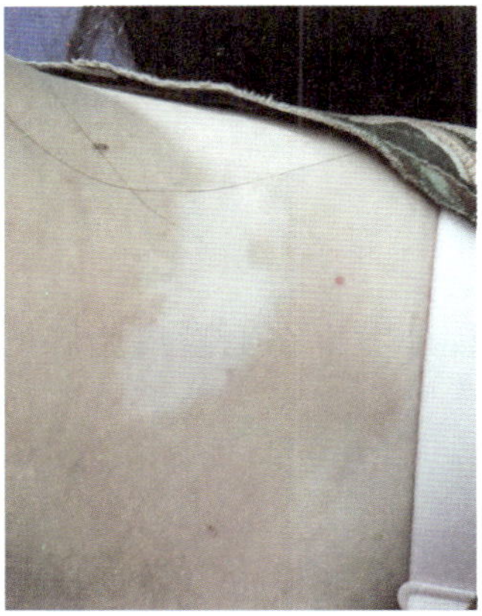

图 1

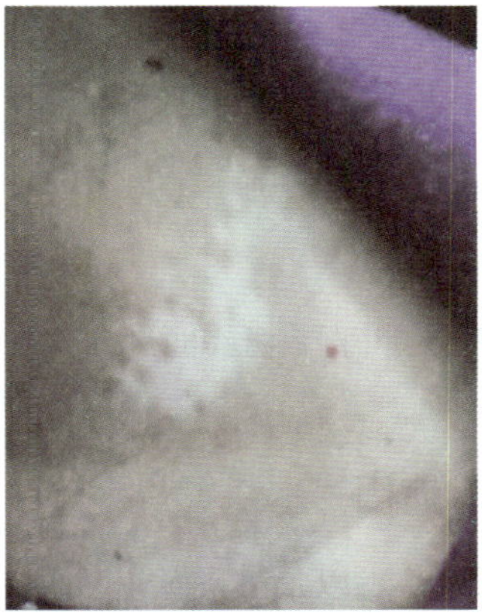

图 2

第十五章　皮肤附属器官疾病

痤　疮

一、概述

痤疮又叫青春痘、面皰或粉刺、毛囊炎，是发生在毛囊皮脂腺的慢性皮肤病。

二、病因

毛孔堵塞以后，毛囊里面的油脂排不出来，越积越多就形成一个个小痘痘。

痤疮多为内分泌失调、雄性激素分泌旺盛，刺激皮脂腺肥大增生，分泌油脂量增多所致。

诱发因素：神经精神、饮食、大便、睡眠等个人行为；烟、酒等嗜好；药物；化妆品及皮肤护理因素等。

三、临床表现

易出现部位：青春期开始发病，好发于面部、前胸及后背部皮脂腺发达部位，常对称分布。

痤疮根据临床表现不同而有多种分型：

1. **粉刺性痤疮**　初发者有白头粉刺和黑头粉刺2种。

白头粉刺，又称闭合性粉刺，为皮色丘疹，开口不明显，不易挤出。

黑头粉刺，又称开放性粉刺，位于毛囊口的顶端，可挤出，叫硬脂栓。

2. **丘疹性痤疮**　表现为炎性丘疹和黑头粉刺。

3. **脓疱性痤疮**　表现以脓疱和炎性丘疹为主。

4. **囊肿性痤疮**　表现以大小不等的皮脂腺囊肿，内含有带血的黏稠脓液，破溃后可形成窦道及瘢痕。

5. **结节性痤疮**　脓疱性痤疮漏治、误治以后，可以发展成壁厚、大小不等的结节。位于皮下或高于皮肤表面,呈淡红色或暗红色,质地较硬。

6. **萎缩性痤疮** 丘疹或脓疱性痤疮破坏腺体而形成凹坑状萎缩性瘢痕。

7. **聚合性痤疮** 数个痤疮结节在深部聚集融合,有红肿,颜色青紫。

四、治疗

1. **中医** 该病虽然不属于免疫性疾病,但是治疗方药与其大致相同。患者多为内热不能透出,郁积于皮肤而发病。内热主要是心肺肝胆胃之热,从脉象中我们可以很简单明确地辨别出是心肺之热(右寸滑或者滑数),还是肝胆之热(左关滑或者滑数),或者是胃热(右关滑数),或者多脏腑之热。

治疗时只要根据上述脉象辨别属于何脏腑之火,针对性地选择清热和透表的方药:心肺之热用我的表热汤,肝胆之热用茵陈蒿汤加牡丹皮、龙胆,胃热用黄芩、黄连、知母、生石膏;再加透热的解表药:心肺之热用荆芥、防风,肝胆之热用柴胡、薄荷,胃热用藿香、苏叶。虽然有这些分型,但是临床上大多数患者是心肺之热所致。

不管何脏腑之热,均应加玄参壮水制火,赤芍或者丹参活血凉血,枳壳行气散热,并随症加减。疗程 1 个月以上,不仅可以治愈,而且很少复发。

中成药:防风通圣丸(散)有一定效果。

2. **西医** 我常用甲硝唑注射液 50ml+ 克林霉素注射液 0.3g,外涂,日 2~3 次,轻症的效果也很好。

五、阅读摘要

1. 基础理论

(1)《素问·生气通天论》:汗出见湿,乃生痤疿。

劳汗当风,寒薄为皶,郁乃痤。

(2) 属毛囊皮脂腺疾病。原因:性激素分泌对皮脂腺调控异常、皮脂分泌过多、毛囊口过度角化、痤疮丙酸杆菌增殖过度的免疫反应,还与遗传及心理因素有关。

(3) 刘亚南等对 318 例寻常痤疮患者进行中医体质类型分析:湿热体质 258 例,占 23.54%,最多。其后分别为阴虚质 > 痰湿质 > 阳虚质 > 气郁质 > 血瘀质 > 特禀质 > 平和质。阳虚质、血瘀质、气郁质在女性患者中高于男性。(《中医杂志》2015 年第 3 期 223 页)

2. 临床经验

(1) 柴胡桂枝干姜汤加味,是专方。

（2）疙瘩汤：大青叶、蒲公英各60g，连翘、天花粉各20g，薏苡仁30g，桑枝15g，乌蛇12g。1周消，2周净。75%乙醇溶液250ml入白果仁10g，浸泡10天，日3次涂之。

（3）额头痤疮屡验方：石膏15g、淡竹叶5g，水煎服。清胃火，治痤疮。

（4）复方丹参注射液4ml，肌内注射，每日1次，2周为1个疗程。治疗痤疮35例，总有效率为100%。

（5）月见草油胶丸，每次3粒，每日口服2次，总用效率达100%。

（6）青春痘方：白及、白芷、辛夷各10g，黄芩6g。研末，晚上水调敷脸，次晨去之。7~10天消失，7~15天痕迹也消失。

（7）痤疮膏：生石膏、芒硝、冰片、大黄各30g，凡士林调涂。

3. 用药经验

（1）任之堂：烧烤毁人容。解表用麻黄、防风、白芷；通里用大黄、泽泻；活血行气，黄芪桂枝五物汤加当归、制乳没。防风通圣散比较好。降肺气用枇杷叶30g入方好。顽固性的必用白术30~60g方好。制乳没、白芷、天花粉为要药。百部60g入方杀虫效果好。

血竭15g入大宝，晚上调涂几天，痤疮瘢痕即去。

（2）面部痤疮，乃肺经风热蕴毒熏蒸颜面，或肠胃湿热，浊气不通，蕴结肌肤所致。故治以清热利湿、解毒化瘀为主，可选用大黄、虎杖、土茯苓、蒲公英、黄芩、生薏苡仁、赤芍、丹参、牡丹皮、连翘等药，其中大黄泄热解毒为必选之品，因肺与大肠相表里也。

（3）西咪替丁属H_2受体拮抗剂，能与二氧睾酮竞争性拮抗，故有抗雄激素作用。用法：西咪替丁，每次0.2g，每日3次，口服，4周为1个疗程，总有效率为96%。

（4）烟酸肌醇酯能抑制儿茶酚胺、糖皮质激素和茶碱，分解脂肪为脂肪酸，从而降低血浆脂肪酸水平，因而对痤疮有效。

用法：烟酸肌醇酯，每次0.4g，每日3次，口服，1个月为1个疗程，一般治疗3个疗程，总有效率为98%。

（5）螺内酯，每次20mg，每日2次，口服，1个疗程10~15天。治疗痤疮15例，结果显效6例、有效8例、无效1例。螺内酯治疗痤疮的机制可能与其抗雄激素作用有关。

（6）庆大霉素针湿敷或金霉素眼膏涂之。

六、调养

参照毛囊炎的调养。

凭脉辨治痤疮

痤疮的治疗，中医主要从肺胃积热、肝胆郁热、肾阴虚等方面论治。但是临床上从症状、体征方面却较难区分，从而为辨证论治带来困难。在30多年的临床治疗过程中，我根据自己总结四维脉诊技术中借位脉和抓独脉的理论，摸索出凭脉辨治痤疮的方法，取得了满意效果。现每型选1个病例介绍如下，供同道参考。

例1：罗某，男，20岁，2015年5月1日就诊。背部痤疮已几年。大便2~3日1次，舌质暗红，苔薄白、少，边有齿痕。脉右三部滑数偏紧，左尺滑偏弦紧。背部为足太阳膀胱经和督脉所属部位，更凭脉可知：肺胃肠湿热，下焦寒湿。予方：笔者自拟的表热汤（银菊翘芩）合增液汤（玄麦地）加味：金银花、野菊花、连翘、丹参、白芍各30g，茯苓20g，玄参、麦冬、生地黄、泽泻、葛根15g，黄芩、枳壳、羌活各10g，麻黄、干姜、甘草各6g，7剂，每日1剂，水煎服。

5月8日二诊：未见新发粉刺，原发的均开始消退。原方去泽泻，加炒薏苡仁30g，续服3周，粉刺均消退，至今未再复发。

例2：田某，女，28岁，2014年10月3日就诊。患面部痤疮已半月余。四肢无力，月经提前5~7天，经期6~7天。舌质暗红，苔薄白、少，脉左关尺滑偏紧、右关尺偏滑。此乃肾阴虚、肝胆郁热所致。予知柏地黄汤合四逆散、茵陈蒿汤加味：知母、黄柏、山茱萸、牡丹皮、栀子、黄芩、枳壳各10g，生地黄、怀山药、泽泻各15g，茯苓、白芍各20g，金钱草30g，生大黄、干姜、甘草各6g。日1剂，水煎服，10剂。

10月16日二诊：很少新发，舌质偏红、苔薄白，脉左关细滑，左尺滑偏紧，右关滑。此乃肾阴虚、胃热之象，予知柏地黄汤合半夏泻心汤加味：知母、黄柏、牡丹皮、黄芩、山茱萸各10g，生地黄、怀山药、泽泻、法半夏、太子参、牡蛎、麦冬各15g，茯苓、白芍各20g，丹参、金钱草各30g，干姜8g，黄连5g，麻黄、甘草各6g。日1剂，水煎服，10剂。至今未再复发。

例3：黄某，女，37岁，2014年9月21日就诊。患两颊痤疮已经2个月余。大便日1次，舌质偏红、苔薄白，边有齿痕，脉左尺偏紧滑、右三部稍滑缓偏紧。凭脉可知：此为内有肾阴虚、肺胃肠湿热，外有寒凝所致。予知柏地黄汤合半夏泻心汤加减：知母、黄柏、牡丹皮、黄芩各10g，怀山药、泽泻、法半夏、乌贼骨、桂枝各15g，生地黄、茯苓各20g，红藤30g，麻黄6g，干姜8g，甘草3g。10剂，每日1剂，水煎服。

10月3日二诊：服药后仅左颌下新发1枚，原发的均在消退。原方去桂枝，加白芍 20g，续服 10 剂。所有痤疮均消退，至今未复发。

治疗体会：

1. 痤疮之因，不管何型，总是郁热因寒闭而生，所以治疗必须清热散寒为首，但是热源于何脏腑，把脉分辨简单、快捷、准确。散寒则开鬼门，透邪出。

2. 热则烘干多阴虚，所以常用增液汤入方，既滋阴又清热，效果更好。阴虚则血流不畅，所以常加丹参凉血活血，其效更佳。

脂溢性皮炎（附：脂溢性脱发）

一、概述

脂溢性皮炎又称脂溢性湿疹，是一种常见于头面、胸背等皮脂溢出部位的慢性、复发性、炎症性皮肤病。多见于成人和新生儿。好发于头面、躯干等皮脂腺丰富区。

二、病因

尚不完全清楚，可能与皮脂溢出、微生物、精神因素、神经递质异常、物理气候因素、饮食习惯（包括饮酒）、维生素等营养缺乏以及药物等因素有关。马拉色菌在该病的发病中起重要的作用。

三、临床表现

病变部位常附有淡黄红色斑片，覆以油腻性黄色鳞屑，常满面油光。胸部、肩胛部，初为小的红褐色毛囊丘疹伴油腻性鳞屑，以后渐成为中央具有细鳞屑，边缘有暗红色丘疹及较大的油腻性的环状斑片。

四、治疗

湿热是主要问题，尤其是下焦湿热为多，所以治疗当清热利湿、燥湿、化湿，方选知柏地黄丸或者八正散合通关散（均改为汤剂）加藿香、佩兰等。

五、阅读摘要

无。

六、调养

1. 注意饮食。禁酒，禁含糖量高、煎炸、烧烤、烘焙、辛辣刺激性食物，少吃高脂、鱼虾类食物。适当多吃蔬菜、水果。

2. 注意休息，不熬夜，不疲劳。

3. 适当勤洗澡，但是少用或不用化学洗涤剂。

附：脂溢性脱发

一、症状

头皮痒，头油多、额角甚至脸上都是油腻腻的，头发明显变细了，睡觉起来有头发掉在枕头上（超过 10 根），洗头掉发超过 200 根，掉下的头发发根有白色小颗粒，额头、发际线提高。家里有人脱发，尤其是母系方亲属有该病的患病率高。

二、治疗

我曾经治疗 1 例慢性前列腺炎患者，意外地治愈了脂溢性脱发。

适当口服 B 族维生素，有助于疾病转好。

三、阅读摘要

（1）侧柏叶 120g，当归 60g。上药焙干，研为细末，水泛为丸，如梧桐子大，每天早晨以淡盐汤送下 9g，连续服用 20 天为 1 个疗程。一般服药 1 个疗程之后即见脱发减轻，且有新发生长；有的 10 天即可见效，对于疗效较差者，至多可连服三四个疗程。颜老指出，生发丸适用于一般脱发，尤其对清晨梳洗时脱发较多的患者，疗效颇为显著。

（2）青阳道长生发汤：四物汤加天麻、菟丝子、何首乌、蛇蜕各 8g（或蝉蜕 10g 代），脱屑多加白蒺藜，痒甚加白鲜皮、地肤子，阴虚内热加地骨皮等。6 剂见效，1 个月左右痊愈。

（3）赵炳南方：每天用透骨草 45g 煎水洗头 20 分钟，洗后勿冲洗，日 1 剂，3 剂见效，至愈为止。

四、调养

1. **注意饮食和休息**　参见脂溢性皮炎的调养。

2. **适当勤洗头**　每一根头发都有与其相连的皮脂腺，不断地分泌出皮脂。勤洗头可以及时清洗头发表面过多的皮脂，根除真菌的培养基，明显减少头屑的产生，有效增加头发的光滑程度和易梳性。

脂液性脱发治验 1 例：

罗某，男，32 岁。2015 年 11 月 14 日因尿频尿急患慢性前列腺炎 6~7 年，中西医治疗效果不佳来诊。每天白天小便 6~10 次、晚上 6~7 次，总是感觉尿不尽。舌质鲜红、无苔、边有齿痕。脉左尺滑偏弦小，右关尺滑。予八正散合通关丸加味治之：车前草、小蓟、萹蓄、瞿麦、生地黄各 15g，栀子、知母、黄柏、淡竹叶、香附子、甘草各 10g，黄芪、滑石各 30g，肉桂、制附子各 6g。10 剂，每日 1 剂，水煎服。

11 月 23 日，服后尿频感减轻，原方稍加减服用 30 天后，尿频尿急症状均大减，每晚排尿只需 2~3 次。同时意外地使脂液性脱发停止，毛发增多了，停药后维持 1 个月都没有掉发。患者十分高兴，我当然更是惊喜万分。

我自己就是脂液性脱发病受害者，在中、青年发病期间，常从肾“其华在发”、发为血之余入手，补肾养血为治，无奈均无法阻止脱发，头顶的毛囊都破坏殆尽，以至于落得现在的形象。没有想到治肾治血角度很多，益肾精、滋肾阴、补肾气、温肾阳，更有散寒暖肾阳、利湿补肾气、润燥滋肾阴、化浊益肾精等，皆是治肾之法，治血之法尤多。本例就是通过清热利湿补肾气见效的，细思之，虽属偶然，实属必然。脂溢性脱发有遗传史，多发于青壮年，多食糖则发病加重，就是肾和湿热的问题啊。要不是这次意外获效所得，我还不知道什么时候才能够攻破脂溢性脱发这个难病呢，怎么不会惊喜万分？（2016 年 6 月 15 日）

斑秃（附：白发）

一、概述

斑秃，俗称“鬼剃头”，是一种精神因素主导、自身免疫相关的非瘢痕性毛发脱失性疾病。常见于头部，也可以发生其他部位，如眉毛、胡须等处。

二、病因

1. **遗传过敏**　约 25% 的病例有家族史。具有遗传过敏性体质的人易伴发斑秃。
2. **内分泌失调**　如甲状腺功能亢进及减退，副甲状腺功能减退，以及垂体功能减退。
3. **营养不良**　如缺铁性贫血状态。
4. **自身免疫**　有自身免疫性疾病的患者患病率比正常人群高。
5. **药物影响**　如抗癌药物、抗凝血药物、避孕药物、过量维生素 A，会引起掉发。

三、临床表现

青壮年多见。皮损表现为圆形或卵圆形非瘢痕性脱发，在斑秃边缘常可见"感叹号"样毛发。头发全部或几乎全部脱落，称全秃。全身所有的毛发（包括体毛）都脱落，称普脱。有时可出现甲异常，如甲凹陷、脆甲、甲剥离、反甲等。还可并发眼白内障、甲状腺病和白癜风等。

四、治疗

该病属于免疫性（即过敏性）疾病，所以治疗也是解表清里为原则。此里热多为胃热，所以我常用清胃散合《验方新编》六神汤、四物汤加减治疗，疗程1个月，多可获愈。

五、阅读摘要

1. **基础理论**　《灵枢·阴阳二十五人》：足阳明之上，血气盛，则髯美长；血少气多，则髯短。故气少血多，则髯少；血气皆少，则无髯，两吻多画。足阳明之下，血气盛，则下毛美长至胸；血多气少，则下毛美短至脐。

2. **临床经验**

（1）柴胡加龙骨牡蛎汤，为专方。

（2）生发汤：当归、川芎、白芍、熟地黄、天麻、木瓜、羌活、菟丝子、白蒺藜，疗效好。

3. **用药经验**　紫河车治斑秃，屡用屡验！

六、调养

1. **注意饮食**　忌酒，忌煎炸、烧烤、烘焙、辛辣刺激性、冰冻食物，少吃含糖量高的食物，少吸烟或者戒烟。

2. **注意休息**　不熬夜、不疲劳。

附：白发

一、概述

头发变白是毛发色素细胞功能衰退，黑素细胞中酪氨酸酶活性降低甚至丧失，不能产生色素时的结果。白发分老年性白发和少年性白发。

老年性白发：白发常从两鬓角开始，慢慢向头顶、两鬓发展。

少年性白发：正常人的毛发色素一般从35岁开始衰退，如果提早出现白发，就称少年白。

二、病因

1. 少年白发，常有家族性发病因素。

2. 恐慌、忧虑、精神过度、疲劳等因素，可使毛发供应营养的血管发生痉挛收缩，致使毛乳头制造色素的功能发生障碍，或是虽然产生了色素，但是输入毛干的渠道受阻，也可在短时间内出现大量白发。

3. 营养障碍。如果食物里缺乏铜、维生素 B_1、维生素 B_2、维生素 B_6、泛酸、叶酸等，均可引起毛发灰白。某些重病，如脑炎、伤寒等也可引起白发。

我长期观察认识到：饮酒，尤其是长期酗酒的人，易于提前出现白发。

坚持吃桑椹子和黑芝麻，对延迟出现白发有一定效果。

三、阅读摘要

1. **理论基础**　血气盛则肾气强，故发黑；血气衰则肾气弱，故发白而脱落。

2. **临床经验**

（1）脱发白发方：鲜柏叶 100g，当归 50g，益智仁 40g，薏苡仁 30g，何首乌 40g。研成粉，一日 3 次，每次服 6g，1 周即开始生新发。

（2）李时珍还记载了一个药方，天门冬两斤（1 000g），熟地黄一斤（500g），弄成粉末，炼成蜜丸弹子大。每次用温酒送服 3 丸，每日 3 次。服到 10 天，身轻耳明，服到 20 天，百病愈，颜（脸色）如花。30 日，白发变黑，齿落更生。50 日，行及奔马。就是腿脚利索有力。100 日，延年益寿。

（3）乌发丸：生首乌 150g，黑芝麻 15g，霜桑叶 30g，桑椹 30g，墨旱莲 30g，女贞子 15g，生地黄 30g，金银花 30g，菟丝子 30g，杜仲 30g，金樱子 15g，豨莶草 30g，侧柏叶 30g，黄精 30g，怀牛膝 15g，桃仁 15g，红花 15g，西洋参 30g，代赭石 30g。做成蜜丸，每丸 9g 重，每日 3 次，每次 1 丸，3 个月 1 个疗程。

（4）配方及用法：龟甲、黄芪各 30g，肉桂 10g，当归 40g，羌活 12g，五味子 12g，生地黄、茯神、熟地黄、党参、白术、麦冬、陈皮、山茱萸、枸杞、川芎、防风各 15g。以上各药研为粗末，放入布袋，浸在酒内（酒的多少，以淹没布袋为宜，大概 1 000ml），封闭半天。早、中、晚各饮 1 杯（20ml）。连服 2 剂，不但会使白发变黑，而且身强力壮。功用：益气健脾，补肾活血。

（5）白发变黑发——3 味简单中药泡酒法：薏苡仁 100g，黑芝麻 100g，干地黄 50g，白酒 200ml。

（6）治疗白发显效：桑麻丸，桑叶 6~10g，黑芝麻 10~30g。配伍何首乌、生地黄，疗效更著。

（7）乌须生发饮，经临床验证，疗效卓著。组成：制首乌 30g，熟地黄 20g，枸杞 20g，当归 6g，鹿角胶 20g，黄芪 30g，麻黄 6g，白芥子 10g，干姜 6g，肉桂 3g，三七粉 3g。

（8）白发变黑发：阿司匹林 5 片，食盐 10g，白醋一两（50g），啤酒一两（50g），藿香正气水 1 支，生姜丝一两（50g），加入洗头水内搅拌匀洗头。泡洗 30 分钟，后清水洗净。水温以不冷不烫为佳。隔几天洗 1 次。

四、调养

参照斑秃的调养。

第十六章 性传播疾病

淋 病

一、概述

淋病，即淋球菌性尿道炎，也可有眼、咽、直肠感染和播散性淋球菌感染。淋病潜伏期短，传染性强，可导致多种并发症和后遗症。

二、病因

由淋病奈瑟菌（简称淋球菌）感染引起的，人是淋球菌的唯一天然宿主，患者是传染源，通过性接触传染。

三、临床表现

淋病可发生于任何年龄，但多发于性活跃的青、中年。潜伏期 2~10 天，潜伏期患者具有传染性。

1. 无并发症淋病

（1）男性急性淋病：早期症状有尿频、尿急、尿痛，很快出现尿道口红肿，有稀薄黏液流出。24 小时后病情加重，分泌物变为黄色脓性，且量增多。可有尿道刺激症状，有时可伴发腹股沟淋巴结炎。后尿道受累时可出现终末血尿、血精、会阴部轻度坠胀等。

少数有发热、全身不适、食欲不振等全身症状。腰痛，有的还有畏寒发热等全身症状。

一般在 10~14 天后症状逐渐减轻，1 个月后基本消失，但并未愈，可继续向后尿道或上生殖道扩散。

（2）女性急性淋病：60% 的妇女感染后无症状或症状轻微，好发于子宫颈、尿道。淋球菌性宫颈炎的分泌物初为黏液性，后转为脓性。淋球菌性尿道炎、尿道旁腺炎表现为尿道口红肿，有压痛及脓性分泌物，主要症状有尿频、尿急、尿痛等。

（3）其他：肛交者可引起淋球菌性肛门直肠炎，口交者可引起淋球菌性咽炎、扁桃体炎，自我接触或接种感染可引起淋球菌性结膜炎。

2. **淋病并发症**　男性可引起淋菌性前列腺炎、精囊炎、附睾炎等。

女性可引起急性输卵管炎、子宫内膜炎、继发性输卵管脓肿及破裂后所致的盆腔脓肿、腹膜炎等。反复发作可造成输卵管狭窄或闭塞，引起宫外孕、不孕或慢性下腹痛等。

3. **播散性淋球菌感染**　少见，可发生菌血症，表现为发热、寒战、全身不适、四肢关节附近出现皮损等等。

四、治疗

1. **中医**　按淋证治疗，急性淋病用八正散合通关丸改汤，水煎服，疗程 10 天以上。

慢性淋病用八正散合通关丸改汤，加黄芪 30g，川牛膝、生地黄、菟丝子、乌药各 15g。水煎服，疗程 30 天以上。

2. **西医**

（1）淋球菌性尿道炎、宫颈炎、直肠炎：头孢曲松 1g，一次肌内注射；或或头孢噻肟 1g，肌内注射；或大观霉素 2g（宫颈炎 4g），一次肌内注射。或头孢克肟 0.4g，口服单次给药。疗程均为 10 天。

（2）淋球菌性咽炎、妊娠期淋病、成人淋球菌性眼炎：头孢曲松钠或头孢噻肟钠 1g，一次肌内注射。连续 3 天。

（3）淋球菌性盆腔炎、播散性淋病、淋菌性附睾炎、前列腺炎、精囊炎：头孢曲松钠 1g/d，肌内或静脉注射，连续 10 天以上，或大观霉素 4g/d，分 2 次肌内注射，连续 10 天以上。淋球菌性脑膜炎和心内膜炎疗程更长。

治疗结束后症状和体征全部消失，1 周后病原学检测阴性为治愈。

五、阅读摘要

（1）慢性者，败酱 60g，水煎服，半月痊愈。

（2）马齿苋 150g，水煎服，10~30 天均愈。

（3）后期尿道狭窄，紫草 20~30g，水煎服，7~25 天均愈。

（4）头孢噻肟钠，静脉注射，显效率 98%。

（5）壮观霉素，肌内注射，10 天，治疗的患者痊愈率 90%~100%。

（6）利福平 600g/d，7 天后服四环素 0.5g，痊愈率 98%。

六、调养

1. **洁身自好**　不拈花惹草染性病，得了性病及时根治不传人（包括伴侣、子女)；用专用浴盆、浴巾，未愈前不过性生活、不怀孕。

2. **注意饮食**　治愈之前忌酒，忌辛辣刺激、煎炸、烧烤、烘焙食物。

3. **劳逸结合**　不过劳，不晚睡。

生殖道衣原体感染

一、概述

生殖道衣原体感染是一种以衣原体为致病菌的泌尿生殖道系统感染，主要通过性接触传染，潜伏期1~3周。临床过程隐匿、迁延、症状轻微，常引起上生殖道感染是最常见的性传播疾病之一。

二、病因

病原体为沙眼衣原体血清型D~K，可导致宿主细胞凋亡，引发免疫病理反应。

三、临床表现

多发于性活跃人群，50%以上无症状。

1. **男性尿道炎**　表现与淋病类似但程度较轻，常见症状为尿道刺痒、刺痛或烧灼感，少数有尿频、尿痛。尿道口轻度红肿，尿道分泌物呈浆液性，量少，有些患者晨起时会发现尿道口被分泌物糊口(与淋病鉴别点)，或内裤污浊。50%~60%的淋病合并衣原体感染，在清除淋菌后炎症仍然存在，称淋病后尿道炎。

2. **女性黏液性宫颈炎**　表现为白带增多，体检时可见宫颈水肿、糜烂等。半数患者无症状。25%的患者出现尿道炎，表现为尿道口充血、尿频，甚至排尿困难。

并发症：男性会引起附睾炎、前列腺炎，女性会引起输卵管炎、子宫内膜炎、宫外孕、不孕症，甚至肝周炎。

新生儿感染：应在医院检查、治疗。

四、治疗

1. **中医**　治疗以清热利尿通淋为原则，方选八正散合通关丸(改汤)加黄芪30g，菟丝子、生地黄、川牛膝、乌药各15g，水煎服，疗程15天。

虽然本病症状较轻，但是极易转为慢性，缠绵难愈，是许多不孕不育、宫外孕的元凶。所以患者不仅要积极按疗程、夫妻同时治疗，而且还必须注意调养，才能彻底治愈。

2. **西医**　推荐方案:阿奇霉素 1g,一次口服,或多西环素 200mg/d,分 2 次口服,连服 7~10 天。

替代方案:可选药物有米诺环素、四环素、罗红霉素、克拉霉素、左氧氟沙星、司帕沙星等。

妊娠期:可用罗红霉素或阿奇霉素。

五、阅读摘要

(1)猪脊髓 1 条,热豆浆冲服 1 周断根。

(2)蚤休末喷子宫颈内治衣原体均效,痊愈 163 例(治疗 200 例)。

(3)克拉霉素 0.25g、日 2 次,治疗 15 天,衣原体感染痊愈 90%、支原体感染均愈,比阿奇霉素好 2.5~5 倍。

六、调养

同淋病。

生殖器疱疹

一、概述

生殖器疱疹是由单纯疱疹病毒(HSV)感染泌尿生殖器及肛周皮肤黏膜而引起的一种慢性、复发性、难治愈的性传播疾病。近 30 多年来发病率不断上升,已成为很多地区生殖器溃疡的首要病因。

生殖器疱疹可引起播散性感染、病毒性脑炎、盆腔炎,孕妇的胎儿感染、新生儿疱疹等并发症,女性生殖器疱疹还与宫颈癌的发生密切相关。

二、病因

单纯疱疹病毒有 HSV-1 和 HSV-2 两个血清型,约 90% 为 HSV-2 型。近年来,HSV-1 感染比例明显增加。

HSV 侵入机体后,在表皮角质形成细胞内复制,引起表皮局灶性炎症和坏死,出现原发性感染表现。病情控制后,残存的病毒会经过周围神经转移到骶神经节,遇到疲劳、感冒等诱因而复发,所以容易反复发作。病毒还可以通过胎盘和产道感染新生儿。

三、临床表现

生殖器疱疹患者、亚临床或无表现排毒者及不典型生殖器疱疹患者是主要传染源,有皮损表现者传染性强,通过性接触传播。

本病潜伏期为 3~14 天。好发于 15~45 岁性活跃期男女。好发部位为生殖器及会阴部。男性多见于包皮、龟头、冠状沟等处；女性多见于大小阴唇、阴阜、阴蒂、子宫等处；少见部位为肛周、腹股沟、股臀部及阴囊；男性同性恋者常见肛门、直肠受累。

临床上分为初发型、复发型和亚临床型 3 种类型。

1. **初发型**　包括原发性和非原发性，皮损为簇集或散在的小水疱，2~4 天后破溃形成糜烂或浅溃疡，后结痂自愈。自觉疼痛。常伴有腹股沟淋巴结肿痛，发热、头痛、乏力等全身症状。病程 2~3 周。

2. **复发型**　首次复发多出现在原发感染后 1~4 个月，皮损一般于原部位出现。症状较轻，发疹前常有局部烧灼感、针刺感或感觉异常等前驱症状；病程较短，一般为 7~10 天。可间隔 2~3 周或月余复发多次。

3. **亚临床型**　50% 的 HSV-1 感染者和 70%~80% 的 HSV-2 感染者缺乏典型临床表现，仅表现为生殖器部位的微小裂隙、溃疡等，易被忽略，是本病的主要传染源。

四、治疗

1. **中医**　我认为病毒皆为风寒之毒为犯，所以治疗初发病者宜疏风散寒解毒，用银翘散改汤加薏苡仁 30g，水煎服，疗程 7 天。复发者用易寒汤加通关丸（改汤），疗程 1 个月以上，即很少复发。

2. **西医**　抗病毒治疗，但是还不能达到清除病毒、防复发的效果。

初发型：可用阿昔洛韦 0.25g×2 片，1 日 5 次，口服。也可以用 5% 葡萄糖注射液 500ml+ 阿昔洛韦 0.5g 静脉输液，1 日 1 次。或伐昔洛韦、泛昔洛韦，疗程 7~10 天。

复发型：用药同上，疗程 5 天。

频繁复发型（1 年复发 6 次以上）：一般需要连续服药 6~12 个月。

外用阿昔洛韦软膏或炉甘石洗剂，继发感染的加绿药膏或利福平软膏混合外涂。

五、阅读摘要

（1）土茯苓、生地黄、薏苡仁各 30g，黄芩，茯苓皮各 15g，栀子、玄参各 10g。水煎服，6~10 剂痊愈。（吕即来方）

（2）龙胆泻肝汤加板蓝根、大青叶各 30g，水煎服 14 天，肌内注射聚肌胞，治疗复发型的均愈，不复发。

（3）板蓝根、土茯苓、白花蛇舌草各 20g，薏苡仁 30g，大青叶 15g，黄柏 12g，柴胡 10g，甘草 5g。水煎服。

（4）阿昔洛韦，初发型用 0.2g，日 5 次，连用 1 周；复发型用 0.4g、日 2 次，连用 4 个月或 1 年，80%~90% 不复发。

六、调养

同淋病。同时还要注意防寒保暖，防感冒。

尖锐湿疣

该病近年来已少见，我也没有治疗过，所以本文仅列阅读摘要，供参考。

阅读摘要

（1）龙胆泻肝汤加薏苡仁、马齿苋各 50g，大青叶 30g，三棱、莪术各 15g，水煎服，多愈。

（2）内服方：苦参 10g，白蒺藜 12g，大青叶 30g，薏苡仁 50g。水煎取汁 400ml，分 3 次服。连服 1 周至半月。

外用方：苦参 20g，白蒺藜 20g，大枫子肉 10g，明矾 10g，生石灰 10g。共捣为粗末，加水 150ml，泡 3 天，经常震荡，取汁过滤。棉棒蘸药汁涂擦疣体，日数次，连用 1 周至半月。

（3）艾灸拳尖穴（掌背中指指掌关节高点），日 1 次，即渐萎缩。

（4）鸦胆子 50g（研碎）、芝麻油 100ml，煮沸 10 分钟去渣取液。周围涂红霉素软膏，再涂鸦胆子油，3~15 日均愈。或鸦胆子仁 1~2 粒，研末，凡士林调敷，日 1 次，有良效。

（5）源安堂肤阴洁擦之，日 3~5 次，1 周左右脱落，不复发。

（6）莪术、板蓝根、苦参、地肤子、香附各 50g，水煎 3 次，浓缩成 50g 稠膏，入 5-FU 软膏 12.5g，1% 红霉素软膏 450g，混合，涂抹，日 1 次，2 周均愈。

（7）木贼煎浓膏涂之，日 3 次，3~4 周均愈。

（8）α-2b 干扰素 300 万 U，肌内注射 21 天，治愈率 97.78%。

（9）5% 新洁尔灭溶液点涂、日 1 次，7~21 天即愈。

（10）2.5%5-FU 100ml+1% 普鲁卡因溶液 1ml，涂上，日 2 次，7 天 1 个疗程，2~3 个疗程即好。

梅　毒

一、概述

梅毒是由梅毒螺旋体引起的一种慢性传染病。95% 以上通过性传播，也可通过母婴传播和血液传播。本病危害性大，可侵犯全身各组织器官或通过胎盘传播引起死产、流产、早产和胎传梅毒。

二、病因

梅毒患者是唯一传染源，患者的皮损、血液、精液、乳汁和唾液中均有梅毒螺旋体存在。

三、临床表现

本病分获得性梅毒、先天梅毒和潜伏梅毒，先天梅毒一般都必须到医院检查、治疗，所以本文不赘述。潜伏梅毒也必须定期检查，因此本文主要谈获得性梅毒。

获得性梅毒有 3 个分期。

1. **一期梅毒** 主要表现为硬下疳和硬化性淋巴结炎，一般无全身症状。

（1）硬下疳：好发于外生殖器（90%），男性多见于阴茎冠状沟、龟头、包皮及系带。女性多见于大小阴唇、阴唇系带、会阴及宫颈。

典型的硬下疳初起为小红斑，迅速发展为无痛性炎性丘疹，数天内丘疹扩大形成硬结，表面坏死，形成单个直径为 1~2cm 圆形或椭圆形无痛性溃疡，边界清楚，周边水肿并隆起，基底呈肉红色，触之如软骨，表面有浆液性分泌物，内含大量梅毒螺旋体，传染性极强。

未经治疗的硬下疳可持续 3~4 周或更长时间，治疗者在 1~2 周后消退，遗留暗红色表浅瘢痕或色素沉着。

（2）硬化性淋巴结炎：发生于硬下疳出现 1~2 周后，常单侧淋巴结肿大，不痛。

2. **二期梅毒** 一期梅毒未经治疗或治疗不彻底，梅毒螺旋体由淋巴系统进入血液循环形成菌血症播散全身，引起皮肤黏膜及系统性损害，称二期梅毒。常发生于硬下疳消退 3~4 周后（感染 9~12 周后），少数可与硬下疳同时出现。

主要造成皮肤黏膜损害。

（1）梅毒疹：皮损形态不一，不痛不痒，内含大量梅毒螺旋体，传染性强，不经治疗一般持续数周可自行消退。

（2）扁平湿疣：好发于肛周、外生殖器、会阴、腹股沟及股内侧等部位。表现为单个或多个、红色或粉红色扁平丘疹或斑块。

（3）梅毒性秃发：局限性或弥漫性脱发，呈虫噬状，及时治疗后毛发可以再生。

（4）黏膜损害：多见于口腔、舌、咽、喉或生殖器黏膜，一处或多处边界清楚的红斑、水肿、糜烂，表面有灰白色膜状物。

此外，还会引起骨关节、眼睛、神经、内脏损害，50%~80% 的出现全身淋巴结无痛性肿大。

此时，梅毒血清学检查几乎都是阳性。

3. **三期梅毒** 早期梅毒未经治疗或治疗不充分，经过最早2年，最迟20年，40%患者发生三期梅毒。

引起皮肤黏膜损害，出现结节性梅毒疹和梅毒性树胶肿，以及骨梅毒、眼梅毒、心血管梅毒、神经梅毒等。

四、治疗

1. **中医** 我堂伯是草药郎中，20世纪80年代初，他生前常对我说，重用土茯苓治疗梅毒效果好，并告诉了治疗方法，可惜那时没有梅毒，认为梅毒是中华人民共和国成立前的事，所以没有记录下来。

最近，治疗了1例女性患者，系丈夫所传。患病已经数年了，我用五妙散合通关丸加土茯苓60g，患者服用了1个月，效果很好。

2. **西医**

（1）常用药物：首选青霉素，血清浓度达0.03U/ml即有杀灭梅毒螺旋体作用，但必须维持10天以上。常用苄星青霉素、普鲁卡因青霉素、青霉素G等。

头孢曲松钠为高效药物，通常作为青霉素过敏者的替代药物。

青霉素或头孢曲松钠过敏者，改用四环素类和大环内酯类，作为替代药物。

（2）治疗方案

1）早期梅毒：苄星青霉素240万U，分两侧臀部肌内注射，使用1~3次。或普鲁卡因青霉素120万U/d肌内注射，连续10~14天。青霉素过敏者可用头孢曲松钠1~2g/d肌内注射或静脉输液，连续10~14天。

青霉素、头孢类均过敏者，改口服四环素0.5g、日4次，或多西环素0.1g、日2次，或米诺环素0.1g、日2次，均14天。或阿奇霉素2g顿服。

2）晚期梅毒：苄星青霉素240万U，分两侧臀部肌内注射，1次/w，连续3次；或普鲁卡因青霉素G 120万U/d肌内注射，连续20天。青霉素过敏者可用多西霉素0.1g口服，日2次，连续30天。

心血管梅毒、神经梅毒、妊娠梅毒、先天梅毒须转医院检查、治疗。

五、注意事项

1. 及早、足量、规则治疗，避免发生心血管梅毒、神经梅毒及并发症。

2. 性伴侣同时治疗。

3. 定期随访、复查。一期、二期梅毒治疗后，第1年内每3个月复查1次梅毒学血清，第2年内每6个月复查1次，第3年在年末复查1次。神经梅毒同时每 6 个月进行脑脊液检查，妊娠期梅毒经治疗在分娩前应每个月复查 1 次。

4. 复发者应排除再感染。

5. 防治吉海反应：经治疗杀死梅毒螺旋体后，释放出大量异体蛋白，引起急性变态反应，多在首次用药后 24 小时内发生，表现为寒战、发热、头痛、呼吸加快、心动过速、全身不适及原发疾病加重等。应转医院检查、治疗。

泼尼松可用于预防该反应。

六、阅读摘要

（1）土茯苓系列方

1）土茯苓 50g、金银花 30g、甘草 15g，隔日 1 剂，水煎服，半年均愈。

2）土茯苓 250g，水煎服，60 天痊愈 27 例（共 30 例）。

3）任之堂：土茯苓合忍冬藤治之，90% 以上可愈，但是一定要忌茶。

4）土茯苓 20g，了哥王 9g，九里明 10g，苦李根 6g，甘草 5g。上药均为干品量，共研为粉末，蜜制为丸，每丸重 9g，早晚各服 1 丸。30 多年来单用本丸治疗一期、二期、三期梅毒患者 200 例，治愈率 90%，有效率 100%。其中，一期、二期梅毒 150 例全部治愈，三期梅毒 50 例治愈 30 例、好转 20 例。

（2）牛膝治疗梅毒有良效，“采鲜怀牛膝全草一大捆，洗净后揩去水，打取自然汁，每日饮服一大碗，直至痊愈而止”。

（3）《验方新编》红枣丸：红枣、杉木炭各三斤（1 500g），为丸，服至愈，再服 1~2 个月断根。

七、调养

同淋病。

第十七章　其他皮肤相关疾病

自汗（附：盗汗）

一、概述

自汗即“自行出汗”，是不受外界环境影响，如天热、运动、穿衣过多或服用有发汗作用的药物等因素而有出汗的表现。

二、病因

阳虚、气虚、血虚、虚劳、心虚、肺虚、脾虚、肝热、痰证、伤风、伤湿等等，但是临床上阳虚、气虚、血虚、伤风多见。

三、临床表现

不同原因引起的自汗，临床表现也不相同。

阳虚自汗多恶寒肢凉。

气虚自汗多神疲乏力。

血虚自汗多面无血色。

虚劳自汗多形体消瘦。

心虚自汗多怔忡恍惚。

肺虚自汗多短气伴咳嗽。

脾虚自汗多倦怠少食。

肝热自汗多口苦嗜睡。

痰证自汗多头晕呕吐、胸满。

伤风自汗多头痛身热、鼻塞流涕等。

伤湿自汗多困倦身重、天阴加重。

四、治疗

1. 中医　阳加于阴谓之汗，所以治疗当治阳为主，兼以敛汗。

阳虚自汗当补阳敛汗，宜四逆汤加北五味子、浮小麦等。

气虚自汗当益气固表，宜玉屏风散加浮小麦等。

血虚自汗当补血止汗，宜当归补血汤加浮小麦等。

虚劳自汗当补虚止汗，宜八珍汤加龙骨、牡蛎等。

伤风自汗当疏风止汗，宜桂枝汤加浮小麦等。

其他原因的自汗，都可以用去除病因 + 止汗的方法选方用药治疗。

还有一种手心多汗的，多属于胃热所致，宜清胃散加浮小麦等治疗。

2. **西医**　西医中的自汗和盗汗属于症状而非病名，出汗为主要症状的疾病如甲状腺功能亢进症、自主神经功能紊乱、风湿热、结核病、低血糖、虚脱、休克及传染病各期出现的以出汗过多者，可以参照上述分类治疗。

五、阅读摘要

1. 基础理论

(1)《灵枢·五味论》：辛与气俱行，故辛入而与汗俱出。

(2)《素问·阴阳别论》：阳加于阴，谓之汗。

(3)《素问·六元正纪大论》：太阳所至为寝汗，痉。

(4)《灵枢·决气》：津脱者，腠理开，汗大泄。

(5)《难经·五十四难》：故知肾邪入心，为汗出不可止也。

(6)《伤寒论》：阴弱者汗自出。

(7)《金匮要略·妇人产后病脉证并治》：以血虚下厥，孤阳上出，故头汗出。

2. 临床经验

(1) 处方：炒白术 10g，浮小麦 30g，车前草 10g。煎汤喝，一日 1 剂。适用于体虚动辄汗出，易感冒。疗效：连服 5 剂左右，汗即可停止。

(2) 四逆散合六味地黄汤内服，荆防煎水泡手足，有良效。(刘渡舟经验)

(3) 唾液(男用女的、女用男的)或醋和五倍子末敷脐治疗盗汗、自汗，2~3 天即好。还可以用酒盖盛药敷乳头，固定更好。

六、调养

主要针对病因，选择调养。同时注意饮食，不要吃辛辣刺激性食物和有发汗作用的药物。适时增减衣被。

附：盗汗

一、概述

盗汗，意指偷偷地出汗，即在人体睡眠时无意识中出汗，醒后即止。多出现在晚上。

二、病因

盗汗多为虚热所致,或阴虚火旺、或血虚内热。

三、临床表现

盗汗是指晚上睡着以后出汗的现象,可以分为生理性的盗汗,和病理性盗汗,生理性的一般是婴幼儿容易出现,由于体温调节中枢发育不完善,白天活动多,晚上盖得过厚可能出现睡眠时出汗。病理性盗汗可能是缺钙导致的,可以检查血钙,检查是否缺钙,结核病也可以导致盗汗,一般是因为结核病可以导致夜间低烧,导致出汗,可以查抗结核抗体。

四、治疗

阴虚火旺者有上、下焦之别,虽然治疗均应滋阴降火,但是要分清上焦还是下焦的问题,上焦的阴虚火旺多见于肺结核,可以用月华丸加减治疗;下焦的阴虚火旺多为肾阴虚,可以用知柏地黄丸治疗。血虚内热当健脾补血清热,宜归脾汤治疗。

五、阅读摘要

(1)《金匮要略·血痹虚劳病脉证并治》:男子平人,脉虚弱细微者,喜盗汗也。

(2)小儿脾弱肝旺,盗汗,用张锡纯资生汤好。

(3)成人盗汗,五倍子 30g 研成末,晚上睡觉前取适量,用唾液调和,敷于脐内,再用纱布胶布固定,每晚换 1 次,一般用药 3~5 次,就有明显效果,10 天可彻底治愈。

六、调养

1. **注意饮食** 禁酒戒烟,忌食煎炸、烧烤、烘焙、辛辣刺激性食物和辛温发汗类中药或者中成药。

2. **注意休息** 早睡早起,不熬夜,不疲劳。

狐 臭

一、概述

狐臭是指分布在体表皮肤如腋下、会阴、背上部位的大汗腺分泌物中,产生散发出一种特殊难闻气味的一种疾病。仅为腋下散发出异常气味的，称腋臭。

二、病因

有些人的汗液中含脂肪酸比例大，脂肪酸达到一定的浓度，经皮肤表面的细菌，主要是葡萄球菌的分解，产生不饱和脂肪酸而发出臭味。和狐狸肛门排出的气味相似，所以称狐臭。

三、临床表现

该病夏季愈甚，青壮年多见，随着年龄的增长，大汗腺逐渐萎缩，所以老年人会自然消失。

该病具有遗传性，并与性别、种族差异有关。

由于症状单一，所以不另外列出。

四、治疗

因为市场上治疗该病的产品很多，所以我没有自己配制药物治疗。

五、阅读摘要

（1）苍术 3 份、知母 2 份、黄柏 1 份，水泛成绿豆大丸，一日 2 次，下 300 颗，治狐臭效果非常好，一般服 1 个月就可根除，无复发。屡试不爽。臭主要是湿热内郁熏蒸而腋下散发出异味，有狐臭的人腋下都会有黄汗。此方来源于丹溪医案。

（2）王氏中医验方：近几年来，我用自制的“狐臭药水”外搽治疗狐臭，获得了显著效果。使用过程中不加其他疗法，未见局部皮肤过敏及周身不适。

配方及用法：取樟脑（结晶）2g，明矾（碾粉末状）2g，石炭酸 4g，甘油 10ml，置于瓶内，充分搅匀，使之溶解，然后分装保存，备用。用时患者将腋毛剃尽，用温开水把腋窝洗净，擦干后涂上药水，每日 3~4 次，至治愈为止。1 个疗程为 2 周左右，必要时可延长。

疗效：该药对狐臭的疗效甚佳，比手术切除及其他疗法有优越性。夏初秋末天气凉爽时治疗，效果更好。

验证：江苏灌南县桥西冷冻厂莫某，男，36 岁，专科医生。他来信说：“我用此方法治疗腋臭患者近 300 例，均全部治愈。”

（3）荔枝核末，酒调，涂患处，日 2 次，效果好。

（4）治疗腋臭甚效方：指甲（筋退）5g、头发（血余炭）30g，均烧炭研末，用香油调后，涂患处，每日 1~2 次。注意个人卫生，勤洗澡和换衣服。此法甚效。

（5）民间治疗阴囊潮湿、腋臭效方：硫黄 20g（粉碎），白矾 20g（粉碎），土槿皮 15g，苦参 15g，百部 15g，75% 乙醇溶液 1 瓶。

制法：上药放到玻璃瓶内，加 75% 乙醇溶液一斤（500g）密封，泡 5 天后可以使用。

用法：每天用药棉蘸药水搽患处 2 次，治疗阴囊潮湿当天见效。

疗效：10 天内治愈。治疗腋臭当天见效，半月治愈。治疗阴虱，擦 3~5 次治愈。治疗蚊虫叮咬，立刻见效。此方非常效验，大家可以验证。

（6）碘椒酊：辣椒 2~3 枚，剪碎，入碘酒 10ml，涂患处，日 1~3 次，7 天可愈。

六、调养

主要是注意少吃油腻、辛辣刺激性食物和具有发汗的药物。

鱼　鳞　病

鱼鳞病是一种由角质细胞分化和表皮屏障功能异常的皮肤疾病，在临床上以全身皮肤鳞屑为特点。鱼鳞病根据发病原因分为获得性鱼鳞病及遗传性鱼鳞病，其中以遗传性鱼鳞病较多见。

该病多在儿童时发病，主要表现为四肢伸侧或躯干部皮肤干燥、粗糙，伴有菱形或多角形鳞屑，外观如鱼鳞状或蛇皮状。寒冷干燥季节加重。

由于该病有遗传倾向，所以患者只有根治后才能结婚。平时要加强锻炼，穿宽松衣裤，注意多饮白开水，适当服用维生素 A。

由于该病比较少见，所以本文仅列 阅读摘要

任之堂：苍、白术重用好。

瘢　　痕

人的皮肤主要由表皮、真皮和皮下组织构成的，真皮主要由胶原蛋白构成，构成胶原蛋白的胶原纤维整齐地排列着，维持着皮肤的平滑、光泽、弹性和韧性。但是在烧、烫、痤疮、手术等外伤或感染情况下，使真皮层组织缺损和胶原蛋白结构的错乱，且不能完全修复。原本整齐有序排列的胶原纤维萎缩、错乱、积压、断裂，使得愈合后的皮肤凹凸不平、颜色变异的瘢痕。

该病的病情简单，我没有治疗经验，所以仅列阅读摘要，供参考。

阅读摘要

（1）五倍子 30g，蜈蚣末 1g，醋蜜调敷，日 1 次，3 天即缩小一半。

（2）治疗偏方：五倍子 30g（研成极细粉），蜈蚣粉 2g，麝香 1.5g。上药共混匀，加醋适量，调匀（以手捏成团且不黏手为度），加入蜂蜜适量（必须用真蜂蜜），调成黏稠膏剂，放置 24 时后，膏转为黑色，方可用。

使用方法：将上药涂患处（先涂瘢痕周边，待瘢痕缩小后，再涂中央），每日1次，每次2~10小时（以不痒为度）。

治疗效果：使用3天，瘢痕缩小近一半，1周后彻底治愈。

（3）任之堂：土大黄和桔梗煎水凉后擦患处，数十日后恢复正常。

（4）处方：蛇蜕（炙酥）10g，麝香1.5g，冰片3g，珍珠粉10g，新鲜猪胆汁适量，调敷患处，每天1次。大旨取胆汁能溶解瘢痕，蛇蜕、珍珠粉吸湿生肌，冰、麝止痛之意，用药1个月余，挛缩之瘢痕居然全部消除，皮肤光滑，不复疼痛。疗效之好，实出乎何绍奇的意料之外。

（5）生半夏末、三七末各等分，调匀密贮，每取适量，醋调敷患处，每日1~2次。1个月而见消，连用近3个月后瘢去肤如常矣。

（6）瘢痕一抹灵

组方：乌梅30g，五倍子25g，威灵仙25g，蜈蚣3条，莪术15g，冰片5g。

制法：将上述药物共研细粉，备用，溶瘢溃坚，收敛皮肉。

主治：各种瘢痕。

用法：取药粉适量，用白醋调成膏状涂抹于患处，胶布固定，一天换药1次。

烧　伤

一、概述

烧伤是生活中常见的意外损伤。通常是指高温液体、固体或火焰对机体造成的损伤。热液引起称烫伤，热固体引起称灼伤，火焰引起称烧伤，医学上将高温液体、固体、火焰、蒸汽、电流、放射性、化学物质（强酸、强碱）等原因引起的皮肤组织损伤，统称烧伤。

二、临床表现

烧伤根据其严重程度判断病情。烧伤严重程度是按烧伤深度和面积估计的，一般分为3度，可按三度四分法进行分类，即烧伤深度分为Ⅰ度、浅Ⅱ度、深Ⅱ度和Ⅲ度，烧伤面积以烧伤范围占体表面积的百分比表示。烧伤严重程度分为4度：

轻度烧伤：总面积小于10%体表面积的Ⅱ度烧伤，无Ⅲ度烧伤；

中度烧伤：总面积大于10%而小于30%体表面积或Ⅲ度烧伤小于9%体表面积；

重度烧伤：总面积大于30%而小于50%体表面积或Ⅲ度烧伤大于9%而小于19%体表面积，或患者出现休克、合并复合伤和吸入性损伤；

特重度烧伤：总面积大于50%体表面积或Ⅲ度烧伤面积大于19%体表面积。

生活中轻度烧伤最为常见，小面积表浅烧伤，除了烧伤局部有红、肿、热、痛外，全身可以没有变化，如不感染，一般数天内痊愈。

大面积深度烧伤，可以破坏人体内环境的稳定，出现全身各个系统的功能紊乱，如休克、肝肾功能异常，局部与全身感染、败血症，多器官功能不全、衰竭，乃至死亡。大面积深度烧伤不仅仅是有皮肤破坏，更为重要的是全身多系统损伤，故有人称其是"烧伤病"。

三、预防

1. 由于儿童烧伤烫伤最为常见，因此，对易造成烧伤的物品，如热水瓶、火炉、开水、沸汤等应放在儿童拿不到的地方，并教育儿童不要玩火或玩易燃、易爆物品，以避免烧伤、烫伤事故的发生。

2. 消除烧烫伤隐患　如煤气灶、罐使用完毕应及时关紧阀门，高压锅阀门保持畅通，充电器充电完毕及时拔开脱离电源，经常检查电线防止老化，检查接头处防止接触不良等等。

四、治疗

1. **现场救护**　牢记"冲、脱、泡、盖、送"的五字救护口诀。

（1）冲：将受伤部位迅速浸泡于冷水中（温度不能低于5℃、以免冻伤）。或以流动的自来水冲洗30~60分钟。

（2）脱：小心脱去衣服（必要时可以用剪刀剪开衣服，或暂时保留粘在皮肤上的衣服），尽量避免将水疱弄破，水疱大的可以用一次性注射器抽掉。

（3）泡：将受伤部位再次浸泡于冷水中，以减轻疼痛及稳定情绪。若烫伤面积较大，烫伤者年龄较小，则不必浸泡较久，以免体温下降过低或延误治疗时机。

（4）盖：用清洁的床单或毛巾、纱布等覆盖受伤部位。千万不要在受伤部位涂抹酱油、牙膏、煤灰、中草药、紫药水等。以防引起伤口感染，并影响医护人员的判断和紧急处理。

（5）送：除极小的烧烫伤可以自己处理外，最好将烫伤者送往邻近医院做进一步伤口处理。伤势较重者最好送到条件好、经验丰富的烧伤专科进行治疗。

注意："冷治疗"在烧烫伤后要立即进行，如过了5分钟后才浸泡在冷水中，则只能起止痛作用，不能保证不起水疱，因为5分钟内烧烫的余热还会继续损伤肌肤。

2. 创面处理　烧伤治疗，除抢救生命外，重要的是早期正确处理创面，以减少瘢痕发生。研究表明，创面愈合速度与瘢痕发生密切相关，烧伤后10天以内愈合的创面基本不留瘢痕，而14天以上愈合者瘢痕增生概率超过75%。

Ⅰ度烧烫伤可到医疗机构或者药店里买烧烫伤膏药外涂，一般3~7日治愈。

Ⅱ度烧烫伤，表面水疱不要刺破，不要在创面上涂任何油脂或药膏，应用洁净的敷料或就便器材，如方巾、床单等覆盖患处，保护创面。

早期使用抗生素，预防局部和全身感染。

Ⅲ度及其以上的烧烫伤最好到医院专科治疗。

五、阅读摘要

（1）《外科正宗》方：白石灰一升，麻油减半。将白石灰用水二碗和匀，候一时许，用灰上面清水，倾入碗内，加麻油和匀，以竹筋搅百转，自成稠膏，外搽。

（2）任之堂：姜汁涂抹，保持1~2天伤口湿润，立止痛、杀菌，轻者1次即愈。400多例验证，无一失误。

（3）獾子油治疗烫伤烧伤效果明显（愈合得快、瘢痕不明显）："愈合得快"说明其有杀菌、消毒功能；"瘢痕不明显"说明其能促进细胞再生。

用法：使用前应将创面清洗干净，稍干后将獾子油均匀的涂布在创面。然后用干净无菌的纱布、绷带将创面简单的包扎即可每隔48小时换药1次即可。

（4）治烧伤迅速而且不留瘢痕：橄榄油和滑石粉两味药搅匀涂抹，抹到之处很快就好起来，没有痕迹。

（5）取石榴皮500g，将其清洗干净，加水500ml，用文火煎到只剩250ml，过滤后倒入瓶子中备用。按烧伤面的大小，将1cm^{2}的纱布块浸于药液，一块一块贴敷于患处，直到痊愈时纱布块自行脱落。一般敷药1次，即可治愈。

（6）烫伤：活蚯蚓适量，加白糖化成水，用此水涂于烫伤处，一日3次，连用数日有清凉止痛生肌功效，通常不会留下瘢痕。

（7）大黄粉30g、蜂蜜适量，混合成膏状，抹在伤口上，就可以快速让伤口复原，不留瘢痕。

（8）三味烫伤油：草鱼油、冰片、克林霉素各适量。

（9）10支庆大霉素针剂，兑上1个鸡蛋清，涂抹于烧伤、烫伤患处即可，不用刺破水疱。特点：止痛快，涂上之后即不疼痛，不留瘢痕。

六、调养

1. 注意饮食

（1）烫伤患者容易有口渴症状，不要给患者喝白开水、矿泉水，以免引发脑水肿和肺水肿等并发症。可让患者少量多次喝些淡盐水，以补充血容量，防止休克。

（2）禁食鱼虾、煎炸、烧烤、烘焙、辛辣刺激性食物，少吃含糖高的食物。

2. 注意康复保养

（1）保护创面不要受生水污染。

（2）如果伤处位于会弯曲的地方，如手掌或手指的关节，每天至少拉伸 10 次，每次 1 分钟，来防止缩短变形。

（3）不要让伤口暴露在阳光下，特别是面部伤口。在痊愈的头 6 个月，避免阳光直射伤口，否则结痂处皮肤会比周围皮肤黑，使瘢痕更加明显。

创伤（附：破伤风）

一、概述

创伤正日益成为危害公众健康的一大公害，是 45 岁以下人群死亡的第一位原因，也是所有人群死亡的第三位原因；对社会的危害和劳动力的损失远大于任何一类疾病。创伤的分类如下：

1. 按伤口是否开放分

（1）开放性损伤：擦伤、撕裂伤、切伤、砍伤、刺伤。

（2）闭合性损伤：挫伤、挤压伤、扭伤、震荡伤、关节脱位和半脱位、闭合性骨折、闭合性内脏伤。

2. 按致伤部位分 分为颅脑伤、颌面颈部伤、胸部伤、腹部伤、骨盆部伤、脊柱脊髓伤、上肢伤、下肢伤。

3. 按致伤因子分 分为冷武器伤、火器伤、烧伤、冻伤、冲击伤、化学伤、放射损伤。

二、治疗

在基层医疗机构，主要是处理开放性的皮肤或损伤浅表的肌肉伤口。

1. 伤口处理

（1）表皮擦伤，清创后可以用氯霉素注射液 5 支，加入利福平 2 片（片剂的研末、胶囊的去胶囊），混合摇匀，涂抹患处，早、晚各 1 次。一般 3~5 天即可结痂而愈。该方对烧烫伤、褥疮、脓疱疮等皮肤细菌感染都有很好的效果。

（2）创伤小于 1cm，但是伤及真皮的，清创后可以在创面上撒上磺胺结晶粉，出血的混合少量云南白药末，外贴创可贴覆盖保护。每天晚上换 1 次，也利于伤口愈合。

（3）创面大于 1cm，但是深度小于 0.5cm 的，应该清创后缝合。缝合后应该注意保护创面不受污染，一般 3 天换敷料 1 次，受到污染则应及时消毒并覆盖敷料。1 周拆线，活动部位 2 周拆线。

（4）创面深度大于 1cm 的，怀疑伤及内脏、血管、神经、肌腱和骨折的最好转医院检查治疗。

2. 有创面的，都要及时肌内注射破伤风抗毒素，过敏者则应改用破伤风人体免疫球蛋白。

三、阅读摘要

龙眼核去光皮，研末，掺伤口，止血止痛，且无瘢痕。

木刺入肉，取蝼蛄 2~3 只，捣烂外敷患处皮肤，1 天后木刺自出。

四、调养

1. 注意饮食。禁食鱼虾类食物，少吃含糖量高的食物。适当增加进食高蛋白含量的食物，以利于创面愈合。

2. 注意休息，尤其是对患处的保护，以防污染，引起感染，延误创面修复。

附：破伤风

一、概述

破伤风是破伤风梭状芽孢杆菌经由皮肤或黏膜伤口侵入人体，在缺氧环境下生长繁殖，产生外毒素侵犯脊髓及脑干运动神经元，引起阵发性肌痉挛的一种特异性感染。

破伤风芽孢杆菌大量存在于人和动物肠道、灰尘、土壤、铁锈中。

破伤风梭菌是厌氧菌，在一般伤口中不能生长，伤口的厌氧环境是破伤风梭菌感染的重要条件。窄而深的伤口（如刺伤），有泥土或异物污染，或大面积创伤、烧伤、坏死组织多，局部组织缺血或同时有需氧菌或兼性厌氧菌混合感染，均易造成厌氧环境，有利于破伤风杆菌生长。

在基层医疗机构和家庭，对破伤风主要是防，即有开放性创伤时清创彻底，最好 24 小时内注射破伤风抗毒素或者破伤风人体免疫球蛋白。

发现怀疑破伤风则应及时转医院治疗。

二、阅读摘要（仅供参考）

（1）蝉蜕 2~3 钱（6~9g），兑烧酒服好。破伤风，投用单味蝉蜕 120g，分 2 次上下午口服，服 2 剂抽搐止、热减退，连用 6 剂。

（2）鸡矢白三钱（9g），研末，酒兑服，1 次可止。

（3）破伤风验方：蝉蜕 120g，常山 4.5g，钱藤 30g，丝瓜络 30g。水 3 碗，煎取 1 碗，每日分 2 次服。

（4）破伤风验方：天麻 2 钱（6g），僵蚕 5 钱（15g），蝉蜕 1 钱（3g），桂枝 2 钱（6g），川木瓜 15 钱（45g），细辛 15 钱（45g），吴萸 15 钱（45g），朱砂适量。将前 7 味加水 2.5kg，煎 3 小时，过滤，混合浓缩成膏，制成黄豆大药丸，朱砂为衣。5 岁以下小孩每次服 1 粒，4 小时服 1 次。

第十八章　月经病

痛　　经

一、概述

痛经是指女性经期前后或者月经期出现的下腹部疼痛、坠胀，伴有腰酸或其他不适。严重的会导致剧痛甚至晕厥，影响生活和工作。年轻女性发病率可达到 50% 以上。

痛经分为原发性和继发性两类，原发性痛经占痛经的 90% 以上。

二、病因

心理、精神因素，如焦虑、恐惧、敏感等不良情绪容易诱发该病。子宫内膜前列腺素含量增高，子宫内膜脱落、子宫内异常收缩、子宫颈狭窄等因素是原发性痛经的重要发病因素。

子宫内膜异位、盆腔炎、盆腔充血等疾病是继发性痛经的主要因素。

三、临床表现

该病在中医中主要有气滞血瘀、气血虚弱、阳虚内寒、肝肾阴虚等证型。

1. **气滞血瘀**　经前或行经期间出现小腹胀痛、乳头触痛，疼痛多在经前。伴经量少或行经不畅，心烦易怒等。

2. **气血虚弱**　经期小腹绵绵作痛，疼痛多在经后。伴月经量少，色淡，神疲乏力，面色蜡黄，食欲不佳，大便溏泻等。

3. **阳虚内寒**　经期或经后小腹冷痛，伴月经色淡量少，腰酸腿软，手足不温，小便清长等。

4. **肝肾虚损**　月经干净后 1~2 日出现腰酸腿软，小腹隐痛不适，或有潮热，头晕耳鸣等。

四、治疗

1. **中医**　现在的很多女性，爱风度不爱温度，喜欢穿裙、甚至超短裙、短裤，夏天又贪凉爱开空调、吹风扇、吃冷饮，所以现在阳虚内寒兼气滞血瘀的痛经最多见。治疗这种痛经，我常用少腹逐瘀汤加川牛膝、香附子、紫石英、鹿衔草（月经期间停服），疗程 1 个月以上，多能根治。

2. **西医**　疼痛剧烈时用非甾体抗炎药如布洛芬，或者用舒张平滑肌的山莨菪碱止痛。

五、阅读摘要

（1）刘渡舟辨治痛经（张炳厚《中医杂志》2016 年第 18 期 1548 页）：经前痛多实，经后痛多虚。实者或气滞血瘀（胀为主，宜加味乌药散），寒凝血瘀（痛为主，宜琥珀散），方均见《医宗金鉴·妇科心法要诀》。

（2）夏桂成经验：痛经经期用痛经汤（活血理气、安神补肾），排卵期服排卵汤（活血补肾）。痛甚加制乳香、制没药、全蝎，或钩藤、琥珀宁神。血多加三七、血竭、炒蒲黄。膜样痛经须加三棱、莪术、肉桂，比桃仁、红花好。

（3）艾叶二两（60g），韭菜二两（60g），姜片一两（30g），红糖三两（90g），水煎片刻，饮服即愈。

（4）当归，川芎、赤芍、延胡索、香附子、甘草，经前服 1 周，连续 3 周，均愈。

（5）当归 30g，艾叶 15g，水煎冲红糖，虚寒者有良效。（蒲辅周经验）

（6）益母草 30g，煎煮 2 个鸡蛋，经前 1~2 天开始服，计 5 天，连服 3 个月经期。奇效。

（7）痛经方：肉桂、干姜、小茴香各 15g，研末，调米醋或黄酒，调成糊状，填入脐之中，纱布固定。每日换药 1 次。连续用 5~7 天，治愈，不复发。

（8）速效救心丸 2~5 粒口服，1 次效，3 次愈，半小时止痛。

（9）口服藏药独一味胶囊，每次 3 粒，每日 3 次，疗程 1 周，经前 7 天服用，或必要时服。连服 3 次，3 个月即愈。

（10）针灸

1）针地机、三阴交透悬钟、内关立止。

2）针刺或者艾灸承山立止。

3）针刺太溪（双），强刺激至足心或踇趾麻胀，立止。其他腹痛病症（如阑尾炎、胃肠痉挛等所致）均可采用此法。

4）三阴交指法：令病者坐凳上，双脚着地，全身放松，医者伸出右手拇指，点压该穴，由轻而重，产生热气传导的感觉直达小腹后，痛经即止，此后可用顺时针方向捻压拇指。

六、调养

主要是防寒保暖。

月经不调

一、概述

月经不调是指妇女月经因某些不利原因失去正常顺序，导致行经不能准期：或先期，或后期，或先后无定期，月经量过少或过多。

小贴士

月经常识：正常的月经，为每 28 天左右来潮 1 次，不足此日数来潮的为先期，迟过此日数来潮的为后期，先期或者后期不定的为先后无定期。还有经来过多或者过少的，如月经 3 个月以上不来的，为闭经；经血量超过寻常以至淋沥不止的，为崩漏。

此外，还有 2 个月来潮 1 次的，称并月；3 个月来潮 1 次，称居经；1 年来潮 1 次，称避年；一生没有月经来潮，称暗经。都是因为生理异常引起的月经异常，如果没有什么病症，可以不必治疗。

二、病因

月经先期，多为血热所致，或阴虚火旺，或肝郁化火，或下焦湿热。

月经后期，多为气滞血瘀，或阳虚内寒，或气血虚弱。

月经先后不定期，则为多种因素影响所致。

月经量过少，常兼见于月经后期。

月经量过多，多为功能失调性子宫出血，另外列文论述。

三、临床表现

1. **月经先期**　阴虚火旺引起的，除了月经提前多日甚至 1 个月多次月经、月经量少外，常伴有头晕、心烦、口干，舌质红，脉细数等。

肝郁化火引起的，除了月经提前外，常伴有烦躁易怒、舌边红，脉弦数等。

下焦湿热引起的，除了月经提前外，常伴有少腹隐痛，腰酸，白带异常，舌质偏红、苔薄黄或厚白，脉滑或兼数等。

2. **月经后期**　气滞血瘀引起的，除了月经推迟外，常伴有经行少腹胀痛或刺痛，经血色深甚至变黑、有血块，舌质暗红，脉细涩等。

阳虚内寒引起的，除了月经推迟外，常伴有经前或经行初少腹冷痛，四肢不温，舌质淡，脉紧等。

气血虚弱引起的，除了月经推迟外，常伴有经血量少、颜色变淡，神疲乏力，舌质淡，脉虚弱等。

3. 月经先后不定期　我没有见过这样的病例，所以不论述了。

四、治疗

1. 中医

（1）月经先期：阴虚火旺引起的，可以用两地汤加减；肝郁化火引起的，可以用丹栀逍遥散加减。下焦湿热，多为有急、慢性盆腔炎或者附件炎，可以用薏苡附子败酱散合五妙散加味。以上各型的疗程均为1个月以上。

（2）月经后期：气滞血瘀和阳虚内寒常兼夹为犯，所以我像治疗痛经一样，常用少腹逐瘀汤加味治疗。疗程1个月以上，多能获得满意的效果。

气血虚弱引起的用十全大补汤治疗，比较好。

2. 西医　主要是激素类药物调经。

五、阅读摘要

1. 基础理论

（1）《素问·评热病论》：月事不来者，胞脉闭也。胞脉者，属心而络于胞中。今气上迫肺，心气不得下通，故月事不来也。

（2）《素问·腹中论》：有病胸胁支满者，妨于食，病至则先闻腥臊臭，出清液，先唾血，四肢清，目眩，时时前后血……病名血枯，此得之年少时，有所大脱血；若醉入房中，气竭肝伤，故月事衰少不来也。

（3）《素问病机气宜保命集·妇人胎产论》：妇人童幼天癸不行之间，皆属少阴；天癸既行，皆从厥阴论治；天癸已绝，乃属太阴经也。

（4）《医学传心录》：女人经水不调，皆是气逆。

2. 临床经验

（1）鸡血藤30~50g/d，水煎服，治疗月经不调效果好。

（2）任之堂：桃红四物汤加制乳没、蒲黄、五灵脂、川牛膝，治疗闭经效果好。

（3）山楂50g，水煎冲红糖服好。（张锡纯经验）

（4）茜草30g，黄酒、水各半煎服，数剂即通。

（5）急性子15~30g，水煎服，1~2剂即来。

（6）苏叶30g，水煎服，通经，3~5天即至。

3. **用药经验**

（1）麻黄可通经，特别是闭经，月经如果不来了可以加麻黄，这个通经效果不错。月经延期，用葛根汤、桂枝茯苓丸等是有效的，还可以继续观察。

（2）鸡内金对顽固性闭经也有效。

六、调养

1. **注意饮食**　月经先期的忌食煎炸、烧烤、烘焙和辛辣刺激性食物，忌酒。月经后期的忌食寒凉、冰冻食物。

2. **注意休息**　月经先期和月经后期的气血虚弱的更要注意不熬夜，不疲劳。

3. **平衡心态**　情绪稳定，不抑郁，不急躁，不暴怒。

功能失调性子宫出血

一、概述

功能失调性子宫出血，简称功血，是由于机体内外因素干扰了调节生殖的神经内分泌系统的完整性所导致的异常子宫出血，但是无器质性病变。

二、病因

正常月经周期有赖于中枢神经系统控制，下丘脑 - 垂体 - 卵巢性腺轴系统的相互调节及制约。任何内外因素干扰了性腺轴的正常调节，即可导致该病发生。

三、临床表现

表现为不规则的子宫出血，月经周期紊乱，出血时间延长，经血量多，甚至大量出血或淋沥不止。根据排卵与否，通常将功血分为无排卵性及排卵性两大类，前者最多见，约占 80%~90%，主要发生在青春期及绝经过渡期，后者多见于生育期妇女。

1. **无排卵性功能失调性子宫出血**　表现为：闭经一段时间后发生出血，出血或无规律性。量的多少与持续及间隔时间均不定，有的仅表现经量增多、经期延长。大量出血时，可造成严重贫血。

无排卵性常见于青春期、绝经过渡期，生育期也可发生。

月经初潮时，下丘脑 - 垂体 - 卵巢轴正处在逐渐成熟的过程中，所以月经初潮两年内，月经周期不规则比较正常，一般能自行调整恢复。

在无排卵性功能失调性子宫出血患者中，绝经过渡期异常子宫出血比较多见。这个年龄的器质性病变也比较多,所以最好要做病理检查。

雌激素水平是随着卵泡的发育或萎缩而增减的,当体内雌激素水平突然下降时,可发生撤退性出血。表现为闭经一段时间后发生出血,出血可为无规律性,量的多少与持续及间隔时间均不定。

2. **排卵性功能失调性子宫出血**　较无排卵性少见,多发生于生育期女性。表现为有规律的月经周期,但周期缩短,或经前数日即有少量出血。多数有器质性病变,如炎症、赘肉、子宫肌瘤、子宫内膜异位等。育龄妇女常可表现为不易受孕或孕早期流产。应及时到医院检查确诊。

中医称之为崩漏,主要有气虚、气滞血瘀、阴虚火旺和肾虚四种类型。

气虚型,经血较多,兼少气懒言、神疲乏力,舌质淡、苔薄白,脉细弱,围绝经期或者体质偏胖的妇女多见。

气滞血瘀型,经血多色黑、有血块,甚至会少腹痛,舌质暗红,脉细涩,生育期妇女多见。

阴虚火旺型,常见月经先期,经血偏少,心烦,舌质红、苔少甚至无苔,脉细数,体质偏瘦的妇女多见。

肾虚型,常常月经提前,淋沥不尽,并伴有腰膝酸软,青春期少女多见。

四、治疗

1. **中医**　中医治疗该病有澄源、塞流、复旧的三大治疗方法。我主要是从气虚、气滞血瘀、阴虚火旺和肾虚着手,再根据上述三大治疗方法分型施治。

气虚者用补中益气汤合我的止血汤(炒艾叶、侧柏叶、血余炭、生地黄)。

气滞血瘀者用少腹逐瘀汤加茜草、炒艾叶。

阴虚火旺者用两地汤合我的止血汤。

肾虚用左归饮合我的止血汤。疗程均为 5~7 天。

中成药:宫血宁胶囊、断血流片有一定的效果。

2. **西医**　用激素调经止血。

五、阅读摘要

1. 基础理论

(1) 功能性占 77.4%,瘀血型占 76%。器质性占 25%,有炎症、子宫内膜异位、阴道肿瘤、子宫癌、卵巢肿瘤、葡萄胎等。

(2) 无排卵占 90%,青春期多见(排除子宫癌),补肾为主;围绝经期注意子宫肌瘤,补脾为主。有排卵少见,生育期妇女为多,肝阴虚为主,调肝为主。

(3) 多雌激素下降,加含雌激素中药效果大增。

(4) 叶天士经验:初崩宜塞,久崩宜通。

（5）暴崩宜止，久漏宜清。

2. 临床经验

（1）止漏五法：舌淡补气，补中益气汤；舌绛凉血，犀角地黄汤；舌紫化瘀，少腹逐瘀汤；舌红柔肝，柴胡四逆散；舌胖温阳，温经阳和汤。

（2）夏桂成经验：春夏崩漏，多阴虚火旺，宜二至地黄汤，也有肝火，脾虚宜归脾汤。秋冬多肾虚，宜大补元煎，肺肾不足宜清虚火三甲地黄汤。

（3）功能失调性子宫出血（卵巢功能失调），促排卵是关键。止血后5天补肾宜用血肉有情之品。

（4）余国俊老师治疗崩漏的一张高效方：生黄芪30g，当归30g，生地黄30g，桑叶30g，三七粉5g（冲）。

（5）毛以林老师的一张验方：白参10g，生黄芪30g，升麻3g，柴胡5g，桔梗10g，仙鹤草30g，血余炭10g，煅龙牡各30g。即张锡纯前辈的升陷汤加味方。

（6）固本止崩汤：生地黄、地榆、茅根、白芍、桑叶各30g，党参、山茱萸各15g。

（7）崩漏验方（郭永来处方）：当归、地黄、白芍、乌梅、生地榆、藕节。

（8）四地汤：生熟地黄、地榆各15g，地骨皮30g，水煎服，效果好。

（9）四物汤加黄芪30g、三七6g（末），治疗经血不止，3剂即愈。

（10）地榆30g，侧柏叶15g，水煎服，3~4剂痊愈。

3. 用药经验

（1）王幸福经验：桑叶，治功血首选。地榆、贯众、白头翁，治之好。荆芥入方好。

（2）地榆、贯众、白头翁，为张志远先生治疗崩漏的一组“角药”。

（3）菟丝子、鹿衔草各30g，大蓟30~50g入方奇效。阿胶30g入方好。生地黄60g为主，水煎服，效果好。苎麻根15~30g入方好。石韦、椿根皮入方好。

（4）《验方新编》248页：灯心灸大敦10壮，即止。

（5）维生素E 0.1g，隔日1次，2~3周，治疗放环后月经过多，均愈。

六、调养

1. 注意饮食。忌酒，忌煎炸、烧烤、烘焙、冷冻食物。
2. 防寒保暖，不下冷水，不洗冷水澡。
3. 注意休息，不熬夜，不疲劳。
4. 平衡心态，情绪稳定。

绝经综合征

一、概述

绝经综合征，又称围绝经期综合征，是指妇女绝经前后出现性激素波动或减少所致的一系列躯体与精神心理症状。

二、病因

卵巢功能衰退，性激素水平下降。

三、临床表现

主要有月经紊乱、潮热、睡眠障碍，有的还有抑郁或焦虑，烦躁、易怒、记忆力减退，头晕、耳鸣、疲乏，阴道干涩，泌尿系症状，骨、关节疼痛等。

四、治疗

1. **中医**　该病主要因肾虚和肝火或胃火而致，治当滋补肾阴，清肝火或清胃火，方选麦味地黄丸合丹栀逍遥散（或清胃散）加减，疗程 1 个月以上。

2. **西医**　主要是激素疗法，对症治疗，应该由医院专业医师指导用药。

五、阅读摘要

1. **基础理论**　天癸绝属于太阴经证。

2. **临床经验**

（1）夏桂成经验：初用清心滋肾，重者加龟鳖。

（2）《杏林薪传》葆青汤：淫羊藿、仙茅、巴戟天、女贞子、墨旱莲、百合、生地黄、山茱萸、五味子、麦冬、西洋参、当归、知母、黄柏、生龙牡、怀牛膝、浮小麦，大枣、甘草，水煎服，效果好。

（3）知柏地黄丸加淫羊藿、仙茅好。

（4）芩连四物汤好。桂枝剂、柴胡剂加龙骨牡蛎汤加上肾气丸为主可以治疗围绝经期综合征。

（5）围绝经期潮热、盗汗、心烦，每天吃 1 个海参，1~2 周即效。

3. **用药经验**

（1）刘炳凡以龙齿、小麦、百合为主。

（2）栀子入方更好。

（3）地骨皮清虚热好。

六、调养

1. 注意饮食，可以适当增加豆制品和滋阴降火类食物的摄入，忌食煎炸、烧烤、烘焙、酒类食物，少吃辛辣刺激性食物。

2. 平衡心态，情绪稳定。

3. 注意休息，不熬夜，适当运动或者劳动。

第十九章　孕、产期疾病

先兆流产

一、概述

先兆流产，中医称胎动不安、胎漏，是指妊娠 28 周前先出现的阴道少量出血，常为暗红色或血性白带，无妊娠物排出，伴有轻微下腹痛和腰背痛。经过休息和适当治疗后可以继续妊娠。如果阴道流血量增多或下腹痛加剧，可发展为难免流产。

二、病因

孕妇体质虚弱，或劳累、外伤（如活血化瘀药物损伤、撞击伤、不当的阴道内诊、性交等）等因素，引起黄体功能不全、子宫敏感性增强。

三、临床表现

妊娠早期阴道有少量出血，有轻微阵发性宫缩，有的伴少腹痛或者腰酸。子宫颈口未扩张，子宫大小与停经月数相符。若阴道流血量增多或下腹部疼痛加剧，可发展为难免流产。

妊娠前 3 个月子宫比较敏感，有时出现轻微的下腹坠痛，不是先兆流产，应注意休息，及时到医院请医生诊治。

四、治疗

1. **中医**　中医认为，肾主生殖、三开合，所以先兆流产首先当责之肾虚，若见腰酸更当治肾为主，宜寿胎丸为主方。

其次是按兼症分治：兼见口苦，舌质红，脉右寸关滑数的，为血热，宜合黄连阿胶汤加减治疗。

兼见神疲、短气、乏力，舌质淡，脉虚弱的，为气虚，宜合补中益气汤加减治疗。

疗程均为1~2周，习惯性流产者应该1个月以上，严重的甚至3个月以上。

本地民间方：仙茅15~20g，瘦肉2两（100g）或母鸡1只，炖服，连服3~5天，据说效果很好。

我2019年5月用仙茅15g入黄连阿胶汤，治疗1例孕妇2次出现先兆流产，均服1剂即获阴道流血停止、腰腹痛消失的效果，然后巩固服药2剂复常。

2. **西医**　主要是补充孕酮，即肌内注射或者口服黄体酮、维生素E。

五、阅读摘要

（1）妇人妊娠，宜常服当归散主之。

（2）妊娠，养胎，白术散主之。

（3）妇人有漏下者，有半产后因续下血都不绝者；有妊娠下血者，假令妊娠腹中痛，为胞阻，胶艾汤主之。

（4）胎动不安：潞党参30g，焦白术12g，茯神12g，桑寄生30g，菟丝子15g，杜仲10g，续断10g。随证加减黄芩、砂仁、仙鹤草等。

六、调养

主要是注意休息：患者应该多休息，严重的甚至要卧床休息。不熬夜，禁止性生活，不能上楼爬山，不能运动或者劳动。

妊娠恶阻

一、概述

妊娠早期（多为1~2个月内），出现严重的恶心呕吐、头晕、厌食，甚则食入即吐，为妊娠剧吐，中医称“妊娠恶阻”。一般妊娠3个月后症状自动消失。

二、病因

精神过度紧张，神经系统功能不稳定的年轻初孕妇。胃酸降低，胃肠道蠕动减弱，绒毛膜促性腺激素增多，甲状腺功能亢进及肾上腺皮质激素减少等因素，与该病也有一定关系。

中医认为，该病患者多为脾胃虚弱，肝胃不和，气失和降，胃气上逆所致。

三、临床表现

轻者为妊娠反应：食欲减退、择食、清晨恶心及轻度呕吐等现象，一般在3~4周后即自行消失，对生活和工作影响不大。少数患者持续性呕吐，甚至不能进食、进水、伴有上腹部不适，头晕乏力，喜食酸咸之物，严重的引起脱水、酸中毒等。

四、治疗

1. **中医**　我认为患者多为内有胃火，胃火因胎热加重，外有寒邪，胃火受外寒闭阻，无法发散而上逆，产生呕吐。所以常用苏叶黄连汤合四君子汤加黄芩、砂仁、半夏治疗：苏叶、姜半夏、白术各10g，黄芩、党参、茯苓各15g，黄连、砂仁、甘草各6g。水煎服。多能1~3剂止吐，续服2~3剂巩固而愈。

2019年3月底，1例妊娠2个月余的严重呕吐患者，食入即吐。我用苏叶10g、芦根30g，每天1剂。给患者泡水喝。患考服1剂即呕吐减轻，5剂即愈。

2. **西医**　主要是营养支持、对症及用维生素B_6和胃复安止吐治疗。

五、阅读摘要

（1）妊娠呕吐不止，干姜人参半夏丸主之。

（2）任之堂：非半夏不能止呕吐，加白术和砂仁则保胎无虞。

（3）干芦根50g水煎频服，1日效，3日愈。

（4）妊娠恶阻吐不停，砂仁二陈汤有良效。

六、调养

1. 治未病，最好孕前把胃热降下去，把外寒驱除掉。
2. 妊娠期少吃油腻食物，禁食煎炸、烧烤、烘焙、冰冻食物。
3. 防寒保暖。

胎位异常

胎位异常是指妊娠30周后，胎儿在子宫体内的位置不是正常体位，较长见于腹壁松弛的孕妇和经产妇。正常的胎位应为胎体纵轴与母体纵轴平行，胎头在胎位异常骨盆入口处，并俯屈，颏部贴近胸壁，脊柱略前弯，四肢屈曲交叉于胸腹前，整个胎体呈椭圆形，称枕前位。在妊娠中期，胎位可异常，以后多会自动转为枕前位。

由于该病简单，B超检查诊断明确，所以只列阅读摘要

孕期要多活动，做力所能及的劳动，通过母亲的各种姿势的活动，使胎儿在宫内被动的运动，将胎位转成头位。

灸至阴，有一定的纠正效果。

孕期感冒

一、概述

妊娠除了最怕流产外，其次就是怕感冒了。感冒不仅会出现鼻塞、流鼻涕、咽喉痛、咳嗽，甚至发热、头痛、全身酸痛等症状，而且还会引起很多并发症和诱发很多疾病。然而妊娠期又不能乱用药，尤其是妊娠期的前3个月，不仅不好用药，并且感冒病毒对胎儿也有可能导致畸形等损害。加上现在很多育龄妇女体质都不太好，很容易感冒，我在门诊中就经常遇到孕期感冒患者前来咨询和治疗的。所以孕期感冒的预防、治疗和调养是值得谈谈的。

二、病因

多为病毒感染，但是体质偏热者则易并发或者合并细菌感染。

三、临床表现

孕期感冒和正常人感冒的症状、体征一样，所以在此不再赘述。不同的是治疗和用药，因为孕期感冒治疗、用药要考虑对胎儿的影响。

四、治疗

由于早孕期的前3个月胎儿器官发育未全，所以只有在迫不得已情况下，才考虑选择对胎儿尽可能影响小、尤其是无致畸作用的药物。

为了避免以后可能出现的纠纷，用药前最好向患者及其家属说明并且征得同意：感冒可能对胎儿有影响，用药也不是绝对安全。

1. **中医**　孕期感冒，应该尽量选择毒、副作用和对胎儿影响小的中医药或者中成药治疗。

感冒即上呼吸道感染，病因是寒，但是如果体质阴虚或者有内热的，则极易化热，而上呼吸道又有鼻、咽喉、支气管等器官，并且还可能下延至肺部。所以治疗感冒，不仅要辨症状、体征，辨寒热，而且还要辨来自哪个部位的症状、体征和寒热，才能够辨证准确，取得满意的效果。

（1）鼻塞、流鼻涕

1）症状来自于鼻子的寒，以流清涕或打喷嚏为主，多为病毒感染。最好多喝点水，早上和上午用掌捂或按摩印堂、前额、迎香。姜贴或者艾灸前额、大椎，效果都比较好。

葱豉汤食疗也有一定的效果。

上述治疗无效，妊娠大于3个月的，可以谨慎选用风寒感冒颗粒或者小青龙颗粒(汤)、藿香正气颗粒(汤)。

2）鼻塞、流绿色和黄色鼻涕的,多为热,即细菌感染。出现此症状,可以先观察2~3天能不能自愈,如果症状不减轻甚至逐渐加重,就必须用清热解毒的中成药或者中药汤剂治疗。妊娠大于3个月的,可以谨慎选用金银花、菊花、鱼腥草、穿心莲类制剂或汤剂,如复方金银花颗粒、桑菊感冒颗粒、鱼腥草合剂、复方穿心莲片等。

（2）发热:体温低于39℃的中、低度发热,最好多喝水,不用退热药。高于39℃的,应该查清发热原因,针对病因治疗,病因消除了热自然就降下来了。

因为高热难受,可以冷敷或用退热贴贴前额,以降低头部温度,缓解头痛、头昏等症状。妊娠大于3个月的,可以谨慎选用小柴胡颗粒或汤剂,或葛根汤。

（3）咳嗽

1）鼻、咽喉、支气管和肺部的寒(病毒感染)、热(细菌感染),均可引起咳嗽。

鼻部引起的咳嗽,诊治见(1)。

2）咽喉引起的咳嗽,患者明显感觉到是咽喉不适,也可以分寒(病毒感染)和热(细菌感染)。

咽喉寒性的咳嗽多为干咳或少痰,喉痒,甚至声音嘶哑,咽喉淡红或者淡白。治以散寒为要,可以用生姜为主食疗。妊娠大于3个月的,可以用麻黄汤贴敷天突穴或者身柱穴,谨慎选用麻姜颗粒、小青龙颗粒。

咽喉热性的咳嗽多咽喉疼痛,充血,甚至溃脓。可以用荆芥、金银花、青黛、桔梗、玄参,天突贴敷,每天一换。妊娠大于3个月的,也可以谨慎选用治疗鼻窦炎的中成药,加念慈庵枇杷膏。注意:服化痰止咳类糖浆或膏时,半小时内不要喝水,否则会影响疗效。

3）支气管引起的咳嗽,多为热性(细菌感染),咳嗽痰多色黄,咳嗽是从胸中发出来的,有的有胸闷、胸痛,可以参考选用治疗咽喉热性咳嗽的治疗方法,痰多的加鲜竹沥,或牛黄蛇胆川贝液。

4）肺炎(需要拍片才能确诊)引起的咳嗽,也多为热性(细菌感染),和支气管炎的治疗方法相同,只是疗程更长,要7~10天。

2. **西医**　西医对孕期感冒的病毒感染,无药可用。所以,在此只谈孕期感冒细菌感染的治疗。

当感冒3~7日后,症状不仅未好转,而且还出现流脓黄涕,或者扁桃体、咽喉溃脓、咳嗽痰黄,血常规化验白细胞升高,尤其是中性粒细胞升高时,则是细菌感染。但是不同部位的细菌感染,致病菌是不同的,因而用药也不相同。

（1）上呼吸道感染:包括鼻、咽、喉部的感染。致病菌多为溶血性链球菌、肺炎链球菌、流感嗜血杆菌。抗生素首选青霉素族(青霉素G、阿莫西林),也可选用第1、第2代头孢类及大环内酯类药物。

（2）下呼吸道感染：包括急慢性支气管炎、肺部感染等。致病菌主要有肺炎链球菌、金黄色葡萄球菌、肺炎克雷伯杆菌、流感嗜血杆菌、铜绿假单胞菌、大肠杆菌、变形杆菌、厌氧杆菌（如棒状杆菌、梭形杆菌等），以及支原体、衣原体等。抗生素可以用第1、第2代头孢类药物，支原体、衣原体感染只有用阿奇霉素。根据感染程度选择口服或者静脉输液。

现在很多人用青霉素、头孢类效果不好或者无效，连用3天无效甚至症状加重的，就应该改用阿奇霉素治疗。

以上感染的疗程均为5~7天，肺炎的需要7~10天。

五、阅读摘要

无。

六、调养

参照内科感冒的调养。

恶露不尽

一、概述

恶露，即产妇分娩后，胞宫内遗留的"余血浊液"。正常情况下，产后20天左右，恶露便没有了。超过20天恶露淋沥不尽者，称恶露不尽。

二、病因

气虚不摄，瘀血停留，阴虚血热。多因身体虚弱，产时失血伤气或产后操劳过早诱发。

三、临床表现

产后恶露排出一般有血性恶露、浆液恶露和白色恶露3个阶段。

1. **血性恶露**　产后3~7天，恶露量（主要是血液、夹有少量胎膜及坏死脱膜组织）比较多，颜色鲜红，有时还带有小血块。

2. **浆液恶露**　血性恶露后3~5天，恶露中所含血量减少，呈浆液状，颜色淡红，夹有较多的坏死蜕膜组织、宫颈黏液、宫腔渗出液，且有细菌。

3. **白色恶露**　浆液恶露后，浆液逐渐减少，白细胞增多，夹杂坏死组织脱膜，表皮细胞和细菌等。恶露黏稠，颜色变白，变为白色恶露。

四、治疗

1. **中医**　我一般用补中益气汤合生化汤加减治疗，疗程3~7天。

中成药：恶露以红色为主的，可以用生化颗粒，益母草颗粒（膏）等。白色为主的可以用参苓白术散等。

2. **西医**　主要是防治感染。

五、阅读摘要

无。

六、调养

1. **注意休息**　产后多体虚，产妇应该多休息，尤其是产后1个月，不仅不要运动、劳动，甚至不要洗衣服。不熬夜。

2. **注意饮食**　适当注意加强进食蛋白质含量高的食物，禁食冰冻、煎炸、烧烤、烘焙食物，不饮酒。

3. **防寒保暖**　不吹风扇，不下冷水（不用冷水洗头、洗手、洗澡、洗脚、洗衣服），洗头后要及时吹干。

产后风湿

一、概述

产后风湿俗称“月子病”，属中医“痹证”范畴。

二、病因

多为产后或者人流后，血虚体弱，没有注意保暖，或者过度疲劳，感受风寒湿邪所致。据统计，经产妇中该病的患病率约为40%。

该病应与风湿病鉴别。

三、临床表现

主要表现为全身肌肉关节的疼痛、怕风、怕冷、不耐劳累，但受累关节和肌肉无红肿。部分患者伴有头痛、头晕、恶风、眼眶疼痛、眼睛干涩多泪。少数患者甚至出现关节和肌肉的缝隙中有疼痛感，即每当感受凉风之时，就有凉风钻到骨头里的感觉。严重的患者在暑热季节，患处也必须裹以厚被或棉衣才能感觉舒适。

四、治疗

该病病机主要是气血虚弱,风寒湿邪侵袭。但是应该根据症状出现的部位不同,选择不同的治法和方药。

以颈、背疼痛为主的,用葛根汤合四物汤加补肾的菟丝子、淫羊藿等药物。

以腰部酸痛为主的,用独活寄生汤加补肾的菟丝子、淫羊藿等药物。

以全身关节痛为主的,用丹栀逍遥散改汤,加补肾的菟丝子、淫羊藿等药物。

以上治疗的疗程均为1个月以上。

五、阅读摘要

《金匮要略·妇人产后病脉证治》:产后风,续之数十日不解,头微痛,恶寒,时时有热,心下闷,干呕汗出,虽久,阳旦证续在耳,可与阳旦汤(即桂枝汤)。

六、调养

1. **防寒保暖**　不吹冷风,不下冷水,避免潮湿。

2. **注意饮食**　禁食寒凉食物和冷饮,禁食煎炸、烧烤、烘焙、辛辣及肥腻食物,少吃鱼。

3. **动静结合**　可以适当运动,如慢走、做操、打拳等,以增强机体抵抗力,但是要以不疲劳为原则。经常晒太阳。

第二十章　乳腺疾病

急性乳腺炎

一、概述

急性乳腺炎，中医称乳痈，是致病菌侵入乳腺并在其中生长繁殖所引起的乳腺急性化脓性感染。多见于初产妇的哺乳期，多发于产后3~4周。

二、病因

致病菌多为金黄色葡萄球菌，乳汁淤积是重要的发病因素。

三、临床表现

起病较急，表现为乳腺发炎部位皮肤发红、肿块、皮肤温度升高、乳房胀痛，伴有畏寒、发热等中毒症状。如处理不当，可发展为乳房脓肿。

血常规化验白细胞、中性粒细胞计数多升高。

四、治疗

1. **中医**　该病为热毒蕴于乳腺所致，所以治疗宜清热解毒，活血通络。方选五味消毒饮加全瓜蒌、丝瓜络、青皮、荆芥。

已成脓者宜仙方活命饮加减治疗。

外用玄明粉湿敷。

中成药：乳痈初期可选用新癀片、肿节风、清热散结片，以及金银花、穿心莲、蒲公英制剂。

2. **西医**　初期可以口服青霉素类和第1、第2代头孢类抗生素。青霉素、头孢氨苄过敏的，改用阿奇霉素。局部症状或全身症状重的可以改为输液，严重的应该上、下午各输液1次。

也可以配合口服清热解毒类中成药，效果更好。

五、阅读摘要

1. 临床经验

(1) 慢性化脓性乳腺炎:仙鹤草不限量,水煎服、很快即愈,不复发。

(2) 地肤子 50g,水煎服,兑红糟,1 剂减,3 剂可愈。

2. 用药经验　皂荚 3~5g 入方治疗乳痈、乳腺增生效果好。

六、调养

参照疖痈的调养,但要及时疏通乳汁淤积。

产后缺乳(附:回乳)

一、概述

产后乳汁少甚至全无称缺乳,或称乳汁不足。

二、病因

中国女性由于体形偏瘦弱,乳腺腺体较少,再加上营养、心理、情绪等因素的影响,所以乳母中有半数存在缺乳的问题。

由于缺乳症状单一易识,所以不另外列出症状。

三、治疗

1. 中医　缺乳主要有气血虚弱和肝气郁结 2 型。

气血虚弱,用八珍汤加黄芪、路路通、丝瓜络、王不留行、蒲公英。

肝气郁结,用逍遥散改汤加全瓜蒌、丝瓜络、王不留行、蒲公英。

本地民间方:猪蹄 1 只或者猪裤腿肉 1 斤(500g),通草 10g,炖汤,吃肉和汤。每天 1 剂,连服 5~7 天,对气血虚弱型效果好。

2. 西医　胃复安和维生素 E 有一定效果。

四、阅读摘要

1. 基础理论

(1) 任之堂:乳为血化,活血即通乳。

(2) 乳头归肝,乳房归胃。

2. 临床经验

(1)《验方新编》通脉散:黄芪一两(30g),当归、白芷各五钱(15g),七孔猪蹄一对煮汤,去浮油,代水煎药服之,覆面卧,即有乳,无效再服,无不效也。

（2）一妇乳汁不通，方用川贝母、肥知母、牡蛎粉各等分为末，用猪蹄汤调服二钱（6g）即通。此秘方也。

（3）钟乳石治缺乳好。

（4）针涌泉、百会好。

（5）科学哺乳

1）提倡婴儿在出生半小时之内就应开始吮吸母亲的乳房。一方面是为了能得到珍贵的初乳，另一方面也是为了母亲的乳房得到充分刺激。

婴儿出生 24 小时后，最好每隔 2~3 小时母乳喂养 1 次。否则，妈妈的乳房得不到足够刺激，会影响乳汁分泌。

每天要吃 8~12 次母乳，每次吃完母乳后，妈妈至少有一侧乳房已排空。

2）婴儿刚出生，胃只有玻璃弹球那么大，一般来说，母亲的初乳是足够的，如果一开始就给婴儿喂奶粉，很可能造成婴儿产生"乳头错觉"，最后不认妈妈的乳头。

3）婴儿出生后的 1 周、10 天、1 个半月到 3 个月，是快速生长期，容易饿，这时母乳可能显得不太充足，并不是母乳减少，而是因为孩子吃得多了。这时，新妈妈每天要多喂几次婴儿。随着婴儿吸吮次数的增多，奶量也会增加。

4）婴儿前 10 分钟吃的奶属于前奶，比较稀、水分较多。之后的奶称后奶，后奶有丰富的脂肪，呈乳白色。所以母乳喂养提倡一侧乳房要吃二三十分钟，如果换得太快，婴儿就吃不到营养丰富的后奶。

5）科学的哺乳姿势：婴儿和母亲的腹部要贴在一起，孩子的下巴要紧贴母亲的乳房。而且一定要吸到乳晕，上面露出的乳晕要比下面多。因为分泌乳汁的乳窦是在乳晕下方，光含住乳头肯定很难吸到奶，而且容易将乳头吸破。

五、调养

1. 注意饮食　每天至少有一餐富含高蛋白的鱼或者肉汤。忌酒，忌冷饮，忌苦寒、煎炸、烧烤、烘焙、辛辣刺激性食物。

2. 注意休息　睡眠充足，运动或者劳动以不疲劳为原则。

3. 防寒保暖。

附：回乳

一、概述

哺乳到一定时期，母亲或者婴儿因为某些原因需要断奶，断奶后母亲便要回乳。

回乳不属于疾病，本文只谈断奶、回乳的方法。

二、方法

我常用炒麦芽 120g，苦参、山楂各 10g，水煎服，连服 3~5 天。有较好的回乳效果。

肌内注射或者口服山莨菪碱和维生素 B_6，均为常用量，连续 3~5 天，也有一定效果。

三、阅读摘要

1. 基础理论

（1）断奶法：断奶要循序渐进，有些母亲想断奶时，就往奶头上抹辣椒水或红药水，让孩子突然断奶，这样会使孩子感到不愉快，影响情绪，容易引起疾病；有的会因为不适应随之取代的其他食品，造成营养不良。

断奶前，应逐步减少每天喂奶次数，增加辅食，逐步变辅食为主食。每日只喂早、晚 2 次奶，以至只喂 1 次奶，最后“瓜熟蒂落”彻底断奶。平时应多予抚爱，使宝宝仍感到与母亲很亲密。

（2）回乳之胀回法：任乳房胀满，忍受疼痛，经 1 周左右，便可胀回。在回乳期，必须忍受，切忌断续让宝宝吮吸，或因胀痛而挤奶，这样做必然将延长回乳时间。

胀回法比较难受，时间也较长，为减少痛苦可加服回乳药。

2. 临床经验

（1）任之堂：麦芽生用 100g 以上催奶，炒用 100g 以上则回乳。

（2）回乳效方：炒麦芽 150g，神曲 50g，牛肉 250g，煮服水，1~2 剂即回。

（3）花椒 10g，泡服，1~3 天即断奶。

（4）大葱 2 株，火上烧热，食之，日 2 次，2 天即回。

（5）玄明粉湿敷好。

四、调养

与缺乳相反，回乳应少吃富含蛋白质的食物，不喝汤，少喝水。

第二十一章　妇科杂病

细菌性阴道病

一、概述

细菌性阴道病，为阴道正常内菌群失调所致的以带有鱼腥臭味的稀薄阴道分泌物增多为主要表现的混合感染。中医属于“带下”“阴痒”等范畴。

二、病因

由于阴道内乳酸杆菌减少而其他细菌大量繁殖，主要有加德纳阴道杆菌、各种厌氧菌及支原体引起的混合感染。

三、临床表现

表现为阴道分泌物增多，呈灰白色，有泡沫，有特殊鱼腥味。在月经期或性生活后加重，可伴有轻度外因瘙痒或烧灼感。

四、治疗

1. **中医**　该病主要是湿热下注，热重于湿，治宜清热利湿、燥湿，所以我常用易黄汤加牡蛎、白头翁、苦参治疗，疗程 1 个月以上，效果很好。

运用中成药内服的如妇炎康、妇科千金片等，外用药如消糜栓、洁尔阴洗液、妇炎洁洗液等治疗，也有一定效果。

2. **西医**　可以用甲硝唑或者克林霉素口服、输液，栓剂塞入阴道。

外用药有聚甲酚磺醛栓、双唑泰栓等。

五、阅读摘要

（1）鸡冠花、乌贼骨、牡蛎、芡实，收涩止带好。

（2）阴道干涩：维生素 B_2 口服 2 周，效果好。

（3）蒜皮煮水，清洗阴道，2 天即愈。

六、调养

1. 注意卫生　包括夫妻性生活和性器官及其用品的卫生，如夫妻性交前后和每晚睡前性器官的清洗、勤换内裤，购买、使用正品的卫生巾、护垫等。

2. 合理用药　很多广谱抗生素都会引起菌群失调，没有妇科炎症却预防性使用妇科洗液或栓剂，都有可能诱发细菌性阴道病。所以生病了不要滥用抗生素，即使确诊有细菌感染，也应该选择窄谱的、有针对性的抗生素。妇科没有炎症，不要使用妇科洗液或者栓剂。

3. 注意饮食　禁食煎炸、烧烤、烘焙、辛辣刺激性食物和饮酒。少吃甜食、鱼虾。

4. 不穿太紧的裤子和化纤的内裤。

滴虫阴道炎

一、概述

滴虫阴道炎是由阴道毛滴虫感染引起的阴道炎症性疾病，也属于中医"阴痒""带下"范畴。

二、临床表现

主要表现为阴道分泌物增多、外阴瘙痒、灼热感。感染尿道口则会出现尿频、尿急等症状。

查体可见外阴阴道黏膜充血，阴道分泌物多，呈泡沫状、黄绿色。

三、治疗

1. **中医**　因为该病用西药甲硝唑或者替硝唑治疗服用方便，效果好，所以没有用中医药治疗。

2. **西医**　主要是硝基咪唑类药物。因为该病常常合并其他部位的滴虫感染，所以不推荐局部用药。

甲硝唑或替硝唑，均为 2g，单次口服。

甲硝唑 400mg，口服，每日 2 次，共 7 天。

如果仍然无效，可口服甲硝唑或替硝唑 2g，1 天 1 次，共 5 天。

患者的性伴侣也应该同时治疗，以防互相传染、复发。

注意事项：患者应该至今 7 天之内没有饮酒才能服用甲硝唑或者替硝唑，服用甲硝唑或者替硝唑后最好 1 周内应禁酒。

四、阅读摘要

苦参、白鲜皮各15~30g清热燥湿止带好。

五、调养

同细菌性阴道病。

外阴阴道假丝酵母菌病

一、概述

外阴阴道假丝酵母菌病，以前称念珠菌性阴道炎，是假丝酵母菌引起的外阴阴道炎症，也属于中医“带下”“阴痒”范畴。

二、病因

该病属于内源性疾病，假丝酵母菌是人阴道内20多种微生物中的一种，在10%的正常女性阴道和30%妊娠女性阴道内存在该菌而不致病。

长期使用抗生素，平时喜欢经常穿紧身化纤内裤，直接接触公共场所的坐便器、浴缸等，孕妇及糖尿病患者，因某种疾病需要长期服用免疫抑制剂及激素类药，不正确地长期使用各种阴道洗液或栓剂等因素，是引起该病发病和复发的主要原因。

三、临床表现

白带增多，色白或黄水样，甚至脓样，或夹有血丝，其中有白色凝乳样或豆腐样渣样物，略带臭味。有的剧烈瘙痒，患者常不自觉地抓挠，因此导致外阴肿胀、潮红、甚至红肿、溃烂，有烧灼感。

四、治疗

1. **中医** 该病属于湿热，湿重于热。治宜清热利湿、化湿、燥湿，方选完带汤加藿香、白芷、牡蛎、苦参治疗，疗程1个月以上。

2. **西医** 轻症可以外用克霉唑栓、聚甲酚磺醛栓、洗必泰栓等栓剂。

严重的可以加口服氟康唑或伊曲康唑，但是对肝脏损害大，服用前须权衡利弊。

性伴侣应该同时治疗。

五、阅读摘要

（1）贯众50g、薏苡仁15g、甘草10g，水煎服，7剂即可治愈阴道炎、盆腔炎。

（2）冰硼散治疗真菌性阴道炎，3天即愈。

六、调养

参照细菌性阴道病的调养。

急、慢性宫颈炎

该病仅列阅读摘要，供参考。

1. 基础理论

（1）病毒感染为宫颈糜烂的主要因素，尤其是疱疹病毒。

（2）宫颈炎：性病中占30%~45%，沙眼衣原体引起达11%~50%，>30岁女性多无病原体，多无症状，仅10%~20%衣原体者有典型症状。

2. 临床经验

（1）白头翁汤合薏苡附子败酱散疗效好。

（2）五妙丸合桂枝茯苓丸。

（3）易黄汤：黄柏、白术、山药、芡实、车前子。

（4）完带汤：参术山苍芍，柴草陈荆车。

（5）夏桂成方：五妙丸加续断、桑寄生、茯苓，效果好。

（6）柳树根内皮300g/d，水煎服，3~5天，均愈。

（7）治糜灵治疗宫颈糜烂：儿茶、苦参、黄柏各25g，枯矾20g，冰片5g。共为细末，消毒后密封备用。以香油调成糊状，用干棉球擦拭阴道后，将带线棉球蘸药糊放在糜烂面上，24小时取出，隔2天上药1次，10次为1个疗程。共治疗598例，痊愈515例，好转38例。（《吉林中医药》1982年）

（8）山莨菪碱0.3mg，氯霉素0.25g，研末，入胶囊，塞入20天，均愈。

3. 用药经验

（1）黄柏坚阴固肾。

（2）狗脊治肾虚带下。

（3）菟丝子30~50g入方，治顽固性带下好。

（4）白芷燥湿。

（5）车前子利湿。

（6）白果涩带。

（7）败酱清热活血。

（8）露蜂房10g入方对清带好。

（9）鸡冠花 30g 入方最好。

（10）人中白焙干研末，白糖水送服，3g/次，止带好。

（11）干扰素治疗效果好。

多囊卵巢综合征

一、概述

多囊卵巢综合征在临床上以雄激素过高的临床与生化表现、持续无排卵、卵巢多囊改变为特征，常伴有胰岛素抵抗和肥胖。在育龄妇女中，患病率约为 5%~10%。本病是 2 型糖尿病、心脑血管疾病和子宫内膜癌发病的高危因素。

本病属于中医“闭经”“不孕”范畴。

二、病因

病因不明，可能是由于某些遗传基因与环境因素相互作用引起的。

1. **遗传因素**　本病有家族聚集现象，被推测为一种多基因病，目前的候选基因研究涉及胰岛素作用相关基因、高雄激素相关基因和慢性炎症因子等。

2. **环境因素**　宫内高雄激素、抗癫痫药物、地域、营养和生活方式等，可能是本病的危险因素、易患因素或高危因素。

三、临床表现

月经稀发或闭经、慢性无排卵性不孕、多毛、痤疮、肥胖、黑棘皮症等。

四、治疗

1. **中医**　从我接触、治疗的几例患者经验来看，该病多为外寒内热并肾阳虚所致，内热多为肝郁化热。所以宜散寒、疏肝、清热、补肾阳，方用麻黄附子细辛汤合丹栀逍遥丸改汤加菟丝子、枸杞子、山茱萸等，疗程 3 个月以上，每个月服完，做 B 超复查，以便对照，验证效果。

2. **西医**　主要是激素调节。

五、阅读摘要

1. 基础理论

（1）丁春丽等对多囊卵巢综合征患者中医体质与性激素、脂代谢的相关性进行分析：气虚质 22.8%，血瘀质 18.35%，痰湿质 15.89%。超重 13.14%，肥胖 40.72%，多毛 30.34%，痤疮 50.26‰，黑棘皮症 33.95%。（《中医杂志》2016 年第 15 期 1303 页）

（2）朱南孙认为，肾虚气虚血瘀，或挟肝郁。

2. **临床经验**　丹栀逍遥丸合苍附导痰汤加滋补肾阴肾阳方，效果好。

3. **用药经验**

（1）马钱子入方治之好。

（2）熟地黄配附片，以及桃仁，有促排卵作用。

（3）当归、白芍促卵泡及内膜生长。

六、调养

1. 注意饮食，禁食煎炸、烧烤、烘焙、冰冻和性味苦寒的食物。
2. 防寒保暖。
3. 适当加强运动，保持标准体重。

盆腔炎性疾病

一、概述

盆腔炎性疾病是由女性上生殖道炎症引起的一组疾病，包括子宫内膜炎、输卵管炎、输卵管卵巢脓肿和盆腔腹膜炎等。

二、病因

性传播感染的病原体如淋病奈瑟菌、沙眼衣原体是该病的主要致病微生物。其他病菌还有需氧菌、厌氧菌、病毒和支原体等。这些致病微生物多数是由阴道上行而来的，而且多为混合感染。

该病治疗不及时或者不彻底易引起上生殖道感染后遗症如慢性盆腔痛、输卵管因素不孕和异位妊娠等。

三、临床表现

主要表现为下腹部疼痛或坠胀痛，痛连腰骶，常在劳累、性交后及月经前后加重。可伴有低热起伏，带下增多，月经不调等。

四、治疗

1. **中医**　我常用少腹逐瘀汤合薏苡附子败酱散、三妙散（均改汤）加减治疗，疗程 1 个月以上，多能获得满意的效果。

2. **西医**　宜选择针对性的抗生素，如头孢类、氟喹诺酮类药物，加抗厌氧菌药物如甲硝唑，均静脉滴注。

临床症状改善后，继续静脉滴注至少 1 天，然后转为口服治疗，连续 14 天。

五、阅读摘要

1. 临床经验

（1）《杏林薪传》载：①安徽老中医张琼林《临证碎金录》方红藤六妙散：红藤、败酱各30g，黄柏、苍术各12~15g，土茯苓、薏苡仁各50g，甘草8g。水煎服，对盆腔炎及包块、宫颈炎和糜烂、子宫内膜炎、附件炎均好。②盆腔积液：猫爪草、败酱草各50g，急性子、茯苓、猪苓、牡丹皮各30g，泽泻、白术、制附子各20g，桂枝、桃仁各12g，白芍、乌梅各10g，薏苡仁100g。水煎服，8剂即失。

（2）薏苡仁50g，黄柏、败酱、忍冬藤、车前草、红藤各30g，苍术15g，怀牛膝、甘草各10g。水煎服，极好。

（3）贯众50g、薏苡仁15g、甘草10g，水煎服，7剂即愈阴道炎、盆腔炎。

（4）阳和汤加黄芪（重用）效果好。

（5）四逆散合五妙散加白鲜皮、贯众、牡丹皮，疗效好。

（6）乌梅丸加味疗效好。

（7）大黄牡丹皮汤、当归贝母苦参丸、薏苡附子败酱款、桂枝茯苓丸可视情选用。

（8）老年人盆腔松弛综合征：补中益气汤合右归丸加紫河车，痊愈50%，有效率96%。

（9）生姜、芋头各等量，捣敷比痛处大2cm，日1~2次，3~4小时1次，2~15天均愈。

（10）盆腔炎症包块：当归芍药散治疗妇女功能性水肿好。

2. 用药经验　周仲瑛认为，败酱治疗盆腔炎好。

六、调养

1. 注意饮食　禁食煎炸、烧烤、烘焙、辛辣刺激性食物、酒类，少吃鱼虾类、冰冻食物。适当增加进食含蛋白质含量丰富的肉蛋奶类和新鲜蔬菜。

2. 注意休息　不熬夜，劳动、运动以不疲劳为原则。适当节制性生活，如果该病为性病引起的，则在未治愈前禁止性生活，或者用避孕套，以防相互传染。

3. 防寒保暖。

附：少腹逐瘀汤加味是治疗小腹湿、寒、瘀病证的好方

少腹逐瘀汤是清代名医王清任创制的名方，方出《医林改错》卷下。

组成：小茴香（炒）7粒，干姜（炒）0.6g，延胡索3g，没药（研）6g，当归9g，川芎6g，官桂3g，赤芍6g，蒲黄9g，五灵脂（炒）6g。

用法：每日 1 剂，水煎，分 2~3 次服。

功用：活血祛瘀，温经止痛。

主治：少腹瘀血积块，疼痛或不痛，或痛而无积块，或少腹胀满，或经期腰酸、小腹胀，或月经一月见三五次，接连不断，断而又来，其色或紫或黑，或有血块，或崩或漏，兼少腹疼痛，或粉红兼白带者、或瘀血阻滞，久不受孕等。为瘀血结于下焦少腹。下焦包括肝肾在内，由肝肾等脏功能失调，寒凝气滞，疏泄不畅，血瘀不适，结于少腹，故症见少腹积块作痛，或月经不调等。治宜逐瘀活血、温阳理气为法。故方用小茴香、肉桂、干姜味辛而性温热，入肝肾而归脾，理气活血，温通血脉；当归、赤芍入肝，行瘀活血；蒲黄、五灵脂、川芎、延胡索、没药入肝，活血理气，使气行则血活，气血活畅故能止痛。共成温逐少腹瘀血之剂。

我的应用体会：湿属阴邪，性趋下，易于阻碍气机，引起气滞，进一步则易致血瘀。少腹处下焦，所以湿、寒、瘀病证多见。少腹逐瘀汤虽然是为治疗少腹寒瘀而创，但是只要适当加入清热利湿的如玉米须、土茯苓，燥湿的黄柏、苦参，化湿的藿香、艾叶之品，就成为治疗少腹湿寒瘀的好方了。可以广泛地应用于治疗男性的慢性前列腺炎、前列腺增生、附睾炎、鞘膜积液，女性的慢性盆腔炎、卵巢囊肿、痛经等。我在应用还时常加补气的黄芪，行气的香附，散寒补肾气的制黑附片，益肾的紫石英或阳起石，引经的川牛膝，治疗效果更好。兹举 1 例，供参考。

邹某，女，27 岁。2015 年 1 月 4 日就诊。月经经常推迟几天已数月，伴痛经，月经量少，常夹血块，腰酸。产后 5 年未孕（未作计划），妇检无异常。曾中西医多方治疗无效。舌质暗红，苔少，根部稍白腻，边稍有齿痕。脉紧滑。予少腹逐瘀汤合麻黄附子细辛汤加减：黄芪 30g，赤芍、川牛膝、茯苓、麦冬各 15g，延胡索、高良姜、小茴香、没药、生蒲黄、五灵脂、当归、川芎、香附子、淫羊藿各 10g，干姜 8g，麻黄、制黑附片、细辛、制甘草各 6g。10 剂。每日 1 剂，水煎服。其后稍微调整药物续服 20 剂。至今月经都能准时而至，痛经、腰痛均消失，也无血块。

第二十二章　儿科感染性疾病

麻　疹

一、概述

麻疹,俗称出花花,我们这里称出娘娘,是由麻疹病毒引起的传染性极强的严重疾病。

二、病因

麻疹患者出疹前后的 5 天均有传染性,是唯一的传染源,病后可产生持久的免疫力,大多数可达到终生免疫。

麻疹病毒在在室内可存活 32 小时以上,在流通的空气中或阳光下半小时即失去活力。在外界生存力弱,不耐热,对紫外线和消毒剂均敏感。

常于冬春季流行,病毒主要借空气飞沫传播,传染性强,6 个月至 5 岁小儿最多见。

虽然现在都普遍接种了麻疹疫苗,但是美国最近暴发流行麻疹,也为我们敲响了警钟。

三、临床表现

潜伏期 6~18 天。

麻疹病毒通过呼吸道传播,在呼吸道上皮细胞和局部淋巴组织中繁殖并侵入血液,向其他器官传播,引起广泛的损伤,出现系列的临床表现:

1. 前驱期　一般持续 3~5 天,体弱及重症可延长至 7~8 天,而曾接种过麻疹疫苗或有被动免疫力者则可短至 1 天。

主要表现为上呼吸道(包括眼结合膜)炎症的卡他症状。有发热、咳嗽、流鼻涕、流眼泪、畏光等。伴有不同程度的全身不适。发热常日低夜高,逐日升高,可达 39~40℃。婴幼儿可发生高热惊厥,年长儿或成人常诉头痛、头昏、乏力、嗜睡。

咳嗽渐加重，多半为干咳。因上呼吸道黏膜炎症常下延至喉部、气管、支气管，咳嗽往往带嘶哑声，年幼儿甚至出现呼吸急促和困难。

常伴胃纳减退，甚至呕吐、腹泻等胃肠道症状。

体检可见口腔及咽部黏膜充血明显。发病后 2~3 天可在第 1 磨牙对面的颊黏膜上出现科氏斑：呈白色，针尖大，散在于鲜红湿润的颊黏膜上。初起时仅几个，很快增多，融合，扩散到整个颊黏膜、及口唇内侧和牙龈等处。一般维持 2~3 天，有的在出疹后 1~2 天还可见到。为麻疹前驱期的特征性体征，有麻疹早期诊断价值。

2. **出疹期**　起病后 3~5 天，当呼吸道卡他症状及发热达高峰时，见到科氏斑后 1~2 天，开始出现皮疹，压之退色。首先从耳后发际出现淡红色斑丘疹，渐及头部前额、脸面、颈部，自上而下扩展至胸、腹、背，最后达四肢，直至手心脚底，2~3 天就波及全身。

病情严重时，尤其伴有心肺衰竭时，皮疹颜色可突然转暗，并快速隐退。随出疹达到高峰全身中毒症状加重，体温进一步升高，可达 40℃以上，精神萎靡、嗜睡倦怠，或终日烦躁不安，咳嗽加重有痰、唇舌干燥、咽极度充血、眼睑浮肿，分泌物多。颈部淋巴结及肝脾肿大，肺部常闻及干、湿啰音。

出疹期中毒症状成人常比小儿为重，皮疹也都密集，但并发细菌感染似较婴幼儿为少。

出疹高峰时有条件的，最好做一个血常规检查，以便做相应处理。

3. **恢复期**　当皮疹和中毒症状发展到高峰后，体温常于 12~24 小时内较快下降，随之患者精神好转，呼吸道症状减轻，但咳嗽常可延续较久，食欲大大好转。一般体温下降后 2~3 天皮疹按出疹顺序依次消退，留下浅棕色色素沉着斑，伴糠麸样细小脱屑，以躯干为多，2~3 周内退尽。

常见并发症：喉炎、肺炎、心肌炎、麻疹脑炎、营养不良、维生素 A 缺乏症。

若无并发症，单纯麻疹自起病至疹退一般病程为 10~14 天。

四、治疗

1. **中医**　中医治疗麻疹主要是针对出疹期的出疹不透和恢复期的气阴亏虚等问题。

出疹不透以辛凉解表为主：以升麻葛根汤加味比较好。

恢复期以益气育阴止咳为主：以沙参麦门冬汤加味比较好。

如果出现剧烈咳嗽、痰多色黄、疹子开始消退却高热不退、怀疑有肺炎，以及疹色晦暗、精神萎靡、呼吸急促等心肺功能衰竭的表现，应及时转医院检查、治疗。

2. **西医**　主要是根据症状、体征和血常规情况，进行相应处理。

五、阅读摘要

无。

六、调养

1. 注意隔离，防止传播。

2. 防寒保暖　患者应在室内，不能吹风扇或者过堂风，但是要适当注意通风。不能下冷水，不能洗头、洗澡。

3. 注意饮食　饮食宜清淡、容易消化吸收的食物。禁食煎炸、烧烤、烘焙、辛辣刺激、油腻、寒凉食物。

流行性腮腺炎

一、概述

流行性腮腺炎，俗称"痄腮""流腮"，我们这里称抱头风，是由腮腺炎病毒引起的急性呼吸道传染病，多发于5~15岁的儿童，偶见于成人。

二、病因

腮腺炎患者和健康带病毒者是本病的传染源，主要通过空气飞沫或直接接触传播。冬春季发病较多。

现在国家实施免费接种，发病率已经显著下降，发病者症状也较轻，较少出现并发症。

感染后大多可获得终身免疫。

三、临床表现

病毒通过口、鼻进入人体后，在上呼吸道黏膜上皮组织和淋巴组织中生长繁殖，导致局部炎症和免疫反应，并且进入血液引起病毒血症，进而扩散到腮腺和全身各器官。

表现为腮腺非化脓性炎症、腮腺区肿痛为临床特征，唾液腺和其他腺体组织及神经系统可受累。

初期可有发热、乏力、肌肉酸痛、食欲不振、头痛、呕吐、咽痛等症状，但多数患儿症状不重或不明显。

起病1~2天后一般先见于一侧腮腺肿胀，1~2天后对侧肿胀。腮腺肿胀以耳垂为中心，向周围蔓延，边缘不清楚，局部皮肤不红，表面灼热，有弹性感及触痛。腮腺管口可见红肿。

患儿感到局部疼痛和感觉过敏，张口、咀嚼时更明显。部分患儿有颌下腺、舌下腺肿胀。同时伴中等度发热，少数高热。腮腺肿胀大多于1~3天到达高峰，持续4~5天逐渐消退而回复正常，整个病程约10~14天。

常见并发症：腮腺炎病毒好侵犯成熟的生殖腺体，故多见于青春后期的成人患者，小儿少见。主要引起睾丸炎、卵巢炎。

还可以并发脑膜脑炎、肺炎、心肌炎、胰腺炎、肾炎、耳聋等。

四、治疗

1. **中医**　主要是中药贴敷：青黛、大黄、芒硝各1g，冰片0.2g，贴敷液调匀，贴患处，每日一换。疗程3~5天。

高热加贴：黄连、吴茱萸、细辛各等分，贴敷液调匀，贴涌泉（双）。

中成药：小柴胡颗粒加金银花颗粒或者穿心莲、蒲公英、鱼腥草类制剂。疗程3~5天。

2. **西医**　主要是对症治疗。

我的经验：炎琥宁输液有效果。

五、阅读摘要

（1）蝉蜕15g，青黛、蒲黄各10g，末，醋调敷，最多3天痊愈。

（2）一个治疗腮腺炎的效方：蝉蜕外敷患处。此方得于一老医，为其祖传。小时本人患此病，诸药无效，其人用一动物之壳外用2日即好。当时不知，后来学医看到就是蝉蜕。本人用时常与青黛、冰片，或蒲黄一起用，一两天即好。

（3）腮腺炎：临床治疗15例，除2例双侧治疗4天外，余全2天痊愈。疗效显著，方法简单。黄连上清片6~10片研粉，双黄连注射液调糊外敷，再纱布盖贴固定。抗病毒口服液口服，发热者口服退热药1次。

（4）冰硼散：取本品3g，用少量冷开水拌成糊状，敷于腮腺肿胀处，并包扎固定好，2~3天换药1次。此方对初起者往往能控制肿胀，对已肿者则可减轻肿胀疼痛，并促使症状早日消退。

六、调养

参照麻疹的调养。

蛔　虫　病

一、概述

蛔虫病是蛔虫寄生于人体小肠所致的最常见的肠道寄生虫病。可引起消化功能紊乱或出现胆道蛔虫病、肠梗阻、肠穿孔及腹膜炎、营养不良、贫血等并发症。

二、病因

不良的卫生习惯是蛔虫病感染的主要原因。不洁的手、喝生水或吃了沾有成熟虫卵的蔬菜、水果以及其他食物，是感染蛔虫病的主要途径。蛔虫感染者是蛔虫病的唯一传染源。

现在的蔬菜、水果施用的都是化学肥料或者生物有机肥，粪便无害化处理较好，学校贯彻肠道感染综合防治方案，所以感染率逐渐下降了。

三、临床表现

上腹或脐周阵发性疼痛，食欲不振，消瘦，夜间磨牙等。

四、治疗

西药驱虫简单、效果好。

首选甲苯咪唑，左旋咪唑、阿苯达唑、柠檬酸哌嗪宝塔糖等也可以选用。

五、阅读摘要

无。

六、调养

1. 注意卫生，包括饮食卫生和个人卫生，不随地大小便，应该粪便无害化处理。检查有蛔虫病应及时驱虫，并且在 3~6 个月后再给药驱虫 1 次。

2. 驱虫治疗的 1~2 天内少吃油腻食物。

蛲　虫　病

一、概述

蛲虫病是由蛲虫寄生于人体小肠末端、盲肠和结肠所引起的寄生虫病，幼儿多见。

二、病因

蛲虫患者是唯一的传染源，经粪 - 口传播。经常在集体儿童机构和家庭中传播流行。

三、临床表现

夜间会阴部和肛门附近皮肤强烈瘙痒和睡眠不安。蛲虫晚上在肛门外活动时,可以看到白色丝线样虫体。

四、治疗

首选恩波吡维铵,阿苯达唑、噻嘧啶也可以选用,2周后重复1次。

晚上肛门周围可以涂硫黄软膏,杀虫止痒。

五、阅读摘要

无。

六、调养

参照蛔虫病的调养。

第二十三章　儿科呼吸系统疾病

急性上呼吸道感染（附：小儿反复呼吸道感染）

一、概述

急性上呼吸道感染系由各种病原引起的上呼吸道的急性感染，俗称感冒，是小儿最常见的疾病。本病主要侵犯鼻、鼻咽和咽部，根据感染部位的不同可诊断为急性鼻炎、急性咽炎、急性扁桃体炎等。

因为急性感染性喉炎、急性支气管炎、支气管哮喘、支气管肺炎、支原体肺炎等各种肺炎，多因感冒而并发或者诱发，所以均放在感冒中一起论述。

二、病因

感冒都是因寒（病毒感染）引起的，尤其是没有用过抗生素的婴幼儿和经常生病输液、抵抗力差、咽喉无充血的儿童，感染概率更大。

三、临床表现

1. **风寒感冒**（病毒感染）　鼻塞、流清涕、打喷嚏，喉痒，干咳，甚至引起喘息性支气管炎、支气管炎哮喘、病毒性肺炎等，咽喉色淡，舌苔白或无黄苔，脉紧。有条件的化验血常规可见淋巴细胞计数偏高或升高。

2. **并发细菌感染**　我对风热感冒一词有异议。所谓风热感冒，实际上是风寒感冒后，因食热物或素体内热，化热而成的。感冒化热（此热是热证而非发热），即是西医的炎症，细菌感染引起鼻炎的则流黄涕，引起咽喉炎的则咽喉疼痛、充血，引起扁桃体炎的则扁桃体红肿、甚至化脓，引起支气管炎的则咳嗽痰黄，诱发支气管扩张的还有泡沫黄痰并带血，引起肺炎的则发热、胸痛、咳黄色或者铁锈色痰（最好摄片确诊），引起支原体或衣原体感染则咳嗽迁延时间长（须化验确诊）。

四、治疗

1. 中医

（1）风寒感冒（病毒感染）

1）感冒初起，主要是寒（病毒感染），症状是鼻塞、流清涕。

可以用手掌摸头至稍热（约 10 分钟）、日 3~5 次，一般 1~3 天症状可以消失。

也可以用手掌捂眉心和前额，每次半小时左右，日 3 次，效果也很好。

还可以用吹风机吹头至热，注意不要烫伤。

食疗可以葱、姜、豆豉煎水喝，解表散寒。

多喝温开水。

药物治疗可以用午时茶泡水喝，半岁的每次约用 1/4 包，9 个月的每次约用 1/3 包，2 岁的 1/2 包，均日 3 次，呕吐的用生姜煎水兑午时茶喝散寒止呕。寒气较重、无汗的可以用小儿麻甘颗粒，半岁的每次约用 1/3 包，9 个月的每次约用 1/2 包，4 岁的每次约用 1 包。半岁以下的不要服，以防皮肤过敏。8 岁以上年龄、体重 25kg 以上的可以服小青龙颗粒或风寒感冒颗粒，每次半包、1 天 3 次。

炎琥宁、喜炎平、穿心莲、苦木、野菊花等注射剂，临床上似有一定疗效，但是容易引起过敏、甚至过敏性休克，2 岁以下婴幼儿应慎用。

2）发热 38.5℃以下最好不要吃退热药（原因和处理详见第一章感冒），退热中药效果比西药好，且不反弹，我常用葛根汤（现有葛根汤颗粒）加味：以寒为主加藿香、柴胡，化热加金银花、连翘、黄芩、野菊花，严重的加生石膏、牛角丝，常常 1 剂热降，2 剂热退而愈。高热的可以针刺耳尖放血、中冲放血、两液门斜刺，针毕即可退热 1~2℃，效如桴鼓。

有发热惊厥发作史的儿童，应该及时退热。研究表明：发热惊厥者血清铁多偏低，所以应该及时补铁以去发热惊厥之根。控制发热也可以用中成药的小儿柴桂颗粒、小柴胡颗粒、柴胡滴丸、小儿热速清等。最好少用小儿氨酚黄那敏颗粒、小儿氨酚烷胺颗粒、布洛芬混悬液等退热药。

3）引起喘息性支气管炎的，中药治疗用射干麻黄汤加黄芪、淫羊藿、路路通等。合并细菌感染的，可以用小青龙汤加黄芩、金荞麦、鱼腥草。有的小儿过敏性咳嗽也可以选用该方治疗。一般 3~5 天即可痊愈，比用西药治疗见效快、效果好。

中药贴敷：症状以鼻塞、流鼻涕为主的，每天早上 5 点左右可以用姜贴敷印堂散寒通鼻，严重的加中药贴敷肚脐（配方：藿香、白芷、吴茱、干姜），也可以贴敷大椎（配方：麻黄、白芷、细辛、干姜）。

以咳嗽为主的，可以用中药贴敷大椎（配方：麻黄、桂枝、细辛、干姜），加天突或者肚脐（杏仁、北五味子、甘草）。发热加双涌泉（配方：栀子、细辛、冰片）。

喘息性支气管炎的中药贴敷，可以选择身柱（配方：麻黄、细辛、干姜），加膻中（配方：北五味子、杏仁）。

（2）并发细菌感染：感冒患者内热体质，或者饮食烧烤烘焙油炸食品，或者以前经常使用用抗生素的，都很容易合并细菌感染。

1）引起鼻窦炎的，可以服中药治疗，宜龙胆泻肝汤去木通加薏苡仁合苍耳子散，疗程7天，效果很好。也可以服鼻炎宁颗粒加鱼腥草颗粒。年龄大于7岁、体重大于25kg的可以服麦迪霉素和胆香鼻炎片各2片1次、日3次，疗程均7天以上。

2）引起咽喉炎和扁桃体炎的，中药可以选用《验方新编》中的六味汤加我的表热汤，或者用银翘散，咳嗽厉害用桑菊饮，效果不错。

也可以选择中成药如风热感冒颗粒、鱼腥草颗粒、金银花颗粒、银黄颗粒、桑菊感冒颗粒、蓝芩口服液、蒲地蓝口服液、双黄连口服液。年龄大的儿童可以选用双黄连胶囊、感冒康胶囊、喉疾灵片、咽炎片、肿节风片等。

3）引起支气管炎的，中药以麻杏二三汤（即麻杏石甘汤合二陈汤、三子养亲汤）加金荞麦、黄芩、鱼腥草，用量随年龄、体重增减，一般3~5剂即愈，效果很好。

中药贴敷可以选择身柱或者肺俞（麻黄、细辛、干姜），加膻中（北五味子、杏仁、黄芩、连翘）。

中成药可以用一种清热解毒制剂如蓝芩口服液、双黄连口服液、金银花颗粒、鱼腥草颗粒或者口服液，加一种清热化痰的颗粒或口服液、糖浆，如牛黄蛇胆川贝液、清热镇咳糖浆、鲜竹沥、小儿清肺化痰颗粒等等，疗程5~7天。

4）久咳并且化验支原体阳性的支原体肺炎，中医认为患者多肺脾气虚并肾阳虚，卫外功能差，感受湿热之邪所致。所以我常用自创的易寒汤加味：黄芪、苍术、防风、桂枝、白芍、桔梗、百合、淫羊藿、牡蛎、陈皮、黄芩、鱼腥草、金荞麦、百部、干姜、甘草，干咳严重的加荆芥、钩藤、蝉蜕，均按体重用量。治疗1个月以上，很少复发，而且患儿的体质也会增强，很少感冒的。

2. **西医**　感冒主要是病毒感染，但是常易诱发或并发细菌感染，初步检查无法诊断时，最好做血常规化验确定。

（1）病毒感染：普通感冒为呼吸道合胞病毒感染所致的，可用利巴韦林，视情采取口服、含服、肌内注射、静脉滴注等给药方法。同时对症用药。也可以用盐酸吗啉胍口服。

流行性感冒的可以用奥司他韦口服。

疗程均为3~5天。

（2）并发细菌感染

1）引起鼻炎、扁桃体炎、咽喉炎的，可以选用青霉素类或者第1、第2代头孢类的青霉素V钾片、阿莫西林颗粒、阿莫西林克拉维酸钾颗粒、头孢拉定颗粒、头孢克洛颗粒等。青霉素或者头孢类过敏、耐药的，可以选择罗红霉素颗粒、琥乙红霉素颗粒、阿奇霉素颗粒等。

2）引起支气管炎的，对青霉素或者头孢类不过敏的可以用阿莫西林克拉维酸钾颗粒或者头孢克肟颗粒。过敏或者耐药的，可以用琥乙红霉素或者罗红霉素、阿奇霉素颗粒。

严重的需要输液，不过敏或者不耐药的可以用阿莫西林克拉维酸钾、美洛西林钠舒巴坦钠、哌拉西林钠舒巴坦钠、头孢哌酮钠舒巴坦钠、头孢噻肟、头孢匹胺、头孢克肟等（宜0.9%氯化钠注射液配伍）。青霉素、头孢类过敏或者耐药的可以用阿奇霉素（须用5%葡萄糖注射液配伍）。痰多的可以加氨溴索口服或者静脉输液，也可以用其他清热化痰的中成药或西药如乙酰半胱氨酸等。

3）引起支原体或衣原体感染的，可以用阿奇霉素口服或输液5天，然后每周用阿奇霉素3天、停4天，持续3周，停药1个月后可以复查，根治率也较高。

4）引起喘息性支气管炎的，我一般肌内注射炎琥宁、日2次，聚肌胞（38℃以上不用）、日1次，以抗病毒，维生素D_2果糖酸钙、日1次，卡介菌核糖核酸、1次1支、隔日1次，以调节免疫功能。加口服丙卡特罗。体质好的第2天肺部干啰音就会减轻很多、甚至消失，3~5天痊愈。和用干扰素一样，聚肌胞肌内注射的当天晚上有的会引起发热反应，医师应和患儿家长交待清楚。喘憋严重的可以用异丙托溴或者特布他林和布地奈德配生理盐水雾化吸入，也可以用干扰素雾化抗病毒。

5）引起肺炎轻的，可以参照治疗支气管炎的用药，但是疗程应该延长到7天以上。

五、阅读摘要

1. **基础理论**　社区下呼吸道感染40%~80%为肺炎链球菌和流感杆菌，其他占10%~40%。

2. **临床经验**

（1）麻黄汤治寒郁阳虚的表实证，大青龙汤治寒郁化热，白虎汤治伤寒化热，重感用柴胡桂枝汤，产后感冒小柴胡汤，感冒愈后汗出恶风用桂枝加附子汤。

（2）三阳汤效果好：银翘（太阳）、柴芩（少阳）、膏草（阳明）。

（3）金银花、连翘、荆芥、防风、苏叶、薄荷、甘草，按年龄、体重用量，水煎服，1~3 剂均愈。

（4）香薷草 10~30g，板蓝根 20~30g，水煎服，1~3 剂均愈。

（5）发热

1）暑湿感冒高热不退：宜藿香正气散配小柴胡汤为好。

2）体虚感冒：桂枝汤加柴胡、仙鹤草、葛根最好。多为气虚，好红参 2~3g（切片，沸水 50ml 浸 10 分钟，服药、汤），复方乙酰水杨酸片（APC）1 片，服后卧床休息 2 小时，醒后微汗或不出汗，诸症消失。

3）针液门，效果好。

4）病毒唑加氯化钠注射液配成 1% 浓度，第 1 小时内 15 分钟滴鼻 1 次，后每小时 1 次，婴幼儿每侧 2~3 滴，其他 3~5 滴，热退后 4 小时 1 次，2 天，均 48 小时内退热，3~4 天显效率 90.3%。

5）炎琥宁：3~5mg/（kg·d），或喜炎平 5~10mg/（kg·d），入 5% 葡萄糖注射液 250ml 静脉滴注，日 1 次，加相应抗生素治疗下呼吸道感染，痊愈 71 例，好转 18 例，无效 4 例。

6）流感高热：生石膏、板蓝根各 30g，水煎服，退热快。

7）青蒿 15~30g，银柴胡 12~15g，白芷、辛夷花各 6~10g，均 24 小时热退。

8）知母、寒水石各 5g，生石膏 8g，水煎服，1 剂即退。

9）三根汤：葛根、茅根、芦根各 30g，水煎当茶饮，退热特好。

10）柴芩蒿膏汤治疗外感发热疗效好。

体温	柴胡	黄芩	青蒿	生石膏
37.5℃	10g	10g	10g	15g
38℃	15g	10g	15g	20g
39℃	30~40g	15g	30g	30g

（6）发热惊厥

1）针刺人中、少商、中冲，昏迷者加涌泉，或再加曲池、大椎、足三里。

2）安定（地西泮）注射后 1 分钟即起效，5 分钟之内止惊，静脉注射比肌内注射更好：每次 0.3mg/kg，过大可抑制呼吸。

3）水合氯醛直肠给药，吸收入肺对肺有刺激作用，所以肺炎不宜选用，10 分钟后起效。

4）苯巴比妥静脉滴注后 15 分钟以上起效，不宜用于急救，并且容易出现头晕、嗜睡等反应。

3. 用药经验

（1）山莨菪碱，5~10mg，日 3 次，1 天有效率 86.9%，2 天均愈。

（2）潘生丁（双嘧达莫）3mg/（kg·d），分 2 次口服，有效率 93.7%。

六、调养

参见第一章急性上呼吸道感染。

附:小儿反复呼吸道感染

一、证治探要

小儿反复呼吸道感染,是指小儿平均每年有6次以上上呼吸道感染或2次以上下呼吸道感染,是小儿的常见病和多发病。统计资料表明,呼吸道感染占儿科门诊患儿的80%,其中30%为反复呼吸道感染。0~6岁儿童复感儿发病率为9.0%~13.2%,并且正在不断上升。反复呼吸道感染患儿(简称"复感儿")占中医门诊患儿总数,由20世纪80年代的50%上升到20世纪90年代末的70%,发病年龄也呈上升之势。20世纪80年代发病年龄学龄前儿童占82%,其中2~4岁占60%。到20世纪90年代末,3岁以下儿童占30%,4~9岁儿童占60%,9岁以上儿童占10%。所以积极防治本病有重要意义。

(一)病因

1. 内因　主要包括生理特点、体质特征、遗传及其他先天因素。①生理特点:小儿"腑脏娇嫩、形气未充","稚阴稚阳","肺脏娇嫩、脾常不足","肾常虚","腠理不密、卫表不固"等生理特点是小儿易罹患本病的主要原因。②体质特征:临床观察表明,不同体质发病率也不相同,其中脾肺两虚型约占65%,气阴两虚型约占20%,气虚型约占10%,肾虚型约占5%。③遗传及其他先天因素:父母体质虚弱,妊娠时患病次数多以及早产、出生时体重偏低的儿童更易患本病,肾虚型复感儿主要是遗传因素造成。此外,精神紧张、惊恐,体内有慢性病灶也是复感儿发病的原因之一。

2. 外因　主要包括环境影响,饮食失调,用药失当,护养失误等方面。①环境影响:气候突变、干燥,气温变暖,空气污染或流通不畅(如空调房),被动吸烟,居住场地拥挤、阴暗潮湿、吵闹(如托儿所、幼儿园、学校等)是复感儿发病率不断上升的重要原因之一。其中,儿童在公共场所活动增多(如入园入托入学等)则是发病年龄逐渐上升的重要原因之一。②饮食失调:饮食不节,偏食,尤其是爱吃煎炸烧烤、辛辣刺激或生冷食物,引起胃肠消化吸收功能紊乱、营养失衡或生痰上火,尤其是宏量元素、微量元素、维生素缺乏更易使儿童罹患本病。③用药失当:一见感冒鼻塞流涕或咳嗽,不管发热不发热、高热还是低热,都服用含退热成分的感冒药,有的甚至用含退热成分的感冒药作预防感冒药服用,使患儿无热也发汗。汗出伤津耗气损阳,正气虚则邪气易入,反复多次,致成复感儿。

现代医学研究资料表明，本病患儿的免疫功能普遍低下，尤以唾液中分泌型免疫球蛋白A（SIgA）降低居多、占86.9%，患儿的IgG亚类缺陷率为45.23%，同时血清铁、钙、锂、钛、钴、镍等宏量、微量元素均有不同程度降低。维生素A也低于正常水平，而且降低水平与疾病严重程度相平衡，回升与疾病的恢复水平相平衡。补充维生素A可使呼吸道感染的发病率降低2~9倍。

（二）表现

1. **上呼吸道感染型**　表现为以鼻、咽喉、扁桃体炎为主的症状体征。环境影响、饮食失调、用药失当的复感儿多表现此型，辨证以气虚、脾肺两虚、气阴两虚型为主。

2. **下呼吸道感染型**　表现为以急性支气管炎甚至是喘息性支气管炎为主的症状体征。遗传及其他先天因素的复感儿多表现此型，辨证为肾虚型为主。

3. **综合型**　表现开始为上呼吸道感染，2~3天后转为下呼吸道感染的症状体征。先天不足，后天调护不当的复感儿多表现此型，辨证以肾虚兼见其他证型。

（三）诊断

1. **复感性**　反复的呼吸道感染是其必备条件，复感儿的月发病次数为1.64次，是健康儿童的4.9倍。

2. **迁延性**　一般儿童发病后经正规治疗3~7天可愈，而复感儿的病程一般为7~14天，有的甚至迁延反复达数月之久。

3. **多汗**　是复感儿的主要病症之一，有人做过统计，多汗者达81.7%。

4. **不耐寒凉**　约63%的复感儿不耐寒凉，尤其是冬春两季和在暑季的空调房或面对电风扇吹风，温差大，气温变化大，流感发生时，复感儿都是首当其冲地发病。

5. **纳呆食少**　52%的患儿有纳呆食少，并且时间较长，主要表现在脾失健运、胃阴不足，而食积肠胃者少。

6. **面色萎黄**（或㿠白）　约占62%，还有的表现为毛发黄软少华（约占57%）。

（四）治疗

以益气健脾、固表实卫为主，视病情兼顾肺胃肾。临床上主要以玉屏风散加味治疗。玉屏风散能提高卫气虚小鼠网状内皮系统功能，提高血清补体C_3、C_4水平，提高血清免疫球蛋白IgA、IgG、IgM含量，改善全身状态，增加体重，提高血清抗体效价，能明显提高免疫功能低下小鼠对看冷环境的耐受力和寒冷交替刺激环境下的适应能力，明显缓解急性细菌感染对鼻、支气管黏膜的损害，有明显直接的抗病毒作用，在提高免疫功能的同时，减轻炎症因子的产生。临床应用表明，玉屏风散及其加味制剂治疗复感儿的总有效率达90.8%~96.7%。笔者也以玉屏风散为基础，根据现代医药理论，选择能提高免疫功能，提高SIgA水平，富含维生素A和微量元素的中药进行组方，取名“易寒汤”，又称“防感冒制剂”，由黄芪、白术、苍术、防风、淫羊藿、麦冬、桔梗、牡蛎、大青叶、桂枝、白芍等组成（该配方已获得国家发明专利）。经20多年来的临床应用观察表明，不管是汤剂还是散剂，服用本方1个月后，患者不仅很少再患感冒，而且面色红润，食欲增强，体重增加。即使患病，其症状体征也大为减轻（如体温不会升至以往高度、呼吸道炎症程度减轻等），用药减少（如原先需先锋类抗生素改为青霉素类即可，原需输液改为肌内注射或口服药物即可），疗程缩短（原先需5~10天减为3~5天），总有效率达98%以上。

对防止复发的治疗，应选择在呼吸道感染治愈后进行，否则易使邪恋内伏，病根难除。在治疗过程中和治疗结束后，仍应注意寒温、饮食的调护，尤其是避免乱用药物。（上述内容曾发表于《实用中医药杂志》2003年第19卷第11期）

二、防治概况

小儿反复呼吸道感染，是指小儿平均每年6次以上上呼吸道感染或下呼吸道感染，是小儿常见病和多发病。统计资料表明，呼吸道感染占儿科门诊患儿的80%，其中30%为反复呼吸道感染。0~6岁儿童发病率为9.0%~13.2%，并且正在不断上升。积极防治本病具有重要意义，并越来越引起医学工作者的重视，无论是中医学还是西医学，都出现了很多不同的治疗方法，现概述如下。

（一）中医学方面

1. 以玉屏风散为基础方加味治疗　中医认为，复感儿主要是患儿正气不足，卫表不固所致。玉屏风散源自危亦林《世医得效方》，是益气固表的代表方。实验表明，玉屏风散能提高网状内皮系统功能，改善全身状态，增加体重，提高耐寒能力和适应能力，缓解细菌感染和对支气管黏膜的损害，有明显直接的抗病毒作用，在提高免疫功能的同时，减轻炎症因子的产生。李永贞等报告，采用玉屏风散（黄芪90g、防风30g、白术30g，水煮60ml）治疗，≤2岁5ml/次，>2岁10ml/次，每日2次口服，2个月为1个疗程，总有效率达90.8%。

2. 以黄芪桂枝五物汤为基础加味治疗　江育仁认为，小儿“反复外感”主要是“患儿自身防卫功能不足，防御外邪侵袭的功能薄弱，极易为六淫所感，故反复感染，难于脱体”。有的感染后因“正气虚无力驱邪外出，又常易受害而难愈”。所谓正气虚，即“营虚卫弱，营卫不和，卫外失护，营失内守，其中又以卫气不固为关键”。江育仁把这一发病机制概括为“不在邪多，而在正虚”，提出了以调和营卫法作为防治复感儿的基本法则，以充其卫气，温其卫阳，敛其营阴，使之卫护其外，营阴内守，营卫调和，才能使患儿防御能力增强，预防和减少呼吸道感染的发病。

黄芪桂枝五物汤（含黄芪、桂枝、芍药、甘草、生姜、大枣）源自张仲景《金匮要略》，是治疗营卫不和表虚证的重要方剂。现代药理研究表明，黄芪桂枝五物汤能增强体质，调节免疫功能，具有抗病毒及诱生干扰素的作用。临床总有效率达 97.7%。

3. 健脾益气法治疗 小儿经常感冒之本虚在于脾肺。脾主要生化气血，是人体正气的源泉，如脾气虚弱，正气亦随之不足，邪气遂乘虚而入。肺合皮毛，司开合，主卫外，若肺气虚，腠理不密，易为外邪所侵。故补益脾肺，特别是补益脾胃之气，是防治本病的根本大法。“脾旺四季不受邪。”所以孙浩临床应用补中益气汤补益脾肺之气，连服 1~2 个月，治疗 50 余例，效果良好。

又因小儿的生理特点“脾常不足”，决定其消化功能低下，加之小儿饮食不知节制。随着现代生活水平的提高，鱼肉营养过剩者占多数，故此类患儿以食积停滞，虚中夹实之病机占多数。临床实践中发现，复感儿不仅具备面色㿠白、乏力、自汗、盗汗等气血不足之症，且见纳差、腹胀、大便不调、口臭等脾虚不运之症也较突出。有关研究报道证实，脾（胃）虚弱的患儿，机体免疫功能均低下。刘竹云等的健儿乐冲剂，焦山楂、鸡内金、黄芪、党参、冬虫夏草、蜂胶、防风、陈皮、五味子、甘草按 1∶1∶3∶2∶0.6∶1∶1∶1∶1∶0.5 的比例配制，经混合、水煮、浓缩烘干、制粒装袋，每袋 10g。<3 岁 0.5 包，3~6 岁 1 包 / 次，>6 岁 1.5 包 / 次，2 次 /d，60 天为 1 个疗程。本方正是针对小儿脾虚积滞，表虚易感的特点所设，具有健脾助运、益卫固表的功效，在作用机制方面主要是增强脾胃运化功能，提高机体球蛋白含量，从而达到防治呼吸道感染的目的，同时，使复感儿饮食增进，大便调畅，改善自汗、盗汗、消瘦、面黄、腹胀、口臭等症状，从根本上改善患儿体质。临床总有效率达 96.9%。

4. 补肾治疗法 小儿脏腑娇嫩，“五脏中肝有余，脾常不足，肾常虚”。小儿的“肾常虚”就是针对小儿的“气血未足，肾气未固”而言。现代医学研究表明，虚证是由于机体生理功能低下或亢进，免疫功能、生化代谢、自主神经功能紊乱，人体必需的营养物质不足或比例失调而引起的病理变化。药理研究表明：补肾药能增强机体的免疫功能，更加侧重于机体内分泌系统的调节。补肾药对神经内分泌（尤指下丘脑 - 垂体 - 内分泌腺轴）具有相对专一的作用。凡肾虚证，可用同一补肾法治疗，以改善神经内分泌功能。内分泌系统的主要作用就是调节体液和物质代谢、脏器功能、生长发育、生殖衰老等生理活动，维持人体内环境相对稳定，以适应复杂的体外变化。因此，着眼于机体的内分泌系统的调节，也就是着眼于机体调节环路的中枢环节。通过解除中枢环节的被抑制状态，迅速调动机体自身的潜能，打破病态下的恶性循环，恢复稳态。临床资料证实，在治疗中应用补肾方药往往能使病程大大缩短，疗效显著。如武守恭等报道，用地黄丸治疗复感儿总有效率达 95%。

5. **综合治疗**　现代医学研究表明，复感儿免疫功能普遍低下，同时患儿血清锌、铁、钙等元素均有不同程度的降低，维生素 A 也低于正常水平。临床观察表明，本病的发生与患儿体质有很大关系，其中，脾肺两虚最多见达 65%，其次为气阴两虚为 30%，先天不足的肾虚也达 5%。中医治疗该病多以玉屏风散为主，玉屏风散虽然抓住了健脾补肺益气固表之主证，但毕竟用药简单，并非治疗该病的专方，比如阴虚、肾虚者未能估计，更不用说补充宏量、微量元素和维生素 A 了。所以饶军福以玉屏风散为基础的防感冒中药方（含黄芪、白术、防风等，配方已经获得国家发明专利），治疗效果大大提高。经 5 年来病案记录统计，总有效率达 98% 以上。患者服用本方 1 个月，不仅很少复发，而且食欲增强，面色红润，即使因较强的因素影响而发病，其症状体征也大为减轻（如原先病程需 5~7 天缩短为 3~5 天），用药成本大大降低（如原先需要输液治疗降低为仅需肌内注射或口服药物即可）。

周健铖也采用益肺健脾补肾中药调整患儿免疫功能缺陷，从而减少复感儿的发病及缩短病程。组方以四君子汤合玉屏风散加补骨脂、熟地黄。连续服用 3 个月，临床总有效率达 96%。

（二）西医学方面

1. **转移因子口服液治疗**　研究表明，复感儿的发病与机体细胞免疫功能降低有关。转移因子是由人白细胞或脾提取的小分子多肽物质，含有多种免疫调节因子，可提高和触发机体的免疫防御功能，改善机体的免疫状态，运用转移因子口服液佐治复感儿可使呼吸道感染次数减少，病程缩短，症状体征明显改善，IgA、IgG 及 T 细胞亚群均有明显提高。治疗方法：6 个月至 3 岁 5ml/ 次、2 次 /d，4~12 岁 10ml/ 次、2 次 /d，8 周为 1 个疗程。临床统计总有效率达 95%。

2. **左旋咪唑搽剂治疗**　左旋咪唑搽剂为国际公认的免疫调节剂，能增强机体非特异性免疫，主要作用于 T 淋巴细胞，诱导早期前 T 细胞分化成熟，成为功能性 T 细胞，并使功能失调的 T 细胞恢复正常。同时能增强单核细胞的趋化和吞噬作用，激活巨噬细胞和粒细胞移动抑制因子，诱生内源性干扰素，从而产生提高免疫和抗病毒的作用，反复呼吸道感染指机体受病毒侵害，使免疫细胞处于疲惫状态，免疫球蛋白的消耗增多，导致细胞和体液功能低下。

左旋咪唑搽剂通过皮肤（主要是大腿和上臂内侧皮肤）给药，经皮肤吸收，避免了口服给药所出现的恶心，呕吐，嗅觉、味觉异常等副作用。因其对免疫功能正常的机体没有作用，只对免疫功能低下的患者有增强作用。所以在临床上治疗的预防反复呼吸道感染的机制是一样的。最重要的一点是应该掌握好患者的免疫功能是否真正低下，才能起到增强免疫力作用。治疗方法：使用规格为 1 支 500mg/5ml，儿童 10mg/kg 给药，1 次 /d，连用 3 天后改为 1 次 /3d，3 个月为 1 个疗程。临床总有效率达 95.45%。

3. **卡提素治疗**　卡提素（卡介菌核糖核酸）是新一代非特异性免疫调节剂，主要通过机体体液免疫，提高 C_3、OKT4 水平，降低 IgG、OKT8 值，从而增强机体抵抗力，发挥抗感染作用，疗效确切。研究表明，卡提素治疗 1 个疗程，感染易发率明显降低，发作病情明显减轻，分别由 65% 和 28% 降低为 3%，血清 OKT8、IgG 明显降低，C_3、OKT4 明显升高，因而 OKT4/OKT8 值升高。OKT4/OKT8 值是免疫调节指数，C_3 是补体主要成分，能准确反映机体免疫状态，当 C_3 不足时，机体抗感染防御功能下降，可发生条件致病菌引起的严重感染。呼吸系统感染的原因之一是 IgG 水平过高，C_3 不足，说明卡提素主要通过调节机体细胞免疫水平，提高 C_3、OKT4 值，降低 IgG、OKT8 值，增强机体免疫力，发挥抗感染作用。治疗方法：2 次 /w，0.5mg/ 次，肌内注射，3 个月为 1 个疗程。临床总有效率 97%，显效率 81.8%。

4. **丙种球蛋白治疗**　丙种球蛋白是以健康人血浆、血清和胎盘血中分离提纯的免疫球蛋白制剂，主要用于某种疾病的预防和治疗。丙种球蛋白含有健康人血清所具有的各种抗体，因而有增强机体抵抗力的作用，应用于体质虚弱久病不愈、免疫功能低下者。治疗方法：儿童 50~150mg/kg，溶解稀释后静脉滴入。也可用 10% 丙种球蛋白 M 溶液 0.5~1ml/kg，深部肌内注射，每 2 周 1 次，8 周为 1 个疗程。临床总有效率达 62%。

从上述列举的治疗方法中可以看出，中、西医治疗复感儿都有较为明显的效果，但是，由于反复呼吸道感染是多种致病因素造成机体免疫功能失调，所以中医综合治疗效果更为显著。（作者：饶军福、饶凯华、饶碧华。上述内容曾发表于《中国医学文摘：儿科学》2008 年 2 月第 27 卷第 1 期第 5~7 页。有修改）

第二十四章　儿科消化系统疾病

鹅　口　疮

一、概述

鹅口疮，又称雪口疮，为念珠菌属感染在口腔黏膜表面形成白色斑膜的疾病。多见于新生儿和婴幼儿。

二、病因

营养不良、腹泻、长期使用广谱抗生素或类固醇的患儿常有此症，新生儿多由产道感染或因哺乳时污染的奶头和乳具获得感染。

三、临床表现

鹅口疮可发生于口腔的任何部位以舌、颊、软腭、口底等处多见。

口腔黏膜表面覆盖白色乳凝块样小点或小片状物，可逐渐融合成大片，不易擦去，周围无炎症反应，强行剥离后局部黏膜潮红、粗糙，可有溢血。不痛，不流涎，一般不影响吃奶。

四、治疗

我常用输液用的5%碳酸氢钠溶液10ml加0.9%氯化钠注射20ml，或者灭菌注射用水20ml，混合外涂患处，日2~3次，一般3~5天即愈。

也可以用氟康唑注射液涂患处，日2~3次，3~5天也可以痊愈。

五、阅读摘要

（1）黄连5g，金银花、乌梅各10g，甘草5g，水煎服，均效。

（2）鹅口散：生蒲黄、西黄、煅石膏、冰片。

（3）0.5%碘伏涂抹，2~3小时1次，2天均效。

（4）制霉菌素50片、维生素B_2 30mg，研末，入10ml鱼肝油调涂、日3~4次，

3天均愈。

六、调养

1. 注意奶头、乳具卫生，防止感染。
2. 尽量使用针对性强的窄谱抗生素治疗，避免念珠菌感染。

肠系膜淋巴结炎

一、概述

急性小儿肠系膜淋巴结炎是儿科常见病，多属病毒感染，常与呼吸道感染有关。发病有增长的趋势，2~6岁的儿童多见。

二、病因

常见的病毒有埃可病毒、柯萨奇病毒；极少数病例由溶血性链球菌或金黄色葡萄球菌引起的。

中医中属于中寒。

三、临床表现

发热、腹痛、呕吐或发生腹泻或便秘。腹痛可在腹部的任何部位，但因病变主要侵及末端回肠的一组淋巴结，故以右下腹和脐周为主。腹痛性质不固定，可表现为隐痛或痉挛性疼痛，在疼痛发作间隙感觉较好。

彩超可以明确诊断。

四、治疗

首选中药贴敷：藿香、吴茱萸、砂仁各1g，樟脑0.1g，贴敷剂调匀，贴脐。能够较快地止痛。

本病多因寒复发，所以防复发治疗，我常用本人的易寒汤加减，按体重用药口服，疗程1个月以上，便很少复发。

五、阅读摘要

真武汤加胡芦巴30g（成人量），有良效。

六、调养

主要是防寒保暖，包括不吃寒凉食物。

腹　　泻

一、概述

腹泻病是一组多病原、多因素引起的，以大便次数增多和大便性状改变为特点的消化道综合征。多见于 6 个月至 2 岁的婴幼儿，1 岁以内约占一半。是造成儿童营养不良、生长发育障碍的主要原因之一。

二、病因

婴幼儿消化系统发育不成熟且负担过重，机体防御功能差，肠道内外感染、饮食不当和气候冷热因素是发病的重要原因。

三、临床表现

轮状病毒和细菌感染是引起腹泻的主要因素。

1. 轮状病毒感染引起的腹泻表现　起病急，常伴有发热和上呼吸道感染症状。多数患儿先呕吐，然后腹泻，每日多在 10 以内，亦可达数十次，量多，淡黄色水样或蛋花汤样，常出现脱水和电解质酸碱平衡紊乱。

血常规化验多为淋巴细胞升高或者偏高。

2. 细菌感染引起的腹泻表现　多见于夏季，常与饮食有关。腹泻，呕吐，常伴有腹痛、发热。

血常规化验多为中性粒细胞计数升高或者偏高。

四、治疗

1. 中医

（1）轮状病毒感染引起的腹泻

1）首选中药贴敷：藿香、白芷、干姜、砂仁、石榴皮各 0.5g，贴敷液调匀，贴脐，每日 1 换，连续贴敷 3~5 天。轻症多能痊愈，脱水的加口服补液盐，严重的可以配合其他方法治疗。

2）内服中药：我常以藿香正气汤加减治疗（藿香、苏叶、吴茱萸、干姜、砂仁、茯苓、石榴皮），按体重确定用量，水煎服，效果很好。

（2）细菌感染引起的腹泻

1）中药贴敷：藿香、白芷、黄芩、黄连、车前草各 0.5g。用法同前。

2）中药内服：我仍然是藿香正气方加减（藿香、苏叶、茯苓、白术、枳壳、黄芩、黄连、甘草），按体重用量，水煎服。

（3）中成药：小儿止泻灵颗粒口服，对病毒和细菌感染的腹泻，都有较好止泻作用。

2. 西医

（1）轮状病毒感染引起的

1）口服药：蒙脱石散口服，有止泻、修复胃肠黏膜、吸附病毒和细菌及有害物质的作用。但是用药不要超过3天，以免影响营养物质的吸收。

2）肌内注射：黄藤素、炎琥宁、苦木注射液，对治疗本病都有一定效果。

3）静脉输液：脱水严重的应该选用。

（2）细菌感染引起的：选择敏感的抗生素（主要是阿莫西林或者第3代头孢类）口服或肌内注射，脱水严重的可以输液治疗。也可以口服庆大霉素颗粒，庆大霉素不能肌内注射或者静脉输液。

以上各种疗法可以视情结合应用，尤其是中药贴敷，应该为必用之法。

五、阅读摘要

（1）儿童腹泻注意补锌。

（2）徐成贺老中医的祖传止泻散：白术（伏龙肝研末炒）、山药（麸炒）各200g，枣树皮（炒黄）、车前子（盐炒）各150g。用法：共研细末，1岁以内每次服0.5~1g，2~3岁每次服2~3g，4~6岁每次服3~4g。日服3次，饭前服。可根据病情适当增减药量。禁生冷油腻食物。如果能辨证配合内服中药，敷脐，效果更佳！

（3）小儿腹泻：赤石脂1~5g研末服，立止。

（4）韭菜子10g研末，和面蒸馒头吃，1次见效。

（5）用干荔枝壳10个左右，加水1碗煎服，1次即止。临床屡用屡效，很少服第2次。

（6）慢性泄泻：干姜、淀粉各3g，炒黑为末，加白糖少量，分2次服，特好。

（7）小儿秋季腹泻：怀山药5 000g，研为极细末，装入瓶中密封待用。5~10g，加水适量调匀，加温后熬成稀粥，吃奶前或饭前口服，每天早、中、晚各1次。疗效：治疗小儿秋季腹泻患者45例，均在用药3~5天后全部治愈。

（8）治疗婴幼儿单纯性消化不良、腹泻：鸡内金（炒）、枯矾各50g。共研细末。3~6个月每次服1g，6~12月每次服1.5g，1~2岁每次服2g，2岁以上酌增，每日3次，淡盐（糖）水送服。

六、调养

1. 注意饮食　禁食煎炸、烧烤、烘焙、寒凉、油腻、辛辣刺激性食物。进食容易消化、吸收的食物。

脱水的应少量多次地饮用口服补液盐。

2. **防寒保暖**　尤其是病毒感染引起的腹泻，主要是受寒所致，更要注意患病期间不要洗头、不洗澡，不用冷水洗脸、洗脚。

第二十五章　儿科其他疾病

风　湿　热

一、概述

风湿热是一种因 A 组链球菌感染咽部引起的迟发性、非化脓性后遗症。可引起包括关节炎、心脏炎、舞蹈病、皮下结节及边缘性红斑。反复发作后遗遗留轻重不等的心脏损害，形成风湿性心脏病。常见人群是 5~15 岁的儿童和青少年。

二、病因

寒冷和潮湿是重要的诱因。

三、临床表现

典型症状出现前 1~6 周，常有咽喉炎或扁桃体炎等上呼吸道感染表现。

1. **关节炎**　呈游走性、多发性，受累关节多为膝、踝、肩、肘、腕等大关节，常见由一个关节转移至另一个关节。病变局部呈现红肿、灼热、剧痛，部分患者也有几个关节同时发病。一般于 2 周消退，不留后遗症，但常反复发作。

2. **心脏炎**　该病 60% 可以痊愈不留后遗症，只有 40% 左右的患者发展为风心病。若风湿活动影响心脏则可发生心肌炎甚至遗留心脏瓣膜病变。患者常有运动后心悸、气短、心前区不适。听诊心音有不同程度的改变。

还可能出现环形红斑、皮下结节、舞蹈病，以及多汗、鼻出血、瘀斑、腹痛等表现。

实验室检查：活动期血沉一般多增快，抗 O 试验（ASO）阳性等。

四、治疗

1. **中医**　风湿热属于免疫性疾病，所以治疗也以解表清里为原则。急性发病期以麻黄连翘赤小豆汤合五妙散（改汤）、表热汤加减治疗。症状消失后，我常用易寒汤合五妙汤加减治疗，疗程 1~3 个月。

2. **西医** 急性发病期予以链球菌敏感的药物治疗，疼痛的加非甾体抗炎药。症状消失后，每 2 周肌内注射苄星青霉素 120 万 U/1 支（须皮试），坚持用药 5 年，复发率低。我用此法治疗和正在治疗多例，疗效确切。

五、阅读摘要

（1）刘炳凡经验：风湿热多阴虚内热络瘀，宜壮水制阳，用防己地黄汤为主。

（2）四神煎（1 剂效、2~3 剂痊愈）：生黄芪 240g，石斛 120g，川牛膝、远志各 90g，金银花（后下）30g，痛甚加延胡索、桂枝、独活。也治类风湿晚期。

（3）风湿关节酒：天麻 40g，川牛膝、川乌、草乌、乌梅肉、甘草各 20g，白酒 500g，浸 7 天，1 杯 1 天，10 天痊愈。

（4）风湿性关节炎，有风湿活动，血沉加快，桑枝 30g、柽柳 60g，合苍术、黄柏更佳。

六、调养

1. **防寒保暖** 该病受寒易复发，所以要注意防寒保暖以防复发。

2. **注意休息** 急性发病期要多休息，运动或者劳动以不疲劳为原则。防复发治疗期间也要注意患病关节不要过度活动。

3. **注意饮食** 急性发病期和防复发治疗期间禁食鱼虾（包括海鲜类）、辛辣刺激性、煎炸烧烤烘焙、冷饮等食物，戒烟酒。疾病痊愈后也要少吃或者不吃上述食物。

遗　尿

一、概述

遗尿俗称尿床，是小儿在熟睡时不自主的排尿。一般至 4 岁时仅 20% 有遗尿，10 岁时 5% 有遗尿，有少数患者遗尿症状持续到成年期。

没有明显尿路或神经系统器质性病变者称原发性遗尿，约占 70%~80%。继发于下尿路梗阻、膀胱炎、神经源性膀胱（神经病变引起的排尿功能障碍）等疾患者，称继发性遗尿。

二、病因

本文主要谈原发性遗尿，其病因有：

1. **大脑皮质发育延迟** 不能抑制脊髓排尿中枢，在睡眠后逼尿肌出现无抑制性收缩，将尿液排出。

2. **睡眠过深**　未能在入睡后膀胱膨胀时立即醒来。

3. **心理因素**　如患儿心理上认为得不到父母的喜爱，失去照顾，患儿脾气常较古怪、怕羞、孤独、胆小、不合群。

4. **遗传因素**　患儿的父母或兄弟姐妹中有较高的遗尿症发病率。

中医认为，本病多因肾气不足，膀胱寒冷，下元虚寒，或病后体质虚弱，脾肺气虚，或不良习惯所致。

三、临床表现

小于或等于 5 岁的儿童睡眠中不自主排尿，每周≥2 次，并持续 3 个月以上，即为遗尿。但是疲劳或临睡前饮水过多而偶发遗尿的儿童不作病态。

四、治疗

我常用缩泉丸改汤加麻黄，体虚严重的加补中益气汤加减治疗，疗程 10 天以上，效果满意。

缩泉丸加麻黄共研末，加贴敷液调匀，每天晚上贴敷脐中，第 2 天早上揭掉，每天 1 次，连续贴敷 5 天以上，也有效果。

五、阅读摘要

（1）《陈瑞春学术经验集》所载一案颇受启发：五苓散加味（一诊加远志 3 剂，二诊再加石菖蒲 7 剂）治疗一 13 岁女孩遗尿，其脉缓有力，舌苔薄白而润，别无所苦。陈老指出，小便量多实属膀胱气化不利之证，水湿内停，上蒙清阳，所以小儿夜尿，均有夜梦游玩，而出现尿床。

（2）方剂学家邓中甲在《中医学基本思维原理十讲》中讲述，用清心导赤散加味亦治疗多例（尚有舌尖红，多梦）遗尿。

（3）赵心波经验方：以益肾固涩为主，桑螵蛸 10g，补骨脂 10g，益智仁 10g，覆盆子 10g，菟丝子 10g。

（4）桂枝加龙骨牡蛎汤对桂枝体质小孩的遗尿有佳效，对其汗多、烦躁、易哭、胆小、好动等症状有明显效果，且长期服用能改善体质状况。

（5）通关丸治之疗效好：知柏各 10g，肉桂 6g，加缩泉丸。通关丸为膀胱之专剂，邪者能祛，无邪能调，不利者能通，不约考能固，关键在用好肉桂，舌质红用 1~3g，淡嫩用 6~9g。

（6）桑螵蛸 15g，益智仁 12g，麻黄、石菖蒲各 9g。水煎服，8~10 剂痊愈。

（7）炒怀山药 120g，太子参 30g，研末，早晚各 6g，均愈。或怀山药 10g，研末，日 3 次，长服，效果好。

(8) 补骨脂炒爆研末,3~9 岁 1.5g,10~12 岁 2.5g,或加益智仁 10g,日 3 次,1~2 周痊愈。益智仁 30g 入方更好。

(9) 小儿尿床秘方:白胡椒和五倍子(醋制)研面,敷脐治疗尿床效果非常好,1 次见效。先把肚脐用酒精消毒,再滴一两滴姜汁,然后把药面填满,贴麝香壮骨膏,效果非常好。

(10) 麻黄、益智仁、肉桂各等量。肾阳虚衰者可加干姜、炮附子、补骨脂;脾胃虚寒者可加适量胡椒。将上述中药研粉,用醋调成糊状敷于脐上,用纱布覆盖,胶布固定,每日换药 1 次,连用 3~5 次即可。

六、调养

1. **注意饮食** 少吃寒凉食物,睡前少饮水。
2. **防寒保暖** 寒则使人排尿增加、睡眠加深、神经调节迟缓,加重遗尿。
3. **关爱患儿** 精神紧张、心理压力大会加重遗尿,所以不要训斥、体罚患儿。

惊 吓

一、概述

惊是中医的七情致病因素之一。由于儿童、尤其是婴幼儿的情志不稳定,心理比较脆弱,所以情志影响易于影响心理,进而影响身体。而对儿童、尤其是婴幼儿情志影响最大的就是惊吓,所以惊吓是儿童、尤其是婴幼儿疾病的常见病因之一,必须引起重视。

二、病因

突然刺激,如突然而猛烈的声音、突然的物体闪现,大人的恐吓,影像的恐怖画面,儿童身体的突然下坠或移位等情况,均可导致儿童受到惊吓。

临床上常见的夜啼症状多为惊吓所致。

三、临床表现

惊则气乱,恐则气下、恐伤肾。气乱则会对人的精神、心理造成影响。气下则上气不足。卫气出于肾,肾伤则卫外功能下降。所以惊吓对人的影响主要表现在精神和卫外两个方面。

1. **精神方面** 受惊吓后,最典型的症状是患儿在睡眠中突然惊醒或者哭闹,有的还会出现手足抽搐(应排除发热引起的)。其他表现有夜睡不安、失眠多梦或阵阵呓语;或精神萎靡不振;或者尖声哭闹、骤犯骤止。

婴儿受惊吓后，大多表现为不吮乳、嗜睡或哭闹不安。年龄较大的儿童甚至可出现幻视、幻听症状。

2. **卫外方面**　惊吓较重、或者心虚胆怯的，可以出现恶寒发热、食欲不振、便溏等症状。

四、治疗

我常用针刺双侧中冲穴放血（1滴即可），患儿当晚睡眠即可恢复正常，发热的体温也会降至正常，其他症状也会慢慢消失。病程长、严重的，可以在1周后重复针刺1次。

我们当地的老人在儿童受到惊吓的时候，都会立即轻拍患儿背部几下，并对患儿说“怕吓狗起来”。对当时惊吓的患儿有一定安抚效果。

对于惊吓已久、掉魂的患儿，以前在农村还有叫魂的方法（与全国其他地方大致相同），效果不详。

五、阅读摘要

1. 北京中医医院王应麟验方：钩藤茶（钩藤、蝉蜕、木香、乌药、枳壳、槟榔、）加夜交藤、珍珠母，水煎服。

2. 任之堂：黄金煮灯心草，连服3天。

3. 蝉蜕研末或者水煎服。

4. 赵东奇验方：牵牛子7粒，打碎，水调睡前敷脐，日1次。

六、调养

1. 积极避免各种引起惊吓的因素。比如不对儿童突然大声叫喊，不恐吓儿童，不让儿童看恐怖音像，不突然改变儿童身体状态等等。

2. 发生惊吓时，应积极用语言和肢体安抚患儿。惊吓日久，应找中医治疗。

3. 注意患儿的饮食起居，防寒保暖。

第二十六章　眼部疾病

单纯疱疹性角膜炎

一、概述

单纯疱疹性角膜炎，俗称单疱病毒性角膜炎，是单纯疱疹病毒引起的角膜感染，是致盲性角膜病最主要的原因。

单纯疱疹病毒感染分原发和复发 2 种类型。

原发感染多见于幼儿。超过 94% 感染者并不发病，发病者有发热，颞下前淋巴结肿痛，唇、鼻翼处皮肤疱疹等症状。

二、病因

单纯疱疹病毒。

患者机体抵抗力下降，如感冒、发热、劳累或受严重精神刺激时，潜伏病毒再活化则诱发本病。

三、临床表现

主要表现：眼部异物感、畏光、流泪、和视力下降等。

四、治疗

1. 中医

（1）汤剂：我的表热汤加荆芥、防风、生地黄、甘草，一煎、二煎内服，三煎先熏后湿敷。

（2）中成药：可选用复方金银花颗粒、桑菊感冒颗粒等。

2. 西医　主要是口服或者输液核苷酸类抗病毒药物如阿昔洛韦、更昔洛韦、泛昔洛韦等，外用阿昔洛韦眼药水。

以上疗程均应 7 天以上。治疗无效或者视力下降严重的，应该转医院眼科检查、治疗。

五、阅读摘要

1. 临床经验

(1) 龙胆泻肝汤治疗角膜溃疡好。

(2) 治疗红眼病,夜明砂 5g、白糖 5g,兑在一起,一日 3 次服用,好得快不复发。

(3) 双黄连注射液滴眼对病毒性角膜炎疗效好。

(4) 利福平滴眼液,日 6~8 次滴眼,对各种疱疹性病毒性角膜炎、结膜炎,3~17 天均愈。比吗啉胍、疱疹净更好。

(5) 翳膜乃表浊,宜发散忌疏利。

(6) 目中一切浮翳,乌贼骨末和蜜点之即愈。

(7) 活水蛭 3 条入蜂蜜 6ml,6 小时后滴眼,日 1 次,1~5 天均愈。点 2 个月左右,治翼状胬肉疗效好。

(8) 退胬汤:桑叶、菊花、谷精草、薄荷、当归、川芎、生地黄、白芷、白蒺藜各 10g,石决明 25g,决明子 15g,车前子 12g,甘草 5g。水煎服,10~50 剂,痊愈 38 例(共治疗 48 例)。

(9) 羽状胬肉:雄黄 3 份、白矾 1 份,共研末点之,1 分钟后钳取剪除冲洗,4~5 天均愈。白矾点翳上令泪出,绵试之,泪减则渐失。

2. 用药经验

(1) 云南一位眼科名医,用百部入方治疗角膜溃疡好。

(2) 羌活入方去翳好。

六、调养

1. 注意护眼　平时应坚持做眼球转动操,以促进眼部血液循环,增强抗病能力。

注意个人卫生和集体卫生,勤洗手、洗脸和不用手或衣袖拭眼。

注意隔离防传染。

患病期间外出应该戴太阳镜,戴防蓝光眼镜看手机、电脑、电视(也要尽量少看)。

2. 注意饮食　禁食煎炸、烧烤、烘焙、辛辣刺激性和鱼虾类食物,禁烟酒。

3. 注意休息　不熬夜,劳动或者运动以不疲劳为原则。

细菌性结膜炎

一、概述

正常情况下,大约 90% 的人结膜囊内可分离出细菌,主要有表皮葡萄球菌(>60%)、类白喉杆菌(35%)和厌氧痤疮丙酸杆菌。这些正常菌群通过释放抗生素样物质和代谢产物,减少其他致病菌的侵袭。当致病菌的侵害强于宿主的防御功能或宿主的防御功能受到破坏的情况下,如干眼、长期使用激素等,即可发生结膜炎。

细菌性结膜炎根据发病的潜伏期可分为超急性(24 小时内)、急性或亚急性(数小时或几天)及慢性报告(数天至数周);按好转病情的对待严重程度可分为轻、中、重度。

二、病因

急性细菌性结膜炎主要是由淋球菌或脑膜炎双球菌引起的,临床上很少见。

急性或亚急性细菌性结膜炎,即急性卡他性结膜炎,俗称“红眼病”。致病菌主要是流感嗜血杆菌、肺炎双球菌或葡萄球菌。

三、临床表现

多见于春秋季节,可散发感染,也可流行于学校、工厂等集体生活场所。

主要表现:眼痒、异物感、灼热感,严重时怕光、流泪,结膜充血和水肿,大量黏液脓性分泌物。对视力无损害。

病程约 10~14 天。

四、治疗

1. **中医**　可以参照单纯疱疹性角膜炎的治疗。

2. **西医**　主要用头孢类内服或肌内注射、静脉输液,头孢类过敏的可以用氟喹诺酮类的左氧氟沙星(小于 20 岁的少儿不宜),或大环内酯类的阿奇霉素等。

外用左氧氟沙星滴眼液,儿童用利福平滴眼液。

以上用药疗程均为 5~7 天。

五、阅读摘要

1. **基础理论**　目无火不病、有精不蒙。

2. **临床经验**

（1）治疗眼痒的2味好药：蒲公英、白蒺藜各50g，研末服，一次5g，日2次。老人眼疾尤效。

（2）蒲公英30~50g，水煎服，极好。或水煎熏洗眼睛，治眼睛各种急性炎症好。

（3）板蓝根注射液滴眼，2~4滴1次，日4次，效果比氯霉素好。

（4）拇指中节背侧中间（去污穴）、示中指掌指骨间、环小指掌指骨间，为眼三针，对睑腺炎、红眼病等炎症性眼疾效果好。

（5）一切眼疾，患者颈背腰骶都会出现小颗粒，连挑治数次即愈。

（6）陷谷透涌泉10分钟、光明穴针刺1~2次即愈。

（7）中冲或少泽、耳尖耳垂放血均佳。

六、调养

参照单纯疱疹性角膜炎的调养。

白　内　障

一、概述

白内障是指晶状体透明度降低或者颜色改变所导致的光学质量下降的退行性改变。

二、病因

老化、遗传、代谢异常、外伤、辐射、中毒、局部营养障碍以及某些全身代谢性或免疫性疾病，都可以直接或间接破坏晶状体的组织结构，干扰其正常代谢而使晶状体混浊。

紫外线照射、糖尿病、高血压、心血管病、机体外伤、过量饮酒及吸烟等均与白内障的形成有关。

三、临床表现

白内障早期症状主要有视力下降、对比敏感度下降、屈光改变、单眼复视或多视、眩光、色觉改变、视野缺损等。

1. 视力下降　是最明显、最主要的症状。
2. 对比敏感度下降　高空间频率上的对比敏感度下降尤其明显。
3. 屈光改变　原有的老花眼减轻。
4. 单眼复视或多视　晶状体内混浊或水隙形成，屈光力不均一，产生双影或多影。

5. 眩光　光线散射所致。

6. 色觉异常　对光的色觉敏感度下降。

7. 视野缺损。

白内障有很多类型，是不是白内障、是哪个类型的白内障，确诊还是需要专业医师检查，所以在此不赘述了。

四、治疗

一般基层医师只是提供吡诺克辛钠和苄达赖氨酸眼药水。

手术是主要治疗手段。

五、阅读摘要

（1）白术、白及、茯苓各等分，研末，10g/次，与1个鸡蛋、少许面粉、食盐，煎饼，睡前1小时服。

（2）蔓荆子5g研末，猪肉50g炖服，日1次。

（3）阿司匹林0.65g/d，分2次服，对老年人可减少45%手术。

（4）早期白内障：蝉蜕9g，日1剂，水煎服，1个月，效果显著。

（5）蜗牛几个捣少许冰片敷涌泉1夜，左病敷右，右病敷左，效果好。

（6）挑治耳后红线对白内障、老花眼、面瘫都有效。

六、调养

1. 注意眼睛的保养　坚持运目和眼保健操，可以促进眼睛的血液循环，延缓晶状体老化，避免或者延缓发生白内障。

2. 防范眼睛伤害　要防止外伤、紫外线照射伤及眼睛，戒烟戒酒。

3. 积极治疗原发病，尤其是控制血糖、高血压等代谢综合征。

青　光　眼

一、概述

青光眼是一组以特征性视神经萎缩和视野缺损为共同特征的疾病，病理性眼压增高是其主要的危害因素。

属于神经变性疾病，是主要致盲眼病之一。

二、病因

有一定的遗传倾向，可能为机械压迫和缺血的合并作用。

应由专科医师检查、确诊和治疗，本文主要提供阅读摘要，供参考。

三、阅读摘要

（1）不能远视乃阳不足，不能近视乃阴不足。

（2）眼压过高方：苓桂术甘汤（茯苓、桂枝、白术、甘草）+车前子+怀牛膝。另加葶苈子效佳（青光眼、高血压眼）。我常规用量：茯苓30g，桂枝10g，白术15g，甘草6g，车前子30g，怀牛膝15g。

（3）理中汤和吴茱萸汤加在一起效果还不错。

（4）点压睛明，1个月即失飞蚊症。

沙　　眼

一、概述

沙眼是由沙眼衣原体感染所致的一种慢性传染性结膜角膜炎，因其在睑结膜表面形成粗糙不平的外观，形似沙粒，故名沙眼。是致盲的主要疾病之一。

二、病因

致病菌为沙眼衣原体。

通过接触传播。易感危险因素包括不良的卫生条件、营养不良、酷热和沙尘气候。热带、亚热带区或干旱季节容易传播。

三、临床表现

急性期症状有畏光、流泪、异物感，较多黏液或黏脓性分泌物。可出现眼睑红肿、结膜明显充血，乳头增生，上下穹窿部结膜满布滤泡，可合并弥漫性角膜上皮炎及耳前淋巴结肿大。

慢性者无明显不适，仅眼痒、异物感、干涩和烧灼感。

将眼睑外翻细看时，早期为充血，逐渐变得混浊、肥厚。睑板缘上看到针头大小的乳头及滤泡增生。

四、治疗

主要用大环内酯类或氟喹诺酮类药物，如左氧氟沙星、阿奇霉素制剂，外用、口服或静脉输液。也可以用利福平制剂外用或口服。

五、阅读摘要

无。

六、调养

参照单纯疱疹性角膜炎的调养。

睑腺炎（附：眼板腺囊肿）

一、概述

睑腺炎，我们这里称偷针珠，是眼睑腺体的一种急性化脓性炎症。睫毛毛囊或其附属的皮脂腺或变态汗腺感染为外睑腺炎，睑板腺感染为内睑腺炎。

二、病因

多为葡萄球菌，特别是金黄色葡萄球菌感染引起。

三、症、征

红、肿、热、痛等，2~3 天后，形成黄色脓点。可自行破溃，溃后炎症明显减轻，1~2 天后逐渐消退。多在 1 周左右痊愈。

在儿童、老年人或患有糖尿病等慢性病患者中，睑腺炎可扩散发展为眼睑蜂窝织炎，并伴有发热、寒战、头痛等全身症状。必须及时果断处理。可能会遗留瘢痕。

本病还有少数反复发作者。

四、治疗

早期可以热敷，滴利福平眼药水。也可以口服中成药如炎可宁、清热散结片、肿节风片、复方金银花颗粒等，或者用青霉素或者第 1、第 2 代头孢类药物。

脓肿形成后，应切开排脓。

反复发作的，可以口服利福平胶囊，每次 0.1g × 3 片，日 1 次，连续 3~5 天，便很少复发。

引起眼睑蜂窝织炎的，应尽早使用足量的以抑制金黄色葡萄球菌为主的抗生素，严重的应及时转医院诊治。

五、阅读摘要

（1）蒲公英 60g，川牛膝 15g，水煎服，1~3 剂均愈。不复发。

（2）异烟肼 0.6g/d，分 3 次服，2~7 日均愈，不复发。

（3）利福平或利福定口服 5 天，少复发。

（4）火柴棒划对侧肩胛骨连续 3 下，1 次即好。

（5）背部挑治，1 次即好且断根。

（6）双足中趾头刺血，1~2 日 1 次，1~2 次即愈。

（7）神速疗法：在双手中指和双足中趾各放一点血，另在耳尖放点血，左眼放右耳尖，右眼放左耳尖，两眼有就两耳同时放，我的办法就是这样！上午刺血下午就消！神速！神速！

（8）肝俞针刺并挤出血 1~3 次根治，耳尖、指尖、趾尖上午放血，下午即好。或针刺对侧曲池。

六、调养

参照毛囊炎的调养。

附：睑板腺囊肿

眼板腺囊肿，又称霰粒肿，是睑板腺特发性无菌性慢性肉芽肿性炎症。它由纤维结缔组织包囊，囊内含有睑板腺分泌物及包括巨细胞在内的慢性炎症细胞浸润。

可能与其睑板腺分泌功能旺盛有关。

常见于上睑，单发，也可能多发，部分患者反复发作。表现为眼睑皮下圆形肿块，不痛。继发感染时，则形成急性化脓性炎症，表现与内睑腺炎相同。

治疗：同睑腺炎。

第二十七章　鼻部疾病

变应性鼻炎

一、概述

变应性鼻炎，又称过敏性鼻炎，中医称鼻鼽。是特应性个体接触致敏原后由 IgE 介导的，以炎症介质（主要是组胺）释放、有免疫性细胞和细胞因子参与的鼻黏膜慢性炎症反应性疾病。

二、病因

中医属于寒，西医属于过敏。

通过几十年的观察，我发现过敏性鼻炎病因主要是寒，身体有内寒遇外寒而诱发。骑摩托车、电动车或乘敞篷车，导致头面部长期吹风受寒，厨师长期熏吸炒菜水汽，长期洗头不及时吹干之人，都是本病的易感人群。西医无寒热的认识，所以对本病的病因至今无法明了，只知道是过敏，至于以前不会过敏，为什么现在会过敏，则无法解释。

三、临床表现

以鼻痒、阵发性连续喷嚏、大量水样鼻涕和鼻塞为主。喷嚏以清晨或夜晚接触到刺激性异物发作为主，部分患者有嗅觉减退，病程长的易引起鼻息肉。

过敏性鼻炎容易并发喘息性支气管炎、支气管哮喘等疾病。

四、治疗

1. **中医**　治宜散寒通窍，补气益肾。我常用过敏煎合易寒汤为主方加味（名敏鼻汤）治疗：辛夷花、乌梅、北五味子各 15g，黄芪 30g，苍术、防风、桂枝各 10g，白芍 15g，桔梗 10g，陈皮 10g，麻黄 6g，地肤子 30g，干姜 15g，炙甘草 20g，易寒精 1 包（兑服）。每天 1 剂，水煎服。伴头痛者加川芎 20g，伴鼻息肉加夏枯草、丹参各 30g、僵蚕 15g。疗程 1 个月以上，大多数都能根治。

中成药：通窍鼻炎片、辛芳鼻炎片有一定效果。

2. **西医**　主要用抗过敏药，如西替利嗪、氯雷他定类药物，只能控制症状，不能根治。

五、阅读摘要

（1）山东张皆春老中医加味散风止痒汤：麻黄 3g，红花 6g，制川乌 6g，白茅根 12g，薏苡仁 15g（黄红乌白）。随症加减，效果好。

（2）王庆国双辛鼻鼽散：细辛 3g，辛夷花、麻黄各 10g，黄芪 20g，黄芩、防风、川芎各 10g。

（3）斑蝥末敷印堂发疱，1~3 次愈过敏性鼻炎和单纯性鼻炎。注意：掌握好发疱程度，以防产生瘢痕，影响面容。

六、调养

加强运动增强体质，注意防寒保暖，乘敞篷车要戴面罩，洗头完了要及时吹干。不吃冰冷食物，少吃鱼腥类食品，适当多吃点生姜、大蒜等辛温散寒食品。

急、慢性鼻窦炎

一、概述

急性鼻炎是由病毒感染引起的鼻腔黏膜急性炎性疾病，是上呼吸道感染的一部分。我们说的感冒，多有急性鼻炎存在。

急性鼻窦炎，中医称鼻渊。多继发于急性鼻炎，其病理改变主要是鼻窦黏膜的急性卡他性炎症或化脓性炎症，严重的可累及骨质和周围组织及邻近器官，引起严重并发症。

慢性鼻窦炎是发生于鼻窦黏膜的慢性炎症性疾病，常合并哮喘及慢性阻塞性肺病等下呼吸道感染。发病率 2.2%~8%。

二、病因

中医认为，急性鼻炎为寒，急性鼻窦炎多为热，慢性鼻窦炎者，多为气虚肺热。

西医认为，急性鼻炎的病毒感染为首要因素，常见病毒是鼻病毒，其次是流感和副流感病毒、腺病毒、冠状病毒、柯萨奇病、呼吸道合胞病毒、埃柯病毒及黏液和副黏液病毒。传播途径为呼吸道吸入、污染物和食物接触。

急性鼻窦炎为细菌感染，主要有肺炎双球菌、溶血性链球菌、葡萄球菌、卡他球菌，其次有流感杆菌、变形杆菌和大肠埃希菌等，厌氧菌也较常见。临床上常常是球菌、杆菌和厌氧菌混合感染。

慢性鼻窦炎是遗传和环境等多因素共同作用的结果。

三、临床表现

急性鼻炎的症状、体征和治疗见急性上呼吸道感染。

急性鼻窦炎主要表现为鼻塞、脓涕、头痛或局部疼痛，全身症状加重。

慢性鼻窦炎主要表现为鼻塞、黏脓涕并常伴鼻后滴漏、头面部胀痛、嗅觉功能障碍和乏力、咳嗽等。

四、治疗

1. 中医

（1）急性鼻炎：最简单、方便又不花钱、安全的是用吹风机吹热头部，其次是用热水袋或者暖手宝敷颈部半小时左右，症状即可很快减轻甚至消失。

也可以用苍耳子 30 个，辛夷花、鹅不食草各 20g，荜茇 5g，共研末，加麻油 100g，浸泡 7 天。取上清液，装瓶消毒备用。滴鼻，每天 3~4 次，每次 1~3 滴，3 天为 1 个疗程，一般 1 个疗程痊愈。

冰片 2g，扑尔敏片 4mg × 100 片，共研末，吹鼻，日 2~3 次，效果很好。加地塞米松更好。

中药内服效果很好，散寒通窍即可。我常用苍耳子散合葛根汤加减：苍耳子、辛夷花、白芷、葛根各 15g，麻黄 6~10g，桂枝、白芍各 15g，干姜、甘草各 6~10g。涕黄的加表热汤，经常感冒加黄芪 30g，淫羊藿 10g，喷嚏多加乌梅、北五味子、蛇床子各 15g，鼻涕多加薏苡仁 30g。

中成药：流清涕或者兼喷嚏的多为病毒感染（风寒所致），宜风寒感冒颗粒，桑姜感冒片，夏天可以用暑湿感冒颗粒。小儿可以用小儿麻甘颗粒，婴幼儿可以用午时茶。流浓黄涕多为细菌感染（感冒化热了），宜用千柏鼻炎片，鼻炎康，藿胆丸，胆香鼻炎片，通窍鼻炎片等。

（2）慢性鼻炎：慢性单纯性鼻炎治疗当扶正祛邪并举，扶正宜补肺气益肾精，祛邪宜清热解毒利湿，兼活血通窍。我常用清鼻汤（苍耳子散合表热汤加味）：苍耳子、辛夷花、白芷各 15g，金银花、连翘、黄芪各 30g，黄芩 15g，鱼腥草 50g，薏苡仁 40g，枳壳、淫羊藿各 10g，丝瓜络 15g，升麻 3g，生姜 6 片，麻黄、炙甘草各 6g，每天 1 剂，水煎服。方中苍耳子对肝有一定损害，所以肝功能不正常、儿童最好少用或者不用，伴有鼻出血的去麻黄改用藿香 15~20g，伴咳嗽的去升麻改用桔梗 15g，淫羊藿可以用巴戟天、益智仁、锁阳、蛇床子、枸杞子、紫河车、鹿角霜或鹿角胶等其他补肾药代替。疗程 30~50 天，大多数可以根治。

慢性肥厚性鼻炎去鱼腥草加夏枯草 30g、乌梅 15g、牡蛎 30g。

慢性萎缩性鼻炎已成阴虚寒凝之病，重在扶正，兼以祛邪。宜补气益阴温润，活血通窍，轻剂久久缓图，疗程 3 个月以上。我常用芪杞二参三花汤治疗：黄芪 30g，南沙参、枸杞子、辛夷花、金银花、野菊花、乌梅、丹参各 15g，桔梗、枳壳、干姜、炙甘草各 10g，吴茱萸、麻黄各 3g。

中成药：以下中成药可以选择其中 1 种服用。

藿胆丸：每次 3~6g，日服 2 次。

千柏鼻炎片：每次 3~4 片，日服 3 次。

鼻炎康：每次 4 片，日服 3 次。

通窍鼻炎片：每次 6 片，日服 3 次。

胆香鼻炎片：每次 4 片，日服 3 次。

2. 西医

（1）急性鼻炎：复方氨酚磺那敏、复方氨酚烷胺片或者胶囊、康必得、感康、康泰克等含抗病毒、收缩鼻黏膜的药物，对急性鼻炎都有一定的效果。

细菌感染的用一种中成药加麦迪霉素服用 5 天以上，效果好。

（2）慢性鼻炎：无较好疗效的药物。

局部治疗：血管收缩剂滴鼻，1% 呋麻滴鼻液，滴鼻，每日 3 次。

滴鼻净不宜使用，可引起药物性鼻炎。

五、阅读摘要

1. 基础理论　《素问·气厥论》云：胆移热于脑，则辛頞鼻渊。鼻渊者，浊涕下不止也。

2. 临床经验

（1）鼻炎汤：炒苍耳子 30g，藿香、牡丹皮、生石膏各 15g，白芷、辛夷各 12g，连翘、玄参、桑白皮各 20g，荆芥、甘草各 10g，桔梗 18g。注意：苍耳子炒到焦黄。服法：一日 1 剂，水煎服。一般 1 剂有效。

（2）治鼻窦炎小方：蒲公英 2g，独活 5g，桂枝 1g，石菖蒲 7g。加适量冷水煎，烧开后 2 分钟内即可，不可煮煎时间太长。一日 1 剂，煎服 3 次。

（3）王氏中医经验：儿茶 10g，打成细粉，用适量香油调成糊状备用。每天晚上睡觉前，用棉签蘸点药糊，放入一个鼻孔中，20 分钟后拿出来，再蘸点药糊放入另一个鼻孔中 20 分钟。每天 1 次，7 天为 1 个疗程。适用于慢性肥厚性鼻炎。使用时会有鼻水流出来，这是正常的，待不再流鼻水了，还要继续使用一段时间，鼻炎就好了。

（4）土蜂窝末 + 香油抹鼻 1 个月，对鼻炎好。

（5）猪胆入冰片，每天 2 次，涂抹鼻甲肥大，效果好。

3. **用药经验**

（1）《杏林薪传》载：薏苡仁50g以上入方对鼻、气管、肺的炎症及肿瘤所致一切涕痰多，均好；清热利湿化浊也，但是须加大枣以避免尿过多。

（2）白花蛇末1.5g兑服入方，治顽固性鼻窦炎好。

（3）皂荚3~5g入方，治疗鼻窦炎好。

（4）常用藿香、苍耳子、辛夷、白芷、露蜂房、细辛调治。如鼻渊现象严重者，加桑白皮15~50g，功效良好。此外，鹅不食草的作用并不理想。

六、调养

1. **急性鼻炎**　运动调养：手掌捂鼻根、前额约半小时致热，揉印堂、双侧迎香致热，有一定效果。

体育锻炼以不疲劳、微汗为原则。

暂时不要洗头洗澡，如果洗头要及时吹干。

饮食调养：宜清淡饮食，适当多吃果蔬，不能吃油腻、冷饮、煎炸烧烤烘焙食物。

预防：防治感冒就等于防治鼻炎，所以搓头面，吹风机吹头面，热敷面部、颈项，防治了感冒也防治了鼻炎。

2. **慢性鼻炎**　适当加强运动增强体质，防寒保暖防感冒诱发本病，饮食少吃辛辣、煎炸烧烤烘焙、冰冷食物。

预防：同急性鼻炎。

附：鼻息肉食疗方。夏枯草100g，鸡蛋2个，水煎，分2次服，4小时服1次，连服1个月。自然萎缩，疗效确切，多例验证。

鼻出血

一、概述

鼻出血，中医称鼻衄，是临床常见症状之一，可因鼻腔、鼻窦疾病引起，也可以因某些全身性疾所致，前者较多见。

二、病因

分局部和全身病因2类。

1. **局部病因**　主要有外伤、鼻腔异物、炎症、肿瘤等。

2. **全身疾病**　主要有急性发热性传染病、心血管疾病、血液病、肝肾等慢性疾病和风湿热、内分泌失调、遗传性出血性毛细血管扩张症及营养障碍或维生素缺乏等。

三、临床表现

单侧也可以双侧出血，反复间歇性或持续性出血，少量或者大量出血。儿童和青少年多在鼻中隔前下方的易出血区。

四、治疗

1. **中医**　我发现本病乃阴津亏虚、胃火炽盛上扰所致，常用玉女煎加减治疗：知母、生地黄、麦冬、怀牛膝各 15g，石榴皮 10g，生石膏、茅根、藕节各 30g，每日 1 剂，水煎服。疗程 1 个月，大多数患者可以痊愈，复发的可以继续服用至愈为止。

鼻出血应急处理：用医用棉球蘸云南白药塞出血的鼻孔内，具有很好的止血效果。

2. **西医**　中成药和西药无此类专治药物。

五、阅读摘要

（1）龙胆泻肝汤治疗鼻衄效果好！

（2）代赭石 30g，生大黄、川牛膝各 15g，肉桂 3g，水煎服。

（3）掌击委中 3 下即止。

（4）据本村民多次介绍，本村村民饶某曾采取拍打穴位治疗本病，方法是：患者出鼻血时，稍用手拍患者后颈大椎穴位 3 次，即止，且复发少。

六、调养

积极治疗慢性鼻炎，高血压患者在治疗鼻出血的同时必须把血压降下来，避免剧烈运动，不要呆在太阳下或者高温环境中，不能吃煎炸烧烤烘焙食物，少吃鱼虾类食物。

酒　渣　鼻

一、概述

酒渣鼻是以鼻尖及鼻翼处皮肤红斑和毛细血管扩张为特征，常伴有痤疮。

二、病因

可能诱因：嗜酒及喜食辛辣刺激性食物、胃肠道疾病及便秘、内分泌紊乱、月经不调、维生素缺乏、毛囊蠕形螨寄生等。

我的经验是胃火上炎所致。

三、临床表现

按病程进展分为3期。

1. **红斑期**　外鼻皮肤潮红，皮脂腺开口扩大，分泌物增加，使皮肤呈油状，饮酒、进餐、冷热刺激或情绪紧张时加重。

2. **丘疹脓疱期**　外鼻皮肤潮红持续不退，皮肤毛细血管渐显扩张，常并发丘疹和脓疱疮，日久皮肤逐渐增厚，呈橘皮样。

3. **鼻赘期**　上述病变加重，皮肤毛细血管扩张显著，皮脂腺和结缔组织增生，最终使外鼻皮肤呈分叶状肿大，外观似肿瘤。

四、治疗

1. **中医**　主要是胃火所致，根据治火热应清热降火、宣发、滋阴、凉血四法，宜玉女煎加藿香、苏叶、黄芩、黄连等，病程3年以上的加丹参、黄芪。疗程1个月以上。

中成药：黄连上清片合丹七片。

2. **西医**　外用：5%甲硝唑注射液或克林霉素外涂，也可以兼服甲硝唑片或克林霉素。

五、阅读摘要

无。

六、调养

参照痤疮的调养。

长期咳嗽，要看看有没有鼻炎

2018年4月15日，咳嗽1周后就诊、吃中药已1周的女孩来复诊。女孩的奶奶高兴地说：以前咳嗽严重的时候都会发热，要去医院输液治疗几天才能好，这次吃中药就控制了，不仅没有发热，而且咳嗽也减少了。以前咳嗽引起发热，我们看的都是专家门诊呢，竟然没有一个专家说是鼻炎引起的，幸好你看出来了，这次我孙女的长期咳嗽有希望彻底治好了。我说：专家太忙了，可能在检查咽喉的时候没有看到鼻咽部有浓鼻涕，才会忽略问及鼻的问题，因而忽视了鼻炎引起咳嗽的问题，所以你孙女的长期咳嗽才会反复发作。最近一段时间，类似的病例已经出现多例，值得内儿科医生注意。

鼻炎引起长期的反复咳嗽，临床称上气道咳嗽综合征（曾称鼻后滴漏综合征），内、儿、五官科医生都知道，不是医生的百度一下也能知道，但是临床上却容易忽视造成漏诊。其实，只要我们医生在检查患者咽喉的时候仔细看看鼻咽部有没有鼻涕(早晨起床后不久最容易看到),问诊时注意问鼻炎的相关问题,就可以发现是不是上气道咳嗽综合征的问题,从而根除患者长期的反复咳嗽。

第二十八章　口腔疾病

复发性口腔溃疡

一、概述

复发性口腔溃疡，又称复发性阿弗他溃疡、复发性口疮、复发性阿弗他口炎等，中医称口糜、口疳等。人群的 10%~20% 患有该病。

本病有周期性、复发性和自限性特点。

二、病因

西医病因不明，可能因素有免疫因素、遗传因素、系统性疾病、环境因素等。

我认为：口为脾窍，胃火上炎所致。

三、临床表现

分轻型、重型和疱疹样溃疡 3 型。

1. **轻型**　初发者多此型。好发于唇、舌、颊、软腭等无角化或角化差的黏膜。初起为局灶性黏膜充血水肿，呈粟粒状红点，灼痛明显。继而形成浅表溃疡，圆形或椭圆形，5 天左右开始愈合。

2. **重型**　又称复发性坏死性黏膜腺周围炎或腺周口疮。好发于口角，溃疡常单个发生，大而深，深及黏膜下层直至肌层。周边红肿隆起，基底较硬，边缘整齐清晰。

常伴有低热、乏力等全身不适症状和病损区域的淋巴结肿痛。

发作期可长达月余甚至数月，也有自限性。

3. **疱疹样溃疡**　又称口炎型口疮。溃疡小，数目多，可达数十个，如满天星。邻近溃疡可融合成片，黏膜发红充血，疼痛较重。唾液分泌增加。

可伴有头痛、低热、全身不适等症状。

四、治疗

1. 中医　我常用半夏泻心汤加藿香、苏叶、生地黄、丹参、枳壳等，水煎服。疗程1个月以上。

中成药：口服黄连上清片合甘草锌片，效果很好。

外用药：可以选用我的外用神、西瓜霜喷剂、锡类散、冰硼散、双料喉风散、开喉剑等。

2. 西医　口服：甘草锌和维生素C、维生素B_2，有一定效果。

外用：华素片（西地碘），每餐饭后和睡前含服1片，效果很好。

地塞米松贴片，对控制溃疡有较快较好的效果，但是多次使用后效果减弱，甚至会无效。

输液治疗：5%葡萄糖注射液100ml+10%葡萄糖酸钙10ml+维生素C 1g，5%葡萄糖氯化钠注射液250ml+西咪替丁0.6g+维生素B_6 0.1g，连续3~5天，可以使溃疡较快愈合。

五、阅读摘要

1. 基础理论

（1）95%的口腔溃疡都是由于病毒引起来的。

（2）反复发作无实火皆阴虚或虚火。

2. 临床经验

（1）很多患者食冷饮、尤其是冰棒后发作，寒属阴、伤肾阳，所以肾阳虚者也多，宜桂附肾气丸治之。

（2）张娇等运用泻黄散合六味地黄汤治疗老年顽固性口腔溃疡，效果好。（《中医杂志》2016年第9期792页）

（3）甘草泻心汤治疗口腔溃疡时，牙痛也会好，牙龈也会舒服，舌头也会干净灵活。

（4）《杏林薪传》方：黄柏30g，制附片5g，龟甲（为治口疮妙药）6g，砂仁6g，甘草15g，水煎服，适当加味，3~5剂即愈。

（5）茹十眉方：四物汤加桂、附、知、柏、丹皮。

（6）荷散治之有良效：生石膏30~60g，生地黄15~30g，薄荷12~24g，水煎服或含漱。（马有度《医方妙用》）

（7）针刺承浆并拔火罐，隔日1次，3~5次控制，10次内根治。

（8）聚肌胞肌内注射效果好。

（9）服用甘草锌片剂1次0.5g，颗粒剂1次5g，1日3次。一般3日即愈。

（10）黄连、干姜等份，共研极细末，溃疡表面喷涂，一日2~4次。吴茱萸研末醋调足心，每夜用，连用3天。

3. **用药经验**

（1）生蒲黄30g入方效果好。

（2）胡黄连对口疡更好。

（3）白芍30g治疗口腔溃疡特好。

六、调养

1. **注意饮食**　禁食煎炸、烧烤、烘焙、冰冻食物，戒烟酒。
2. **注意休息**　不熬夜，劳动或运动不疲劳。
3. **平衡心态**　清心寡欲，不躁不怒。

慢性牙周炎

一、概述

牙周炎是由牙菌斑生物膜引起的牙周组织慢性感染性疾病，其中慢性牙周炎约占牙周炎患者的95%，由长期存在的慢性龈炎向深部牙周组织扩展而引起。

二、病因

主要是牙菌斑，牙石、食物嵌塞、不良修复体等均为加重菌斑滞留的局部刺激因素。

当抵抗力下降时，牙周致病菌牙龈卟啉单胞菌、伴放线聚集杆菌、福赛拟杆菌、螺旋体等大量滋生，导致胶原破坏、结合上皮向根方增殖、牙周袋形成和牙槽骨吸收，慢性牙龈炎发展成牙周炎。

中医：胃火上炎。

三、临床表现

早期为牙龈的慢性炎症，颜色暗红或鲜红，质地松软，点彩消失，边缘圆钝且不与牙面贴附等。严重的可发生急性牙周脓肿。活动期和静止期交替进行，病程长达10余年甚至数十年。

四、治疗

1. **中医**　我常用清胃散加地骨皮30g、怀牛膝15g，水煎服，效果比较好。
中成药：可以选用新癀片、黄连上清片、三黄片、炎可宁等。
2. **西医**　口服：克林霉素（0.1g）、牙周康（甲硝唑芬布芬），各2片，日3次，消炎止痛效果好。

五、阅读摘要

1. **基础理论**　肠火上牙痛，胃火下牙痛。

2. **临床经验**

（1）齿脱动皆属肾，宜地黄丸。烂肿痛皆属胃，宜清胃散。

（2）牙痛神方：荆防膏丹地草加味。

（3）牙痛：针刺劳宫，立止。

（4）针外踝尖也立止，但持续性不长。

（5）按压合谷、肩井。颊车、内关下 2 寸各穴位注射 1.5ml（当归注射液 2ml+ 维生素 B_{12} 1ml），日 1 次，1~3 次均愈。

（6）肩井指法：用拇指按压肩井，用力以患者耐受为度，按压 30 秒，即放松压力，再压再放松，直至牙痛缓解或消失为止。

六、调养

参照复发性口腔溃疡的调养，同时注意少吃或不吃酸、甜食物。

急、慢性根尖周炎

一、概述

急性根尖周炎是从根尖部牙周膜出现浆液性炎症。到根尖周组织形成化脓性炎症的病理改变过程，可发展为局限性牙槽骨骨髓炎，严重的致颌骨骨髓炎。

慢性根尖周炎是指根管内由于长期有感染及病原刺激存在，根尖周围组织呈现慢性炎症反应。分为根尖肉芽肿、慢性根尖周脓肿和根尖周囊肿等。

二、病因

牙髓组织和根尖周围组织通过根尖孔密切相连，牙髓组织中的病变产物、细菌及其毒素等可通过根尖孔扩散到根尖周组织，引起根尖周病。根尖周病多由牙髓病发展而来，所以治疗措施和过程一致。

三、临床表现

1. **急性根尖周炎**　急性根尖周炎有急性浆液性根尖周炎和急性化脓性根尖周炎 2 种类型。

（1）急性浆液性根尖周炎：患牙咬合痛、叩痛，轻度松动，牙冠变色。

（2）急性化脓性根尖周炎：分根尖周脓肿、骨膜下脓肿和黏膜下脓肿。

1）根尖周脓肿：患牙持续剧痛，不敢咬合，根尖部牙龈潮红，叩痛，可有中、重度松动。下颌下淋巴结或颏下淋巴结肿大及压痛。

2）骨膜下脓肿：患牙持续性、搏动性跳痛更加剧烈，影响睡眠和进食。可伴有体温升高、乏力等全身症状。

3）黏膜下脓肿：患牙胀痛和咬合痛减轻，全身症状缓解根尖区黏膜肿胀已局限，呈半球状隆起。患牙轻到中度叩痛，轻度松动。按之有波动感，易破溃。

2. **慢性根尖周炎**　一般无明显症状，部分患者咀嚼时有不适感，叩痛，牙龈脓疱、牙冠变色。一般牙不松动。

四、治疗

1. **中医**　急性的应该从疖痈论治，宜清胃养阴、清热解毒，用清胃散合五味消毒饮或者仙方活命饮加减治疗，已成脓的用透脓散。

慢性的应该清热解毒、益气养阴，宜清胃散加黄芪、丹参、骨碎补、蒲公英加减，疗程 1 个月以上。

中成药：参见牙周炎。

2. **西医**　初起者可以选用口服克林霉素 + 牙周康，用法见牙周炎。

肿痛严重、甚至有全身症状的，应该输液治疗：0.9% 氯化钠注射液 100ml+ 头孢唑啉钠 3g，甲硝唑 0.5g，均日 2 次，疗程 3~5 天。

五、阅读摘要

（1）牙痛的药方：生大黄 10~15g，生麻黄 5~8g，生甘草 10g，薄荷 10g。开水泡服，每剂服用 1 天。

（2）先父赵平恕系铜山名医，笔者年轻时随父临诊，亲眼目睹，每见其治牙痛，无论龋齿、风热、胃火诸牙痛，皆用一味五倍子外治，一般用量 10~30g 不等。

（3）牙痛好方：白芷 18g，川芎 8g，细辛 10g，高良姜 10g，透骨草 6g，荜茇 10g，椒目 5g，冰片 1.5g。研细末，鼻吸取嚏。本方是师传改良的经验方，可使用，我治愈百十例了。

（4）细辛、冰片、生草乌各等分，冰片少放些，弄碎。用鼻子吸入一点点就可以了，注意吸时要快速。可以治头痛、牙痛、脖子痛。

（5）玄明粉止痛剂：玄明粉 3 0 g。取上药适量置于牙痛处，上下牙轻度咬合，用口涎含化，后将药液吞服，连续使用。此方治疗牙痛，一般 30 分钟可止痛。（严忠，《中医杂志》1987 年第 3 期 37 页。注：本方适用于风火牙痛、胃火牙痛，对龋齿痛也有一定缓解作用）

（6）针刺二间牙痛立消：取患侧二间，针刺 4~6mm，行泻法，持续捻针 5 分钟，留针 15~20 分钟，再捻针 5 分钟。

（7）蒜心捣泥，外敷养老穴治疗牙痛，效果很好。

六、调养

参照牙周炎的调养。

龋　齿

一、概述

龋齿，俗称虫牙、蛀牙，是牙体硬组织的慢性细菌性、进行性破坏性疾病。可引起牙髓病、根尖周病、颌面部间隙感染、颌骨骨髓炎、颌骨囊肿寄疾病。甚至影响全身健康。

我国人群患病率达 34.5%~70.9%。

二、病因

主要因素有口腔微生物、碳水化合物类食物等。

口腔微生物黏附于牙表面，形成牙菌斑生物膜，利用糖类食物代谢产酸，并长期堆积在牙表面引起脱矿，形成龋损。随着破坏的深入，牙体缺损形成龋洞。

三、临床表现

牙釉质、牙本质和牙骨质颜色、形态和质地的改变。

四、治疗

外用：甲硝唑注射液 100ml、克林霉素 0.1g、利多卡因或苯甲醇 4~5ml，混合，先清除龋洞内食物残渣，然后棉签蘸药涂龋洞内，日 3~4 次。有较好的杀菌止痛效果。

牙齿毁损严重、或反复发作的，应去牙科检查治疗。

五、阅读摘要

1. 基础理论　《灵枢·论疾诊尺》：诊龋齿痛，按其阳明之来，有过者独热，在左左热，在右右热，在上上热，在下下热。

2. 临床经验

（1）龋齿：地骨皮 30g，炖五花肉吃 1~2 天即好。

（2）芦根40g，水煎服，1~2剂即愈。

（3）桃红四物汤治之，1~3天即止。

（4）骨碎补33g/d，水煎服3天，或加蒲公英30g，极好。

（5）枣树根煎服，立止痛，不复发。

（6）石灰粉、白糖各等分，水调塞牙洞，3天，有患者10年也不痛。

（7）75%乙醇溶液100ml、冰片10g、甲硝唑50ml，混合，棉球蘸药塞龋齿，咬住，即止。

（8）小苏打半片，放牙痛处1分钟即止痛。

（9）牙痛：细辛30g、樟脑10g混在一起，放一铁板上，上面用碗盖上后用泥把碗周封严，用麦秆烧至碗底汤手后去火，自然冷后，取碗内白霜备用，用时取少许至患牙处，1分钟止痛，不易复发。此方我一用15年。（李连元，辽宁本溪县田师傅镇大堡卫生所中医师）

六、调养

参照牙周炎的调养。

第二十九章　耳部疾病

分泌性中耳炎

一、概述

分泌性中耳炎，又称非化脓性中耳炎、渗出性中耳炎、卡他性中耳炎、浆液性中耳炎、中耳积液等，是以传导性聋及鼓室积液为主要特征的中耳非化脓性炎性疾病。冬春季多发，是儿童和成人常见的听力下降原因之一。

二、病因

多为上呼吸道感染所致，中耳积液细菌培养阳性者 1/3~1/2，主要致病菌为流感嗜血杆菌和肺炎链球菌。也可由肿瘤放疗后产生。咽鼓管功能障碍、中耳局部感染和变态反应为主要原因。

三、临床表现

本病分急性和慢性两种，急性分泌性中耳炎病程延续 8 周未愈者，称慢性分泌性中耳炎。

主要表现：听力减退、耳痛、耳鸣、耳闷。

四、治疗

外治：可以选用硼冰滴耳液、左氧氟沙星滴耳液、氯霉素滴耳液等。

口服：小柴胡颗粒加黄连上清片或防风通圣丸。

西药用阿莫西林克拉维酸钾或者头孢类，青霉素和头孢类过敏者改用左氧氟沙星或阿奇霉素。

五、阅读摘要

（1）生半夏末入 50% 乙醇溶液（1∶3）浸 1 天，滴耳，日 1~2 次，1 周痊愈。

（2）韭菜根捣汁，冰片少许，混合滴耳，有良效。

六、调养

1. 注意饮食　禁食煎炸、烧烤、烘焙、鱼虾类、辛辣刺激和性味温热及冰冻的食物，戒烟酒，少吃含糖量高的食物。

2. 注意休息　不熬夜，劳动、运动不疲劳。

3. 防寒保暖、谨防感冒。

急、慢性化脓性中耳炎

一、概述

急性化脓性中耳炎是中耳黏膜的急性化脓性炎症，好发于儿童，春季多见，常继发于上呼吸道感染。

慢性化脓性中耳炎是中耳黏膜、骨膜或深达骨质的慢性化脓性炎症，严重的可导致耳源性颅内、外并发症。

二、病因

急性化脓性中耳炎主要致病菌为肺炎球菌、流感嗜血杆菌、溶血性链球菌、葡萄球菌等。常由咽鼓管、外耳道鼓膜途径进入中耳，血行感染少见。

慢性化脓性中耳炎多为急性化脓性中耳炎治疗未愈迁延而来。鼻腔、鼻窦及咽部的慢性疾病可导致中耳炎反复发作，经久不愈；全身抵抗力低下或病菌毒力过强及耐药菌感染可能使急性化脓性中耳炎迁延为慢性。常见致病菌为金黄色葡萄球菌、变形杆菌、铜绿假单胞菌、大肠埃希菌等。其中革兰氏阴性菌较多。也有两种以上细菌甚至兼有厌氧菌混合感染。中耳内真菌感染很少见。

三、临床表现

主要表现：急性化脓性中耳炎为耳痛、听力减退及耳鸣、流脓和轻重不一的全身症状：如畏寒、发热、倦怠、食欲减退，小儿全身症状较重，常伴有呕吐、腹泻等。

慢性化脓性中耳炎为反复流脓、听力下降和耳鸣等。

四、治疗

1. **中医**　急性者主要是肝火上炎所致，宜龙胆泻肝汤加减，或用中成药龙胆泻肝丸。

慢性者既有肝火上炎，还有正气虚损，宜龙胆泻肝汤加黄芪、菟丝子、玄参，或龙胆泻肝丸合玉屏风颗粒。

2. **西医**　外用：硼冰滴耳液、左氧氟沙星滴耳液、氯霉素滴耳液等。

口服：阿莫西林克拉维酸钾，或者头孢类，过敏者用左氧氟沙星或者阿奇霉素。

静脉输液同口服药。

以上用药疗程：急性者均为7天以上，慢性者1个月以上。

五、阅读摘要

1. 临床经验

（1）龙胆泻肝汤治疗效果好。

（2）慢性：小柴胡汤加金银花、玄参、防风、蝉蜕好。

（3）参苓白术散加石菖蒲、甘草各10g，水煎服，90%不复发。

（4）耳流脓水：取石榴嫩叶约2两（30g），以瓦焙干，冰片2钱（6g），混合研细末，用老茶叶煎水，将耳洗净，将上药吹入耳内。

（5）中耳炎验方：把蚕茧一端剪一小口放满白矾，放瓦片上把蚕茧焙成炭，研磨成细粉吹之。

（6）本丹药对久治不愈的耳膜穿孔、听力下降的患者，只需上药10~20次，即可痊愈。经近百例观察，治愈率百分之95%，有效率100%。而且，药源充足，成本低，制作工艺简单，使用方便，无毒副作用。处方：五倍子1g，海螵蛸2g，冰片2g。制法；先将冰片研成细末，再把前2味烘干后，分别研成细末。混合均匀过180目筛，备用。用法：先用过氧化氢溶液洗净耳道，用小塑料管取药少许，吹入耳道内即可。

（7）枯矾3g，冰片0.3g，陈皮0.6g，共研细末，备用。用时用少量吹耳内。

（8）川黄连（去毛）、枯矾、冰片等全部混合打粉过200目筛，微波炉消毒备用。每次取0.1~0.3g喷进患处，2天喷1次。轻者1次可愈，严重者2次。

（9）耳灵散：五倍子1g，海螵蛸、冰片各2g，末，吹耳。

（10）林可霉素0.6g、扑尔敏10mg、地塞米松5mg各1支，混合滴耳。

2. **用药经验**　用对肺炎有效的抗生素，急性期疗程<2周，保持耳道干燥。慢性期疗程应该>2周。

六、调养

参照分泌性中耳炎的调养。

耳　　鸣

一、概述

耳鸣只是症状,每个人都有生理性耳鸣的感受,超过生理限度者成为症状。传导性耳聋者耳鸣为低音调如机器轰鸣,感音神经性聋者多为高调如蝉鸣。

耳鸣还应排除幻听和头鸣。

二、病因

一些耳部相邻组织病变或全身病变均可引起耳鸣,还有一些查不出实质性病变的耳鸣,常与休息、情绪有关。

三、临床表现

主要有他觉性耳鸣和主观性耳鸣 2 种。

1. 他觉性耳鸣　较少见,检查方能发现。

(1) 血管性:如耳周围动、静脉瘘。

(2) 肌源性:如腭肌痉挛、镫骨肌痉挛,耳鸣为咯咯的痉挛声。

(3) 气流性:如咽鼓管异常开放的呼吸气流声。

(4) 其他:如颞下颌关节囊松弛的关节噪音。

2. 主观性耳鸣

(1) 耳部疾病:如耵聍栓塞、中耳炎、咽鼓管阻塞、耳硬化症、梅尼埃病、听神经瘤、噪声聋、中毒性聋、老年性聋等。

(2) 全身性疾病:如血压过高或过低、动脉硬化、贫血、白血病、肾病、糖尿病、毒血症、烟酒过度、中毒、围绝经期等。

(3) 心理因素:如工作压力、情绪等。

(4) 其他:如睡眠障碍。

现在心理因素、睡眠障碍等引起的耳鸣明显增多。

四、治疗

1. 中医　主要是火、瘀、虚,三者或是其一为主,或是其二为犯,或是其三共犯,所犯不同,表现也各不相同,病症结合脉诊很好确诊。

耳部等原发病引起的,应该积极控制原发病。

高血压引起的以肝火为主,兼有气虚血瘀,因壮火食气、火能迫血妄行。宜天麻钩藤饮加黄芪、玄参、地龙、夏枯草等。

低血压引起的以阳气虚为主，宜参麦饮加桂枝、肉桂、鸡血藤。

脑梗死和脑出血以血瘀为主，只是瘀在血管内外的不同，兼有气虚。宜补阳还五汤加地龙等。

颈椎病引起的以肾虚为主，兼气虚血瘀，宜补阳还五汤加杜仲、续断、桑寄生等。

围绝经期综合征引起的以阴虚火旺为主，宜知柏地黄丸加菟丝子、续断、龙骨、牡蛎。

2. **西医**　主要是积极治疗原发病。

五、阅读摘要

1. **基础理论**　左鸣为胆火，右鸣多肾虚。耳鸣惧噪声属心火盛、肾水虚。平躺不鸣属清阳不升，耳鸣伴脑鸣多痰火。耳闭乃气滞血瘀。

2. **临床经验**

（1）左耳地黄丸，右耳肾气丸。

（2）《杏林薪传》转载《温病条辨》翘荷汤，对耳鸣、目赤、鼻干、龈肿、咽痛之上火均好：连翘 15g，薄荷、栀子、桔梗各 10g，甘草 6g。耳鸣加夏枯草、石菖蒲（善治之）、蝉蜕，目赤加菊花、密蒙花、夏枯草、木贼、香附，咽痛加山豆根、蝉蜕、马勃、玄参、射干，牙龈肿痛、口唇疱疹加升麻、生石膏。又载：风痰上逆耳鸣用苓桂术甘汤加防风 30g，2 剂即愈。

（3）阴虚火旺耳鸣：知柏地黄丸加石菖蒲、远志。

（4）孙朝宗治肝肾阴虚耳鸣耳聋用建聪汤：生地黄、熟地黄、天冬、麦冬、肉苁蓉、枸杞各 20g，磁石 10g，川芎 6g。水煎服。

（5）升葛柴增液汤加石菖蒲 20g、路路通 15g，效果好。

（6）桑菊二至丸效果好。

（7）生地黄 20g，党参、川芎、白芷、甘草各 10g，水煎服，1 剂即效。

（8）黑锡丸治耳鸣耳聋效果好。

（9）耳前 3 穴（耳门、听宫、听会）止耳鸣好。

（10）氯化钠注射液 250ml+ 利多卡因 100mg+ 山莨菪碱 10mg、氯化钠注射液 250ml+ 天麻素 0.6g，静脉滴注 10 天。

3. **用药经验**

（1）高年耳鸣脑鸣乃阳越不摄，宜磁石为主，重地黄、龟甲镇阴，加山茱萸、五味子酸收必敛。

（2）石菖蒲 30g 以上治疗耳鸣好，60g/d，水煎分 2 次服。

（3）蔓荆子 50g 入方治耳鸣，6 剂即愈。

（4）中毒引起的，加甘草 20g。

六、调养

参照相关疾病的调养。

突发性耳聋

一、概述

突发性耳聋简称突聋，指突然发生的、原因不明的感音神经性听力损失，通常在数分钟、数小时或1~3天内患者的听力下降到最低点。常见年龄50岁左右，部分患者有自愈倾向。

二、病因

只有10%~15%的患者能明确病因，精神紧张、压力大、情绪波动大、生活不规律、睡眠障碍可能是主要诱因。

血管性疾病、感染、肿瘤、中毒性聋、先天性发育异常是常见病因。

三、临床表现

突然发生的听力下降、耳鸣（约90%）、耳闷胀感（约50%）、眩晕或头晕（约30%）、听觉过敏或重听、全聋患者有耳周感觉异常，部分患者会出现精神心理症状，如焦虑、睡眠障碍等，影响生活质量。

四、治疗

我尚未遇到过该病患者。

五、阅读摘要

1. **基础理论**　胃火则两耳聋（清胃散或玉女煎），胆火左耳聋（芎归丹栀逍遥散），相火右耳聋（知柏地黄丸）。感音性耳聋多缺铁、钙。

2. **临床经验**

（1）石菖蒲、青蒿各15g，辛夷花8g，苍耳子、天麻各10g，砂仁5g，磁石90g。水煎服，可愈。

（2）六味地黄丸加远志30g，治肾虚耳聋好。

（3）左耳塞甘遂、右耳塞甘草，研末棉包塞之，夜塞早取，至愈为止。

（4）突发性耳聋：脑活素10mg入5%葡萄糖注射液250ml静脉滴注10天，有效率95%。

（5）不明原因耳鸣、耳聋：山莨菪碱10mg、日2次，安定5mg（2天后若眠差可续用),维生素 C 0.5g,扑尔敏 4mg,维生素 B_1 0.1g,泼尼松 5mg,螺旋霉素 0.3g 或黄连素 3 片,均日 3 次,并服血府逐瘀汤加山茱萸、泽泻各 15g,远志 10g,木通 8g,病久加枸杞、菟丝子,4~9 天均愈。

(6) 链霉素,治耳聋用;骨碎补煎服或研末兑服较好。

(7) 心痛定治疗特发性耳聋,有效率 92.7%。

(8) 每天按摩商阳(示指末端拇指侧)100 次,对耳鸣有良效。

3. **用药经验** 重用升提药常常用于突发性耳聋、药物性耳聋、老年性耳聋及一切耳聋已久者,高血压患者忌用。

六、调养

参照相关原发病的调养。

凭脉辨治耳鸣、耳聋(饶军福)

游某,女,50 岁,江西省抚州市人。2017 年 3 月 22 日就诊,主诉:两耳鸣、并听力下降已 10 余天。两耳不疼痛,发病前有外感病史。舌质尖、边暗红,有齿痕,苔薄白。脉右寸关滑偏紧缓、左关滑。此乃肺胃胆三部皆热上扰所致,拟四逆散合茵陈蒿汤、半夏泻心汤、六味汤加减治之:柴胡、黄连各 6g,制大黄 3g,甘草 8g,法半夏、荆芥、苏叶、薄荷、桔梗各 10g,栀子、枳壳、黄芩、党参、玄参各 15g,赤、白芍各 20g,茵陈蒿、连翘、牡蛎各 30g。7 剂,每日 1 剂,水煎服。

3 月 30 日二诊:两耳听力均已恢复正常,右耳鸣消失,左耳鸣也减轻。舌质尖、边偏红,有齿痕,苔薄白。脉右寸偏紧滑,右关滑缓,左关滑偏小。原方去牡蛎、赤芍,加乌贼骨 15g、丹参 30g。7 剂,每日 1 剂,水煎服。

4 月 16 日,患者来替亲戚买药,说耳鸣、耳聋已愈。

按:耳鸣、耳聋,新发者多热或者火,但是正如“五脏六腑皆令人咳”一样,五脏六腑之热或者火也都可能会上扰耳窍,导致耳鸣、甚至耳聋。本例患者有外感病史,化热之征显然,但是耳内并无痛感,说明并非一般的炎症,患者又无其他脏腑热象。幸好脉象显示:素有胆胃内热、又逢外感后化热,两感并袭乃致耳鸣、耳聋。故予四逆散散郁热、茵陈蒿汤清胆热、《验方新编》六味汤治外感后之热、半夏泻心汤清胃热,药证相合,故症状迅速减轻乃至消失。我常常庆幸自己掌握四维脉诊技术,临床上在无症可辨的时候能凭脉辨出病位、病性,多症难辨时能凭脉鉴别,使前来看中医的患者都有较好的疗效。

第三十章　良性肿瘤

一、概述

肿瘤是机体内、外各种致瘤因素的长期协同作用下，局部组织细胞在基因水平上失去对其生长的正常调控，导致细胞异常增殖而形成的新生物。

二、病因

肿瘤几乎可发生在身体任何部位，依据其生物学特性以及对身体的危害程度，分为良性肿瘤、恶性肿瘤以及介于良性和恶性之间的交界性肿瘤三大类。

会不会浸润和转移是良性肿瘤与恶性肿瘤的主要区别。

良性肿瘤与正常细胞结构近似，分化好，生长缓慢，周围有包膜，手术后不复发。

我认为主要是脾肾阳虚，寒痰食积凝结所致。

三、临床表现

不同部位的良性肿瘤，有着不同的表现。主要有皮下脂肪瘤、皮脂腺囊肿、甲状腺结节、乳腺增生、子宫肌瘤等等。

四、治疗

健脾补肾，祛寒化痰消食。宜右归丸合三子养亲汤和自创的散结精（含鹿角霜、炮山甲、僵蚕、乌梅、莪术、海藻）为主，再根据不同部位选用不同的清热解毒和引经药物，比如皮下脂肪瘤加薏苡仁、皂角刺等，乳腺增生加蒲公英、全瓜蒌等，子宫肌瘤加土茯苓、川牛膝等。

五、阅读摘要

1. **各种良性肿瘤**　消瘤穴（左合谷、右阳陵泉），针刺，强刺激，留针半小时，瘤即渐缩小甚至消失。

2. **皮下脂肪瘤**

（1）平胃散合三子养亲汤加茯苓、制南星、浙贝母、牙皂、牡蛎、红藤、大黄、党参、冰片，研末，0.5g/d，服2个月。

（2）薏苡仁长服好。

3. **肝血管瘤**

（1）膈下逐瘀汤疗效好。

（2）血管瘤专方阿魏消瘤汤：阿魏1.5g，柴胡、甘草、当归各1.5g，桔梗3g，为1周岁小孩剂量，水煎服，3岁者则研末服1天量。均好。

（3）水蛭、九香虫治疗血管瘤效果好。

4. **乳腺增生**

（1）乳癖、肌瘤、囊肿效方：三七、香附各75g，鼠妇30g，共研末。香血藤、鸡矢藤、金荞麦各60g，二煎水后入药末，口服。

（2）每天早晨服1条蜈蚣末，5天即失。

（3）针刺第4腰椎旁开1.5寸最红处，刺及骨膜，重者配服中药。极好。

5. **子宫肌瘤**

（1）王幸福《杏林薪传》方：穿山甲、当归、桂枝、三七、莪术、三棱、生水蛭、鹿角霜、浙贝母各100g，研末，蜜丸，每次1丸，日3次。1~2料即消。单个<5cm效果好。

（2）朱良春"化痰散结汤"：法半夏、炒白芥子、僵蚕、天葵子、夏枯草、牡蛎（重用效果好）、海藻、昆布。合丹栀逍遥散治乳癖，合当归四逆汤治卵巢囊肿，合四妙散治结节性红斑，合当归芍药散治甲状腺肿，合四君子汤、苓桂术甘汤治脂肪瘤。

（3）子宫肌瘤：精芪双参胶囊 + 桂枝茯苓丸 + 肿节风（西安保济堂支康旗）。

六、调养

1. 注意饮食。少吃鱼虾类、性味苦寒、冰冻食物。
2. 防寒保暖。

第三十一章　恶性肿瘤

一、概述

恶性肿瘤即俗称癌，包括癌和肉瘤。癌症一旦形成，便不受机体控制而自主性生长，对邻近正常组织造成侵犯，并可经淋巴或血行途径转移至全身，直至引起患者死亡。

世界卫生组织指出，如果不采取有效措施，预计到2030年，全球每年将出现2 126万新增病例，死亡人数将达到1 308万。癌症已成为我国城乡居民的第一死因。

二、病因

病因不明，国内外比较一致的观点是：肿瘤是正常细胞长期在很多外因和内因作用下发生了基因调控的质变，导致了过度增殖的后果。

中医：虚实夹杂、寒热夹杂。实者寒、热、食积、痰、瘀、毒、风。

积之始生，得寒乃生，厥乃成积。寒久必化热。

食积是癌症发病的一个重要因素，尤其是糖积、脂积。

癌症多久病而成，久病则生痰留瘀化毒。

癌细胞疯长，并且会转移，故必有风。

虚者肺肾气虚，则卫外不固、关阖无力。

三、临床表现

1. 恶性肿瘤早期症状

（1）进食时胸骨后闷胀，吞咽不利，咽部有干燥和紧缩感，应警惕食管癌。

（2）食后胃部不适，发胀，食欲减退，黑便，突然性消瘦，要考虑胃癌。

（3）排便之前肚子剧烈疼痛，大便变细，变黑，或大便带黏液和血，要考虑结肠癌或直肠癌。

（4）乳房发现硬块，边缘不齐，与皮肤粘连不活动，或乳头流血水、黄色水样液，要注意是否患乳腺癌。

(5) 女性绝经后阴道突然出血,应警惕宫颈癌。

(6) 鼻塞、鼻涕带少量血提防鼻咽癌。

(7) 口腔黏膜如发现白斑,或慢性溃疡经久不愈,舌头运动受限,要提防口腔癌。

(8) 久治不愈的咳嗽,多为刺激性干咳,偶有痰中带血丝或胸痛,特别是烟瘾重者,要提防肺癌。

(9) 不明原因的体重减轻,要警惕胃癌和肺癌。

(10) 不明原因的黄疸,要警惕肝胆癌症或胰头癌。

2. 恶性肿瘤晚期症状

(1) 发热:其病因繁多,如细菌、病毒的感染,结缔组织病,还有功能性发热。

(2) 消瘦、贫血、乏力:是肿瘤常见的症状,若患者极度消瘦、贫血、乏力衰弱,则称恶病质。消化道肿瘤因消化、吸收障碍,最易发生贫血、消瘦和乏力。

(3) 疼痛:当正常组织收到肿瘤的破坏和浸润,导致对邻近的神经根受到压迫和破坏,局部组织缺血坏死,血液回流受阻,骨与骨膜受到浸润均可引起疼痛。因此,疼痛是晚期恶性肿瘤患者最常见的伴发症状。

(4) 恶性腔内积液:恶性腔内积液是恶性肿瘤的重要并发症。

(5) 恶病质:是特指晚期肿瘤患者出现的极度消瘦、精神萎靡、体力虚衰。原因有三:

1) 癌本身是一种慢性消耗性疾病,由于癌细胞异常而迅速增殖,致使肿瘤患者对营养的需要比正常人要高,从而影响身体其他器官的功能。

2) 癌症本身产生的毒性物质引起患者胃肠道功能紊乱,而出现恶心、呕吐、发热、食欲下降、体重减轻、日趋消瘦等,也影响机体功能。

3) 癌症压迫或侵犯到邻近重要脏器,从而影响个体某组织器官的生理解剖功能。

四、治疗

1. 中医 总原则:扶正祛邪。

(1) 术、放、化疗后无转移的防复发治疗:扶正为主,兼祛邪。我常用易寒汤加味,加味主要是根据不同部位的癌症加用不同的扶正祛邪中药。

1) 上焦的多气阴亏虚,且用药宜轻灵之味。

补气可选用黄芪、黄精、生晒参、西洋参等。

滋阴可选用麦冬、沙参、石斛、百合等生津之味。

上焦多痰,多风,化痰可选用贝母、竹茹、竹沥、青礞石、浮海石等。

治风有息风和疏风 2 种,息风可选用天麻、钩藤、僵蚕、蝉蜕、羚羊角、地龙、石决明、代赭石等；疏风可选用羌活、苏叶、荆芥、防风、薄荷、葛根、升麻等。

清热解毒以花、叶、枝、藤、草为主，可选用金银花、野菊花、连翘、桑叶、大青叶、青黛、夏枯草、卷柏、仙鹤草、泽漆等。

2）下焦多瘀、浊毒、寒、阳虚。化瘀可选用土鳖虫、水蛭、桃仁、三七、丹参、延胡索、川芎、三棱、莪术、制乳香、制没药、五灵脂等。

排浊毒可选用薏苡仁、虎杖、萆薢、土茯苓、白茅根、石韦、瞿麦等。

清热解毒可选用白花蛇舌草、半枝莲、猪殃殃、马齿苋、鸡矢藤、虎杖、蚤休、山慈菇、八角莲、天葵子等。

散寒可选用制黑附子、肉桂、吴茱萸、干姜、高良姜、小茴香等。

息风可选用全蝎、蜈蚣、地龙等。

阳虚可选用鹿角胶、枸杞子、菟丝子、蛇床子、益智仁、韭菜子、肉苁蓉、巴戟天、锁阳、仙茅等。

3）中焦多食积。消食化积可选用山楂、莱菔子、神曲等。

其他方面可参考上下焦的用药。

以上疗程均为 3 个月以上。

（2）转移肿瘤的治疗：此时患者正气更衰，风更甚，癌毒更重，应重用扶正、息风、清热解毒药物，具体选用仍然上述药物范围。

体虚甚、食欲差、恶病质者，可输液参麦注射液 100ml 2 瓶，5% 葡萄糖注射液 250ml+ 黄芪注射液 20ml，连续半个月以上。肌内注射胎盘注射液 4ml，鹿茸精 2ml，以及胸腺肽、卡介菌等，每天 1 次。连续 1 个月以上。口服康复新液、甘露聚糖肽等。

晚期严重的，还须中药贴敷、肛肠疗法、针灸等综合治疗。

此期患者还必须至少 1 个月检查 1 次电解质、微量元素、血常规，以便及时发现问题，进行治疗。

疗程半年以上。

2. **西医**　怀疑癌症只有转医院专科检查、治疗。

五、阅读摘要

1. 基础理论

（1）《灵枢·百病始生》：积之始生，至其已成，奈何？……积之始生，得寒乃生，厥乃成积也。

（2）《素问·阴阳应象大论》：“阳杀阴藏。阳化气，阴成形”“寒气生浊，热气生清”“浊阴出下窍”。

（3）“寒伤形，热伤气”“气伤痛，形伤肿”。

（4）《灵枢·百病始生》：津液涩渗、著而不去，而积成矣。

（5）《医宗必读》：积之成者，正气不足，而后邪气居之。

（6）肿瘤患者中抑郁症发病率国外为3.7%~58%、国内为25%~75%，几乎90%的癌症患者长期遭受抑郁的困扰。病机为气、血、痰、瘀、毒、虚。气机失调是基础。疏肝理气法对肝癌、胃癌和乳腺癌效果显著。

（7）肿瘤细胞繁殖的最适合温度是35℃。

（8）徐晓华等研究发现，43℃为界，超过即可杀死癌细胞。（《中医杂志》2019年第7期629页）

（9）诊癌穴：新大郄穴，承扶与委中连线中点外0.5寸下0.5寸，有结节或压痛即可诊断。

2. 临床经验

（1）江西省中医药研究院院长熊墨年认为，正气虚弱是其发生发展的必要条件，癌毒内结是重要病机和物质基础。气虚和气阴两虚占67.89%，阴虚占21.51%。主张健脾益气、祛邪清毒。癌症患者的血栓长度、血栓湿度、血栓干重、血小板黏附率明显高于正常人。

（2）承周仲瑛癌毒思想和经验，在抗癌解毒、扶正祛邪基础上，癌毒兼夹痰毒，二陈汤或消瘰丸加减；瘀毒，桃红四物汤或血府逐瘀汤加减；热毒，黄连解毒汤或犀角地黄汤加减；湿毒，胃苓汤或四妙丸加减；风毒，天麻钩藤饮或镇肝熄风汤加减；寒毒，五积散或阳和汤加减。（程海波等《癌毒病机分类及其在肿瘤临床治疗中的应用》，《中医杂志》2019年第2期119页）

（3）李可大剂量北芪四逆汤加山茱萸治疗晚期癌症效果好。黄芪150g以上，制附片90g，干姜、炙甘草、山茱萸各60g，生晒参30g以上。

（4）北京医院米逸颖经验：脾虚湿蕴占19%，脾肾两虚占13%，肝肾不足占12%，气血亏虚占11%，肺气不宣占10%，肺阴亏虚、脾虚肝郁、肾元亏虚各占5%。从脾论治61%，从肾论治50%，从肺论治23%，从肝论治20%，从心论治2%。从气论治68%，从阴论治38%，从血论治18%，从阳论治27%。以扶正固本、健脾益肾、益气滋阴、温阳养血为主。用药猪、茯苓最多，其次为浙贝母、夏枯草、甘草、白术、白豆蔻、黄芪、砂仁、苏梗、杜仲、菟丝子、桑寄生。用方以地黄丸、杞菊地黄最多，依次为当归补血汤、参苓白术散、生脉饮、旋覆代赭汤、革薢分清饮等。

3. 用药经验

（1）消除癌细胞的主要是自然杀伤（NK）细胞，黄芪、女贞子、猫爪草可提高NK细胞能力。

（2）紫草、仙鹤草治疗各种癌症好。

（3）他汀类有抑制癌细胞、促细胞凋亡作用。

（4）二甲双胍、双硫仑、甘露糖对治癌都有效。

4. 癌痛

（1）丁香、全蝎 2∶1 治疗癌痛好。

（2）制附片、细辛、大黄各 30g，水煎 2 小时后口服，多立止。体虚不耐泻者去大黄加生石膏也好。

（3）止痛八味：两面针 6g，七叶莲、蒲黄、五灵脂各 10g，川楝子、延胡索各 15g，制乳没各 3g，水煎服，比吗啡好。

（4）制川乌 15g、蜂蜜 30g，水 1 000ml，水煎 60~80 分钟，上、下午服。止痛似哌替啶。

（5）冰血止痛水：冰片 50g、血竭 5g，75% 乙醇溶液 100ml 浸涂之，日多次，疗效好。

（6）止痛搽剂：硼砂 10g、枯矾 15g、冰片 45g，95% 乙醇溶液 500ml，涂治食管癌、胃癌、胰腺癌疼痛好，早期止痛 6~8 小时 / 次，晚期 2~3 小时。

（7）云南白药保险子合六神丸 15 粒，日 3 次，也可止癌痛。

（8）有人用川、草乌加消食药治疗肝癌，1 剂即睡十几小时后，痛失、肿瘤渐消失。

六、调养

1. 注意饮食　适当增加进食蛋白质含量高、易于消化吸收的食物，禁食煎炸、烧烤、烘焙、冰冻、腌制类食物，戒烟酒，少吃含糖量高的食物。

2. 动静结合　适当运动或劳动，但是以不疲劳为原则。不熬夜。

3. 乐观心态　乐观豁达有利于抗癌和身体康复。

4. 防寒保暖　以防感冒，加重病情。

肺癌患者复诊情况续报

2014 年 8 月 7 日，我曾报告过 1 例肺癌患者诊疗情况。时隔 1 年，今天上午患者精神饱满、面色红润、满脸笑容地来到我的诊室，一是来向我表示感谢，二是再来把脉看看，顺便再调理一下。

王某，男，72 岁，2014 年 1 月 24 日初诊。因肺癌于前年 7 月手术，后又化疗 4 次。经人介绍来我处求服中药调治以防复发。经过 3 个月的益气养阴、健脾润肺、清热散结类中药调理，并停药观察 3 个月。

2014 年 8 月 1 日在广东番禺某医院复查，身体恢复良好，仪器和化验检查与肺癌相关的结果均正常。患者除面色仍稍觉苍白外，其他情况均好。他住 6 楼，以前上到 3 楼、4 楼必须休息 10 分钟左右，现在可以直接上到 6 楼。

2015 年 7 月 3 日又到番禺某医院复查，与肺癌相关的检查结果均正常，患者面色红润有血色。根据舌脉情况，再服中药调理 1 个月。

2016年和2017年5月又分别抓中药吃1个月巩固，至今仍精力充沛，面色红润，步履轻健，声音洪亮。

注：2018年7月，又到抚州我这里看了，并抓中药服用1个月。2023年随访仍健在。

10多年来，我先后治疗了手术或放、化疗后的鼻咽癌、肺癌、食管癌、胃癌、肝癌、乳腺癌、宫颈癌、恶性淋巴瘤患者，绝大多数至今仍健在。只有3例效果差，其中1例肺癌患者断断续续服、甚至1剂中药分2~3天服，1例肝癌患者未坚持服中药3个月以上，1例肝癌患者治疗太晚（已经多处转移），但是都延长了数月至1年的存活时间。总的效果是满意的。

癌症的治疗体会

癌症越来越多，已经上升至人类死亡原因的第二位，严重威胁着人们的生命，是每一个医师都经常接触的疾病。我从20世纪80年代开始就一直在摸索运用中医药治疗癌症，积累了一些经验，延长了很多患者的生命，有的至今已经存活11年。现将我治疗癌症的一些经验和教训简述如下：

我认识和治疗癌症经过了两个阶段，第一阶段是纯中医治疗，时间大体上是20世纪80—90年代约20年，没有取得理想效果。进入21世纪，通过不断学习、摸索、实践，认识到中西医并用治疗效果最好，尤其是对中晚期癌症，中医药对瘤体的抑制力还是不好，更不要说杀灭瘤体了。但是中医药在调控免疫功能，减轻、减少放化疗副作用或者反应，抑制甚至杀灭残存的癌细胞，促进身体恢复，防止癌症复发方面具有明显优势和效果。所以近10多年来，我对癌症的治疗都是术放化疗之中或之后，再选择中医药治疗，绝大多数都取得了满意的效果。兹举几个病例说明如下：

案1：马某，女，57岁，1999年11月15日就诊。胃癌中期手术后1个月。体虚容易感冒，畏寒，食欲、二便正常。面色㿠白，舌质偏紫红、体偏胖嫩、苔白厚腻，脉两关右寸弦。此为脾虚痰湿。予玉屏风散合平胃散加减：黄芪30g，白术10g，防风10g，怀山药10g，桂枝10g，赤芍15g，厚朴10g，苍术10g，陈皮6g，枸杞10g，淫羊藿10g，生地黄15g，莪术10g，白花蛇舌草30g，升麻15g，甘草8g。45剂。其中，有些药物稍微调整，服完后食欲好，面色红润，各种情况均好。2013年因为原发性宫颈癌晚期无法手术死亡，存活14年。

按：癌症手术后，疾病的主要问题是补虚和防复发。所以该病例以玉屏风散合平胃散加解毒散结之品调理，取得了较快恢复体质、防止复发的效果，患者存活达14年之久。

案2：章某，男，45岁，2002年11月25日就诊。胃癌中期手术后半个月。大便1~2日1次，有时便溏。舌质暗红、苔薄白，脉细弱。血压92/58mmHg。

证属脾虚气弱。予玉屏风散合桂枝汤加黄芪 30g、防风 10g、桂枝 10g、白芍 10g、当归 10g、天门冬 15g、玄参 10g、淫羊藿 10g、桔梗 10g、白花蛇舌草 30g、半枝莲 15g、莪术 10g、枳壳 10g、甘草 6g。26 剂，水煎服。本方稍微加减连续服用 3 个月。至今仍然健在，做泥工。

按：该患者和案 1 用药大致相同，疗程长一些，效果也很满意。

案 3：邹某，男，47 岁，2011 年 8 月 6 日就诊。鼻咽癌放化疗半年余。其中做化疗 5 个，放疗 30 天。现在鼻涕多，颜色黄，咽喉痰多色白，两耳听力近无，大便溏、日 2 次。舌质偏暗红、苔近无，脉左三部偏滑、右三部滑。证属气阴亏虚、痰热炽盛。予苍耳子散合增液汤加清热解毒之品：百合、玄参、生地黄、乌梅、牡蛎各 15g，黄精、夏枯草各 20g，赤芍 30g 白术、茯苓、辛夷花、苍耳子、白芷、黄芩、枳壳、淫羊藿、桔梗、僵蚕、浙贝母、甘草各 10g，干姜 6g。10 剂，水煎服。本方稍微调整药物，至 2011 年 12 月 31 日止共服 100 剂，各种情况均好，至今仍然身体很好。

按：放疗属火，化疗性寒。患者经过放疗导致鼻咽部上火，又通过化疗导致内寒，引起上热下寒。所以治疗的着眼点应当清热散寒、养阴益气、兼顾解毒。经过用苍耳子散和黄芩、夏枯草、僵蚕等通鼻、清热解毒，干姜、白芷温中散寒，增液汤加黄精、白术养阴益气等方百日调整。现在身体很状况很好，仍然在开车跑运输。

体会：癌症与疮疖皆属于毒，都会肿痛、溃烂、淋巴结转移。不同的是一个是阴毒，一个是阳毒，更准切地说一个是寒毒，一个是热毒。所以治疗均应解毒为首，热毒当清热解毒，寒毒自然应当散寒解毒。

注：2018 年送我锦旗的鼻咽癌患者万某，女，65 岁，2013 年 3 月确诊并放疗后，来我处吃中药调治，至今健康。而当年和她同病室的患者均已走了。

癌症的精神防治

深圳红十字会生命之光俱乐部报道：通过心理疗法与手术、放疗、药疗互相补充，使 38 例判为死刑的晚期癌症患者奇迹般地康复、高质量地长期生存。其中有 13 例带瘤生存。这有力地证实了精神因素与癌症的发生、发展和转归密切相关，精神状态在癌症防治和康复中起到了其他疗法不能起到的特殊作用。

这 38 例癌症患者战胜癌症的共同经验是：首先是情绪乐观，树立乐观的人生观和战胜癌症的必胜信心；二是接受医护人员的心理和药物的综合治疗；三是亲友的精心照料和支持、关心和鼓励；四是加强营养、增强体质；五是坚持气功锻炼。

据统计，98% 的癌症与精神有关。精神致癌的机制归结为 3 条：

一是强烈的恶性刺激（如突然亲人的死别），必然会影响人体的生理状况，造成机体内稳定状态失调、自主神经功能紊乱，使体内生理生化变化失常，从而使细胞生长失控突变而致癌。

二是内分泌系统在维持人体内环境稳定及机体外环境的平衡方面起重要作用。由于心理紧张因素的不断强烈刺激，作为大脑的应激反应，通过神经递质的作用，改变人体的内分泌、皮质下中枢的神经介质等，破坏了内环境的平衡，从而造成细胞的畸形生长。

三是恶劣的情感可以抑制人体免疫系统的正常功能（监视细胞突变、稳定内环境、调节外环境）。使之不能及时发现并消灭突变的细胞株而导致癌症的发生。

所以防止癌症，保持乐观、舒畅的精神状态是至关重要的。

（本文曾经发表于《抚州广播电视报》2000 年 12 月 6 日 4 版）

附：自创方剂

易寒汤

组成：黄芪 30g，苍术、防风、桔梗、黄芩、桂枝、枳壳、淫羊藿各 10g，牡蛎、百合、白芍各 15g，干姜、甘草各 6g。

感冒为万病之源，而感冒之源又在于伤寒。寒则凝、则燥、则肃杀，使人体气损行缓、津亏血滞，反应迟钝、行动迟缓、生机式微，内易积瘀积毒积食，外易受病邪侵袭，内忧外患，百病丛生。所以八纲辨证中有寒无风，张仲景专门著《伤寒杂病论》。本方最初是针对小儿反复呼吸道感染而设，后在临床使用中发现对所有因寒致病，因寒诱发、并发之病都有很好的疗效，所以不断发展完善成现在的这个方剂。本方由玉屏风散合桂枝汤加减而成。玉屏风散有玉屏御风寒于外之效，桂枝汤有调和营卫之功，既可使外来风寒挡于玉屏之外，又可使内寒驱散消失。易寒汤在此基础上增减了药物，全方由补气行气、解表强卫、养阴和营、清热敛肺、健脾益肾类药物组成。组方中的各类药物，可以因人因病因症适当选取针对性更强的药物，比如补气类药物，无阴虚火旺者用黄芪，阴虚火旺者则改用党参或者黄精；健脾类药物，不便秘者用苍术，便秘者则改用白术等等。

本方对因寒致病，因寒诱发、并发的反复呼吸道感染、慢性鼻炎、过敏性鼻炎、慢性咽喉炎、慢性支气管炎、哮喘、慢性胃炎、慢性肠炎、慢性阑尾炎、慢性肾炎、头痛、眩晕、病毒性心肌炎、风湿性心脏病、寒冷性荨麻疹、生殖器疱疹、颈椎病、腰椎间盘突出症、强直性脊柱炎、膝骨关节炎、风湿性关节炎、类风湿关节炎等疾病，随病症加减，只要疗程足够，都有较好的治疗和防复发效果。

清鼻汤（慢性鼻炎的专病专方）

组成：黄芪、连翘 30g，辛夷花、白芷、黄芩、龙胆、川芎（或丝瓜络）、淫羊藿（或蛇床子）各 15g，鱼腥草 60g（腹泻者减量），薏苡仁 40g，陈皮 10g，麻黄（流鼻血者改用藿香）、干姜、甘草各 6g。

每日 1 剂，水煎服，1 个月为 1 个疗程。

表热汤

组成:金银花、连翘、野菊花各30g,黄芩15g。由于金银花涨价太多,现在我常用鱼腥草、夏枯草、蒲公英、大青叶、穿心莲、龙胆等药代替。

主要用于治疗皮肤科、五官科疾病,以及咽喉、扁桃体等体表、上焦部位的革兰氏阳性细菌感染。

敏鼻汤(过敏性鼻炎的专病专方)

组成:辛夷花、乌梅、北五味子、路路通、干姜各15g,地肤子、黄芪各30g,蛇床子、陈皮各10g,麻黄、制黑附片、细辛各6g,炙甘草20g。

每日1剂,水煎服,1个月为1个疗程。

鼻衄汤(习惯性鼻出血的专病专方)

组成:玉女煎加石榴皮10g,白茅根、藕节各30g。

每日1剂,水煎服,1个月为1个疗程。

慢咽汤

现在慢性咽喉炎特别多,主要是因为感冒、饮食和职业的影响。本方用《验方新编》"六味汤"合我的表热汤加味:荆芥、防风、薄荷、桔梗、浙贝母、枳壳各10g,赤芍20g,甘草6g,金银花、野菊花、连翘各30g,玄参、黄芩各15g。

方中防风可用紫苏叶或者紫苏梗代,金银花、野菊花可以用紫花地丁、蒲公英、鱼腥草、夏枯草、败酱草、大青叶、板蓝根、桑叶、穿心莲等药物代,经常感冒的加玉屏风散和淫羊藿10~15g。一般1~3个月可彻底治愈,很少复发。

本方加减治疗痤疮、过敏性皮肤病,效果也很好。

萎胃汤(慢性萎缩性胃炎专病专方)

组成:太子参、黄芪各30g,枸杞子、百合、麦芽各15g,吴茱萸3g,厚朴花或佛手、莪术各10g,白花蛇舌草、半枝莲各30g,干姜、炙甘草各6g。

每日1剂,水煎服。

尿结石汤

组成:金钱草、白芍、乌药、黄芪各30g,瞿麦、萹蓄、石韦各20g,川牛膝、枸杞子、葶苈子、生地黄各15g,黄柏、肉桂、制附片、火硝(兑服)、干姜、甘草各6g。

骨增汤（骨质增生专病专方）

组成：骨碎补、桑寄生、威灵仙、透骨草、丝瓜络各 15g，黄芪、萆薢、白芍、鸡血藤各 30g，当归、川芎、秦艽、白芥子、枳壳各 10g，鹿角胶、麻黄、黑附片、肉桂、干姜、炙甘草各 6g。颈椎病，加葛根 15g，羌活、姜黄各 10g；腰椎、膝关节疾病，加独活、川牛膝各 15g。疗程 30~50 天。

椎突汤（主治椎间盘突出症）

以独活寄生汤加味组成：杜仲、续断、桑寄生、威灵仙、制首乌各 15g，黄芪、萆薢、薏苡仁、白芍、乌药各 30g，麻黄、制黑附子、细辛、红参 6g（另煎，连渣服），当归、川芎、秦艽、土鳖虫各 10g，干姜、炙甘草各 6g。颈椎病，加葛根 15g、羌活 10g；腰椎间盘突出症，加川牛膝 15g、独活 30g。

开始服的 15 天，方中萆薢可以用防己 15g，效果更好；15 天后为防肾损伤再改用萆薢（治疗骨质增生，方中用萆薢也同此）。大便溏者，白芍减为 10~15g。疼痛严重者，可加蛇类、蜈蚣、全蝎。每天 1 剂，水煎服，总疗程 30~50 天。

老伤汤

老伤，主要凭问受伤史（包括出血、梗死）、疼痛症状（针刺样或麻辣样疼痛，受寒湿或者下午、晚上加重）和涩脉三点诊断。

本方以血府逐瘀汤加味组成：当归、桔梗、桃仁、红花、枳壳、青皮、水蛭、淫羊藿各 10g，赤芍、川芎、川牛膝、白芷、麦冬各 15g，柴胡、麻黄、肉桂、甘草各 6g，黄芪 30g。

每天 1 剂，水煎服，疗程 1~3 个月。

老伤散（为我大伯饶兵香所传秘方）

组成：南藤、桂枝、樟脑、羌活、制川乌、制草乌、制乳香、制没药、川芎、红花、琥珀、川贝母、石耳香、沉香、三七、牙皂、制马钱子、狗骨、炮甲珠、土鳖虫、血竭、干姜、麻黄各 30g，肉桂 15g，冰片 10g。

上药共 715g，每次 3g，日 2 次。

肤痒汤

组成：荆芥（寒重用麻黄）、防风（或艾叶）、蝉蜕、枳壳各 10g，黄芩、乌梢蛇、路路通、生地黄、乌梅、赤芍、甘草各 15g，金银花、连翘、白鲜皮、地肤子各 30g。

每天 1 剂，水煎服。1 个月为 1 个疗程，1~2 个疗程即可。方中路路通可用白蒺藜代，白鲜皮可以用地骨皮、牡丹皮、黄柏、苦参、青蒿、紫草中的一种代。

外用神

组成：苦瓜霜、蒲黄、珍珠粉各5份，枯矾、冰片各1份。共研细末，密封保存。

外用治疗皮肤溃烂，口、舌、牙龈、咽喉等处的炎症，痔疮、肛裂；直接涂抹，或调麻油涂抹患处。

贴敷精方

涌泉降火散：适用于红眼病、睑板腺囊肿、睑腺炎、口腔溃疡、牙龈炎、牙龈出血、急性咽喉炎、化脓性扁桃体炎等。吴茱萸、黄连或大黄各0.5g（成人各1g），冰片0.2g。咽喉炎、扁桃体炎加天突贴人工牛黄、大黄各1g，芒硝0.3g，冰片0.2g。

感冒鼻塞贴剂：贴大椎或脐，藿香、吴茱萸、砂仁、栀子各0.5g。

涌泉退热散：栀子2g，细辛1g，冰片0.2g。

带状疱疹散：青黛、大黄各1g，芒硝0.3g，冰片0.2g。

喘息性支气管炎：贴身柱，麻黄、细辛、干姜各1g；贴膻中，北五味子、蝉蜕各1g。

跌打损伤散：麻黄、干姜、大黄各0.5g，芒硝0.3g，冰片0.2g。

腹泻脐贴散：藿香、五倍子、车前子、砂仁、吴茱萸（或干姜）各0.5g，腹痛加樟脑0.2g。

疖痈贴散（疱疹、腮腺炎也可贴）：蚤休、大黄、五倍子各0.7g，芒硝0.5g，冰片0.2g。

甲沟炎方：白矾、大黄、芒硝各1g，冰片0.2g。

痤疮搽剂：甲硝唑注射液50ml、克林霉素注射液0.3g×1支，混合，早晚涂痤疮处，现配现用。

福氯涂剂：氯霉素注射液2ml×5支、利福平胶囊0.15g×1粒（去胶囊），混合，早晚各涂患处1次。预防和治疗皮肤浅表损伤（包括创伤、烧烫伤）和脓疱疮等细菌感染，效果很好。

口角炎膏：阿昔洛韦软膏1支，维生素B_2片和呋喃唑酮各10片（共研末），混合，早晚各1次，涂患处。治疗疱疹性口角炎，效果很好，一般3天痊愈。